病者障害者の戦後

生政治史点描

立岩真也

青土社

病者障害者の戦後——生政治史点描

序

本書で描くのは、日本の戦後、ひとつには国立療養所と呼ばれる場に関わって起こったできごとだ。当初おもには結核の人たちがいたその病院・施設・療養所に、一九六〇年代になると筋ジストロフィーの子どもたち、また重症心身障害児（重心）と呼ばれる子どもたちが入り、暮らしていく。それが始まってもう五〇年を超えた。もう六〇歳を超えてそこに暮らしている人もいる。その経緯を辿り、その傍にあったこと、その後に起こったことを記す。

これから仕事（研究）がなされることを期待しながら、この時代はこのように推移してきたのではないかという道筋を示してみる。これがわかったと述べるより、私自身は行なうことができていない作業を呼びかける。もとは『現代思想』での連載で（その経過についてはあとがきに記した）、ずいぶん長く書いたのだが、それでも点描というほどのものでしかない（本書の題として私が考えたのは、なかなか思いつかなかったのだが、『生政治史点描——病者障害者の戦後』というものだった。出版社の助言があって、題と副題を入れ換えることにした）。

わかるのは、一つに、言論の反復、と言葉がぐるぐるまわって出ていかない空間の形成、そして閉鎖であり、遮断である。生成され、その言説がほとんどそのまま反復される。それとは異なる種類の言葉は遮断される。別の場所で起こっていたできごとはまったく別のこととされるか、そもそも知られない。そのことと、現実の閉鎖が起こり継続することとはつながっている。そんなことがあること自体はよくもわるくもない。ただ、本書で描く範囲については、それはよくなかったと思う。そんなこともあって本書を書く。

Ⅰ

第1章では、今のうちに調べておくことがあること、既に手遅れになりつつあるとともに、熱が冷めてしまっているために取り扱いができるということもあることを言う。ことのよしあしであるとか、あるいはこれからどうしていくかを考える時にも、事実を振り返る作業には意味があることを述べる。

第2章では、見取りの一つを述べる。もっと大きく見ることもできると思う。また別の面をみれば別の描き方があるはずであり、そうしたものもいくつか書いてはいるのだが、本書に即して、長々した話の前に、こんな部分があってもわるくはないと思った。

Ⅱ

第3章では、国立療養所が結核、ハンセン病他の人たちの収容施設として戦後作られ、後者の人たちについては長くそこに残されながら、前者、結核療養者の減少に伴って、代わりに、筋ジストロフィーと重症心身障害（重心）の子どもを収容していった経緯を記した――「重心」という言葉はどうにもすわりがわるいが、仕方なく使う、そのため「 」があったりなかったり、一冊の中でも統一されていない。この部分が本書で最も長い。わりあい細かな話の部分もおもしろく思う人もいるだろうと思ったこともあり、長くなった。例えば、療養者の側の運動があって、それはそれで、これまで――書かれているし、私は調べなかったから、本書にはほとんど出てこないが――その勇敢な闘いが記されることがあった。ただ本書では、例えば、施設の経営者たちがそうした動き（のある部分）を迷惑がっているその様子が記される。ただその職員たちやその組合も、療養所の存続の危機となると、経営者に同調するといったこともあった。主に使うのは『国立療養所史』という四巻本（のほぼ二冊分）で、一九七六年ごろに出たものだ。一般に出回るようなものでない、仲間内の文集のような性格ももったもので、筆者たちは素直に回顧し、苦労話など語っている。「ガバナンス」などが言われる今どきであれば、もっと周囲に配慮するかもしれない――いや、今でもそうでもないと思うこともあり、その一つは『兵庫県立こども病院移転記念誌』というものに載った名誉院長の文章（小川恭一［2016］）を読んだ時だった（本書36頁）。ただ、そうして語られる挿話は、本書の粗筋にも関わっている。つまり、誰と誰がどんな時に手を結んだり、また反目したりして、ものごとが変わっていったり、また何も変わらなかったりするか、そんなことがわかる。

第4章は「七〇年体制へ」。この章と第6章は、とくに中身があるわけでなく、これからものを調べ書く時の注意書きのような章だ。第1節では三つ確認する。一つ、糸賀一雄・小林提樹といった偉人についても検証はなされてよいし、また当たり前のことだが、その偉人と、偉人が作った施設は同じでないし、その施設とそれ以外の施設も同じでない。一つ、施設での自らの生活を維持し向上させようという運動と、子が暮らす場所を求めようとする親たちの運動には共通点とともに差異もある。一つ、政治・政策が引き受けるということは、同時に（例えばスモンについての政治・政府の）責任を曖昧に回収・回避する策であることがあることに留意すべきである。

第2節では、記憶しているそう多くはない人々の多くにおいては肯定的に回顧される人たち、白木博次（一九一七〜二〇〇四）、椿忠雄（一九二一〜一九八七）、井形昭弘（一九二八〜二〇一六）、近藤喜代太郎（一九三三〜二〇〇八）について。この人たちは、位置取りは各々異なりつつ、相互に関係もある人たちでもあり、一人ずつとりあげる。みな亡くなった方々だ。生きている間に本書を読んでくださったら、はじめは少し喜んでくださるかもしれないが、読み終わったら、あるいは途中で、気をわるくなさったかもしれない（私は以前より年上の人に嫌われているという思いがあって、そのままここまで来たのだが、その年上の方々がいなくなりつつあるというのが、このごろのことだ）。私自身も、そのまま静かに去って行ってくださってかまわないという気持ちがないではない。ただ、やはりよくはないと思い、書いた。どのようによくないのかは、その部分を読んでくだされればわかると思う。

第5章では、一九六〇年代から七〇年代を国立療養所で過ごし、八〇年代に千葉県の国立療養所下志津病院を出て、千葉で暮らした高野岳志（一九五七〜八四）と、埼玉で暮らした福嶋あき江（一九五七〜八七）のことを書く。立派な方々は苦労が少ないのか多く長生きされると、統計的な根拠はなく、私は思っているのだが、その人たちは筋ジストロフィーの人で、立派であっても、早くに亡くなった。私は一九八〇年代の後半に、この二人が亡くなった数年後、福嶋については亡くなったその年かもしれない、その人たちのことを書いたもので知った。お会いしたことはない。そしてそれきりになっていた。このたび新たに読んだものも、多くはないが、ある。高野は一九八一年に、福嶋は八三年に病院を出ている。その前の生活、出る前後のこと、その後のしばらくについて、本人他が書いたものから辿った。この話も、「病院がいやになって病院を出たが、病気のために早くに亡くなった」、と短く縮めれば短くはできる。ただ、やはり第4章までの人々によって讃えられたその体制のもとでの生活が、実際に暮らす人にとってどんなであったか、そして、今でもそう多くはない、一度入院して（「死亡退院」という言葉があるのだが）生きてそこを出ることが、その時そこでどのように可能になったのか、またそうして出ることやその後の生活を何が困難にしたのかを見ようと思う。そして、それからずっと時間を経て、富山県に生まれ石川県の国立療養所で長く暮らして、二〇一七年になってそこを出た一人の人のことを少し紹介する。まずはただそんなことがあったとだけ言いたいのだ。

あったとして、それはどんないわれで起こったのか。それか、一九七〇年代、そして八〇年代以降の社会をどう見立てるのかにも関わっている。ただそれを考えて書くことは本書ではなされない。第2章で肯定された各々に、その時、またその後、文句を言った人たちがおり、高野や福嶋とはまた別様に施設との間で問題を起こした人たちがいた。まずたんにそれらを列挙する。六三年、水上勉が社会福祉の教科書にも記される「公開書簡」を書いたのと同じ時、障害をもって生まれた子を死なせることを述べた。それに花田春兆が言いがかる。同じその六三年、そして六五年、同じ花田が、水上や、コロニー計画を進めようという政府や民間の有名人に不平を言っている。七〇年、先出の白木博次が所長を務めた府中療育センターで、当初はその処遇に関わって闘争が起こった。それは学生運動他で騒がしかった一時期、比較的大きなメディアにも取り上げられ知られたこともあるが、すぐに消えていった。八二年、重心の施設の草分けである島田療育園で脱走事件が起こった。それも、ごくいっとき知られたかもしれないが、例えばそうした施設の「正史」に現れることはない。

そうして、作られ維持されている世界において、せっかく苦労して仲良く作り上げてきたものなのに、と迷惑がる気持ちはわからないではない。ただ、それではやはり困る。どう考えればよいか。当たり前のことではあるが、終わらせるにあたって、いくつかを確認する。

Ⅲ

言葉を、例えば本を、字を書かない人で生きているなら声を、集めることをしている。そのこととそれについて何を思っているかを記す。そして本書に関係する本をただ並べる。それだけではたいした意味はない。ただＨＰからはその一つひとつの本の情報に行ける。こういう話を私は大切だと思っているが、資料やそれを集めることについては別の本に記す。

◇

長く続いた連載を本にしようと、もとの連載の原稿を整理していたら――結局それは、収拾のつかないおそろしい作業になってしまったのだが――何箇所かで古込和宏が出てくる。連載を単行本にするとき、どこまでもとの、そのときどきの記述を残すか。そんなところでも迷う。結局整理したが、どういう具合に出てくるか。初めに記しておく。

以下が初出のようだ。「国立療養所――生の現代のために・十一　連載一二二」、『現代思想』二〇一六年四月号に書いたもの。

存じあげない、たぶん四〇台のデュシェンヌ型の筋ジストロフィーの方からメールで原稿を送っていただき、ＨＰに掲載し連載で紹介した。匿名を希望されているので、（匿名）［2016］と表示する。一般に、（今どき）病院は「地域移行」に反対ではないが――そして経営が絡んで、強く求め、それを受け入れざるをえないことも一方ではあるのだが、筋ジストロフィーに関しては――身体の状態がよくない危険だということ、家族の同意が得られない（だから難しい）といったことが言われることがある。前者について。危機的な状態になることはありうる。（デュシェンヌ型の）筋ジストロフィーについて、自発呼吸の困難への対応はなされているが、心臓の機能については難しい。ただ、救急車と、病室での対応と、どちらがどの程度違うかといったことはわかった上での決断であれば、それを受け入れない理由はない。後者については、むろん「筋」としては不当である。ただ、その不当なことが言われることは多いようだ。

とにかく普通人はわざわざものを書いたりしない。そんな余裕はない。四巻本を出せる人（たち）とそうでない人（たち）と違うのだ。そんななかでは、横田弘はわりあいものを書いた方の人だった。その人との対談（横田・立岩［2002a］［2008］）を含む本が横田・立岩・臼井［2016］。

そんなふうに書いてあるが、まったく何も知らなかったわけではない。話はいくらか聞いていた。その後、「高野岳志／以前──生の現代のために・二一　連載一三三」（二〇一七年五月号）、本書では第5章282頁に出てくる。なぜ連載（→本書）を書いているかの理由の一つとして古込のことを挙げている。それは誇張ではあって、そんなことがなくても国立療養所を巡って延々と書いていたはずではあるが。そして翌月、「高野岳志──生の現代のために・二二　連載一三四」（同年六月号）、本書では第5章308頁。大人がただそこから退院するというだけのことに病院の許可がいるのは普通にまったくおかしいと思うが、という問いに対する返答を引用している。そして、「埼玉と金沢で──連載一四六」（二〇一八年六月号）でその人のことを書いた（第5章4節・382頁）。

私はその人に直接会ったのは二度きりで、話したのもその時だけだ。その一度めは、多人数がいる会議室に本人を移動させることができない（その手前の、ベッドからの車椅子への移乗の際の看護者の人手が確保できない??）とのことで、短い挨拶の後は、同じ病棟内の会議室にいる私も含め七人ほどだったかと、六人部屋から出られない古込は、スカイプで交信する（させられる）ことになった記憶がある。二度目はその病院を出た後で、インタビューさせてもらった（古込［201801］）。それ以外にとくに覚えていることはなく、まるきり貢献もせず、つきあいもなく、格別の思い入れ他はない。ただ、その連載をしている間はすくなくとも生きていてもらわないと格好がつかない、という、まったくもって身勝手なことは思った。病院を出た後、一時体調を崩して入院となったが、今はまたなんとかなっていると聞く。本書では唐突に思えるだろう、第5章4節3・4「懸念については」「別の懸念について」は、何もしていない私と違い彼にまじめに関わった二人にインタビューをして（平井［2018］、田中［2018］）、思ったことから書いた。

では始める。ただ、私としては、一つに読者の便宜のためと思っているのだが（他に、自分の名前が頻繁に出てくると居心地がよくない、ということ等がある）、「ソシオロゴス方式」というあまり標準的でない文献表示法を、左のように、さらに変形して用いる。

凡例

※　本書の著者（立岩真也）の単著については著者名を略し、［201305］というように発行月まで記載する。他にも、読者にとってのわかりやすさ等を考慮し、通常でない文献（名）表記をする場合がある。また発行月までを記す人が他にも数人いる。

※　原文における改段落の代わりに「／」を用いることがある。

病者障害者の戦後——生政治史点描　目次

Ⅱ

第3章　国立療養所で　58

第4章　七〇年体制へ・予描1 202

第5章 一九八一・八二年・二〇一七年 280

I

第1章　生の現代のために

1　失せていく、これから

だいぶ長く、幾度も述べてきたことをもう一度繰り返し、いくらか進もうとする。

私たちが知らないのはそう昔のことではない。ここ数十年、まずは五十年、六十年ほどの間に起こったこと、考えられたことについて、知った方がよいと思う。現代史についてのある程度の厚みをもった記述があったらよいと思う。何があったのか、どのような対立があったのか。それがどのくらいのことについて、どこまでのことを言ったのか。それを調べる作業がきちんと行なわれたらよいと思う。すぐれた仕事もないではない。けれど少ない。調べるべきを調べ、その上で、あるいは同時に、考えた方がよいことがたくさんあると思う。

いくつか（いくつも）まとまった仕事はなされた。歴史学が本業の人たちによる著作もあるが、例えば社会学者たちも、いったい何をしたらよいのかこのごろよくわからないので、歴史もののような書きものをすることが多いようにも思う。それで点数は増えてはいるし、基本的にはそれはよいことだと思う。ただ、にもかかわらず、残されている部分はまだ広大にある。

なぜ近い過去を辿る必要があると考えるのか。この間に考えるべきことが提出され、いくつかの道筋が示されたと思うからだ。出来事としても様々なことが起こった。いくつもの対立点が現われ、今に継がれる批判がなされ、その答の試みが途上のままになっている問いが示された。その後を考えるためにそこに何があったかを知っておく必要がある。

加えれば、医療社会学も医療人類学もその数十年前の変動と別に現われたのではなく、そこから生じた。最初から規範的な議論をその仕事の中心とする医療倫理学・生命倫理学に限らない。医療と社会に関わる学自体が近代医学・医療批判と関係をもちながら、その中で始まった。だからこの時期以降の動きを検討することは、それらの学が言ったことを再考してみることでもあり、なんだか停滞感がないでもないそれらがこれから何をするかを考える上でも必要だ。

そして、今はよい時期であるかもしれず、しかしその最後の時期かもしれず、また今を逃すと得られるものがもう得られないかもしれない。これは単純なことであって、人の命は有限であって、今なら話をうかがえる人であっても、あと何十年か経ったらそれはわからない。例えば一九六〇年代を知っている人たちは一九二〇年代一九三〇年代の生まれの人が多いが、その世代の人たちが亡くなっていっている。

そんなことがあるから急いだほうがよいと書いたのは二〇〇三年のことだ。それから後も、多くの人たちが亡くなっている。直接に話をうかがおうとすれば、既にその時が終わってしまっている場合もある。これまで幾度か紹介し、賞賛してきた本に大林道子の『助産婦の戦後』（大林［1989］、cf.［200108］）があるのだが、この本も出版されてからもう三〇年になる。著者は、戦争直後の様々を知る助産婦――当時八〇歳台・九〇歳台といった方々もおられた――に話を聞いてまわって、この本を書いたのだが、もう今はそうした仕事はまったくできなくなっている。これからも多くのことがそんなことになっていくだろう。できることはしておいた方がよい★01。だから、同じ繰り言を言いながら、わずかにいくらかわかったことを書く。私にはこの時代がこんなふうに見えるということを言ってみる。私自身は行なうことができていない作業を呼びかける。仕事がなされることを期待しながら、このように推移してきたのではないかという道筋を示してみる。

2 規範論のためにも

生に関わることの多くは、結局、（では）どうするのかという話にはなってしまう。それはそれでするしかないのだろうと思う。次に、そのためにも調べておいたらよいと思う。

事実の記述に自己を限定するとするがゆえに、かえって規範的なことがらを事実に仮託して語らせることがよくある。例えば社会の変動についてなにか語られる時、これからはしかじかの時代であるというように語られる時、しばしば、このように変わったらうれしいという価値が暗黙に付随していることがある。しかしそれはときにものごとを曖昧にしてしまうから、規範的な問題はそれとして正面から論じた方がよい。何も知らずとも、考えるだけでよいこともあるはずだ。そしてそれは倫理学の仕事だから自分たちは別のことをすると遠慮する必要もない。誰が考えてもよい。それが、哲学・倫理学という領域にあってさえ十分になされていない。もっと考えるべきことは考えた方がよい。一方でこのように私は思い、そのことを幾度も言ってもきた★02。

ただ、そのことを言った上で、医療、生命に関わる科学技術について、その個々の主題について、何が起こり、何が論じられたのか、その記述がもっとなされたらよいとも思っている。自分一人で考えられるというならそれでもよいだろう。しかし、人が考えるたいがいのことは、既に考え始められている。

そして時にそれは、自分の身に迫ったこととして、真剣に考えられたりもしている。だから、多くの場合、それを知ってから考えた方がうまくいくはずだ。

ところがそうなっていない。多くは半端に事実が辿られ、いくらかの考察が付加されて終わる。もっと（ずっと）知りたいと思う部分が残るし、まだ考えるべき部分が残っている。例えば『戦後日本病人史』（川上編［2002］）は大部な本だが、多くの章に分かれ、一つひとつは（ごく）短い。また『新通史日本の科学技術』四巻＋別巻（吉岡他編［2011-2012］）は全体としてさらに分量の多い貴重な成果だが、やはり一つひとつの主題の記述は多くない。

こうしたことには全般的な出版事情であったり、研究者の数・層であったりといったことがもちろん関わってはいる。しかし、それにしても、と思う。この国のそんなに昔のことではないことを調べるのは、遠いところの、あるいは太古のことに比べて、より容易に思える。だがなされていないことが多くある。

一つに、既にまったく知らないので、調べるということを思いつかない人たちがいる。そして一つ、なぜそんな空白が生じているかの理由でもあるのだが、事情を知っている人たちがためらっているうちに時間が経ったということがある。

歴史研究とか記録の必要といったことの以前に、これから私が見ていこうとする領域について、時間が途切れてしまっているように思える。例えばいっときの社会運動で主題化されたことは、それに直接に関わった人たちの記憶の中にしかない。その全般が文字になっていないというわけではない。様々の党派への分派やその間の細々とした争い・いざこざについてあきれるほど詳しく回顧され書かれた本などはたくさんあった。しかしここで見ていこうとするような主題について、何が闘われたのか、何は闘われなかったのか、そうしたことを記した文献は少ない。

そのときどきの記録がまったくないわけではないにしても、そうしたものの存在自体が知られていないといったこともある。ある年代以上ならある程度のことを知っている人もいる、それ以降の人たちはまったく何も知らない。そこにいた人しか覚えておらず、その人たちも記憶は定かでなく、覚えていたくないものは忘れているか、忘れたことにしている。

語られにくいその事情については相応の事情があって、そうした事情が過去と現在を規定し構成しているから、それは後で述べる。むしろそのことを述べることがここしばらくやっていこうとすることだ。全般に「反」の側がうまくいかないなかで、それでも相対的にうまくいった側は一つに「決定」のほうに話をもっていく、一つに「自然」(や、地域やエコや小さいもの…)に話をもっていく、しかしいずれもうまい話のつなぎ方ではないと、私としては判断することを述べる。(『造反有理』第1章で安保ブントくずれの人たち、のなかでわりあいうまく——地域医療のほうに——行った人たちと、比べてうまくいかなかった精神医療造反組を対比させているが、それは前者を肯定しているのではない。読めばわかることだが、逆である。)そして、では何を拾えばよいのかと進んでいこうと思う。そしてそのことを言っていくとき、『現代思想』二〇一〇年一〇月号~二〇一一年の十二月号まで一四回書いた「社会派のゆくえ」の『造反有理』には収録しなかった部分も組み入れられることになるだろう。[★03]

ただ、様々のごたごたがあったすえ結果として起こっている一つは単純であり、たんなる空白しか残っていないように見える。あるいは、かつてはこんなとんでもなことがあった(が今はない)といった短い物語が伝聞の伝聞のようにして語られるだけだ。

例えば、二〇〇〇年を幾年か過ぎたころだったかと思うが、関東圏の大学に籍を置く大学院生で精神医療のことを調べようという人と初めて会ってすこし話をしたことがある。その人は『精神の管理社会をどう超えるか?』(杉村他編訳[2000])を読んで、ガタリやフランスの精神病院のこと——でその本に書いてあること――を知っていたりするのだが（そのことはむろんよいことである）、この国に起こってきたここ数十年のことは――その本の中にも三脇［2000］が収録されているのにもかかわらず――まったくごくおおまかにも、知らないのだった。そんなにすばらしいことがその時期にあったとは思わない。それでも、なにも知らないのはあまりよくないことだと思った。そのように思うことがよくあってきた。そんなことがあったから、『造反有理』も書いてしまったところがある。また始まって、順序も見通しもなく続き雑誌の終刊とともに終わった『そよ風のように街に出よう』での連載（［200711-201709］）にもいくらかを書いた。

こうして、社会運動・政治との関係で言論が見えなくなっている部分もあるし、それとは別の事情があることもある。たんに時間がかけられていない、その間に人は亡くなっていってしまうということもある。そして「学」的な形をしていない言説が、この国では大きな部分を占め、ときに役割を果たしてきたのだが、それをうまく捉えることができてこなかったということもある。

するとそれは例えば、毎度、語り始められる。特に論争的な主題については「これまで語られてこなかった」という枕言葉がよく置かれるのだが、それをつい信じてしまうことにもなる。ところが、例えば安楽死について、医療に使える資源には限界があることについて、今までタブーとされ語られてこなかったからあえて私が語ると言うのだが、それは間違いなのだ。まさにそのような前言とともに繰り返し語られているのである。（『良い死』（［200809］）『生死の語り行い・2』（［201708］）といった私の書きもののいくつかはそのことを示すためにも書かれている。）

さまざまなことが起こりそしてまだそう時間の経っていない部分について記述がない。やはり二〇〇三年に次のようなことを述べた。

例えば精神障害と犯罪についてどんな議論があったか。いつハンセン病者に対する差別が差別だということになったのか。[★04] いつからどんな経路で自己決定という言葉が使われ広まったのか。少子化・高齢化に対する危機感をいつ誰が言い、どのように普及したのか。優生学という言葉が否定的な言葉となったのは、いつ、どのような人たちの間でだったのか。[★05] どのような受け止め方の差異が社会にあり、それはどのように変容したのか。その他、「自分らしく死ぬこと」といった言説の誕生と流布について。そして様々な治療法の栄枯盛衰、[★06] いつのまにか消えてしまった様々なものの消え入り方、学会や業界の中での様々な（中にはひどく重要な論点を含む）対立、等々。

もちろん、忘れてしまってよいこともいくらでもある。なんでも覚えておかねばならないことはない。しかし、重要な論点があると思う。だから押さえておいたらよい。

私は、過去に言われたことなされたことのすべてを尊敬できるなどということはなく、むしろ気持ちとしては近くもあるその多くに不全感を感じながらも、しかし、それなりに受け取るべきことがあると思ってきた。具体的にはこれから始まる記述が終わったときに明らかになるのだが、そこに今に継がれている批判がなされ、その答の試みが途上のままになっている問いが示された。あるいは、直接に現在に連続しているにもかかわらず隅にやられて忘れられたような批判があった。その答の試みが行き詰まったままになっている問いがなされた。いくつもの対立点が現出し、それについての思考があった。論点はそこにほぼ提出されていると思う。その後を考えるために、そこに何があったかを知っておく必要がある。

それにもいくつかの手法、あるいは入口がある。一つには「起源」を見てみようとする。それはこの国であれば、明治あるいは大正のことを調べるということであるかもしれない。たしかにそのころ精神病院や隔離施設が現われ始めたのであって、それを知ることによって何かが言えるかもしれない。それをきちんと調べておくことは必要なことであり、そのことにまったく疑いはない。

ただもう一つ、そのときにでき始めて、そして引き継がれたその構造が「問題」として問われ始める時期がある。私は第二次大戦の前後を切断面と考えてはおらず、むしろ多くの部分はその後に引き継がれたと考えていて、それが本格的に疑われ出すのは一九六〇年代の後半以降だと考えている。そしてそれはそのまま、これからその幾つかをあげる厄介事が現われ始めた時期である。だから、その時に言われたことから考えていくという手がある。そしてこの時期以降のしばらくが「空白」を作り出してしまったとともに、だからこそその部分を調べる必要が生じているということだと思う。

存在するのは対立であり、争いである。考えるべきことの多くは争われていることの中にある。なにがよいかがはっきりしてるなら、そこには基本的な対立は生じない。しかし対立においては、ときに——もちろん様々につまらないいすれ違いやもめごと等々も多数あるのだが、それとともに——、どちらも大切な二つが対峙している。双方が真面目に争っているときには、知恵も使う。あるいは大切なことだと思うから真面目にもなる。自力で考えるのはやっかいなことではある。しばらく、例えば半年や一年考えたぐらいでは、多くの場合、たいしたことは考えられない。ならばそのことについて論じられ争われたことを調べて、そしてそこに何があるか、あるいは何がないかを考えてみることから始めればよいではないかということだ。

しかしそれを知らない。だから紆余曲折や内部での争いや矛盾を知ることだ。かろうじてフェミニズムが、その自らの中での争いの跡を残し留め、その上で議論を続けていると言えるかもしれない。それは例えば、公害反対、環境保護、地球環境問題と言葉を変えもしてきた運動においてはどうだろうか。すくなくともこれから見ていこうとしている領野についてはなにもないわけではないにしても、少ない。

3　適度な距離にある無知

なされるべきがなされていないこと自体はまったく残念なことなのだが、それは、「研究者」にとっては新たな場所があるということだ。既になされてきたことに何かを加えるのはそれなりの工夫がいるが、新たに事実や言説を集めるために必要なのは、まずは時間と労力である。どこで既存のものとの「差異化」を図ろうかといったことを考える必要はあまりない。

それにしてもなぜなされてよいことがなされてこなかったのか。とにかく人手が足りないのだとしか言いようがないようにも思うのだが、それでも、いくつか考えられる。さきにその一つ、かつての「運動」の中で、またその後、当人たちによって、その後にいた人たちがためらったことによって、空白ができてしまった、また「敵」方によって作られたという事情があったのではないかと述べた。

もともと、福祉や医療といった領域は実践の領域であり、そのことに関わる学は、やはり実践的な、問題解決型の学である。そうした学はあまり過去に拘泥しない。過去を語るときには自らの発展の歴史としてそれを語る。そのため、対立や齟齬や矛盾が記述されることは少ない。

そして、いくらか事情を知る人たち、なにやらやっかいなことになっているらしいことを感じる人たちは、対立、困難の中に巻き込まれてしまうことを恐れてきたところがある。たしかにいくつもの場面で、つまりは賛成するか反対するのかという分岐があって、それに言及すればその選択に入りこんでしまうかもしれず、どちらかを選択すればどちらかを裏切るし、両方を否定すればあるいは避ければ、やはり同じく裏切ることになるかもしれない。一つにはそんな事情があって、そしてそうした面倒な主題だからこそ調べたらよいと思うのだが、その時期について調べが進んでいない。

ただ、やはり今だから、適度な距離をとることができるようになっているということもある。対立がある場合、その対立を知ろうとすると、どちらの味方なのかと言われて、それで引いてしまうことがあるのだが、それが数十年かは経っているなら、そのように詰め寄られるということも少なくなる。危険とされているものについて調べると、お前もその危険とされている者たちの仲間なのかと言われたりするのだが、ある時間が経っていることであればそのような疑いをかけられないこともある。ある主張や運動の力が弱くなってしまっていると、そのことを調べるのが容易になるといったことがある。例えば学会がそれを警戒しなくなる。

また、一方で正当な主張としての承認を受けつつ、その過激とされる性格が現在において薄れているのであれば、その過去を探るといった行ないについても問題とされなくなる。例えば、いわゆる「特殊教育」といった主題は、かつて政治的な対立のもとにあったためもあって、いずれかの肩をもつのでなければ語られることがなかったのだが、政治構造の変動によって、その主題についての語りやすさや語り方が変わるといったことがある。★07

これらはある人々にとってはまったく嘆かわしいことではある。あるものが弱ってしまっているから調べやすくなっているのだが、そもそもの出発には、それが強くなってほしいという思いがあったりするからである。私もそのいくらかについてはうれしくはないことだと思う。だが、現実はそうなっている。それで、結果として、調べたりものを言ったりしやすくなる。いつまでもそんなに呑気でいられ続けるかどうかはわからない。そのうちまた態度決定を迫られ、そして、なにかを裏切ってしまうことがあるかもしれない。しかし今は、厳しいことについて思い悩んだりしなければならないそのはるか手前にいる。だからまず、やれるところまでやってしまってよい。

4　「研究」できてしまう

こんなことを書く時に一つに念頭にあるのは、大学院生などしている人たちだ。まずその人たちは、そう長くはない時間の間に、そこそこの数の「業績」をあげることを求められてもいる。慌しい世の中になったものだとも思う。ただ、そうして書かれたものの多くが紙の無駄に近いものであったとしても、私は、今までよりそれらの人たちが多くのものを書いて出していくことはあってよいと思う。

そして、ものを考えることが得意で、それだけでなにごとかができると思っている人は、（思っているだけなのかもしれないのだが、まずは）それでよしとして、そんな人ばかりでもない。なにかものを考えて、それに答を出したい人たちにしても、その問いが難しいものであればあるほど、答を得るまでにかかる時間は長くなるだろう。ならば、その問いを抱えながら、その問いについて自分より前にいる人たちが何を考え、何を言ったり書いたりしてきたのかを調べてみて、それを書いていくという処世術があるだろう。それはときにいくらかずるい行ないでもある。ただ、たんなる時間つぶしであり業績稼ぎであるかといえば、そうでない場合もある。

さきに述べたように、なりゆきで選ぶことになったある主題を一人で短い時間考えるよりは、もっと長い時間しかたなくそれを自分のこととして考えなければならなかった人たちが考えたことを調べた方がよい。

そして、ものを書くということが、一つには論点を示すこと、ある命題の成否・是非を考えることであるなら、争いが生じている場所に注目するのはよいことだ。そしてその論点を考える仕事を、すくなくとも途中まで、そこにいる人たちがやってくれていることがある。その分こちらの手間が省けるということがある。何も起こっていないように見える日常からなにごとかを見出していくのは難しい。人がよく知っているものから意外なものを出して見せることは難しい。思うに、多くの人たちが、難しいことをあえてしたいといった動機からではなく、すこし考えれば難しいことがわかるはずなのにそのことを考えずに、そのような難しいことをやろうとしている。そしてあまりうまくいかない。もっと容易なそしておもしろいことがたくさんあるのに、と思う。

まずは、調べるだけ調べればよい。調べがついてる場所とそうでない場所とがあって、ここで述べようとしている領域には意外なほど調べられていない場所が広くある。それは例えば高齢者福祉といった誰もが知っている仕事の領域についても言える。たしかにたいへんたくさんの論文など書かれてはいるのだが、それでもよくわからないことがいくつもある。例えば「寝たきり」といった言葉がどのように現われ、どのように普及したのか、よくわからない。私のように、片手間でいくつか本を並べて見てみるだけでも、もっと調べたらおもしろいのではないかと思うようなことが出てくる。それは『現代思想』連載の一部も用いて加筆した『唯の生』（[200903]）の第3章「有限でもあるから控えることについて──その時代に起こったこと」になった。高齢者医療・高齢者福祉について、この二十年ほどのことについてすこし書いてみた。それを書いていても、いくらも集積し記録すべきことがあると思った。

5 難しさ

こうして、こちらの方がおもしろいのではないか、簡単ではないかといったことを述べてきたのだが、同時に、この国に起こってきたことについて何かを言おうと思う時、あるいはそれを引き継いで考えようとするとき、難しいところもあると思う。簡単で明瞭で取り付く島がないように思われ、同時に、言葉が無力であるように思われる。

学問はいくらかの複雑さを好むところがある。何十字かで言ってしまえそうなことがあるとして、そしてそこで言われることはたしかに正しいとして、しかしそうであれば、その一度だけ言えばよいということになる。そして、この数十年の間にこの国で言われたことで大切なことは、煎じ詰めればそういう単純なことであるようにも思えるのだ。

つまり、一つ、ただ生きているのでよいことが言われたと思う。一つ、この社会で損な立場に置かれる人が損をし続けるのだ（それはよくない）と言われたと思う。私はどちらも正しいと思う。ただ、ならばこれ以上なにか言うことがあるのかということになる。

もちろん、本当に何もなければそれはそれでよい。考える必要のないことを考える必要はないのだから。そして何がよく何がよくないかがわかった上でするべきことはいくらもある。つまり実態を細かに調査し、具体的な問題を指摘し、そして改善を主張すればよい。

例えば宇井純や原田正純がした仕事を、いま述べたように要約することはできる。というか本人たちの書き物に書いてあるのは、そんなこと、例えば「差別のあるところに公害が起こる」（原田[2007:123]）といったことだ。十四字である。本人たちは、そのように認識し、そして人によっては半世紀を超えて、するべきことをしてきた。そして宇井は二〇〇六年に、原田は二〇一二年に亡くなった。その人たちはするべきことをした。それでよい。

ただ、なにかもうすこしそれに足して言えることがあるようにも思うのだが、それは何か。どのように言っていくのか。「学問」として成立している「環境倫理学」といったものであれば、それに言われることは複数の部品から成り立っていて、そしてどの部品を採用するかについて、受け取る人によったら瑣末でくだらないと思える延々とした議論を行なっていくことができる。そこに通用する文法があり、文法通りの言葉を発すれば、それは蓄積されていく。引き継がれていく。そしてそうした営みを対象として記述することもそう難しいことではない。それと同様に私たちは、(バイオエシックスとしての)生命倫理学の歴史を語ることができる。教科書ができ、辞典ができ、歴史書ができる。だが他方はそうはなかなかならない。それでも絶やさないようにと、例えば「水俣学」が提唱されたりもするのだが——そして原田はその熊本学園大学の研究センターに呼ばれ勤めもしたのだが——それがどのようにしてやっていけるものなのか、私にはよくわからない。

それでかまわないのだと考えることもできる。しかしやはり、言えることがあるようにも思える。結果として、また意図してのこととして、アカデミズムの外側に身を置いてきたもの、言葉の体系を構築していくことを意図せず、ときには言葉を発しないような営みでもあったものについて、どのように語るか。これはなかなかに難しく、はっきりした目算が立っているのではないが、考えてみたいと思う。

★註

★01　これまで幾度もそのことを思ってきたが、その初期に、高橋修(一九四八～一九九九、305・401頁)の突然の死があった。障害者運動を支え進めた高橋は自らものを書くことをほとんどしない人だった。彼に私たちは三度のインタビューを行なったことがあった。もう一つ、別になされたインタビューの記録も使わせてもらった。それで、ようやく「高橋修——引けないな。引いたら、自分は何のために、一九八一年から」([200105])を書くことができた。二〇二〇年になるか、その人一人か幾人かの辿った道に関わらせ、八〇年代からこれまでを考える本を作りたいと思う。

★02　「規範的な問題」が社会科学で正面から語られなくなり、そしてまたいくらか語られてよいということになった。一九八〇年代、とその前後の辺りのことだ。語られなかったその時期であっても、ことのよしあしへの関心がなくなっていたということはないと思う。しかしその一時期、正面から語ることを避けようということになっていた。それは、何がよく何がよくないのかを明確に描けるようには思えなかったからでもある。また描けたとしても、その実現可能性を思うなら、虚しく思えたからでもある。そうしてその時期には、事実の記述にかこつけて何ごとかを醸し出すというやり方、絡め手で行くという手を使ってきたのだが、いつまでもそれを続けていけばよいとも思われない。そうしてまた、ことの是非を直接に考えてみようという動きは起こる。そして私も、そうあるべきだと述べてきたし、その変化を期待してもきたし、『私的所有論』（[199709＝201609]、第2版・文庫版＝[201305]）といった本を書いてもきた。どの程度の成果が生み出されたのかはともかく、そうした議論自体は増えてきたと思う。

　ただ、こと生命倫理の領域に限ると、むしろ基本的な問題について考えられることが少なくなっているのではないか。それはよくない。そこでこのことを、[201210]（日本生命倫理学会大会での講演）等、幾度か述べてきた。

★03　「決定」と「自然」と、そして「余剰（不足）」を順番に1章ずつ論じた本として『良い死』[200809]がある。要するに今言っておいとよいと思うことと、これから書いていくことのなかから私が要するに言いたいことだけを、というのであればその本がよいかもしれない。

★04　ハンセン病者や精神病者・精神障害者に隔離・収容策は厳然として存在した。しかし、私宅監置（呉秀三らの報告の現代語訳として呉他[2012]）、の後の病院・療養所への収容という流れはたしかにありつつ、言われれば誰もが同意するように、それだけのことがあったのでもなかった。例えば精神障害者を京都・岩倉の民家で預かってきた歴史があったことは比較的知られており著作も出されている（加藤伸勝[1996]、中村治[2013]）。ハンセン病者の自由療養地、私立療養所等の構想・実際については廣川和花［2011］が刊行された。空隙を埋める研究は進められている。

それとともに「人権」の言われ方がいつどのようであったか。『造反有理』（［201312］）に記したはっきりしたわかりやすい幾つかが、そのように読まれないかあるいは通り過ごされているようであることを思うと、もっとくどく書くべきであったと思うのだが、例えば第4章「「生活療法」を巡って」、第5章「何を言った／言えるか」では、秋元波留夫（一九〇六〜二〇〇七、本書196頁等）の一九六〇年代の文章のいくつかを引いている。一方ではピネルによる「解放」などを引いて人権を言いつつ、他方では「病識のなさ」を言い強制を正当化し、病床の増加を主張した。そしてこの六〇年代の中盤は、精神病院の縮小を提起したケネディ調書が出され（六三年）、ライシャワー事件（六四年）に際し秋元が理事長も勤めた日本精神神経学会が精神障害者の取り締まりの流れに反対する主張をしたとされる時期であるともされるが、この時点において、患者の人権と収容の必要は滑らかにつながっている、あるいは並列されている。二つが当然に衝突する可能性を考えることは想定されていない。こうした空間がいくらかでも変容していくのが「造反」の時代であると私は述べたのであり、ただそれだけのことではあるが、それだけでも、そこには「理」があると述べたのである。『造反有理』の後に出た本はいくつもあるが、その中で島成郎についての評伝に佐藤幹夫［2018］。
★05　精神障害者の「処遇」と同様、一九七〇年を越えた時期においても優生思想は本格的に問題にされていない（素直に肯定されている）というのが私の見解であり、この点において優生学史研究の第一人者である米本昌平と見解を異にすることは『私的所有論』［199709→201305:449-450］で述べた。例えば、おもには「新型出生前診断」について紹介している坂井律子［2013］で読まれるべきは、その新しい技術について記された部分とともに、一九七〇年代初頭の兵庫県における「不幸な子どもの生まれない運動」についてその当時についての取材をもとに記された部分である。そしてこの「運動」についてはそれ以前、二〇〇一年の松永真純による貴重な論文（松永［2001→2005］）がある。この運動を称賛する兵庫県立こども病院名誉院長の小川恭一の文章（小川［2017］）が、兵庫県立子ども病院の移転記念誌に掲載され、それに対して障害学会会長として公開質問状を送った（［201712］）。長い時間の後、二〇一八年に優生保護法下での不妊手術についての提訴があった（第4章註04・269頁）。

★06　『ALS』の第2章は「まだなおらないこと」。この薬が効くとなって、多くの人がそれに熱中し、しかし結局効かなかったといったことが幾度か繰り返された。その様子を記した。治療法がないほうがよいなどと思っていない。ただ、よほど甚大な害（副反応）を与えた薬などであれば問題にされそのことが記録・記憶されることがあっても、それほどの害もないが益もない療法・薬物についてはたんに忘却されてよいとは思わない。またさしあたりなおらないなら、それはそれでやっていく術を考えるのだが、その期待が高い時にはそこに気持ちが行かないこともある。そのことによって得られるものが得られないこともある。大きな損がないとしても、損得は大切である。このことについてもまた述べていくことになる。

★07　大阪府豊中市での「原学級保障運動」について二見妙子［2017］。岐阜県恵那地方での障害児と学校・地域での運動の展開について篠原眞紀子［2018］。例えば田中耕一郎『障害者運動と価値形成——日英の比較から』（田中［2005］）は日本社会福祉学会第三回学会賞学術賞を受賞している。よい本が賞をとったというだけのことだが、社会福祉業界に対して批判的な部分を有していた社会運動を主題とするこの本は、もっと以前なら受け入れられることはなかったかもしれない。

第2章　一つの構図

1　何を述べるか

身体を巡って起こってきたこと起こっていることを捉える「枠組み」について、五つの契機を並べるところまでのことはいちおう行ない、次に、そのそれぞれについて、関係する何種類かの人々についての利害・受け止め方が異なること、それがどんなことをもたらすかという話をすることにしていたのだが、別のところ（『自閉症連続体の時代』（[201408]）→『不如意の身体——病障害とある社会』（[201811]）でいちおうのことは書いていることもあり、この時代に起こったこと、起こっていることの「中身」について書いていくことになった。

急ぐのは、そしてよく知らないことについて書くのは、いつまでも書く人がいないのがその一つの理由だと述べたが、いくらかは出てきているようだ。それに期待してよいなら、また期待するためにも、細かなことをきちんと追う仕事はまかせて、ここでは、ここ約三〇年の動きの一端を見て、まず言っておきたいと思うことの一つをごく短く述べる。そしてそれにも関わり、ここまであってきた幾つかの流れについて略述する。

その一つとは、この国で「難病」と呼ばれる人たちの長い時間は、障害者運動やそれが得てきたものと切り離されることによって損をしてきた、生きるための資源を得られず、苦労したり死んでしまったりしたその時間だったということだ。使えるものを知らせるために［1990］他を書いてきたのだが★01、その使えるものが使えることを、とくに知らせる立場にいるはずの人たちが知らせてこなかった。そしてそれには、単純に知らなかったということもあるのだが、それだけでない事情があるようだ。その状況はいくらかは変わってきた。けれど、それにしても過分な時間がかかってきた。ALS（筋萎縮性側索硬化状）に関わる人たちのことについては幾度か述べてきた（［200411］★02）。そしてその跡が別にたどれるのが筋ジストロフィーの人たちだったと思う。私はうまくいってこなかったその事情を傍で見てきた者だが、私より上や同じぐらいの年頃の人たちでそのことを書いてきた人は研究者としてはいない。他方、その過去があって現在があることを現在の人たちは知らない。「ケア」についての書きものはおびただしくあるが、そんな部分を記述しているものはない。それはよくない。そこで新たに知ったことを含め、背景を含めて見ていくのだが、最低限の引用だけしていってもそれなりの分量になる。そこで、本章ではどんな筋で言えそうか、その概略を示す★03。

ただ、この歴史の「道筋」は複数書ける。本章は本書の進行の示す一つの地図にすぎない。これまで幾度か、幾種類か書いており（『現代思想』「争点としての生命」特集号掲載の［200311］［200312］等）、やがては一つにまとめられると考えているのだが、本章では本書の便宜のために以下を記す。

2

(1) 自らを護る運動：結核／ハンセン病療養者

本書で見ていこうと思うのは、例えば国立療養所といった施設が、その時どきに、狭義の加害の回避というよりも広い意味での社会防衛のために、そのときどきに収容の対象を変えて使われてきたということだ。[★04]その施設は、ハンセン病については後まで残しつつ、結核から、筋ジストロフィー・重症身心障害児（重心）のための、加えて幾つかの「難病」他の施設に転換していった。

多く傷痍軍人のためのものとして国の施設であったもの、そして、県立の結核療養者の施設等様々な経緯で成立した多くの施設が戦時中に「日本医療団」の施設となったものが、戦後、占領軍によって——その経緯には偶然的な部分もあり、例えば日本医療団の施設は農業協同組合のもとでの施設にしようという主張もあったといったことも後に紹介する——国立療養所になっていく。そしてその大部分は結核療養者に対応するものだった。他にハンセン病に対応する療養所があり、他にもっと数の少ない数種類の療養所があった。

ハンセン病の療養所は長くそのままにされる。しかし結核の入所者は、増えた後、減っていく。一九六〇年代、その空いたところに筋ジストロフィーの人たち、そして重症身心障害児と呼ばれる人たちが入っていく。そしてより数は少ないのだが、精神障害者の施設へと転換していく部分もある。

渦中にある時には書けないことであっても、ことが決まり、それを回顧できる立場にいる人はこんなことを書く。「全医労」といった組織については後で紹介する（102頁）。精神障害者の施設とするのに反対は多かったのだが、それでもともかく、つぶれるより、他と統合されるより、転換を選んだこと、そして組合も結局それを呑んだことが書かれている。

そうして変化していく部分と、らい予防法下で長く収容される人たちとがいたのだが、日本で組織だった患者・療養者の動きは結核とハンセン病の施設にいた人たちによって始まった（94頁）。その場所に集められ、そこが暮らす場所、暮らすしかない場所となった。そこが一つの起点になった。同じ境遇の人たちが同じ場所に暮らし、共通の利害と一定の凝集性を有したその人たちには、一方では種々の活動が制約されることもありながら、またあったからこそ、運動が必要でありまた可能だった。それは、劣悪な処遇、待遇の切り下げに対する抗議としてなされる。また今の境遇を護り、また改善させるための運動でもあった。ハンセン病の人たちの闘争にもそんなところがあったし、後に「転換」が目指され、結核病棟が廃止されていく時期において、それに反対する闘争にもそんなところがあった。排除・隔離と生活のための闘いは常に対極にあるものではない。当時の政策は批判・否定されるべきものであったし、実際批判された。そして、収容されたからこそ帰る場を失い帰るに帰れないという状態が収容策によって作られたのでもある。ただいったんその療養所に生活の場を得た人たちにとって、ともかく今の状態を維持し改善することが闘争の目標になった。

そして、その劣悪な状態は政府が作っているのであるから、運動の味方としては革新勢力と結ぶことになる。また、そうした勢力が――占領軍、レッドパージの動きとの関係等々、それなりにおもしろい経緯を辿るのではあるが――療養所の運動に入っていく。

3

(2)親・家族の運動：筋ジストロフィー／重症身心障害児

こうして戦後すぐに盛んになり、後の運動にもつながることにもなった結核やハンセン病の運動は大人の、そして（政党が関係しつつも）本人たちの運動だった。それに対して、「重症身心障害児」、そして筋ジストロフィーの人たちについてまず起こったのは、一九六〇年代に始まる親たちの運動だった。加えれば、精神障害者についてもまた知的障害者の運動についても、大きな組織は家族会、そして全国組織としてはその連合会として始まり存続してきた（なくなってしまったものもある）[★05]。それらは、今あってなくなりそうなものを守る運動と異なり、何もないところに新たに作る（作ってもらう）運動でもあったから、より多く、その手段として、予算を左右できる有力な政治家への陳情というかたちをとることになる。そうした性格がとくに強かったのは重症身心障害児の親の会だった。他もおおむね政治的には中立の立場をとったと言ってよいはずである。(1)が権利擁護の運動、大きな流れに抗する抵抗勢力の動きであったとすれば、こちらは懇願する運動だった。そしていったん施設に入れてもらった親たちにしてみれば、子は「人質にとられている」ということにもなる。不満はあっても、すくなくとも個別には、そう強いことは言えない。施設と協力関係を維持ししつ、組織としてその改善を求めるということになる。

その親の会の運動は、家族の重い負担を軽減することを当然のことながらめざすものであった。ただ、そこにも一定の地域差があった。筋ジストロフィーについて全国組織と、比べれば在宅支援がいくらかはあった東京都の組織とが別の方向をとるのもこのことに関わっている(353頁)。このことと、その三〇年後、介護保険の対象に難病者も入れてもらうことにするか否かで対立が起こったのと、同じ要因によると考えることもできる([200411:31-312])。ただ大きな流れとしては施設を作り、増やすことを求めた。本人の悲惨と家族の悲惨がときに渾然となって訴えられた。家族の悲惨は苦労話として、あるいはそこに出入りした看護師や保健師の報告において語られ、本人たちの悲惨は写真・映像によって、そして筋ジストロフィーについては本人たちの詩文などによって知らされることになった。

そしてこれと国立療養所の転換が絡んだ。精神病院が「私宅監置」(のすくなくともある部分)よりましであったのとされるのと同様に、在宅での厳しい生活に比して、入院できることがよりましなことであったことはあるだろう。それは肯定的に評価される。この国の「難病対策」は世界的にもユニークなよいものであるとされることがある。ただ、同じ疾患・障害をもつ人たちが何十人と集められ、病人として処遇されることになる。筋ジス病棟に特化されなかった時期の方がよかったという回想もある。

こうして、⑴と⑵とは、国立療養所という同じ場所が使われつつ、いくらか別の位置にある。そして、⑵の運動が始まる六〇年代、そうして奮闘する親たちを、まだほんの子どもであった筋ジストロフィーの人たちは記憶にとどめていて、そのことを書いている。そこにはすこし複雑な思いが描かれる。その本人たちは、その願いと願いに基づく運動を否定することはしない。しかしそうして行くことになった場所、そこでの扱いをそのまま肯定することもできない。この時期多く子どもたちだったその人たちは⑴の、例えば結核療養の、行くところなく療養所にまだ残っている結核療養の人たちを目にし、なにか声をかけ、かけられたりはあったかもしれない。しかし、年をとり、「社会復帰」できてもよいのに諸般でそれができないそうした人たちと自分たちとは重ならない。劣勢のなかで政府が作ったものをなんとか護ろうという運動と、子のために、子のことで疲れ果てる自らのために、新しい場所をと願い出る人たちとは少し異なる。なにより可哀想なのは子どもたちであり、そのことを訴え真剣に嘆願する人たちの言うことは聞き入れられることがある。それとハンセン病や結核の大人たちのものの言い方、言っていく先はいくらか異なっていたはずである。

ただ、病院他の施設や在宅のその現場で支援にあたった人の中には、⑴の流れにもいくらか感化され、憲法における基本的人権・生存権を掲げて戦った運動に共感し学んだ人たちもいた。そしてそうした正義の心をもって、病院という場で、あるいは地域において困難を抱える人たちに関与できる立場にある人たちでもあった。とくに一九七〇年代初頭から、看護師・看護学の教員として活躍してきた川村佐和子・木下安子ら（253頁）もそうした流れと無縁ではない。学会などの要職につくと、そう表立ってはその類のことは言われなくなるのだが、初期にはそのつながりを明確にしていた。そうした専門職の熱意ある人たちはむろん頼りにもされたはずだが、「政治的」であることを好まない全国組織のある部分との関係はどうだったか。調べたらいくらかはわかるかもしれない。

4 ⑶被害者たちの運動：サリドマイド／スモン

そしてほぼ同時期に現れたのが、社会が与える害を告発する運動だった。サリドマイド[★06]がそうだったし、スモン[★07]がそうだった。

それを先導したのは、六〇年代初頭のサリドマイドにしても七〇年前後のスモンにしても、被害者の家族であり、後者についてはその被害者であった。そしてそれを支持した人たちがいた。

その人たちは被害者であり、その直接の敵として政府や企業がいて、そのことを社会に訴える。その人たちは訴えることにおいて共通性を有することになる。どこに解決・収拾を求めるかといったところで、そこではやがて、あるいはすぐに、熾烈な内部での争いもまた起こるのではあるが——このことに関わることを、［201408］の補章に記した——まずは、その運動は活発な積極的なものになる。サリドマイドの症状は新生児に現われる、それはやはり可哀想な対象であり、その人たちについての「安楽死」論議があったりもするのだが（立岩編［2015］に収録した）、基本的には救済の必要が言われ、重症身心障害児の施設にサリドマイド児が収容されたこともあったことを述べた。そしてその一件はいったん収束する。

筋ジストロフィーについては親の運動があって、一九七〇年代初頭に始まる「難病」対策・政策に先んじて政策対応がなされていた。その難病の方面については、スモン病が大きな役割を果したとされる。スモンは当初感染説も強く、それで病者は差別され苦しむことにもなった。ただその危険性ゆえにハンセン病や結核のように「社会防衛」の観点からその原因の究明に予算が使われもした。そして原因究明と対応は病者と支援者にとっても重要な関心だったから、研究施設建設のための講演会が開催されたのがキノホルム説の公表よりわずか前であってかえってよかったという受け止め方もあった（60頁）。

だがキノホルム説は証明され、頑強にそれを認めなかった田辺製薬といった製薬会社は別として、その説は受け入れられた。その責任追及と救済を求める運動が続いた。

政府はこの件について法的責任を認めることはしなかったが、その辺りを適当なところで収拾するためにも、なにがしかのことはせざるをえなかった。そのことと「難病政策」の始まりが実際に関わっているのか、それを示すものが見つかったらお知らせする。

こうして、被害者の側は強い運動を展開し、社会は味方することになる。難病政策が始まる。すると、作られた仕組みに入ることを求め、また運動の力と成果に影響を受けて、各種疾患の人たちが「認定」を求めていくことになる。そしてこの時期のもう一つ大きな動きは人工透析の費用軽減を求める腎臓病の人たちの動きだった。さらに、精神障害者の家族組織（の全国連絡会）も難病の全国組織の結成の初期には関わっている。この人たちはすこしも稀少な人たちでない。腎臓病については原因と対処法がまったくわからないということでもない。政府が認めたのは僅かの種類だったが、当初、難病という範疇は浮動している。現在では、腎臓病やさらには精神病が「難病」の範疇にあったと聞くと不思議に思う。だがそうした組織も初期には関わっていたのである。

ただ、制度としての難病対策・政策は、研究（のための予算措置）として始まった。そして研究に協力していることにおいてその医療費（他）が減免されるというのが基本的な仕組みだった。すると基本的には、ある疾患について研究がなされることによって、その疾患の人たちが政策の対象になることになる。

5　医療

サリドマイドにしてもスモンにしても、それは医学・医療が作り出したものであり、その限りにおいて、医療は敵であるとも言える。ただ自らが生じさせたことを調べて、その原因を特定したのは医学者だった。そして、個々の人がその疾患にかかっているかどうかを判定するのも医師であり、さらに、そうたいしたことはできず、いくらかの対症療法を行なうのがせいぜいだったのだが、それでも、いくらかの処置をし、その症状を軽くさせるためのことをするのも医療であり、医療者が、そして良心的な医療者はなお熱心に、それに対応することになった。

こうして制度は基本的に原因究明と治療法の追究のためにあるとされたが、実際それはその本人や家族が望んだことでもあった。加えれば私自身も多くについて同じことを望んでいるし、また可能性があるとも思っている。しかし『ALS』[200411]でも書いたのだが、もうすぐ治療が実現するといったことが幾度も語られつつ、残念ながら、多くについてそれほど有効な、すくなくとも決定的な療法が開発されることはなかった。その点でスモンは例外的だった。当然のことである。キノホルム剤を大量に処方していたことが原因だったのだから、それをやめれば、長く続く後遺症への対処は残されるが、新しく発症することはなかった。ただ他の多くは厄介だった。同じことは筋ジストロフィーについても言える。この病名が知られ治療法が求められそのための体制が組まれてから五〇年は立つのに、今に至るも決定的な療法はない。その理由は私にはわからない。ただ事実ではある。今までのところは「補う」ことの方が効果的であってきた。筋ジストロフィーにしても、その寿命が大きく変わったのは人工呼吸器の導入によってだった。筋ジストロフィーについては、使わなければ亡くなるのはずっと若い人だったこともあり、「自己決定」によって過半の人はそれを使わないで亡くなるといったことにはならず、多くで比較的積極的にそれは取り入れられた。

原因や治療法がわからない間、その政策は存続する。わかってなおるようになったらそれが一番よい、対策がなくなったらそれが本望なのだが、その本望はかなえられず、その間研究は続けられ、その研究があって研究者がいる、そのもとで、患者・病人という自認とともに「療養生活」の費用がいくらか軽減される。

その支援者はまず医療者・看護者たちだった。それはまず、多くの人たちが暮らしたのが医療施設であったことによる。例えば筋ジストロフィーの人により多く医療を必要とする度合いが高いという事情はあった。脳性まひの人たちの多くが、障害はあるが体は丈夫であるのとは違う。医療の必要度は相対的に高い。ただ、それは入院の必要をそのまま意味するものではない。そこに国立療養所の転用といった事情は関係するだろう。同じ種類の人たちが集められた。このことについての疑問は示されたが、そのままにされた。

それでも在宅の人は、あるいは在宅の人の方が多い。ただ制度としても医療のもとにあり、そして通う先もまずは病院で、そこにいるのは医療者で、在宅の人たちにしても、それに関わるのは医療者、とくに看護師、そして保健師だった。
(1)と(3)はときの体制・政府に対して批判的であることにおいて共通性を有する。比べて(2)はそうでもない。しかし、いま述べたように、まず職として支援に関わったのは医療者、とくに在宅の人に対しては看護師、保健師たちだった。そして難病政策の手前に始まった筋ジストロフィーに関わり、石川正一の死後にその父とも関わり、東京での支援に関わったのがそんな人たちだった。病院を出て、地域で活動を展開しようということ自体、当時では（今でも）革新的なことであり、それは使命感、正義感によっていることがあった。当時「革新自治体」がいくつかあったことも関係しただろう。

そしてその人たちは、政府が設定した難病という枠組みをそのまま受け入れたわけではなかった。現在でも指摘されている、疾患単位の認定方法を批判し、より「生活」を目を向けた施策であるべきだとの指摘は、そもそも難病政策が始まった当初から、有力な医学者、例えば東大医学部長を務め美濃部都知事時代の東京都の参与であった白木博次によってなされている。そして、厚生省の枠組みを批判し白木の主張を支持するという記述は、難病者を支援する人の文献、例えば木下［1978:58-59］等々多くの文献で繰り返されている。

ただいったんできた枠組みは基本的には変わらなかった。そしてその政策の枠組みとは別に、その関わり方は、日患同盟、朝日訴訟等々を支持する側に共感した自らの出自と、そして看護師や保健師という自らの職に忠実なものであった。そうした人たちが長く実践に関わり、研究にも関わり、出版物も出していく。さらに、難病看護学会といった学会もでき、政策にもいくらか関与することにもなっていく。施設・病院も変化しないところは変化しないながら、地域・在宅を重視すべきことは誰もが認めることになり、訪問看護にも保険点数が付き、いくらかずつ増えていく。

こうしたことが、次にあげる⑷の動きが別途現われたことにも関係し、同時に、その間に無関係という関係が続き、そして使えるものが使われないという事態を生じさせることにも関係したと私は考えている。そして、それはまずはこの国に特殊に起こったできごとだが、それだけのことではなく、世界のどこでもこれから行ける道筋を示すことになるとも考えている。

6 ⑷別の動き

以上およびその延長にあるものと別系列のものが現れる。知的障害や重症身心障害児、さらに精神障害者の家族会はすでに存在し、それはそれとして既に活動していた。結核療養者が大きな集団として何かを訴えるという状況もなくなっていた。むしろ多くの施設、例えば身体障害者療護施設は一九七〇年代に多くできていく。その入所者が、層としてなにかを言えるといった状況はなかった。

いずれでもない動きは小さなものとして始まった。それを象徴する一つとされる、一部では有名な一九七〇年の脳性マヒの子を殺した親に対する減刑嘆願運動に対する批判は、まず、「神奈川県身心障害者父母の会連合」が横浜市長に出した抗議文に対するものだった。新聞記事やその抗議文は「重症児対策」を問題にしており、殺された子が入れなかった施設は「重症児施設」としての「こども医療センター」であることが報じられている。そのセンターは今もあり、「肢体不自由児施設」と「重症心身障害児施設」を含んでいる。★08

この「父母の会連合」会は県内の各種障害をもつ親の会の連合組織で、今そこのHPをみると、「セクトに拘らず、障害種別を超えた障害児者の親の会の横断的結合体」と記されている。さらに、この事件に関して青い芝の会神奈川県連合会が話し合いをもったのは「重症身心障害児（者）を守る会」であり、それは「争わない」（116頁）を方針とする「全国重症身心障害児（者）を守る会」（社会福祉法人）の神奈川県の組織だろう。こんなことがきっかけになった運動については、既に冒頭に示した本『生の技法』におおまかには書いているから繰り返すことはない。そして、同じ年に「府中療育センター闘争」が始まるのだが、そのセンターの初代所長は白木博次（243頁）であり、その運動の中では白木の退任が求められるといったこともあったようだ。

例を二つあげた。ご存知の方はご存知であるように、私は争いを起こした側を支持してきた。その立場を取り下げる気はない。ただ一つにそんな争いの場を調べてきたからこそわかるところはある。そして、これから新たに調べるところは調べて書いていって、それで立場が変わることはないだろうと思うが、その立場から始まっているからこそ、起こってきたこと言われたことの取り扱いに慎重でありたいと、「公平」でありたいとは考えている。★09

その私が主に書いてきたのは脳性まひ他の人たちの動きだった。その書きものを端から読んでもらえればわかるように、そこには筋ジストロフィー他の人たちも出てくるのだが、その流れを読み取るのは難しいかもしれない。だから、この(4)の部分も、新たに、大幅に書き足す必要がある。

とくに進行の速い筋ジストロフィーについて、本人たちの運動は困難だった。その例外の一つが仙台の「ありのまま舎」だった。それはようやく二〇歳を超える人たちがいて、可能になった部分がある。そしてその生起には、七〇年頃の学生運動の関係もすこしばかりはあったことを山田富也が証言している。病棟の自治会運動から始まったその運動は、やがて皇族他の著名人も味方につけてのよく知られる動きになっていく。その活動は出版と、そして「ケア付住宅」の運動に向かう。一九八〇年代において身体障害者の運動があって作られたケア付住宅――今は「グループホーム」という言葉の方が通りがよいはずだ――建設の動きとして比較的知られているのは、東京青い芝の会によって作られた「八王子自立ホーム」、札幌いちご会が運動してできた北海道営のケア付き住宅、そして仙台のありのまま舎だった。

各々にそれらを作ろうとするもっともな理由があった。しかし苦労して実現したそれらは、かけた労力に比して、得られたものの少ないものであったと私は考えている。そして実際そのことをそれを先頭に立って推進して実現させた本人（山田富也）が語っている文章もある。そして、鹿野靖明（70頁）は札幌のケア付き住宅建設運動に加わり、そこに入居できたのだが、うまくいかず、一人で暮らすことになった人だった。

筋ジストロフィーに限れば、これらと関係しつつも、すこし異なるところを目指す運動は一九八〇年代初頭に始まる。そしてそれは、私が知る少数の事例についていえば、七〇年代の運動の「過激」な部分を引き継ぐというよりは、八一年の「国際障害者年」を機会に来日して講演などしそれが紹介された米国の運動の影響をより大きく受けたと言えるかもしれない。

第5章で高野岳志（一九五七～一九八四）のことを書く（280頁）。その人は八一年の九月、千葉の国立療養所下志津病院国立療養所を出て、「自立」しようとした。『リハビリテーション』という雑誌に書いた文章（高野［1983］）がある。また、当時、一時的に行政と協調路線をとった青い芝の会他の人たちと当時障害福祉課長だった板山賢一という厚労省の官僚とが作った研究会から出版された『自立生活への道』という本に文章も書いている（高野［1984］）。山田富也の著書、「ありのまま舎」が出した本にも文章を寄せている。ただその人は八四年に亡くなってしまう。実質的には一人の人を支援するものとして設立された組織は少なくないのだが、それは、亡くなってしまえばまた終わりになるということでもある。

そんなことがありながら、八〇年代から人工呼吸器が一般化していったということもあり、多くの人たちがより長く生きられるようになる。そして療養所に筋ジストロフィー者だけ集められる、だからそこで集まりができる、という事情があってのことでなければ、この名称の人たちだけが集まる理由もとくにない。筋ジストロフィー者（だけ）による集団というより、例えば人工呼吸器の使用者としての集まりが形成されるようになる。「ベンチレーター使用者ネットワーク（ＪＶＵＮ）」が一九九〇年に結成される（ベンチレーター使用者ネットワーク編［2005］他）。また「呼ネット」が二〇〇九年に結成される。そして、自立生活センターと呼ばれる組織のスタッフとして活動する人たちがいる。その最近を伝える本として、「自立生活センター東大和」で働きながら、「呼ネット」の副代表もしている海老原宏美（脊髄性筋萎縮症・ＳＭＡ）とその母による『まぁ、空気でも吸って——人と社会：人工呼吸器の風がつなぐもの』（海老原・海老原［2015］）があったり、映画としてその海老原も出てくる『風は生きよと言う』（二〇一五・宍戸大裕監督）があったりする。

ただ本書は、第5章の一部でわずかに近年のことを記す以外、そういう新しい、といっても既にずいぶんな歴史のある部分にふれることはない。もっと昔のことについて書いていくことになる。

★註

01　私は病気を障害の方に還元できるといったことはないと、普通に、考えている。そのことには誤解はないはずだ。そんなことを言いたいのではない。使えるものが使えないのはもったいない。私たちが『生の技法』（安積他［1990→1995→2012］）を書いた理由の一つには、そんなごく単純な理由がある。たしかにその本は、一九七〇年頃から現れてきた動きを追った本であり、そのなかの「はやく・ゆっくり」と題された章（［199010］）で一つ述べたのは、その人たちの一部が、一九七〇年代から、当時あった「家庭奉仕員」の拡大とともに、この制度以外に自治体独自の制度を作らせてきたこと、それで生活を可能にしてきたことだった。その本の第二版では、そうして拡大させてきた制度を使いながら、その利用を媒介することを一つの仕事とする「自立生活センター」について紹介する章（［199505b］）を置いたが、そこでは当時あった制度を組み合わせて使うことで、一日二四時間・年三六五日、制度を使って暮らすことができるようになった地域があることも紹介している。そうして作られてきた制度は、様々な問題とともに「支援費制度」（二〇〇三年）、「障害者自立支援法」（二〇〇六年）、「障害者総合支援法」（二〇一三年）における制度に引き継がれている。そしてそれは、「介護保険」の仕組みとは別建てのものなのだが、一方には介護保険の方向に統合しようとする動きがつねにあってきた。それに抵抗し、今のところその制度は維持されている。こうした攻防とその意味について同じ本の第三版に加えた「共助・対・障害者――前世紀末からの約十五年」（［201212b］）で述べた。

過去にあった制度についての紹介はそのときどきに書いたそれらの文章を見てもらうことにして、ここしばらくのことを簡単に言えば、現在使われているのは「重度訪問介護事業」と呼ばれ、業界では「重訪」と略される制度だ。政府から支払われる時間あたりの単価は低いが、長い時間の利用が可能になる。だからそれは長い時間を必要とする人たちが使える制度である。だから使えばよい。同時にそこには種々の問題がある。それを調べ、どのようにしたらよいかを言えばよい。

★02　「ケア」についての書きものはおびただしくあるが、使える制度が普通の書籍その他で紹介されていない。そしてもう少し広く、「難病政策」についてもおおむね言うべきことは定まっている（［201410］）。ただ現在がこのようであるのについてはそれなりの因縁がある。その因縁について書こうということでもある。

★03　ようやくいくらか増えてきた難病（政策）を巡る研究をする人として、著書に『困ってるひと』（大野［2011］）、『シャバはつらいよ』（大野［2014b］）のある渡部沙織（大野更紗）。修士論文に「「難病」の誕生――「難病」対策と公費負担医療の形成」（渡部［2015］）、他に渡部［2014b］、大野名で大野［2013］［2014a］。渡部［2016］は薬害スモンを巡る医療者・医学者の対応から描かれている。それはそれでもっともなことではある。ただ、もう少し手前から、そして本人や親の動きを含めて見ていくのも私はよいと思って本書を書いている。そうして見ていくと、たしかに医療者・医学者たちは尽力はしたのだが、その労苦をただ讃えればよいというものではないことも見えてくる。また、本人や家族会の運動に不連続な部分があること――例えば日患同盟の流れと一九六〇年代の筋ジストロフィーや「重心」

に関わる親の会の運動（いずれも後出）には一つに括れない部分がある――もわかってくる。それらをふまえながら、この国における「難病」を巡ってあった歴史を、本書ではそれを見ることはないのだが、調べ書いていく必要がある。七〇年前後の国会でのこの「難病」という言葉の現われについて酒井美和［2019］。また白木博次（243頁）、冲中重雄（199頁）といった医学者たちによる規定や、その後の継承・変遷（金澤一郎［2012］等々）を見る必要もある。

★04　猪飼［2010］は今まであるべきでなかった数値の検討を含む実証的な研究書だが、その基本的な筋は、前世紀においては急性疾患を受け入れる機関として病院があったが、今の慢性疾患の時代ではそれはもう時代遅れになっている、よってその時代は終わるというものだ。そしてその上で、「社会防衛」という点において精神病院が果たしてきた機能は他とは異なることを加えている。それはわりあい標準的な見方であり、妥当であるとして、ただその例外は精神病院に限るのかという問いは立つということだ。［2015:38］でこのことを述べた。なお猪飼の弟子筋ということになるのか、後藤基行・安藤道人が重要な研究を行なっておりその本の同じ頁で紹介した。後藤・安藤［201510］等、その後も研究が続けられている。

★05　この組織は、補助金の目的外使用が発覚し二〇〇七年に自己破産する。目的外使用の金が使われたのはホテル兼授産施設等で構成される「ハートピアきつれ川」で、厚生省（現厚生労働省）が全家連に指示して建設され、その所長に厚生労働省の天下りを受け入れざるを得ないことがあったといった事情も関係する。このことについて吉村［2008］［2009］。本沢［2002］もある。この施設の経営を引き継いだ「全国精神障害者社会復帰施設協会（全精社協）」もその経営に行き詰まるなどして、二〇一〇年に破産した。萩原浩史［2019］にその経緯が記されている。医療施設にせよ医療施設でない施設にせよ、大きな施設・組織は官僚の天下り先になっていくことがある。そのことで国立コロニーのぞみの園（437

頁）が批判されたことがある（二〇〇三年）。

★06　薬害についての本はたくさんあるが（HPにリストがある）、社会学者のものでは宝月誠編［1986］があったきりといったところで、そしてこの貴重な本にしても、各々の章はとても短い。

サリドマイドについては、『あざらしっ子――薬禍はこうしてあなたを襲う』（平沢正夫［1965］）、『貴への手紙――サリドマイド児成長の記録』（荒井良［1970］）、『サリドマイド――科学者の証言』（増山元三郎編［1971］）、『ママ、テレビを消して――サリドマイド　母と子の記録』（平沢［1971］）、『薬品公害と裁判』（藤木英雄・木田盈四郎編［1974］）、『わたしは負けない――サリドマイド少女のひたむきな青春』（川上美由紀［1981］）、『典子は、今』（松山善三・高峰秀子［1981］）、『サリドマイド禍の人びと――重い歳月のなかから』（宮本真左彦［1981］）、『サリドマイド物語』（栢森良二［1997］）、『青い鳥はいなかった――薬害をめぐる一人の親のモノローグ』（飯田進［2003］）、『典子四四歳　いま伝えたい――「典子は、今」あれから二五年』（白井のり子［2006］）、『サリドマイド事件全史』（川俣修壽［2010］）、『サリドマイド児たちの若栗スノーキャンプ』（高野恵美子［2012］）、『サリドマイドと医療の軌跡』（栢森［2013］）、『サリドマイド事件』（山本明正［2015a］）、『サリドマイド事件　第2版』（山本［2015b］）、『サリドマイド事件日誌』（全四巻、川俣編［2016］）。そして、また効き目があるとされたことに関わって、『神と悪魔の薬サリドマイド』（Stephens et al.［2001＝2001］）、『不思議の薬――サリドマイドの話』（鳩飼きい子［2001］）、『がん治療――サリドマイドの適応と警鐘』（後藤康之他［2003］）。これらについて（他についても）HPの頁がある。

★07　スモンについて市販された本で集まっているものは以下。『詩集　悲しみの目に灯を――スモン病の夫をはげまし、たたかいつづけた妻の叫び』（水野茎子［1969］）、『静かなる闘いの日々――スモン病の夫とともに歩んだ六年』（水野茎子［1970］）。『愛と闘いの序章――スモンと共に歩んだキャンパスの青春』（渡辺理恵子［1975］）、『僕は太陽が待てなかった――スモンと闘い力尽きた青年の手記』（福井［1975］）、裁かれる製薬企業――第2・第3のスモンを許すな』（坂本久直・高野哲夫編［1975］）、『冬の旅――音楽評論家のスモン闘病記』（志鳥栄八郎［1976］）、『謎のスモン病――スモン・キノホルム説への懐疑』（高橋秀臣［1976］）、『春は残酷である――スモン患者の点字手記』（星三枝子［1977］）、『薬害スモン』（亀山忠典他編［1977］）、『スモン訴訟の真相（高橋秀臣［1979］）』『スモン被害――薬害根絶のために』（高野［1979b］、cf. 高野［1979a］［1987］）、『スモン訴訟の真相（高橋秀臣［1979］）』『ノーモアスモン――スモンの恒久対策の確立と薬害根絶のために』（川瀬清他編［1980］）、『スモン事件と法』（淡路剛久［1981］）、『裁かれる現代医療――スモン・隠れた加害者たち』（高橋晄正・水間典昭［1981］）、『薬害スモン全史』（スモンの会全国連絡協議会編［1981］［1981］［1981］）、『グラフィック・ドキュメントスモン』（実川悠太編／羽賀しげ子・小林茂［1990］）、『空前の薬害訴訟――「スモンの教訓」から何を学ぶか』（泉博［1996］）、『ひとりで歩きたい』（福岡県スモンの会編［1978］）、『岩手スモン運動誌失われた時の叫び』（岩手スモンの会［2000］）。

★08　この部分を第4章1節（206頁）とそこに付した註01（267頁）で繰り返し、それに関わる幾つかのことを記している。そこからわかるのは、たしかに分かれていることと、同時に、近接していることである。神奈川県の青い芝の会の人たちが抗議した相手は、重症児の親の会であり、すくなくともここで二つが対峙していることを看過するべきでないし、その意味を考えておいた方がよい。このことを本章でも第4章でも述べている。ただ、親の会の側の文章（の案）を書いたのは小児療育センターで働いていた谷口政隆であり、その人と青い芝の会の人たちはその後関わりをもつことになる。そのことを記している臼井正樹も、神奈川県の公務員としてその人たちにいろいろと突き上げを食らうのでもあるが、やはり関わりをもち親しくなっていく。さらに谷口が働いていた小児療育センターの設立に関わったのは、サリドマイド事件で原告の中心にいた飯田進だった（著書に飯田［2003］）。なんのかの言っても、大きくは、「福祉」を進めていく側にいることにおいて一致はしているという部分はある。手勢はいつも少ないのであり、違いはあっても、一緒することがある。しかしそのことは、二つ以上のものの間にある違いを無視してよいということではない。ところが、こうしたことは、そのできごとの当時においても、ほぼわかられていない。さらに、なかば意図的に忘却されようとする、触れないようにするといったこともあった。そしてそうした営為（の不在）の後にある現在では、差異も、差異とともにあったつながりも、消し去られている。

★09　二〇一六年三月、私が関係している研究機関に関わる本（立命館大学生存学研究センター編［2016］）が出版され、私は序章と補章を書いた――［201603］［201603c］、コラム「アーカイヴィング」（［2016b］）は本書に収録。その補章で、そして序章でも、争いが起こっているところ、波風が立っているところを調べて書くほうが、その対象に既に論点・争点は存在してしまっているのだから、書けることと、その他、穴がほうぼうに開いているのに、書かれていない、それは残念でもったいないことを述べている。ただそのことだけを言っても、ではどこに穴が開いているのかということになるだろう。その所在を知らせるのが教員の仕事であると述べ、どんな研究があるのか例示している。そして本書もまたそのような意図があって書いている。

Ⅱ

第3章　国立療養所で

第1節　開始の前に

1　反社会的病気／社会病

『腎臓病と人工透析の現代史』（有吉［2013:176］）で引かれている、一九七〇年四月六日、第六三回国会参議院予算委員会一六号における厚生大臣内田常雄の答弁。

スモン病というものはむずかしい病気ではありますけれども、必ずしも結核でありますとか、あるいは精神病患者、さらにはまた、らい病のように、何といいますか、反社会的な要素をおびておるものということにも断定をいたしておりませんので、したがって、公費でこれだけの病気を対象にして診療するという制度は、なかなか確立いたしにくいところでございます。ガンのようなものでも、患者にとりましては非常に大きな負担でございますけれども、研究には力を入れておりますが、公費負担の制度をとっておりませんことは御承知のとおりであります。そうではありますが、［…］悲惨な家庭の状況もございますので、研究費の中におきまして薬剤費のごときものは、実際はまかなっておる。したがって、本人あるいは家族の負担というものも、さような限度におきましてはできるだけ研究費の中でかぶる場合もある。

次に七二年三月一七日、第六八回国会衆議院本会議一三号。斉藤昇厚生大臣の答弁（有吉[2013:178]）。

公費負担は、御承知のように社会防衛的に必要な疾病、あるいは社会的な事柄が原因になって起こってくる疾病、そういったようないろいろな観点から、どういうものを公費負担にすべきかということをきめてまいらなければならないと考えます。公費負担制度は逐次拡張をいたしてまいっておりますことは御承知のとおりでありまして、ことに公害に基づく疾病等につきましては、これは一種の公費負担という制度も確立をいたしてまいりました。今後も社会的原因に基づくような疾病に対しましては、公費負担の原則を拡充をいたしてまいりたい、かように考えます。

この時期は、薬害スモンが社会問題となり、それを巡る対応が議論されていた頃だ。そしてスモンに対する対応を認めさせるのに合わせて、他の「難病」についても公費負担を求める要求がなされる。七〇年の質疑で要求されているのはベーチェット病についての公費負担だった。★01 答弁で言われているのは、大きく二つ、「反社会的」「社会防衛的に必要」な疾患と、「社会的な事柄が原因」の疾患である。前者には精神疾患、結核、ハンセン病があげられていた。後者には所謂公害病が入れられており、他方、他の疾患については公費負担は難しいということになっている。それでもスモンが入り口になってこの時期だんだんと変わっていって「難病対策」が始まる。このことについては別に記すとして、ここでは「反社会的」で「防衛」されるべき範囲が広かったこと、そしてそれを特に患者やその人たちを支援する側も利用することがあったことを見ておく。

スモンはウイルス説が当初強かった。それが否定されるまでに長い時間を要した。次のような挿話がおもしろいという人もいるかもしれない。オリンピック等の催と都市の「浄化」が組み合わさることがしばしばあることは指摘されてきたが、スモンについてもそんなことがあった。一九六四年、東京オリンピックの時のことだ。

とくに昭和三九年の戸田地区での四五例に及ぶ集団発生はオリンピックのボートレース開催予定地であったために、国の威信をかけて、厚生省は補助金による研究班を急遽発足させた。その当時、すでに三七都道府県で八二三例という多数の罹患者が集積されていた。(西谷[2006])

伝染、発生が懸念され、そしてそれが生じている(らしい)ことが対外的にもたらすものが懸念されたということだ。そしてそれは、差別を生じさせることでもあったから、患者たちにとっては迷惑なことであったのだが、しかしそれは、害を広げさせる可能性を有するから「対策」を促すものでもあった。当時の状況のもとで生活の方面に金を出させることは困難だった。そんなこともあって、研究を掲げその枠の中でいくらかの支援をするという方向が考えられた。このことに関わるもう一つの挿話がある。椿忠雄(都立神経病院院長の後、新潟大学神経内科教授、本書227頁)がスモン=キノホルム説を公表したのは七〇年八月七日だが[★02]、対策を求めていく一つの方向として、東京都では神経病総合センターを作ることが構想されており、それを推進・実現するためのセンター設置促進講演会があったのは、その翌日、八月八日だった。この時のことを、「難病」についての唯一、ではないかと思う研究書[★03]で、衛藤幹子が自らの関係者への聞き取りから次のように記している。なお文中の白木は白木博次（本書243頁、一九六八年四月東京大学医学部教授のときに都立府中療育センターの初代院長に就任、同年一一月東京大学医学部長、一九七〇年七月美濃部都知事の委嘱で東京都参与、等）。

神経病総合センター設置は、感染説を印象づけることによって都民の関心を盛り上げその支持をバックに実現を図ろうとの意図があった。そのため、都知事講演会当日にキノホルム原因説が発表されたことについて、そのことを開催直前に知った白木や全国スモンの会関係者は、キノホルム説の公表が少なくとも講演会以前でなかったことに安堵したという。（衛藤［1993:121］）

薬害であるとなれば、その薬の使用をやめれば、原因はさらにはっきりし、発生は抑えられる――実際、このとき厚生省は珍しく早くキノホルム剤の使用を禁止し、新たな発生はなくなった。この証言をそのまま受け取れば、伝染病である可能性があるなら、それを研究し、研究費として支出される金や作られるセンターを患者のために使うといったこともまたできる、（しばらく）感染説が維持され、研究のため（として）金を出させることが、すくなくとも当座は、より容易だと考えられたということのようだ。感染の可能性があることによって、「社会防衛」の対象であることによって、関心を得て、金を得ようとしたということである。

本書で主に見ていくのはこの時期の前のおもに一九六〇年代のこと（第3章）、そして次に八〇年代に入って起こった小さなできごとになる（第5章）。この時期、七〇年代のことは、いま出てきた椿忠雄といった人たちが、六〇年代を経て七〇年代の体制を作っていった人たちのうちの幾人かについて簡単にふれる第4章2節（220頁）ですこしふれるだけだ。だから、本章の冒頭にもってくるのには具合がよくない。ただ、この約五〇年前のことは、それだけでも、とどめておいてよいことのように思った。今なら、精神障害者の処遇は社会防衛のため、であるとは表立っては言ってならないことになっているかもしれない。しかしこの時には、国会で言われている。それからの半世紀の間に変化があったと見るにせよ、さほどでもないと捉えるにせよ、知っておいてよいことであり、どのようにしてこういう文言が「表」から外され、忘れられていったのだろうと思ってみてもよいと思う。

そして、結核と精神病とハンセン病がひとまとめにされている。おかしなことのように思えるが、もっとものようにも思える。そしてこの三つは、実際、これから見ていくように、国立の施設、国立療養所に――「精神」のほうは民間病院が圧倒的に数は多かったのだが[★04]――入れ代わりに、あるいはずっと、暮らすことになった。実際、国がその費用を出すことになった。防衛のための費用は国費でということになった。

そしてこの「社会防衛」という語は、いつのころからかよからぬ意味合いを含む言葉となったのだが、それは本来よからぬことだろうか。本来はよいが、よくないことを生じさせることもあるというのが正しい答ではあるだろう。しかしその答は、どの程度の精度をもって求められ言われてきただろうか。

そしてこれから、別の種類の人たちが同じ施設に収容されていく様子を見ていくのだが、その人についてはどうなのだろう。その人たちは子どもであり、暴力を振るうことはない、できない。感染させることもない。ただまず、かわいそうだ。「悲惨な家庭の状況」のある人、（極度に）かわいそうな人の生活は、他の人々と別建てで、公費負担の対称になりうるということになる。もう一冊の本（[201811]）でロールズという人がそんな傾きのことを言っていることを紹介した。つまり、「ケア」が言われる。さてしかし、かわいそうなのは本人でもあるとして、家族もかわいそうだ。とするとその家族を護るのは、社会防衛でもあるだろう。とすると結局、一番目の同じ場所に、「防衛」に行く。しかしそれは、他の時と比べて、ずっと愛と共感の方に傾いているから、似ているものとも思えない。しかし、その愛は、さらに本人に向けられたものとして、すくなくともハンセン病のときにはおおいに語られたのでもある。

そしてもう一つ、第三に、研究が言われる。とくに社会的に意義のあるもの、防衛のために意義があるなら、研究のために公費が投じられることが正当化される。正当化の理由の有効性のぎりぎり期限切れの前に研究所の設立が決まってよかったというのが第2章に記した話だ(43頁)。

2 『国立療養所史』

社会・国家が、どんな人たちを救済・収容(隔離)の対象としてきたかということが一つある。また一つ、多く救済と収容(隔離)は同時のことだったと述べたが、両方は必ず併存せねばならないわけではない。生きながら別様に暮らすことの困難が、例えばこの国において、どんなところから来ているのか。このことに関わる一部に「国立療養所」の変遷がある。それを簡単に見ていく。

「障害者差別解消法」という法が成立して、差別はその事例が募集されるものともされる。だが、それ以前に起こって、そのままになっていることが多くあり、ある部分では増えている。そして、それでも、仕方がないと思うので、思わないことにしている。それでそれは申告されたりあまりしないのだが、起こっていることは事実起こって、そこに滞留し、ところどころでは膨れ上がっている。認知症者の場所ともされつつある精神病院についてはいくらか書いた。「難病対策」と呼ばれるものやその周辺について書き始めている。

以下おもに『国立療養所史』を用いる。それには「総括編」「結核編」「精神編」「らい編」の四冊があるが、最初に刊行されたのは「らい編」で七五年九月、「結核編」七六年四月、「精神編」七六年八月、「総括編」七六年十月の発行となっている。厚さは順に、一三五頁、六七九頁、三六〇頁、七三二頁と、各々だいぶ異なる。

この「療養所史」の成り立ちについては当時厚生省医務局国立療養所課長であった大谷藤郎による「総括編」の「あとがき」（大谷［1976］）にいくらかが書いてある。大谷は『精神病院体制の終わり』でも幾度かふれた人で［201511:77-78,107,264］、この時期の厚生行政の要職をいろいろと務めた。本でふれたのは京都市の十全会病院を巡る国会質疑における答弁者としてだったが、後に自らも関わったハンセン病政策を反省した人物として知られている★05。

その大谷の文章を読むと、大谷が三人の院長・所長に提案し、賛意を得、国立療養所の施設長やその経験者からなる「国立療養所史研究会」が発足、国立療養所村山病院（東京都武蔵村山市）に事務室が置かれ、また厚生省医務局でも国立療養所課が中心となり、この記録を担当する係の人がいて、双方から原稿依頼等を行ない、療養所のおもに経営に関わった人たち、さらに元看護婦長等々からの文章も集め、研究会発足から約一年で刊行されたものだという。

「総括編」から順番に読んでいってもすぐにはわからない。大部の書籍を短い期間に作ったためということもあるだろうが、統計の類は各章に散在しており、再構成しないとわからないところがある。それでも統計資料としての意味も有する。見ていくと、種々の施設、収容者のおおまかな規模がわかる。書かれ様が異なる部分もあり、本の作り方も一様ではない。「総括編」の大部分は、いくつかの回顧的な短文に筆者名が記されている以外、個々の部分の筆者はわからない。仕方がないから国立療養所史研究会編［1976c］あるいは［1976c］と記す。他方、他の巻はおおむね個々の文章の筆者が記されている。

また寄稿してもらった文章を一部引用するかたちで書かれている部分もあったりする――その寄稿されたという文章を文献名として表示することがある。

こうしてそれほどまとまった本ではない。だが、政策を立案・施行した側の捉え方はわかるし、記名のあるいくつかの（多くは短い）回想の文章からわかることがある。「内向け」のものであるという意識があったのか、それともそんなこともとくに思わなかったのか、かなり正直に、素直に語っているようにみえる。以下引用が長くなるのは、引用で事実を示すというより、療養所（の経営）に関わった側の捉え方、受け止め方が率直に語られている書かれているように思うからだ。

もう一冊、『国立療養所における重心・筋ジス病棟のあゆみ』（あゆみ編集委員会編［1993］）。これも基本的には公的な立場で書かれたものであろうけれども、そうしたものに、ときに無警戒に、施設経営（者）の実状・実情が記されていることもある――例えば、結核から精神科への「転換」をいかに成し遂げたかを正直に書いている元施設長の文章を後で引くだろう（107頁）。

療養者や病院についての本格的な研究がなされたらよいと思う。[★06] 私は、断片的なことをいくつか並べ、いくつか確認してよいことを確認しておくだけだ。それでも引用は多くなる。するといくら紙数があっても足りない。四冊＋一冊からのＨＰ上の引用が本書の約三分の一ほどの分量ある。ご覧いただきたい。

こうして私は、この本の大きな部分をたんに、この四冊、実際には二冊からの引用で埋めていく。ただ、このように正直なものは、種々に配慮することが公式には求められている時代においてこれからは出ないようにも思う。悪意――は、繰り返すが、ない――のある紹介がなされることを予想していなかったはずだ。だから使う。

3　筋ジストロフィーの人たちの書きもの

六〇年代に収容されていくのは二つの種類の人たちだ。「重心」の人たちは、おおむね、話したり書いたりしない——とばかりは言い切れないことは後で述べる（116頁）。筋ジストロフィーたちには、生きている時にものを書いて残す人がいる。そしてその生きている時間はすこしずつ延びていく。

筋ジストロフィーという言葉は多くの人が知っている。幾種のものがあり、その病像には大きな差異もあるが、例えばデュシェンヌ型と呼ばれる型では発症は早く、かつては二〇歳前後で亡くなることが多かった。そうした人たちの収容施設として国立療養所が使われることになっていく。

そうした施設で非正規職員として働いたことのある人の論文に伊藤佳世子［2008］［2010］がある。[★07] また、実際に病院から出て暮らすことになった大山良子との共著連載（伊藤・大山［2013］）がある。それにはこれから紹介していく単行本等ではわからないことも様々書かれている。勤め先の大学院生でもある伊藤がまとまったものを書いてくれると思ってこれまで五年ほどは待ったのだが、その人は仕事が忙しく、まだ期待はしているのだが、当面長いものを書くのは無理そうだ。

そこで伊藤たちに現場に近いところは書いてもらいつつ、私の方でもいくらかのことはしようと思った。医学研究の類でない研究、歴史を扱った研究に菊池麻由美［2010］といったものがわずかにあるにはあるが、もっとずっと密度の高いものがたくさん書かれる必要がある。なぜかくも書かれていない部分が大きいかと思う。私としてひとまず簡単にできることをしておく。書かれ売られたものだけを使って書いて、両方を並べてみようと思う。

ＡＬＳの人たちのことを書いた本（［200411］）他とやり方がすこし似ている。それでよいなどと思っていない。ただ、ＡＬＳの人たちはおおむね中年以降に発症し、人工呼吸器をつければそれから何十年と生きる。その間に書かれたものがたくさんある。筋ジストロフィーの人たちのなかにも、他のことができなくなっていく中で文字を書いて残した人たちがいた。筋ジストロフィーのある型の人たちは、以前は、多くが成人の前後に亡くなっていった。そこでそうした人たちの書きものの多くは若い時に書かれる。ただ人工呼吸器が使われるようになって、寿命がずいぶん長くなった。そしてPC等を使って書くこともより容易になる。その人たちはものを書き伝えるのに多くの時間を有しているとも言える。あるものは使ったらよいと思う。そうした書きものから人々は人生や死について様々に思いを馳せるのだろうが、ここでは、すこし異なったところから、つまり政策の動向などを伝える文献も使い、生活・制度や社会運動と関わるところを見ていく。文献表や年表、人物別の頁もいつものようにウェブ上に作成・公開中（→本書の書名で検索すると出てくる頁からリンク）。

一九七〇年代初頭から筋ジストロフィー者たちによる書き物がかなりの数現れる（451頁）。それらと、その人たちを受け入れた側、政策側の本を合わせて読んでいく。後者としてさきに記した『国立療養所史』『国立療養所における重心・筋ジス病棟のあゆみ』（あゆみ編集委員会編［1993］）等がある。以下は、六〇年、仙台の国立療養所西多賀病院について『あゆみ』に収録されている文章から。

仙台にある肢体不自由児施設、整肢拓桃園の園長高橋孝文先生の紹介で、止むなく引き受けたと言うのが実情であった。［…］昭和三五年と言えば、我が国が漸く戦争の荒廃から立ち上がり、どうにか戦前の生産水準を超えようとした頃であった。民心にも多少のゆとりが見え始めた年代だった。国立病院、療養所は軍や医療団の病院を引きついだもので、団体は大きいが、朽ちかけたバラックが建ち並ぶ殺風景な病院であった。
［…］高橋園長から電話があった。筋ジスで困っている一家があるから西多賀で引き受けてくれな

いか、と言うのである。私は筋ジスのことは何も知らなかったが、治療法もなく、全身の筋肉が痩せ衰えて死を待つだけの病気だということは知っていた。そこで、治療法もない患者を入院させても意味はない。それこそ、肢体不自由児施設に収容すべきではないか、と答えた。高橋園長は、もっともだが、肢体不自由児施設は収容力が不足していて、厚生省からは筋ジスよりも治療効果の期待できる他の疾患を優先収容するよう指示されている、と知らされた。私は困った。とにかく、酷い事情だから一度両親に会ってくれ、と言うので会うだけ会ってみましょうと言うことになった。ところが会ってみて驚いた。この夫婦には三人の男の子があり、その三人とも筋ジスだった。転勤で九州から仙台へきたものの、どこの病院も学校も受け入れてくれない。その上、当時の保険制度では三年以上同じ病気で保健医療は受けられないようになっていた。もし、私が断ったら一家心中でもしかねないような状況であった。私は考えた。治療法のない病気の子を入院させるのは、医療の面だけを考えるなら無意味である。しかし、国立の病院は国民の幸せを守る仕事の一翼を担っているのである。治療はできなくても入院させるだけで、この一家には大きな光明が与えられるのだ。その上、西多賀にはベッドスクールという、寝たきりのカリエスの子のために、病室へ先生が来て教えてくれる学校がある。入院すれば学校にも行けることになり、友達もできるから、今までの孤独の生活に比べればどれだけよいか分からない。偏狭な理屈にこだわって断るより、入院させるほうがはるかに国民のためになる。私は肚を決めた。（近藤［1993］、伊藤・大山［2013］に引用）

この三人の兄弟は山田寛之・山田秀人・山田富也。九州・大牟田市出身。三人ともデュシェンヌ型の筋ジストロフィー者だった。長兄が山田寛之（一九四七〜一九八〇・三三歳で逝去）。六〇年から七五年まで西多賀病院で暮らした。次男の山田秀人（一九四九〜一九八三・三四歳で逝去）は、六〇年から八三年、亡くなるまで西多賀病院で暮らした。そして、山田富也（一九五二～二〇一〇、五八歳で逝去）は六八年から～七四年まで西多賀病院、上の二人よりだいぶ長く生きて、様々な活動をし、多くの本を書いた。この業界では知らない人はいないという人だ（356頁）。

この三人兄弟の上の二人がその病院で最初に受け入れられた人であることは『あゆみ』のこの箇所だけからはわからない。いくつかの種類の書籍を並べて、山田たちが書いたものと両方を見ることで、わかってくるところがある。

一九六〇年五月、秀人と寛之は仙台郊外の当時の国立療養所西多賀病院に入院した。秀人のお母さんたちが、患者を抱えた家族の現状を訴え、受け入れを実現させた。従って筋ジス病棟最初の患者と言われている。

親たちも、また子供たちも再び元気に退院できるという期待をもっていた。ベッドスクールと称する学びの場もあった。

しかし、その期待はこの〔一九七一年の〕詩集が出されるころには、過酷な運命となってのしかかっていた。（ありのまま舎編［2005:17］）

この時点では「筋ジス病棟」という名称のものはなかったはずだ。六四年、先記したように国立西多賀療養所と国立療養所下志津病院に各二〇ベッドの専門病床を設けるとしたのに対して、予想を超えた希望が殺到し、九道府県の九施設に一〇〇床を置くことにする。そして六五年、国立療養所に限って児童福祉法の育成医療制度が適用される。六七年国立療養所のベッド数は五八〇床――九一～九二年には筋ジス二五〇〇床分の予算が計上されているという（こうした数字の単純な年次推移がわかるのか、既にまとめられているのか、調べておく必要がある）。

そして六八年、国立西多賀療養所に初めての筋ジストロフィー専門病棟ができる。そしてこの年、山田富也がここに入院することになる。このようにして個人史と制度の変遷の一部が重なっている。

その本人たちの本が出るのが七〇年代の前半以降になる。それらから、そこがどんなところであったのか、いくらかを知ることができる。政策が始まってから一〇年経ってはいない。その時期、幼い時に入所した人たちが一〇代や二〇代で書いた文章が現れるのだ。

あらためてあるいは初めて、二〇〜三〇年以上前の文章にあたってみると、私がなんとなく思っていたのと異なり、その人の生年が私（一九六〇年生）とさほど変わらないことに気づく。そのことを最初に思ったのは後出の『こんな夜更けにバナナかよ』（渡辺［2003］）の主人公・鹿野靖明が五九年の生まれであることをその本で知った時だ。私は八〇年代の後半、つまり約三〇年前にその人の文章を読んではいた。だが年が一つしか違わないことに気づかなかった。そして鹿野はわりあい長く生きたが、そうでない人たちもいる。とくに八〇年代初頭の文章がだいぶあり、それらを私が読む機会を得たことには当時の障害者政策・運動に関わる事情があることは後述するが、その時私が「大人」だと思って読んだその人たちの多くは、大学院生だった私とたいして年の変わらない人だった。山田三兄弟に加え、例えば次のような人たち（渡辺について死去の年の年齢が一年異なる可能性がある）。

渡辺正直（一九五四〜二〇一二・五八歳、渡辺［1988］［1999-2000］）、石川正一（一九五五〜・一九七八・二三歳）、阿部恭嗣（一九五五〜二〇〇八・五三歳、［2007-2008］［2010］）、高野岳志（一九五七〜一九八四・二七歳）、福嶋あき江（一九五七〜一九八七年・二九歳）、鹿野靖明（一九五九〜二〇〇二・四二歳、鹿野［1987］、荒川麻弥子［2003］、渡辺一史［2003］）、轟木敏秀（一九六二〜一九九八・三六歳、轟木［1993］［1995］、清水哲男［2004］）。第5章で、高野、福嶋、そしていくらか山田富也が書いたものを読んでいく。ちなみに渡辺、高野、福嶋は千葉県の下志津病院、鹿野は北海道の八雲病院、轟木は鹿児島県の南九州病院――いずれも国立療養所（現在は独立行政法人国立病院機構○○病院）――に入院し、ある時期に退院した、あるいは死ぬまでを暮らした。

まず知られ、今でも時に言及されることのある『たとえぼくに明日はなくとも――車椅子の上の一七才の青春』（石川［1973］）の著者石川正一は一九五五年生まれで、二三歳で亡くなった。その父石川左門にはふれる必要があるから、その時に紹介しよう（350頁★09）。それと別に、活動としてはそれ以前から、仙台・西多賀病院でのことがあった。筋ジストロフィーの子たちがそこに集められるのだが――当初はもっと多様な人たちがいたという――その空間の中で活動が始まることもある。山田たちの活動はそうしたものだった。山田寛之と山田秀人は、六〇年、西多賀病院が受け入れた最初の筋ジストロフィー者だった（67頁）。その後六八年、三男の山田富也が六八年に同じ病院に入院する。そして自治会として西友会（西多賀病院と、その中の筋ジストロフィー病棟だった西病棟にかけてつけられた名称だという（山田［1983:86］）ができる。

一九七一年一月。発行は西友会として『車椅子の青春――一生に一度の願い　詩集』（仙台市・西多賀病院西友会編集委員会編［1971］）。そしてこの詩集は、いくらか体裁・内容を変えて七五年三月にエール出版社から『車椅子の青春――進行性筋ジストロフィー症舎の訴え』（国立西多賀病院詩集編集委員会編［1975］）として再刊される。この本は「人生とは…〈遺稿集〉」と「青春とは…」とに分かれているが、その四年の間に亡くなった人たちの詩を〈遺稿集〉の側に移動させて刊行される。「人生とは…〈遺稿集〉」に掲載されている人たちの没年とその時の年齢が記されている。六九年（一九歳）、六八年（一五歳）、七七年（二二歳）、六九年（一五歳）、七二年（一五歳）、七一年（一八歳）、七〇年（一九歳）、七〇年（二〇歳）、七二年（二一歳）、七五年（一九歳）、七三年（一六歳）、七四年（二一歳）、七二年（二四歳）、七〇年（一二歳）、六九年（一二歳）。

このエール出版社版が出たのと同じ七五年二月、『詩集続 車椅子の青春 進行性筋ジストロフィー者（児）の叫び』（進行性筋萎縮症連絡会地域福祉研究会「仙台」詩集編集委員会編［1975］――奥付の編者は右記、表紙では進行性筋萎縮症連絡会詩集編集委員会編となっている――が刊行される。巻頭の詩は山田秀人のもの（ありのまま舎編［2005:48-49］）。詩は全国の療養所に暮らすまた在宅の筋ジストロフィー者から寄せられたもの。日本筋ジストロフィー協会他も協力団体として記載されている。あとがきは山田富也。詩の紹介はさておくことになるが、文章の断片を後でいくつか引用する。そしてさらにその後も出された詩集のことも知らせる（362頁★10）。

七四年三月に富也は西多賀病院を退院。寛之が退院した七五年に「ありのまま舎」が設立される（一九八八年に社会福祉法人認可）。その活動についてもいくらか紹介する（363頁）。その活動は十分に讃えられるべきものであると思うが、私自身は違う道もあったのではないかとも思っている。そのことも述べることになる。

2 誕生とすぐに起こる変化

1 概略

傷痍軍人療養所としての軍事保護院を除いて、また陸軍病院・海軍病院を除いて、国立の施設はもともと多くなかった。ハンセン病の国立療養所の他には、厚生省の管轄の組織としての国立療養所は戦前には存在しない。ただ、戦時下で「日本医療団」が結成され、そこに加入した（させられた）種々の組織が全国にあった。

戦後、まず軍事保護院の施設が占領軍によって解体され、再編成され、そのかなりの部分がまとめて国立療養所になっていく。(また陸軍病院・海軍病院は国立病院にされていく。)そして日本医療団の組織の多くも、当時の(主だった?)施設長たちの主張が占領軍に受け入れられて、国立療養所となっていった。

当初、数が多かったのはまず結核療養所であり、そして戦前からのハンセン病療養所があり、そしてごくわずかだが「精神」他の国立療養所があった。国立療養所としてそれを受け持つという体制をすぐに変更しようという動きもあったのだが、それに対して種々の抵抗があって、そう容易にはなされなかった。おおむね国立療養所による対応が維持された。ただ結核を主な対象とする国立結核療養所の歴史はそう長くはない。ハンセン病は長くそのままに置かれるのだが、結核病床・病棟は、戦後八年ほどで最も多い時期を迎え、やがて減っていく。その後のことが問題になる。

廃止には、入所者も労働組合も、そして経営者も、そして監督官庁も、同意しない。ただ、縮小や転換の動きは続き、やがて独立行政法人化される。それに反対する動きもずっと続く(「全日本国立療養所労働組合(全医労)」と立場を同じくする人が、比較的近いところを追った論文として原[1989])。ただ、しばしばためらいながらも、経営者たちは、そして労働組合の側も、これまでと別の人たちを受け入れる、官庁はそれを勧めることになる。一九六〇年代前半に、重症身心障害児、そして筋ジストロフィー者(その後にあと何種類かの「難病」者)の収容が始まる。そして精神の療養所が若干増える。そんな経過があった。

ごく簡単に要約するとこうなる。このうちハンセン病については、療養所体制とらい予防法に対する批判があり、裁判があり、そしてその法が撤廃されるなかで、またそれ以前から、研究の蓄積がある。

「重症心身障害児」についての研究もいくらか始められているのでそれを待とうと思うが、それでも、国立療養所での受け入れについていくらかは紹介することになるだろう。

次に、さらに簡潔でわかりやすくはある「精神編」での秋元波留夫――『造反有理』で取り上げた人でもある(本書35頁)――の記述を引く。

厚生省が所管する国立医療機関(国立療養所、国立病院)のほとんどすべての施設は第二次大戦の終結とともに、戦時体制下の公的医療機関(陸海軍病院、傷痍軍人療養所、日本医療団傘下の施設など)を継承したものである。[…] この継承は日本政府自身の意志というよりも、わが国に進駐した連合国軍最高司令部の〝指令〟によるものであった。[…]

日本医療団は戦後もしばらく存在が許されたが、連合国軍最高司令郡の指示もあって昭和四七年一月、政府はその解散を決めた。日本医療団の経営する医療施設には、戦時中に統合吸収されたさまざまな由来のものが寄せ集められていたが、その主力は結核療養所であった。

結核対策を重視した政府は、日本医療団所属の医療機関のうち、結核療養施設として適切なもの九三を厚生省に移管、他の施設のおもなものは医療制度審議会に諮って、都道府県または大都市に移管された。日本医療団から厚生省に移管された結核療養所は、先に移管した軍事保護院所管のものに加えて、療養所課の所管するところとなった。/厚生省に移管された当時は国立病院、国立療養所ともに、多数にのぼった(国立病院一一九、国立療養所一九七)。当時の国立医療機関の任務は、外地から送還される旧軍人および引揚者のなかの傷病者の救護であった。

それらの戦後処理が一段落するとともに、国立病院・療養所を国立医療機関として新しい使命を担当するのにふさわしくするための再編が課題となった。(秋元[1976:39-40])

2　戦争中の日本医療団／戦後の軍事保護院の解体移管（四五年）

このように整理もできるが、もう少し様々はあったようで、補足しておく。まず国立療養所の成立について。もともと国立の施設が多くあったわけではない。まず政府が関わったのは傷痍軍人の施設だった。軍の施設が国立であるのは当然のことではある。

そして結核の対策が必要とされ、各地に公営のもの等が設立されていった。それら種々の施設は、一九四二年の「国民医療法」に基づいて設立された「日本医療団」に属する組織になった。これは戦時下で種々が国家やそれに翼賛する組織に束ねられていったことと軌を一にするのかもしれない。ただ、この組織も、戦時下にあって、実際にはそれほど統制された組織ではなかったようだ。すでに戦況は厳しく、そんなことができる状態ではなかった。当時の豊福園（熊本県、もとは県立）の園長前田勝敏は、戦後のこと、そして日本医療団の施設が果たした役割を、「日本医療団の解散は、マ司令部の日本占領政策から当然発生され出たものであったと思われる。戦争の帰趨が略々解り、国民生活が劣悪化して来た時代に、あれだけの病床と全国的組織を作り上げていた事は、測らずも戦後必ず予想される結核患者の激増の処理に大きな効果を上げたことは間違いない」（前田［1976:163］）と述べた上で、その手前について、次のように記している。

戦中、戦後の混乱の中に、患者の治療と保護に私等は精魂を傾けた丈けで、中央との連絡は殆どとれなかったし、わざわざ県支部を相手に経費の捻出にひどい苦労をした。支部の組織は、県知事が支部長であり、衛生課長が参事、その下に数名の副参事がいるという小さい世帯で、その点は国家機関であった軍事保護院とは大分趣きを異にしていたと考えられる。（前田［1976:163-164］）

そして戦争が終わる。占領軍として傷痍軍人施設をそのままにさせることはない。一九四五年一一月一三日、連合国軍最高司令部の覚書。「日本政府は、軍事保護院のあらゆる病院、療養所、患者収容所その他病院施設の監督権を厚生省の一般市民の医療に責任を負う機関に移管すること、およびこれらの諸施設において行う入院医療は、退役軍人およびその家族に限定しないこと。」同年一一月一九日、連合国軍最高司令部の陸海軍病院に関する覚書。「日本政府は、内務省が日本陸海軍の全病院、療養所、および他の療養施設の監督権を占領軍司令官より受領した際には、直ちに一般市民の医療に責任を有する厚生省に移管すること、およびこれらの諸施設において行う入院医療は、傷痩軍人及びその家族に限定しないこと。」（国立療養所史研究会編［1976c:124］）

ここに内務省と記載されているのは、その当時、占領軍が接収した旧軍施設の返還引渡および処理については、責任官庁として内務省が指定されていたので、いったん内務省に引渡されたものだという（［1976c:124］）。覚書を受けた政府は、四五年一二月一日、医療局官制（昭和二〇年勅令第六九一号）を制定、厚生省の外局として医療局を新設。そして、移管を受けた傷痕軍人療養所五一箇所に保育所二箇所、それに陸海軍病院一一九箇所、同分院二七箇所を、それぞれ国立療養所または国立病院として医療局の所管とし、ひろく国民医療を担当する施設として発足させた（［1976c:125］）。

こうしてこの日に新しく発足した国立療養所と保育所は概略以下。国立結核療養所三六、収容定員二八七〇〇。国立精神療養所二箇所、収容定員一三〇〇。国立頭部療養所一、収容定員五〇〇（下総診療所）。国立せき髄療養所一箇所、収容定員一〇〇（箱根療養所）。国立温泉療養所一〇箇所、収容定員九二五。国立らい療養所一箇所（駿河療養所）。国立保育所二箇所（［1976c:125］）。ただ、以上は軍事保護院から所管が移ったものであり、もともと国立だったハンセン病施設については、沖縄の国頭愛楽園、宮古南静園と鹿児島奄美大島の奄美和光園の三施設は連合国軍の軍政下におかれた以外の九施設が、予防局から医療局に所管が移り（[1976c:134]）、右記した国立療養所となった駿河療養所が加わり、合わせて十箇所。★11

さきに引用した四五年一二月の覚書、そして「総括編」での記述でも傷痍軍人に限らない旨記されていたが、実際に「一般国民」を受け入れるようになったのは四七年七月頃からだという（[1976c:175]）。四五年一二月から五〇年末までに各国立病院療養所に二三四三名の「一般法人引揚患者」を収容したといった記述もある（[1976c:175]）。さきの秋元の文章では「当時の国立医療機関の任務は、外地から送還される旧軍人および引揚者のなかの傷病者の救護であった」とあった（秋元［1976:40］）。

3　日本医療団の解体・移行（四七年）

四七年四月に日本医療団が解体され国立療養所に継承される。占領軍は戦時体制のもと作られた日本医療団を存続させることを認めなかっただろう。ただそれをどうするかについては、たんに占領軍の命令でというより複雑な事情があったようだ。四七年一月二四日の閣議で「結核療養所として適当なものはすべて国に移管すること」等が決められた。また「当時の厚生省医務局長東竜太郎の「天の声」の一声で国立移管が決定した」（[1976c:128]）とも記されるが、その前に幾つかの団体の動きがあった。

長井盛至（当時南横浜病院名誉院長）によれば、日本医療団の組織の帰属を巡って医療制度審議会が開催されたという。ここでは意見が一致せず、議長がGHQの裁断に待とうということになり、GHQ本部に、その記述によれば、四者が呼ばれた。まず厚生省（医務局）は地方移譲を主張した。次に、医療団は第二医療団に移すことを主張した。ほかに「日本医療団産別組合」、そして「日本医療団職員組合総連合」が意見を述べた。

日本医療団産別組合は「日本患者同盟」（その前の名称は「日本国立私立療養所患者同盟」、略称は「日患同盟」）と本部を同じ中野療養所に置いた組織だった。日患同盟は、共産党の介在があり、レッドパージも絡んで複雑な動きを見せるのだが（94頁）、その後も概ね共産党系の性格は続くことになる。この組織についての経営者たちの回顧他は後で紹介する（97頁）。この審議に関与できたのは産別組合――その流れの組合は後に国立療養所を護る運動を展開・継続することになる――の方だったが、それは農業組合への帰属を主張したのだという。

他方、「日本医療団職員組合総連合」は日本医療団産別組合に対抗して結成され、その会長を務めた長井盛至によれば「スタッフは主に大療養所の所長」（長井［1976:162-163］）だったという。この組織が国立移管を主張したのだと言う。

ＧＨＱでの一日目は、「最後にＧＨＱ幹部との個別接渉に移り，後藤君〔産別組合〕は第一日の会見で終ったが、私には、君は横浜からで気の毒だが、明日もう一日来てくれということで、翌日私はジョンソン大佐を中心としたＧＨＱ幹部に、産別組合と総連合との関係などを細かく話す機会が与えられた。やがて、再会された医療制度審議会の席上、塩田議長は、ＧＨＱの回答に基づき、日本医療団の帰属に関しては、長井案が採択されて、国に移管することに決定したと発表する。［…］われわれが国立移管を主張したのは、戦時中を通して荒廃しきった施設を、近代的のものに復興させるためには、経済的に疲弊した地方庁ではなく、どうしても、国の力にまたなければならないという構想に基づくものであった。」（長井［1976:162］）

こうして国立移管を実現したと言う側は、「医療団幹部のアドバイスに従って、共産党系の組合と対抗することを思い留まっていたら、われわれの療養所は、現在農業組合病院になっていたかもしれない、少なくとも国立療養所にはなっていなかったであろう」（長井［1976:163］）と述べる。この側から見れば、この時期、終戦直後にできた療養者たちの組織と職員たちの日本医療団産別組合は共産党色が強く、その職員の組合は農業組合への移管を主張、そして、個々の施設を管轄する組織としての医療団（の幹部）は、それと対立することはしなかったということになる。

ここからはこれ以上のことはわからない。そして全国にある個々の施設の経営者にせよ誰にせよ、何がどのように動いているかといったことはわかりようがなかっただろう。さきに豊福園の園長だった人の戦中・終戦直後の回想から引いたが、その引用の直後は以下。

〔四七年〕一月一三日、〔医療団〕本部より予算削減を条件としての国立移管の可否を問う電報が入ったが、詳しいことは解らない。

一月一四日、総裁の名義で、院長会議召集の電報、組合のニュースでは、現病床一三〇〇〇の中、八〇〇〇床のみの予算を認め、本部支部の予算は含んでいないとのことであった。

一月一九日、大きなリュックに食糧を詰め込んで上京、列車の混乱はいう迄もない。会議は混乱した。本部、参事団、院長側と組合側の分裂ははっきりしていた。然し、移管の予算は二二年度の予算に既に組み込まれているとの情報は流れていた。

［…］三月三一日、ラジオで医療団の解散は遅れるが、療養所の移管は四月一日より実施と報じている。午後国会解散、貴族院の解体。／四月四日、園長任命の電報辞令を受ける。但し認証官は、国立熊本病院長である為、一切の書類の印鑑を貰いに熊本迄行かねばならず、事務官はひどい苦労をした。四月九日、〔医療団〕県支部にて最後の会議、これで難題をかけ通しだった支部とのお別れとなった。（前田［1976:165-166］）

一九四七年四月一日、日本医療団から九三箇所の結核療養所が国に移管される。本院とされるものと、既にあった国立療養所の分院とされるものがあった。「移管を受けた九三施設の中、三三箇所を国立療養所とし告示し、その他の施設はとりあえず既存のまたは新設の国立療養所の分院として運営することとした」。加えて四八年、日本医療団田川新生病院（福岡）と犀潟療養所（新潟）の二箇所が国立療養所に移管された（[1976c:128]）。分院として運営されることになったのは会計上の理由によるという。例えば後に紹介する（119頁）山田兄弟らが入院し筋ジストロフィー者の施設ができる西多賀病院は、四五年に傷痍軍人療養所宮城療養所から移管された国立療養所宮城療養所の分院とされた施設である。本院としたものの一覧が[1976c:129]、分院としたものの一覧が[1976c:130-131]にある。

そして四七年から五六年にかけては国立病院から国立結核療養所への転換が四二箇所（[1976c:180]、その一覧は[1976c:181-182]）。これも結核への対応のため。例えば後に筋ジストロフィー者を収容することになる下志津病院（千葉県）は四七年四月一日に国立下志津病院から国立療養所下志津病院と変わった。「国立療養所の年度別施設数、病床数及び一日平均患者数（らいを除く）」の表を見ると、四九年、入院者総数・結核入院患者数は三七八五八人・三五八三二人、五六年、六〇〇六五人・五七二三四人（[1976c:177]）。「国立らい療養所病床数及び患者数」の表では、四九年、一〇施設一日平均患者数八一五〇人、六〇年一一施設（五三年に「奄美和光園三〇〇床復帰」とある）一〇四四一人（[1976c:178]）。

4　地方移管は当初から計画された（五二年）がほぼ実現しなかった

こうしていったん種々の施設が国立の施設になったのだが、最初から存続していくものとされていたわけではないようだ。五二年に計画された国立病院の整理・統合について『国立病院十年の歩み』（厚生省医務局編［1955］、未見）には次のようにある。

厚生省直営の国立病院・療養所は、その大部分が終戦直後移管を受けた旧陸海軍病院、軍事保護院の医療施設であるが、必ずしもそのすべてが本質的に国営を適当として移管されたものではなく、いわば暫定的な措置であり、従って、医療機関体系整備の見地から再検討されるべきことは、当然の成り行きであった。かくて、昭和二七年三月、閣議において、（イ）国立病院中一部は継続して都道府県の区域を越えた指導的・特殊的医療機関としての任務を果たすようにすること、（ロ）一部は結核対策の一環として国立療養所に転換すること、（ハ）残余の施設は、その機能に鑑み、原則として都道府県等適当な経営主体と協議の上希望するものに移管することが決定された。（秋元［1976:41］に引用）

そして「国立医療機関の地方委譲と統合転換」と題した部分で秋元は、［…］の部分に右に引用した箇所を引いて次のように述べる。

国立病院・療養所が戦時体制の継承であったため、国民医療の要請に対応しにくかったこと、国立病院・療養所の数が国立医療機関として運営するにはあまりに膨大にすぎること等が再編成の主要な理由であった。［…］／この時の計画では、国立病院九九（本院九五、分院四）のうち、六〇施設（本院五八、分院二）を地方に移譲、さらに、一五施設を国立療養所に転換し、国立病院は二四施設（本院二二、分院二）にとどめるはずであった。／しかし、この計画は昭和二七年一二月国立秋田病院を秋田県に移譲したのを始めとして、二九年度までに一〇施設を地方公共団体に移譲し、一部を国立療養所に転換した段階で、諸方面の反対にあって挫折した。結局、当初の意図に反して、国立病院の整理は中途半端なものとなり、多少その数が減っただけであった。／国立療養所の整理・統合も同様の理由で行われた。(秋元［1976:41］)

その後「国立療養所施設数の推移」という表があり、四五年から七六年にかけての数の変化とその簡単な説明がある。四五年に六〇、日本医療団からの移管九三を含めて四七年には一六三、以後国立病院からの転換・新設などでさらに増えて、最も数が多かったのは五四年から五六年にかけての一九八。その後漸減し、七六年には一六〇。五六年からの廃止は五、他は国立病院への転換、統合によるもの(秋元［1976:42-43］)。結局、地方への移管は進まず、国立は維持されることになった。

5 結核病床の減少(五三年の後)

さきに四九年から五六年の入院者総数・結核入院患者数の表から紹介したが(結核の入院患者数は四九年に三五八三二一人、五六年に五七二三四人)、別のところには「国立結核療養所病床利用率、年度別推移」という表があり、五一～六〇年度について記されている。一日平均患者数は五三年度に最も多く六〇六〇一、その後漸減し、六〇年度には五四四三五人となる。総病床は五五年度に最も多く六四五〇〇床、これは六〇年度まで変わらず、病床利用率は五三年の九八・〇%が最も高く、以後漸減し、六〇年には八三・一%(［1976c:186］)。四九～六五年度の「国立結核療養所年度別施設数、病床数、平均患者数、病床利用率一覧表」がまた別の箇所にあり、数の数え方がいくらか違うので数字は同じでないが、一日平均患者数の最大が五三年度の六〇六三一人、以後漸減し、六五年度には四六二四五人、病床利用率は五三年度の九六・二%が最も高く、六五年度には八〇・五%（[1976c:381]）。「総括編」では、述べたように筆者はわからないのだが、以下のように書かれる。

患者の入院期間は平均二年を越え、昭和二七、八年頃には八〇〇日に近づいた。結核病床の不足は歴然たるものであった。そのため、厚生省も結核病床二六万床計画をたて、その推進に努力したが、その一方、軽快しても退所をためらう生活保護法適用患者に対して厚生省社会局が、結核ベッドの早期回転をねらって打出した対策が、先の入退所基準であった。

しかし、状況は、行政的にというよりも医学的に打開された。それは抗結核剤の登場であった。昭和二四年、日本に上陸したストレプトマイシンは、結核は薬では治らない、という旧来の医学常識を完全に打破した。踵を接してパス、イソニコチン酸ヒドラジドが開発された。これらの抗結核剤による化学療法は、腸結核、喉頭結核、結核性髄膜炎などの致命的な合併症を消退させる一方、戦後、試行されていた肺切除術の成功に貢献した。[…] 化学療法と肺切除術は、切れ味の悪かった気胸や成形、まして長期定静療法や作業療法にとって代って、肺結核を治る病気と化した。

平均入院期間は昭和三一年以降は六〇〇日前後に短縮し、国立結核療養所に空床が目立ち始めた。昭和三二、三年頃は一〇%前後であった空床が、三六、七年頃には一五%に近づいた。国立療養所の黄金時代の終焉である。入院患者の死亡率も、昭和二四年一七・七八%であったものが、昭和三〇年には二・八一%に下ってくる。新しい抗結核剤が次々に開発されて、長期併用療法を行えば、気胸や成形はおろか、切除術も、さらには、作業療法も、そして遂には入院安静療法も不要ではないかという研究が発表されるようになった。欧米では、結核療養所の閉鎖が起きてきた。[…]

昭和四〇年代に入ると、国立結核療養所の空床率は三〇%に近づいた。そして化学療法はさらに発展をつづける。［…］入院は排菌する短期間のみでよいと云われるようになり多くの患者は六箇月内外で退院して、手術も作業療法も無縁となる。
しかし他方、旧来の治療法で治癒しなかった患者、新発生でも治療のおくれた患者は、耐性化して療養所に沈澱する。一〇年以上入院をつづける患者は、現在、入院患者中一〇％を越える。これをうけとめて、どう治療するかが、これからの国立結核療養所の重い課題となる。／空床を抱えて、その処理を、結核以外の慢性疾患患者の収容によって決しようとする動きが活発化する一方、とり残された結核病棟では、高令化し、呼吸機能が低下し、退院のあてもない長期入院患者がひっそりと療養をつづけることになる。
四半世紀の間に、これほど劇的に克服できた疾患は、他にはないだろう。かつては亡国病と呼ばれた結核症を、国策の一翼をになって扱ってきた国立結核療養所が、まことに見事な治療効果を挙げて、今、閉鎖寸前の状況に近づいた。しかし、昭和四八年に行われた結核実態調査の成績では、まだ、日本には治療を要する結核患者が八〇万人はいるという。いずれはらい療養所の道を歩むこととなるのかもしれないが、その日はまだ遠く、二一世紀のことであろう。そしてその日まで、国立結核療養所は、結核養療所として残りうるか、呼吸器疾患病院として生き残るか、あるいは慢性疾患病院として生き続けるか。／伝染病結核は、誰もが安全になる日までは誰も安全ではない。この国最後の結核患者が治ゆする日まで、国立療養所は、国のどこかに結核ベッドを用意しておく義務がある、といえるだろう。（［1976c:225-228］）★12
結核療養者はここで予想されているよりさらに急速に減少していった。「呼吸器疾患病院として［…］あるいは慢性疾患病院として生き続けるか」と問われているが、両方の条件を満たすということになるだろう筋ジストロフィーは既に六四年から国立療養所が受け入れていた（西多賀療養所が最初に受け入れたのは六〇年）――この時期にはデュシェンヌ型の筋ジストロフィーの人は長く生きられなかったのだが、八〇年を超えると人工呼吸器の導入によって入院期間は延び、ほんとうに「慢性」の人の長期収容施設になっていく。

6　厚生大臣訓示他（六八年）

見直しは早くから提起されていたがそれは実際には進まなかったと述べた。廃止・縮小には、経営者、労働者、そして（追い出されれば生活の場を失うことになる）入所者が反対した。しかし結核の入所者は減る。そうしたなかで「転換」は、自ら選んだというより（「精神」については「地域住民」の反対もあった）、要請があり、その転換を受け入れなければ閉鎖される可能性もある中で、受けざるをえないこととしてなされた。この躊躇と受容については後で紹介する（139頁）。以下、六八年一月二九日、東京で開催された国立療養所所長会議での園田直厚生大臣（一九一三～八四、厚生大臣は一九六七～八、八〇～八一――この時に十全会事件に対応、『精神病院体制の終わり』にも答弁者として出てくる（[201511:85,93-94]））の「訓示要旨」から。

国立療養所が現状のままで運営していけるかどうか、年々患者は減少し、施設は老朽化し、医師等医療従事者の確保も益々困難になる等、所長以下職員も、また患者自身も困難しているところにある。そこで早急に何らかの対策を講じなければならないということが、ここ数年来の話題となっており、このことは諸君自身が最も痛感していることであると思う。／申すまでもなく、国立療養所は、結核医療の最終拠点として、今後なお結核対策の上に適正な医療を担当していかなければならないが、さらに一方結核の分野以外においても国が担当しなければならない新たな医療需要、すなわち、重症心身障害児、進行性筋ジストロフィー、交通災害或いは脳卒中後遺症などの長期慢性疾患に対する対策が急がれている。そこで、数年前から国立療養所がこうした医療の動向に対処し得る体制整備を図るため、特別会計移行について検討されてきたところである。(園田［1968→1976c:416-417］)

同じ場での若松栄一医務局長[★13]挨拶より。

国立療養所を何とか、ここで再起の方向にもっていかなければいけない。［…］結核患者はおそらく将来とも、どんどん減ってまいります。結核だけをあつかっていたんでは、当然五年後、一〇年後には現在のベッド数は半分でいいというところまでいくことは必然であります。もち論国立療養所は結核対策の担い手として、今後とも、あるいは、結核がなくなるまで結核対策の担い手の主力であることは、これはもう申すまでもございません。しかし、同時に、それ以外の分野において、国立の医療機関として果すべき役割があるであろう。現にでてきております。その方面に着目して、国立療養所というものをさらに別な形で発展する可能性も十分あるのではないか。従って、国立療養所の［…］体質転換ということを考えざるを得ない。先程、大臣も云われましたように、ごく最近には、いわゆる重症心身障害児みたいなものもでてきて、これに私は国立療養所の必らずしも本筋だとは思っておりませんが、しかし、現在、政府与党の基本的な方針として、重症心身障害児は約一万七千人というものを、殆んど全員収容という考え方が、だんだん確立しつつあります。おそらく国療が一万数千ベッドを引き受けざるを得ない。これは国の要請として引き受けざるを得ないという段階になるかも知れません。一万数千ベッドの重症心身障害児の収容施設をかかえるということは、極めて大きな問題で、その他に筋ジストロフィーも相当数ある。このような純粋にはっきりした政策的なもの以外にも［…］長期慢性疾患というものに対しての医療需要がどんどん大きくなって、人口の老齢化、あるいは社会構造の変化というものから、老人の特に長期の療養というものに対する需要が極めて大きくなりつつあります。また、急性疾患病院においては、そのような老人の長期療養［…］を取り扱う、あるいは引き受けるべき性質のものでは必ずしもございません。［…］国立療養所というような国立、公立医療機関がそのような分野で国民の医療事業を引き受ける、国民の要請に応えるということも極めて必要なことであろう。また、最近のように交通傷害等の後遺症が相当増大してくる。あるいは脳卒中等の後遺症患者が相当増大してくる。これらの医療事業も膨大なものになってきます。こういうような医療需要の分野を国の方針として、政策的に引き受けるということは、国立の医療機関がなし得る最も適切な方法ではないかということも考えられるわけです。そういたしますと、結核対策の責任を果しながら、なお新たな分野で、どんどん我々のなし得る仕事があるのではないか、そうすればなにも縮小とか廃止とかいうような馬鹿なことを考える必要がない。国立の医療機関がこれだけの施設職員をもっているということは［…］国にとっても、あるいは国民にとっても貴重な財産である。非常に大きな資源である。この資源をくさらせるようなことは、全くこれは国民に対しても申し訳がない。これだけの勝れた医療陣、医療能力をフルに活用し、さらに拡大していくことこそ、国民医療に奉仕する国の立場ではないか。［…］国立医療機関の診療能力を廃止、縮小していくのではなしに、拡大再生産の方向にもっていくということがぜひ必要である。このような仕事をやっていくためには、どうしても現在のような国立の医療機関が、すでに全くもう一般医療機関の水準を遥かに下廻って老朽化し、お粗末になっているというこの状態で、いかに逆立ちしてみても、とても新しい任務を遂行し、そして国民が、それを評価してくれるというところまではいかない。どうしても現在の国立医療機関を、新しい仕事をし、新しい任務を遂行するためには、再整備をやらなければならない。また整備をすることによって、国民の見方、評価が変ってきます。医師、看護婦その他の医療従事者の気持が変ってきます。見方が変ってきます。こういうことが結局、国立療養所の体質転換、起死回生というために不可欠の条件であるとともに、これをやる方法としては［…］自主性をもって、しかもいろいろな能力を与えられ、能力を有効に駆使することのできるような体制にしなければいけない。これは、現在の諸制度のもとにあっては、特別会計に移行することが、最も端的にその目的にかなうものであり、従って、私どもはこの際何とか特別会計に移行させて、とにもかくにも、この窮況から抜け出すことが必要であるというふうに考えたわけであります。（若松［1968→1976c:426-428］）

これは職員組合や日患同盟が強く反対した特別会計への移行の際の発言だが、厚生省および担当部局は、（必要な存在として）国療を残すべく、受け入れる人たちの転換と、建物・組織の変更と、そしてそのための特別会計移行の必要性を述べている。特別会計への移行を促すにあたっての方便という部分もなくはないにせよ、そして担当部局としては当然のことであるにせよ、肯定し、肯定するから変化を求めるという話になっている。

3　変化への抵抗、転換の受容

1　経営者にとっての入所者・職員の組合

一九七五〜七六年に四冊出た『国立療養所史』を使って国立療養所のことを記している。まず軍の関係の施設が、そして各地に建てられた結核関連の公営の施設が、「国療」と略されることもある国立療養所になっていったことを記した。その「結核編」で「総説」他いくつかの文章を書いている島村喜久治（当時東京病院副院長）は「国が引受ける以外に方法がなかったというのが真相であろう。「国立療養所は終戦の落し子」といわれた」（島村［1976a:1］）と記す。[★14] ただとくに大きなところは国立の施設でありたかっただろうし、実際そうした主張・運動を行ない、それが成功して国立になったと、要望・主張した人が記していることを、国立療養所所長連盟の最初の会長を務めた（国立療養所史研究会編［1976c:654］）長井盛至の文章から紹介した。

そしてその療養所に収容されたのは結核療養者だった。その入所者は戦後も増えていくが、その後減っていく。療養所はそれに対応することになる。それでも、いくつかは廃止され、いくつかは統合された。ただそれはきわめて困難なことであったと経営者たちによって振り返られている。結局、施設そのものは存続させ、結核療養者でないお客を取り込んで、国療は存続していくことになる。

存続させようとし、そして転換を進めたのは、まず療養所の経営者たちである。やむをえず「重心」の人たち等を受け入れた具体的な過程についてはこれから見ていく。島村は、結核編の「総説」で「結核症がもともと規模のけた外れに大きい慢性疾患であったとみれば、厳密には、それは性格転換とは呼べないかもしれない。しかし、今、全国の国立療養所で起っている性格転換は質的には全く異質な疾病構造への対応である。その宿命的に不利な立地条件のままで、多くの国立療養所は鉄筋近代化された」（島村［1976a:1-2］）と述べる。つまり、そこが（結核療養所として風光明媚な地にあっても）普通に暮らすには不便な場所であること、病院として街中から来院する客を迎えるには適していないことは自覚されている。そうした場所にある施設としての生き残りを、そして「鉄筋近代化」の道を探ろうとした。

その経営側と時に激しく対立して、そこに生活していた人たちの動きがあり、働いていた人たちの動きがある。前者、結核療養者たちは転換に賛成したのではない。現状を維持することを望んだ。生活の場を失うかもしれないその人たちにとって、それは当然のことである。また、組合もまず維持を求めた。これらにおいて療養者の組織、労働組合と、国、そして転換を積極的に望むまたやむをえないとする経営側は対立する。ただ、働く側はこれからも同じように働けるなら、収容者の転換がなされても受け入れることがある。そんなことが結核から「精神」への転換に際してあったと経営者が回顧する文章から引いた（107頁）。

療養者の組織は「日患同盟」また「日患」と略称される「日本国立私立療養所患者同盟」、改称され「日本患者同盟」であり、そして労働者の組合は「全日本国立療養所労働組合（全医労）」。いずれも歴史のある大きな組織で、機関誌もある。日患同盟については、この組織に長年関わった人たちがまとめた書籍（日本患者同盟四〇年史編集委員会編［1991］）があり、膨大な資料を集積・整理・編纂する作業がなされ（姫野・北場・寺脇［2014］）、その一人が編者になったマイクロフィルムの資料集も出た。[★15]だから、私がここでその組織を主題的に扱うことは不要だと思い、そしてできもしないから、行なわない。ただ、そう知られてはいないさきの四冊の本のなかで、当時の経営者たちがその人たちのことをどう見ていたか、その一端はわかるだろうと思い、その部分を引く。そこでは一定の評価が記されることもあるが、組織の大きな変化に関わる場面で、また現場の種々のもめごとについて、随分疎ましいことがあったと振り返られる。そして何を療養者たちが交渉の資源としていたと見ていたかも書かれる。一つ、病者・療養者であることを無視するわけにいかなかったこと、一つ、「公衆衛生」的にも、施設内に留めるために一定の妥協を図ったと言う。実際、そのようなことがあったその同じできごとは、体を張り、生命を賭して闘ったということでもあったのだが、その同じことに経営者たちは手を焼いている。そうした愚痴の類の方はあまり文章としては残されていないかもしれない。それを紹介する。その前に、その抵抗・対立が生じた、国立療養所の統合・廃止、それについての記述を紹介する。

2　統合・廃止

福岡県の三施設、傷痩軍人療養所だった国立福岡療養所、県立療養所だった国立療養所福寿園、北九州市療養所だった国立療養所清光園が、一九六二年に統合され、国立療養所東福岡病院になる。これは国立療養所体制ができた後の全国で最初のものだった[★16]。ここの場合は国からの指示より前に施設側の動きがあった。三つの施設の園長・所長から大蔵大臣への陳情書（中村・三野原・瀬川［1960→1976c］）が出されている（全文HP掲載）。結核は既に減っている時期ではあったが、結核療養者のための施設は必要であり、その性格は変えないことが言われている。「既に何れも二〇数年を経過、老朽その極に達し、あまつさえ大気安静時代の古風な長廊下で結ぶ粗雑な木造建は、非効率的のみならず近代の結核治療施設としての形体を成していない。一朝天災、火災に見舞われんか、瞬時にして壊滅の危険に瀕し、患者の保安も期し難い。」それで耐火構造の施設にすることを主張してきたが、実現せず、統合によって「耐火構造のChest Hospitalへの発展的合同を念願する次第」だと言う。そして「最後に私共国立療養所長としての最大の心痛事は、経験を積んだ専門医が最近次々と国療を去って行くということである。現在三療を合して医師一五名の欠員をみているが、医師の確保なくして、どうして結核対策が成り立つであろうか。［…］結核治療の最終拠点である国療の医師として、やり甲斐のある治療や研究のできる完備した施設が与えられるならば、若き医師は自づと集ってくるであろうし、現在その去就に迷っている経験医もまた踏み止まるのであろう」（中村・三野原・瀬川［1960→1976c:563-564］）と記す。

医師他の人材の確保が必要であり、そのためにも、また自らの望みとしても、研究の場であろうとする。そのためにも、療養者のためにも、建物を建て替えねばならない、そのために統合すると言う。研究の場、拠点であろうとする営みについてはまた後でも見る。

ただ統合は困難だった。「組合や患者の反対が強く、〝統合〟という言葉を使うことにも気をくばった。統合は縮小につながるというニュアンスが強かったから［…］〝合同〟という言葉を用いるようにした。施設の統合ということがいかに困難なものであるか、これは経験したものでないと到底理解し得ないであろう」（中村［1976:560］）と記し、さらに『国立療養所福岡東病院五周年記念誌』の序文から引いている。

> 合同は結核ベットの縮小につながると、全医労や日患同盟は強く反対し、本省は八〇〇床ができ上るまでは、みだりに、定員定床減など行わない、でき上がった暁でも、ベット数が足りないようなら増床をもあえて辞さないと説明し、我々所長［…］は、その間の調整と合同の具現化にどれほど苦労したことか。それは、涙なくしては語れない血のにじむような日々であった。（中村、三野原、瀬川［1972→1976c:560-561］）

ただ、この経営者たちの陳情では確かに一七〇〇床が要望されるのだが、この統合に伴い、結局は約一〇〇〇床に減らされた。統合は、それを受け入れた統合だった。減床を懸念し、それを許容できないと考えるなら、反対運動は当然のことでもあった。

そしてこの例は統合だが、廃止されたものとしては、一九六〇年、埴生療養所（一九三四年、陸軍病院の分院として開設→四五年十月に国立下関病院埴生分院、四九年四月国立療養所山陽荘分院、五一年四月国立埴生療養所）が最初だった。

さきに「結核編」の「総説」から引用した島村喜久治による、同じ巻「患者自治会の活動」の「埴生療養所の閉鎖」では以下。

結核患者の減少によって、国立療養所でも空床が目立ち始めた昭和三四年、建物の老朽化、医師、看護婦の補充難などもあって、厚生省では、いくつかの国立療養所の廃止・統合・転換が計画されるようになった。廃止第一号は山口県の国立埴生（はぶ）療養所であった。入院患者はもちろん反対した。職員も反対した。日患本部や全医労本部からも応援がでた。窮地に立った管理者側の応援に本省から援軍が派遣された。凄絶な闘争が続いたが三五年一二月、埴生療養所は閉鎖された。療養所の閉鎖は大難事であるという教訓が残った。その後、統合や転換はすすめられたが、国立療養所の廃止はされていない。（島村［1976c:511］）

また国立療養所山陽荘名の文章では以下のように書かれる。

医師の確保に非常に困難で、患者の収容についても相当の努力を払った」「諸設備はなかなか改築等ができず、定着した医師が次第にいなくなり、運営に著しく支障を来した。」九大系、その後山口大学医学部を頼み、六七年「一部X線科関係および研究検査科関係の設備改善要求があり、改善が行なわれることにより援助を行う旨の意思表示をうける。」しかし「昭和三四年度において、本省においては既に廃止の方針を打ち出した。理由としてイ　医師の補充が困難である／ロ　施設の考朽化／八　安静療法のみの治療では立ちおくれる／患者数において既に昭和三三年度に一日平均入院患者七九人程度となる。［…］瀬戸内海の海岸を眼下に眺め、風光明媚で澄みきった空気は療養に最適で」あったが「地理的に国立下関病院の診療圏と国立療養所山陽荘の間に位置し誠に条件の悪い所にあった。／［…］昭和三四年五月になって廃止の意志が披露された。／このことにより、全医療労働組合は廃止反対の運動を開始した。／反対運動は入所患者と山陽町の町ぐるみの運動へと展開し、日増しに織烈さを呈しつつあった。加えて入所患者の共闘も伴い、全国療養所、病院の中に有名となる。俗に〝埴生闘争〟と言われるにいたった。同年七月に入り、更にその度を増し、患者のハンストなども起きる。／以上のようないきさつを経て、昭和三五年一二月一六日、国立埴生療養所は廃止された。（国立療養所山陽荘［1976:573-574］）

3　日患同盟

こうして統合、さらに廃止が困難であったことが語られ、そこに強固な反対勢力として「日患（同盟）」と「全医労」が出てくる。後者には後でふれる（102頁）。前者について。四八年に「日本国立私立療養所患者同盟」（翌四九年、「日本患者同盟」と改称）が結成される。「総括編」の第六章「国立療養所の現状」第一一節は「患者の団体活動――日本患者同盟」。前にも記したようにこの巻の筆者は不明。

戦後における日本の労働運動、民主主義思想が、さかんな勢いで燃えあがる中で、長期在院（所）患者たちも団結する必要を感じた。そして、一日も早く治って社会復帰をしたいという切実な欲求のもとに患者自治会というかたちでスタートした。患者自治会のうごきは終戦直後の昭和二〇年秋ごろから、東京、岡山を皮切りに全国的に波及した。その年の一〇月東京都で九箇所の病院療養所の患者が、東京都患者生活擁護同盟を結成した。そして、結核患者に主食の一合加配や車の携帯食糧、衣料の放出物資の配給を促進して、成果をおさめた。

この教訓にもとづいて、患者自治会の組織を全国的にひろげる気運が高まって、昭和二二年には、全日本患者生活擁護同盟（全患同盟）、傷痍軍人療養所関係の自治会が集って国立療養所全国患者同盟（国患同盟）、陸海軍病院系統の患者自治会が集まって、全国立病院患者同盟（国病同盟）があいついで結成された。さらに、これらの全国組織は翌昭和二三年に統合して、日本国立私立療養所患者同盟、つまり、いまの日本患者同盟が誕生した。

日患同盟は、戦後の困難な社会状勢の中で日常生活の要求から出発し、制度の改善まで幅ひろい運動を展開してきた。そして、四半世紀の経過を辿り、多くの成果をもたらしている。［…］昭和二四年には東京都に日患同盟会館を建設している。［…］さまざまな形態の運動が行われそれらの中で主なものをひろう［…］。／昭和二九年には、生活保護法入退所基準、同三六年には、結核予防法の公費負担制度拡充同三二年からは一〇数年かかった〝朝日訴訟〟同四三年には国立療養所の特別会計移行などについてそれぞれ運動を展開した。［…］／結核治療の進歩に伴う入所患者の短期間での退所などによって、日患同盟はいま曲り角に来ているところである。なお、この日患同盟の歴史については、この国立療養所史の各論編（結核）に東京病院の副院長島村喜久治が「患者自治会の活動」と題して述べている。（国立療養所史研究会編［1976c:663-664］）

その島村の文章より「患者同盟の誕生」の部分。

第二次大戦の終結によって、抑圧されていた国民の不満が全国的に勃然として民主化の嵐となって吹き出した時、結核療養所の中で二重に抑圧されていた長期入院患者たちが、食糧の危機を契機に結束して療養所の管理者に迫ったのは自然の成り行きともいえるものであった。療養所には、ふつう、戦前から患者自治会は作られていた。しかし戦前のものはいわば親睦団体に類するもので、療養所管理者にとっては有益無害のものであった。それが終戦によって一挙に闘争的な集団と化した。私立の療養所でも日本医療団の療養所でも、傷痍軍人療養所でも例外ではなかった。

新しい性格をもった患者自治会は、当然横のつながりを持とうとする。昭和二一年一〇月、東京では、東京都患者生活擁護同盟〔都患同盟〕の結成大会が開かれた。〔…〕日本医療匠団中野療養所の慰安室が会場であった。都内の日本医療団系の療養所と私立療養所の、合わせて九自治会が参加している。都患同盟はさらに全国的な組織作りを目指して活動する一方、都知事に食糧や衣料の特配、生活保護法の適用、結核病床の増設などの要求を開始した。

翌二二年一月、都患同盟が中核となって、全日本患者生活擁護同盟（全患同盟）が結成された。会場は同じく中野療養所の慰安室で、全国の医療団系および私立系の療養所の七二自治会、六三六九名の患者組織が誕生した。この後を追うように、全国の旧傷痩軍人系の療養所の自治会が、同年二月、国立療養所全国患者同盟（国患同盟）を結成した。この年、日本医療団が解散されて、療養所は国立に移管された。そして全患同盟と国患同盟が、翌二三年三月統合して、日本国立私立療養所患者同盟（日患同盟）が成立した。

事務局が都下清瀬村に建設され、機関紙「日患情報」（のち「療養新聞」と改名）が発行される。結核医療と社会保障に対する告発と追求が展開する。［…］／国立療養所の患者自治会は、それぞれの上部団体として都患・県患をもち、さらにその上に全国組織として日患をもつことになった。管理者と自治会が対立して紛糾すれば、上部団体が応援にかけつけてくる。労働組合と同じである。つまり、国立療養所は二つの組合をもつ。職員の労働組合と患者の同盟である。患者自治会は管理者にとって有益無害の団体ではなく、今や有益有害あるいはときに無益有害の相を呈することもある。国の政治が医療保障に充分の施策を展開しないとき、それは必要悪であると観念した管理者もいたことであろう。しかし、最近の公害や難病あるいは薬害に対して、その犠牲者の団体が生まれ、告発し、保障を要求する世相をみれば、日患同盟は時代を先取りした団体といえるかもしれない。ジャーナリズムを騒がせた事件がいくつかある。（島村［1976c:506-507］）

事実について補足しておく。「東京都患者生活擁護同盟（都患同盟）」の結成は一九四六年で、前者の引用の記述は誤り。また「日本国立私立療養所患者同盟」は四九年に改称して「日本患者同盟」となっている。「有益無害の親睦団体」が「無益有害」の組織になったと言う島村が紹介しているその組織が関わった事件は五つ。一つは、五四年五月、生活保護適用の結核患者の入退所基準の社会局長通牒が全国の都道府県民生部に通知されたことに対する反対運動。例えば国立佐賀療養所の入所者たちは同年八月佐賀県庁で座り込みを行なう。このことについて、当時所長の後藤正彦の回想が島村の文章で引用される。

副知事室か民生部長室かはよく憶えていないが、民生部長を相手に数十名の患者代表が数時間に亘り入退所基準に関する陳情を行ったといえば聞えはよいが実のところ態のよい吊し上げでしかなかった。今少し礼を尽してお願いしてはとの私の発言も益々悪感情をそそる結果としかならなかった。言いたい放題のことを言い終って疲れもし腹も減ったのであろう。一応会議は終りということになった。大部分のものはバスに乗って療養所へ帰ることになり三〇名程度のものが県庁へ泊り込むというのである。当時の副知事は仲々面白い人で全く感情的なところはなく「何人泊まられますか。病気が悪くなるといけないので私の部屋をあけて用意します」といいながら絨たんの敷いてある広い副知事室の机まで外に出して、毛布や枕も用意されて泊まり込み用の立派な部屋ができ上った。今でもそのときの副知事の姿をはっきり記憶している。

療養所に留守番をしていた事務長から電話があり、患者の方から泊り込んでいる人々のために食事を運んで欲しいとの頼みであるが、どうしたものであろうかという問い合せである。私は一瞬考えた。食事を運ぶことになれば悪くすると座り込みの患者に同調したという非難をうけるかも知れない。しかし食事を運ばずそのための病状が悪くなれば生死の問題につながる恐れがある。また民間の食堂に行って食事をするようなことがあれば公衆衛生上大きな汚点を残すことになりかねない。ここが管理者の判断と決断のしどころと考え、食事運搬を許可した。その夜であったと思うが、時の医務局次長から事務長へ電話があり食事運搬については批判的な言葉であったとか。しかし私としてはその処置は間違ってはいなかったと信じている。

夕飯が終り一応患者の気持も少し落ち着いたと思われる頃を見計らってバスを用意するから療養所へ帰って休んで欲しいと説得にとりかかったが「所長の言葉にだまされるな」と言う言葉を繰り返しながら益々泊り込みの体勢を固めるばかりであった。夜になって疲れがでてきたのであろうか、ビタミンの注射をしてくれ、葡萄糖を打ってくれなどの要求がでてきた。何とも言いようのない全く複雑な気持であったが、待機していた医師、看護婦で所要の処置を行って夜のねむりに入ることとした。

私ども職員は一部交代で県庁に要員を残し、県庁近くの県医師会館に陣どって待機することとした。同様にして翌日もまた三〇名程度が泊り込んだと記憶するが、患者の交代はある程度あった模様である。確か三日目の午前中に引き揚げたと記憶しているが、その間私ども職員の方も疲れ切って飯ものどを通らないというのがほんとうであった。一名の死亡者も出さなかったことはせめてもの幸であったが、数名の症状悪化者の出たことはやむを得ないことであった。（後藤［1976:508-510］）

状態が悪化するかもしれない病人を放置できないから、また「公衆衛生上」の問題もあって、いくらかのことをしたと語られる。そして島村は東京で起こったことを記している。

東京都でも、七月末、都患が一〇〇〇名を越える患者を動員して都庁に三日間座りこんだ。炎暑の候であった。座り込みの中で、国立村山療養所の女性患者米津敏代が死亡した。ジャーナリズムが騒ぎ立てた。死亡事件の翌日、患者達は引揚げたが、この座り込み事件の後始末は、国立療養所に軽快病陳制度ができ、退所の基準も、府県によっては「退院しても再発のおそれがないもの」というような弾力条項が挿入されることで焦点がぼかされることになった。しかし、実際には、そのころ、化学療法の偉力が発揮されて［…］入院患者数が減少し始め、病床にゆとりが生じてきたので、入退所基準は、その後再び緊迫した舞台にのぼることはなかった。さらにその後昭和三六年から、結核予防法による命令入所制度が強化されて、同法第三五条による医療費負担が生保に優先するようになって現在に及んでいる。（島村［1976c:509］）

むろんこの行動について、それを支持する側からは別のことが言われるのではある。★17 第二に「朝日訴訟」(181頁)。これ——戦後の社会保障を巡るできごとで一番有名かもしれないこの訴訟についても解説していたらきりがない——については否定していない。「一〇年にわたる「人間裁判」であった。この「闘争」の全記録は、草土文化社から「朝日訴訟運動史」として刊行されている。社会保障は国民の権利であること、それにも拘らず、生活保護の基準の低すぎることが争われたのが、社会保障史上、小さくない比重をもつ事件であった」(島村[1976c:511])。ここで取り上げられているのは朝日訴訟運動史編纂委員会編[1971](→註18)。

第三はさきに紹介した埴生療養所の閉鎖に対する反対運動。第四に、日本で作られた抗結核薬カナマイシンの使用承認要求。当時、日本医師会が中医協をボイコットしていたために、承認が遅れ、一九六〇年十二月日患同盟は厚生大臣室前で座り込み、即日大臣は六一年一月一日から使用してよいとの職権告示を発動する。島村は「いかにも日本生まれにふさわしい形で使用承認が陽の目を見た」(島村[1976c:512])と評している。そして第五が、さきに取り上げた(86頁)特別会計制移行問題に対する反対運動。さきにも引いた当時国立佐賀療養所所長の後藤正彦の回想より。

所長は速かに厚生大臣と衆議院の厚生労働委員長とに特別会計反対の電報を打って欲しい。電報を打つまでは自分たちはハンストをやめないというのである。私は特別会計には賛成しているので反対という電報を打つわけにはいかないと答えた。しばらく何人かで協議していたが、何かの形で特別会計が中止されるように打電して欲しいと何回も要求してきた。話し合っているうちに、真夏の太陽の下、午前中から座り込んでいた患者の中にはボツボツ気分の悪い人が出始めた。たまたま衆議院の厚生労働委員会では慎重審議をしているときであったので、慎重審議をして欲しいという電報なら打ってもよい、しかし患者全員が病棟に引きあげるのでなければ打電するわけにはいかないと答えた。

リーダーが私どもの意を伝えると間もなく患者は続々と病棟へ引き揚げ始めた。事務長が、打電のことで地方医務局へ連絡したところ、打電してはいけないといわれたという。所長の私自身が全責任を負うから、とにかく打電せよと事務長に命じた。事務長は東京へ打電したのであろう。地方医務局から所長の補佐が足りないといって相当ひどくおこられたらしい。事務長には全く申し訳ないことをしたと思うが、当時の情勢からみて、その程度のことはやむを得なかったものと思っている。（後藤［1976:513-514］）

結核にかかる人たちは減少していったとはいえ、療養所にとどまらざるをえない人たちはいた。療養者たちにとってはまず自分の居場所を護ることが課題であり、日患同盟は当然にその運動を行なった。ただ結核で入所している者の数は減っていく。島村の文章は「これからの患者自治会」を次のように記して終わる。

結核療養所に空床がふえ、療養所の性格転換が起り、各種の慢性疾患や、いわゆる難病の患者が相対的にふえてきつつある。こういう状況のなかで長期入院の結核患者を構成メンバーとして成り立っていた患者自治会、またその上部団体の日本患者同盟は、いま、重大な曲り角にたたされている。［…］入院期間が精々数箇月の元気な患者は患者自治会に対して切実な必要性をもたないうちに退院してしまう。長期入院の患者は呼吸障害があって患者自治会活動ができにくい。／したがって、患者自治会は、その活動メンバーの獲得に難渋しはじめている。また、全国組織の日患同盟について言えば、減少一途の会員数は相対的に同盟組織の過大化を目立たせてくる。組織をどう維持するか、結核以外のどの疾患に組織拡大の照準を合わせうるか、そのためには組織の変革をどこまで行うか。国立

> 結核療養所三〇年の歴史に、患者自治会の歴史はピッタリと重なって流れている。／戦後の結核対策において、患者自治会や患者同盟の果たした役割りについてはいろいろな評価が可能であろう。しかし、その後登場し活躍している公害や医療被害者などの諸団体の存在意義を否定できるひとはいない。結核病床の減少にともなって、個々の施設内の患者自治会は親睦団体へ先祖返りする傾向を強めるにしても、その上部団体の日患同盟は、このまま消え去ることはないだろう。（島村［1976c:514-515］）[★18]

この日患同盟とともに、経営者たちにとって厄介な存在であったのが職員たちの組合である全医労だった。療養所に残りたい、そうせざるをえない療養者たちの利害と、職員たちの利害とは完全に等しいものではなかった。結核から「精神」の施設への転換を組合に納得させたことを回顧した文章から引いた（107頁）。

ただ、経営者たちにとって両者はともに厄介な存在だった。ここでは、二つの文章から引用する。一つは、元福島療養所長比企員馬の「福島療養所の想い出」より。

> 新憲法施行後すなわち、昭和二二年五月以降［…］私の感触では、東北ブロックの国立療養所施設の中でも、北は青森、南は福島が、一番暗く険悪な雰囲気が漂っていたように思う。当時、福島県内には、平事件とか、松川事件とか、有名な事件が相次いで起った。［…］東北六県でも［…］大方の国立療養所は後期に各県の県民に開放されたのであるから、当然国立療養所内部にそれぞれの思想的な浸透があったことは当然と思う。当時須賀川町の中にも共産党の党員もおり、細胞も出来た。福療の内部にも、患者、職員を問わず、ぼつぼつ細胞が出来てきて、例の難解な「マルクスの資本論」を研究し出した者もいる。国内全般の大勢は、軍国主義から急転直下、自由主義、民主主義へと激変し

ていた。「責任の裏づけのない自由はない」等と口はばったい発言でもすると、どやされるに決っていたものである。

全国的に横のつながりのある日本患者同盟［…］も出来た。新憲法による「結社の自由」という条項によったものであろう。むろん本省から公認された集団ではない。［…］支部が福療の病棟内にも出来た。終戦直後、本省から通牒をもって、軍の放出物資が保管転換された。患者輸送に必要なガソリンや物資の輸送に必要なトラック、薬品としては治療上必要なブドウ糖のような必需物資である。これを嗅ぎつけたのが町の共産党員並にその細胞である。内外呼応して所長室につめかけた一幕もあった。要は、民間の隠匿物資と誤認して［…］物資の摘発をしようとしたのである。細胞の一人が話の途中で、突然たち上がり、なぐりかかろうとした。K大出身のインテリの党員が、これを制止してくれたので、やっと私はなぐられずにすんだ。不正な隠匿物資でない旨あれこれ説得して、やっとお引きとり願った思い出がある。

このような悪夢のような厭な思い出は、いくらでもある。傷痩軍人の着る夏冬の紋章入りの着物を入れて置く倉庫と、洗濯場を兼ねた大きな建物一棟を、従業員のアイロンの不始末から、一夜にして焼失してしまった矢火。［…］／［…］同僚の御親交をいただいた所長さん方に、私は退官間際に愚痴がましく次のようなことを呟やいた記憶がある。「僕には辞任の理由は公、私にわたっていろいろあるが、一番残念に思うのは三「アカ」による追放である。一つは火事の「アカ」、もう一つは集団赤痢の「アカ」、最後の一つは、高いレベルの共産主義とは似ても似つかない無責任な低級「アカ」思想、ともかく精根尽きたというのが、僕の心境なのだよ。（比企［1976:626-628］）

そして、さきに福岡の三療養所の統合を巡る文章から引いたが、以下は、全国で三番目の、大阪での大阪療養所と厚生園の統合を巡る当時近畿中央病院副院長高木善胤の文章。

当臨国立療養所で山口県の埴生療養所、国立病院で和歌山病院の廃止計画が紛糾し、医務局の二大紛争となっていた。後年本省の事務官補佐が、しみじみと「厚生園のあれだけの移転がよく無事に出来ましたね」と言ってくれた様に、準備や人心の掌握には心血を注いだ。輸送当日病状悪化した患者を急拠近隣病院へ送り込む等の事もあった。この移転直後、私は、国立病院課長となっていた尾崎嘉篤氏と藤原九十郎医務出張所長の懇請により、国立和歌山病院の紛争処理に当らされる事になり、三六年五月まで丸二年、移転後の管理との両面作戦に従事して困憊をきわめた。

統合問題は漸時表面化し、三五年四月福岡における会議で国立療養所施設の将来計画の個別計画の個別接渉の際に大阪療養所と厚生園の統合の結論が本省として確認された。この年度には東京療養所、清瀬病院の統合、福岡古賀三園の統合が成立し近畿はその三番手となった訳である。三六年度から本格的な準備段階に入り［…］両施設の幹部連絡会［…］を再三開催し、大阪胸部病院建設趣意書、要望書等を作成提出した。また三七年に両施設間に基幹療養所建設協議会を発足させ、具体的設計のため衆知をあつめ、更に診療ならびに研究部門の基本構想を策定、これが十数年後の今日に至るまで診療の根幹となっている。［…］厚生園副園長である私が昭和三八年八月から大阪療養所医務課長を併任し、組織統合の大詰を迎えるに至った。この頃すでに全医労大阪療養所支部では統合反対の猛運動を行っており、貝塚市議会に請願、それが採択されるなど、活発に闘争し、私個人の誹謗その他統合を阻害する内部的な軋轢が堺、貝塚両地区で起こり筆舌につくし難い心労を味わされた。ことに全医労の団体交渉にたびたび応対し、三九年三月末には五〇〇名の動員をかけると言う闘争と対決する準備をしたのが、ついに不発に終り、翌四月一日地方医務局へ報告に行く車の中で小林大阪療養所事務長と、ねぎらいあった記憶がまだ新しい。三九年四月一日をもって近畿中央病院（旧大阪厚生園）ならびに貝塚分院（旧大阪療養所）が発足し［…］組織統合の実務を進めていったのであるが、貝塚分院としては、新たな紛争処理の出発点でもあった。

全医労の反対運動は統合前夜を山として一段落し、大部分の職員の良識と新病院建設への期待、また［…］新事務長の補佐と医局の協力などによって、日常業務は円滑に進み、また分院発足当初は［…］統廃合を一切テーマとしない方針を立て、医療機関として前向きに、相当の機器整備を行った。患者に対して、当面何の不安もない事を説明し、あとは自然減の施策をとったが、ご多分に漏れぬ患者の生活闘争にかなりてこずった。いわゆる古参患者ボスの主導、とくに、大蔵省と厚生省高官を友人に持つ某患者が特権的処遇を維持するため、病院方針にことごとく抵抗し、煽動を行っていたのを、やむを得ず制圧し厳しく指導したところ、面当て（？）自殺をすると言うあと味の悪い悲劇まで発生した。しかしこれを契機に反省の気運が生まれ、療養生活は静穏なものとなった。［…］

［…］二〇年ほどを顧りみて、私にはすべて統廃合建設にかかずらって来た感がする。その間の経緯はまさに長編のドラマであった。進歩への熱情と怠慢、人間的なエゴや誤解、善意、功利、卑屈、誠実、さまざまのものが不協和音を立てながら大きな流れとなって行った。分厚い一巻にもなり得るものを僅々数枚でまとめたため、表面的な筋書だけに終ったが、統合のドラマの覚え書としたい。

（高木［1976:5-7］）

4　入所者の組織の位置・続

国立療養所の所長らが執筆者になった『国立療養所史』から、前項では、「日本患者同盟（日患同盟)」、そして療養所の労働組合とその連合体に関する記述を少し拾った。日患同盟については説明した。終戦直後次々に結成され、そして国立療養所・国立病院の再編とともに再編され合同してできる「全日本国立療養所労働組合(全医労)」については「総括編」の第六章第一〇「職員の団体活動」の第三「全日本国立医療労働組合」に説明がある。[★19] その組織はレッドパージにあって勢力をいっとき弱められることもあった。

そしてハンセン病療養所の入所者たちの組織、一九五一年結成の「全国らい患者協議会(全患協)」、八三年に改称して「全国ハンセン病療養所入所者協議会(全療協)」がある。[★20]

各々の組織にはそれぞれ歴史もあり、その活動を担ってきた人たちによって書かれたものもないではなく、資料もあり、その蓄積・整理の作業があることも紹介した。だからそれぞれについて私が書く必要はない。ただ一つ、たしかに大きな働きをした日患同盟他の動きこそが――それに自ら積極的に参与してきた人たちが書くとそうなるのは当然のことだが――「患者運動」であり、その後の運動の全部を導いたのだとするのは単純にすぎることを書いておこうということがあった。それは重要な一部ではあるが、それと別の流れとを区別したり、関わりを見ながら捉えていく必要がある。

また一つ、そうした組織が、どのような範囲・限界のもとで動いたか、一つ、何を使って動いたのか、そして一つ、その勇敢な歴史が、別の場からどう見えていたかを紹介してもよいと思った。

それで、経営者たちが、入所者の組織そして労働者の組織に苦労させられ、それでずいぶん嫌いもしたことを紹介した。それは当然のことではあった。ただすべてについて否定的というのではなかった。例えば「朝日訴訟」については肯定的に紹介されていた。これもまた不思議なことではない。国立療養所も国の予算で運営されているのだから、社会福祉や医療の充実は、入所者も、労働者も、経営者も、そして厚生行政の側も求める。ここまでについて、総論の部分では、一致している。しかしそのうえで、結核療養者の収容からの転換については、必然のこと、仕方のないことと経営の側は考えていて、そこは大きな対立になる。

そして入所者たちは身体・生命を賭して、また賭された側から見れば利用して、動いた。他方、経営者は管理し生命を護る立場、監督し保護する立場にいる。うまく事態を収拾できないのは腕がわるいということにもなる。いくらか対応せざるをえず、ときに妥協し、入所者たちの言うことをいくらか聞くこともあった。

次に、入所者（の組織）と労働者（の組合）との関係について。両者の利害はいつも一致しているわけではない。国立療養所でどうであったかはここで見ている文献には出てこないが、労働者の利害と利用者の利害が衝突することはありうるし、実際に対立が起こることもある。職員・労働者による処遇がよくないからそれに抗議し、それに対して組合が職員を護る立場に立つといったこともある。もちろん他方では、それは強いられた対立であり、要するに政府が金を出すべきなのに出さないのがよくないのであり、政府に対して共に行動し要求しようということになることも多々あるし、その捉え方は間違っていないのだから、共闘した方がよいのではあろう。ただすべてがこうした構造のもとにあるのではない。ときには利用者と労働者が一緒であることで言いたいことが言えないこともありうる。

国立療養所にあったのは入所者の転換を巡るいくらかの異なりだった。労働者が求めるのは、まず職が安定することであり、入所者が変わることを常に否定するわけではなかった。しぶしぶ、ときに積極的に受け入れようとすることがあった。松籟荘（奈良県、現在は独立行政法人国立病院機構やまと精神医療センター）では、その労働組合が（全医労は反対だったが）「精神」の施設になることを受け入れた。

昭和三六年四月、地方医務局へ呼ばれて［…］松籟荘長を兼務することになった。［…］週二回、松籟荘へ出勤した。当時、松籟荘には一〇〇人足らずの結核患者がいるのみであった。[…]当時、松籟荘付近の土地の価格は、三〇〇坪一〇万円位で、松籟荘の土地全部を売却しても六〇〇万円位にしかならない。もし、国が精神病院を作るから買収しようとすれば、反対が多くてとても大変なことになる。近畿には、国立精神療養所がないから、精神療養所に転換するに如かずと、秘かに、しかも相当根強く、松籟荘精神転換の運動をしていた。しかし、全医労は、当時結核病床の精神転換は、原則として反対の態度をもっていた。

昭和三九年早々東京で、アメリカ大使ライシャワー氏が精神異常者に刺されるという事件が起きた。国会で、かくの如き精神異常者を野放しにして、今度のような事件を起されては、誠に困る。国はこれに対して何等の対策を持たないのかとの質問に対して、厚生大臣は、対策は立てている。例えば、近く松籟荘は精神転換するはずだと答弁した。これを知った全医労中央幹部は、反対のために、大挙して松籟荘に来るというニュースが二月二二日に入り、松籟荘の幹部は色を失った。そこで私は、全職員を会議室に集め、私一人中に入り、「君達は結核病学に興味を持つのか、千円札に興味を持つのか」より説き起して、一〇〇床ばかりの結核療養所の運命を説き、坐して奈良療養所に合併されるのを待つより、この際、精神療養所になって、将来の発展を計った方が良いではないかと、一時間余に互って説得した。終了後、組合大会を開いて相談し、組合は「松籟荘精神転換に賛成である。方法は一切荘長に任せる」との決議書を持って来た。このコピーを地方局と本省に送った。これで松籟荘の精神転換も本決りとなった。(岩田[1976:565]、松籟荘について他に浜義雄[1976])

また、職員からどんな入所者でも受け入れるからと言われて、「本省」の会議で重症心身障害児の受け入れを表明した療養所があったことも後で見る(148頁)。施設から出ることをまともに志向するなら、入所者と施設側とはさらに違ってくるだろう。ただ実際には、結核療養所の入所者は生活の条件をよくすることを求め、療養所から追い出されることに反対した。日本の患者運動は、集められてしまった人たちから、集められてしまったから始まった。環境をよくすること、わるくなることがないように運動するのは当然のことだった。ハンセン病療養所にも結核療養所と似た性格があった。むしろその生活の場を護ろうとする志向はより強かったとも言えるだろう。運動は、施設があった上で、その実際の生活・処遇について抗議し、要求する運動としてあった。

全患協は結成当初、一九五三年のらい予防改定に反対する強い闘争を展開する。そしてやがて、ずいぶんの時間が経った後のこと、そして全体に統一された意志があったわけではなかったのだが、らい予防法廃止の方向に動く[★21]。それとともに、廃止までの長い時間、また廃止の後も、その場に留まらねばならないその度合いは大きかった。結核のように入所者の急激な減少と大きな転換に翻弄されるということにはならない。反対した法は通り、そのもとで療養所で暮らすなかで獲得すべきものがあった。例えば、プロミンの獲得闘争については、必要なものは必要なのだから、経営者側も含め、対立が起こることはない。労働者も経営側も支持する。そうした闘争は、いくらかを得ることになる。そして社会復帰についても、誰も反対しない。支持し支援する。ただ、期待するほどそれが進むことにならなかった。施設を出るのが困難な人が残り、そして高齢化していく。ゆっくりとした長い衰退の期間、社会復帰をよいこととしながら、皆が療養所を護ろうとする。

結核の場合には、その入所者が大幅に減っていく中で、入所者と労働者は転換せざるをえないという流れに対する抵抗勢力であったのに対して——ただ、後者は必ずしも転換に反対したわけでないことはさきに述べた——ハンセン病療養所の場合は、別の施設にしていく、せざるをえないという流れはなかった。多く人里離れた地にあったという地理的な条件によって、そしてそもそもが閉鎖された空間であったこと、そして「偏見」もあって、その全部にせよ一部にせよ、別の人たちのために使うことにはならなかった。ハンセン病の施設は『国立療養所史』のなかでも別扱いという印象を受ける。

その空間は、多くの人が残り、緩慢に減っていく中で、ともに護っていくものであったかもしれない。すくなくとも『国立療養所史』の「らい編」の中には、さきに見たような、経営者たちにとって入所者がひどく厄介な存在であったという類の回顧はなく、書き方はそれほど敵対的ではない。まずこの巻全体が、「結核編」「総括編」の五分の一ほどと分量が少なく、さらにその巻の四分の一ほどは年表である。その中で一つ、長島愛生園長の高島重孝による年表の「まえがき」は次のように終わっている。高島（一九〇七〜一九八五年）は、施設内の組織に敵対した光田健輔の後、五七年から長島愛生園長。なお所長連盟は「国立らい療養所所長連盟」（一九六一年結成）。

七〇年代は社会福祉の時代に移行したものと考えるが、一方、新発生減少、若き軽症者の社会復帰の結果は、入所者の考齢化を招来し、患者作業の返還、不自由者生活介補の職員切替え等の園内再編成と同時に世界的経済混乱の下にあって、医師および看護婦不足に対応する療養所の内部事情は、深刻な苦悩をかかえてはいる。時難にして英雄現わる。療養所の優雅なる終末期を、花の如く飾り、いやしくも内部崩壊のみじめさを露呈することなく、美しき落日を迎えるためには、まず内部の自助的工夫があって、はじめて厚生省との渾然一体となった効果を発揮するものと思うもので、近時衣食足って礼節を知るたとえのとおり、全患協、所長連盟ともに医務局当局と相互信頼関係が成立していることを慶賀するものである。（高島［1975:10-11］）

もう一つは菊池恵楓園の植園八蔵による文章。やはり短い文章のその終わりの部分。

一九五一年には、患者の全国的団体である全国患者協議会も発足し、患者福祉の充実をめざす活動を開始し、プロミンの効果をふまえてのらい予防法改正運動も起ったが、一九五三年に患者の猛烈な反対運動に抗して成立した新しい予防法は、あい変らず隔離主義に立脚したものであった。

しかし現実は、法の壁を越えて進み、社会復帰論議も盛んになり、社会事業各法も療養所の垣根を越えて適用されるようになり、一九五九年には国民年金の受給も始まった。［…］戦後間もなく生活保護法から切り離されて支給され始めた慰安金は、当初しばらく生保基準を越えて支給されたが、間もなく基準以下に落ち込み、らい福祉の貧しさの例とされたが、一九七〇年に大幅に改善されて生保基準のほぼ三倍に達し、この面でのらい福祉は、難病に、あるいは貧困に若しむ階層の牽引車としての期待をかけられるまでになった。（植園［1975:92-93］）

ハンセン病者の「生活世界」のことはようやくいくらか書かれるようになって、それはそれでよいことではあったが、各療養所やその全国組織の運動についてはあまり書かれたことがなかった。そのことはずいぶん前から気になっていて、市野川容孝との対談（市野川・立岩［1998］）でそのことを言っている。[★22] 対談の時に読んでいた文献は、全国ハンセン氏病患者協議会編［1977］、全生園で研究会を行なった時に入手した全国ハンセン病患者協議会［1988-］。とくに後者はたいへん興味深いものと思った。それから二〇年経った。そのかん研究はなくはなかったが、もっとなされたらよいと思う。[★23]

全療協の運動は日患同盟から多くを学んだとも言われる。日患同盟、全療協、全医労は、しばしば運動において共闘してもきた。その人たちの果たした役割は確かにあった。ただ一九六〇年代前半、結核の代わりに国立療養所に新たな入所者をもたらしたのは、筋ジストロフィーにしても重症心身障害児にしてもその親の会であり、その組織とその運動の仕方は異なるものである。そうした動きも含め、六〇年代前半の変化がどのようであったのか、またどのように捉えられていたのかを見ていく。

4　諸力が合わさる

1　諸力が合わさっていく

一九六四年、国立療養所で筋ジストロフィー児の受け入れを始める。この年に計一〇〇床。その後増えていくその数――七九年に二七施設二五〇〇床になる――に比べればごく少ない受け入れ数ではあったが、毎月のように増やされ、その動きはかなり速いものだった。同じころ重症心身障害児の国立療養所への収容も始まる。そこには親たちの動きがあり（124頁）、水上勉らの言論もあり（129頁）、政治が応えた（133頁）。そして国立療養所があり、医療者・医学者が受け入れた。

それはこの国に固有に起こったことではある。その固有の道筋がその後にどのように関わったのか、どう考えるのか、それを言おうとして書いている。なされたその全体を否定しようなどと思わないが、それでも幾つか他でもありえた途、またこれからありうる途を示せると思う。それは伊藤・大山［2013］に書かれている。ただ著者（の一人）が今は研究する時間なく、仕方なく私が書いている。そして起こったのは特有のこと、偶然に左右もされたことだが、社会が病や障害をどのように扱うか、その現実的な方角の数はそう多くはない。その幾つかの可能性の中で何（と何）を採ると何が起こるか。それを知ることは、世界中で起こったことを知り、これから起こることについて考える上でも意味がなくはないだろう。

施設収容が行なわれた一つの事情は「社会防衛」だった。国立療養所に収容されたのは結核の人たちであり、そしてハンセン病者だった。伝染の恐れが理由とされた。七〇年代初頭の薬害スモンへの対応の場合にも当初そのような契機があった――伝染病説があり原因の解明が求められた（43頁）。ここにはそうした狭義の防衛の必要はない。とすると何があったのか。

一つ、かわいそうだということがあった。実際症状・状態は重いのだし、そして筋ジストロフィーの子どもの多くは早くに亡くなってしまう。対策を求める人たちはその悲惨を訴えることになった。そしてそれに政治家他も涙することになり、施策が始まり進んだ。

そしてもう一つかわいそうだったのは親たちだった。その親、家族の苦難が言われた。その苦難を減らし負担を軽くすること、これも（家族の）防衛ではある。（その人たちの労働を可能にするために、社会を労働不足から護るために、支援を「社会化」しようというのもやはり防衛と言えるだろう。ただこうした言説はこの時期には見出せないようだ。）そして支援・救済を求める際、親たちは、自分たちは自分たちで精一杯をやってなお苦しいことを見せることにもなる。そのような親であることを自らに求めることになる。するとこれらの事情を汲み、その子を助け家族を護るのは国、国立の施設の責務だと思いなおし、受け入れることにする。

そしてもう一つが、今はなおらないとしてもなおるようにするのはよいということだった。原因を研究し治療法を研究しようとする。大きくは一つの疾病である筋ジストロフィーと、多様な障害を障害の程度によって括った「重心」――とくに初期はサリドマイド児が収容され、また脳性まひの人たちも多かった――の場合とは異なる。前者は研究・治療のためにと言いやすいが、後者においても研究・治療が志向されることは後で見る。そしてこの治療（の方法の発見）は親たちが望み、また言葉をもつ筋ジストロフィー者なら本人も強く訴えることだった。

註32（191頁）に引いた北浦雅子の文章の続き。「「親の力には限界があります。どうか国の力で守って

下さい」と何日も歩き、ようやく国家予算四〇〇万円が研究委託費として計上されました。たった四〇〇万円ですがこのお金は、それまでの国の姿勢を変えさせた、非常に大きな意味があるものでした。」（北浦［1993:60］）

この場合には研究費という費目ならいくらかは都合がつけられる（が医療・福祉の給付となるとそうはいかない）という事情がある。そしてこの後もたびたびこうしたことは起こる。ただ原因解明と治療法の開発は切実な要求でもある。その求めに医療者・医学者が対応した。その人たちは国立療養所という空きができつつあった場所にいて、その経営に関わる人たちでもあった。そして研究も望んだ。

これらの力、利害が合わさったところに現実ができていく。それが形成されていった場が国立療養所だった。国立療養所は結核療養者の人たちとハンセン病の人たちを主要な対象者・収容者とする施設としてあった。ハンセン病の施設の状況は長く変わらなかったが、結核の人たちは減っていく。それを受けて一九六〇年代、国療が新たに受け入れていくのが、重症心身障害（重心）児、筋ジストロフィー児、そして（こちらの数は多くはなかったが）精神障害者だった。このこともまたその「現場」にいた人はみな知っていることだが、大勢としてほぼ忘れられたできごとだ。ここではその事実、経緯そのものを詳しく追おうというのではない。その重心や筋ジスの子たちの収容についてはさすがに「社会防衛」といった言葉は使われない。ただ、基本的な動因は変わっていないのだとも言える。「社会」で、具体的には家庭で、抱えることが困難である人たちがそこに入った、入れられたということだ。そしてこのことは、その子や親たちが置かれていた状態がたいへんに困難であり、そのことに同情が集まり、そして入院体制が整えられていったということとまったく別のことではない。

京都の宇多野病院の院長も務めた西谷裕★24がその時のことを記している。「国立療養所の再生」という節。

全国一五〇ヵ所以上の広大な敷地に建てられていた国立療養所の大部分は、戦前には「国民病」とされていた結核患者の隔離収容が主たる目的であった。それ以来、国立病院が高度医療と救急医療を必要とする一般疾患を扱うのに対して、国立療養所は慢性疾患を主とした不採算な「政策医療」を扱う第三次病院として位置付けられてきた。そのため特定の慢性疾患にフォーカスを当てて包括医療を行うためのノウハウの蓄積は、一般病院に比べてより豊富であった。しかし昭和二〇年代後半からの国民の衛生状態の改善と抗生物質の発達によって、結核を含む感染症が激減し、脳卒中・がん・心臓病などの成人病が死因の上位を占めるようになると、結核単科であった国立療養所の多くが新たな対象疾患を求めて生き残りのための模索をし始めていた。

昭和三六年、このような結核空床が深刻化してきた時点をとらえて、厚生省の療養所担当者達は、当時社会問題化してきた重症心身障害児を収容することを決定した。

さらに、昭和三九年には筋ジストロフィー協会が時の厚生大臣および医務局長に陳情し、直ちに「進行性筋萎症対策要綱」が策定され、国立療養所に筋萎縮病棟が作られ、関連大学は大学では得がたいポストとベッドを求めて、若手の向学心にあふれた神経内科・整形外科・小児科の医師たちを積極的に送り込んだ。一方、国は府県立の養護学校を付設し、リハビリを中心にした包括的療育プログラムを作り、同時に筋ジストロフィー症に対する大型研究費を予算計上した。

この時の河端二男理事長以下の日本筋ジストロフィー協会の政治家へのロビー活動には目をみはるものがあった。また当時神経内科領域の疾患には、スモン、水俣病などの社会問題化する疾患が多かったこともあって、後述する国立の神経センターを作る運動も短期間に軌道に乗り、精神神経疾患委託研究費も順調に増額されていった。(西谷[2006])★25

もう一つ所謂重症心身障害児の親たちの動きがあった。まず、熱心であった医療者たち——島田療育園の小林提樹が有名だ——の活動があり、その周りに親たちの集まりができて、それが当時の（今でも与党の）与党に働きかけた。筋ジストロフィーの親の組織の結成と同じ六四年「全国重症心身障害児を守る会」が結成される。この組織は「誰とも争わない」という方針を掲げた。「争わない」というのは——内部において、争ってよいはずだと言う人たちは抑え除外しつつ——具体的には政府・与党の批判はしない、お願いをするということを意味する。そしてそうした姿勢は六〇年代からしばらく、例えば自民党の厚生（厚労）族の大物議員たちに対して効果的だった。その運動とそれが得たものを調べておくことが必要だが、窪田好恵が研究を始めているので略す[★26]。一点だけ補足しておく。現在「重心」というと、身体的にも知的にもとても重い人たちがいる施設だと思われているし、実際そんな規定になっており、おおむね現実にもそうだ。ただ少なくともその初期においてはかなり多様な人たちがいたようだ。琵琶湖学園に務めたことのある窪田に、そこには脳性まひでものを書いたりする人もいると聞いた（264頁）。そしてその人たちは当然、今はもう小児などではまったくなく、高齢に達している。さらに文献にも当時サリドマイド児も入所していたことが記されている。制約はありながらも、まだそれほど規定がはっきりしていなかったこともあり、困窮度によって、あるいは施設やその関係者への訴えが——ときには有力者を介してということがあったかもしれない——有効であった限りで、入れる人は入れたということかもしれない。

こうして「受け皿」を同じにしたまま「防衛」の対象が変わっていった。伝染病は伝染する可能性があることにおいて、精神疾患は加害的であることがあることにおいて他の疾患とは異なると言われるかもしれないが、精神病院にかぎらず、そもそもかなり多くの病院は（急性）疾患の治療を目的としたところではなかったと捉えることもできる。病床の絶対数はそれほどでなかったとしても、多くは広義の

「防衛」のためのものだったと捉えることができる。

今いられるとあるいは戻られると都合がよくないといったことがある。ひどく手間のかかること、負荷がかかることがある。今度の拙著では認知症者の人たちが面倒であったり恥ずかしかったり、そんなことを書いている。結局、生活のためには金がかかったりするし、できないことがあれば世話をすることになる。そしてその世話は、妙なところに行かないようにするとか、何か始終話しかけられることに受けこたえするとかそんなこと等々である。それは辛いことがある。つまり「障害」の方にとりあえず配置しておいた三つによって、住む場所を移される。本人の身体の大事をとってということはたしかにあっただろうが、そのことと防衛とは多く截然と区別できるものでもない。それでも病気をなおすため（やときに障害を軽減するため）のことがなされる（とされる）場合には医療系の施設とされるが、ときにはそのようにも説明されえない医療施設もある。そして身体・生命の安全確保のためなどとしてより強い強制・統制を行なうことができるという事情も加わる。

まず以上はたんなる事実なのではある。そして各々たしかにだいぶ事情は異なる。ハンセン病と結核はまず感染のおそれが懸念された。ただすでに両方とも「療養」者として施設に入所することの意味の方が大きかった時期が長かったはずだ。それに対して、筋ジストロフィーは感染するものではない。サリドマイド児や脳性まひの子どもなどずいぶん多様な人たちが入った。

なぜこの人たちだったのか。筋ジストロフィーの人たちの場合、当時はとくに体調の悪化が早く、体調を維持していくのに医療が必要な人たちであったとは、いくらかは、言えよう。ただ機器の変化等で「医療的ケア」と称されるものを在宅で行なうことが現在はより容易になっている――病院にいる必要の度合いがより低くなっている――という部分を差し引いても、病院・療養所は必須であったというわけではない。その全期間、いなければならなかったというわけではない。それでも多くの人は短い生涯を過ごし、そこで亡くなることになった。

ずっと家で、在宅での生活に関わる制度がほぼ何もないという中で、子をみるのはたいへんなことだった。それで施設への収容は進んでいった。つまり、おおきく、いてもらって困る人の場として設定された。そしてそれを要求し実現するのが親の会の役割だった。★27 それをほとんどすべての人は非難することなどできないと私は考えるが、まず、よしあしは別に、現実はそう推移した。

他方、国療の側は、民間精神病院の場合とは異なり、それで儲けようとしたわけではないだろう。ただ組織を存続させそこに働く人たちの雇用を維持しようとするなら、代わりに受け入れる人たちはほしかった。そして研究志向の人たちにとって、その場を研究の場にしたいということはあった。そのことを宇多野病院の院長を務めた西谷はさきに率直に語っていた。

2 六〇年・西多賀病院

一九六〇年、国立療養所西多病院（仙台市）で初めて筋ジストロフィー症児の長期入院が認められる。第一節で紹介したように、山田寛之（一九四七〜八〇）、秀人（一九四九〜八三）、富也（一九五二〜二〇一〇）の兄弟の上から二人がそこに入所する（富也の入所は六八年）。兄弟は九州・大牟田市出身、三人ともデュシェンヌ型の筋ジストロフィー者だった。この一家はこの時、父親が九州電力から東北電力に勤めが変わって仙台市に移ってきた（近藤［1996:6-7］）。そこでは山田富也らが設立し活動した仙台ありのまま舎編の本から、そして『あゆみ』の最初に置かれている西多賀病院の元院長で山田兄弟を受け入れた近藤文雄（一九一六〜）の文章（近藤［1993］）から引用した（67頁）。その続きは以下。

よろしい、入院しなさい。ということで、上の二人が入院し、一番下の子はまだ歩けたから家から幼稚園に通うことにした。その下の子が今仙台で「ありのまゝ会」を経営して、凄い活躍をしている富也君である。／西多賀療養所は筋ジスの子を入院させるという噂が伝わると、各地から同病の子の入院申込みが続いた。私にはもう断る理由はなかった。結果、筋ジスの数は次第に増えて、一〇名、二〇名、最終的には一四〇名にまでに膨れ上がった。（近藤［1993:9-10］）

同じ西多賀病院の当時副院長湊治郎と同院の朝倉次男の文章では、千葉県下志津病院、西多賀病院の各二〇床を設けることが決まった六四年五月「当時、西多賀療養所（現西多賀病院）には、すでに八名の筋ジストロフィー患児が入院して、他の疾患児童と一緒に、ベッドスクールで教育を受けていたという。おそらくこれは、わが国における筋ジストロフィー患者の国立療養所収容の嚆矢とも言うべきで、同院創立三五周年記念誌によると、前院長近藤文雄は「昭和三五年に、兄弟が三人そろってこの病気にかかって、途方にくれている一家に出遭った。ベッドスクール以外にこの子たちを精神的に救う所はないと考えて、従来の常識を破って筋萎縮症を入院させることに踏みきった」と言っている。昭和三九年六月一五日、さらに広島県の原療養所に一〇床の専門病床の設置が発表され、八月一〇日には、石垣原病院、刀根山病院、八雲療養所、徳島療養所にそれぞれ一〇床の設置がおこなわれている。さらに九月三日、鈴鹿病院に一〇床指定され、全国八ブロック八療養所合計一〇〇床の筋ジストロフィー用ベッドが指定されるに至った。」（湊・朝倉［1976:277-278］）

宮城病院名誉院長畠山辰夫と当時西多賀養護学校教頭の半沢健。

玉浦療養所と西多賀療養所が統合され、昭和三五年西多賀病院の再出発が始まっていた。その時、三人の男子すべてが、筋ジストロフィー症におかされている一家が、近藤文雄所長を訪れた。当時、不治の病は国立療養所に収容できない制約があったという。しかし、あまりにも悲惨であり、「せめて医学的に不治であっても、教育だけは受けさせたい」という親子の意をくんで、入院を許可した。昭和三五年五月二六日のことである。教育機関が医療機関に併設されていたから実現したのである。以来、次々と筋ジストロフィー症児が入り、正式許可された時には二〇名を越していたという。（畠山・半沢［1976:531］）

不治の病に対応するのは病院の仕事でなく、またそれは厚生省の方針でもあるとされ、いったん近藤もそれを受け入れるのだが、あまりに悲惨であり、思いなおすという筋になっている。ほぼ同じ筋の話は近藤の著書（近藤［1996］）でより長く反復される。

それまでどこの病院でも、筋ジス［…］患者の受入れを拒否していたのである。病院とすれば、治療法のまったくない、しかも今すぐ救急処置をしなければならぬという状態でもない病人を入院させるわけには行かない。学校にしても、そんな恐ろしい（実はそんなに恐れるほどのものではないのだが）病気の子を入院させて、校内で事故でも起こされたら大変、さわらぬ神にたたりなしと考えたとしても無理はなかった。

私自身も病院という立場からは無条件に筋ジス患者を受け入れるわけには行かなかった。病院が病気の治療をするところであるとしたら、治療法のまったくない患者を入院させることは矛盾したことである。／大学病院でも、学生のため必要だから一人や二人は常時入院させていたが、それ以上は検査が終わったら家に帰すのが常だった。その際、治療とは肉体の治療を意味し、精神的な苦しみや社会的な悩みの解決は病院の仕事ではない、という割り切り方が当時の社会を支配していた。少なくともそこまで考えようとしなかったのが一般であった。［…］

当時の医療保険の制度では、同じ病気で三年以上保険を使うことはできなかったので、筋ジス患者の治療は事実上自費でするほかなかった。幸い会社の温情で、医療費の自己負担分くらいは、補助してくれていたが、それも微々たるもので、精神的にはもちろん、経済的にも耐えきれない最悪の事態に直面していたのである。もし私が入院を断っていたら一家心中でもするほかなかったかもしれない。その頃、障害の治療ばかりでなく、教育も生活の指導もする肢体不自由児施設がすでにできていたから、私は友人のその施設長に相談した。ところが、彼の施設はいまいっぱいで「収容できないからそちらで頼む」という返事だった。

現に厚生省からは、治療効果のあがる患者を優先的に収容して、治療効果の薄い患者は後回しにするようにという指示さえ出ていた。／私は考えた。治療法のない患者を入院させることは病院の目的に反するかもしれない。しかし、もう一段高い立場からいうなら、国は国民の幸せを守る義務がある。国立の病院が病気の治療をするのはそのためであるが、病気は治せなくとも、筋ジス患者の幸せを守ることがこの病院でしかできないとしたら、入院を拒否すべきではない。

私は、筋ジス患者を私の病院に収容してよいかどうか、厚生省の指示を仰ぐべきだったかもしれない。しかし、几帳面な役人のことだから、待ったがかからないという保証はなかったし、少なくとも意思決定に何カ月もかかる懸念があった。私は藪蛇になることを恐れて独断で収容する決心をした。／「厚生大臣ならきっと私の考えを支持してくれるに違いない」と思ったからである。／数年後、厚生省は家族の要請に応え、筋ジス患者を国立療養所に収容する方針を打ち出してきた。だから、私の

心配は杞憂に過ぎなかったといえる。（近藤［1996:5-8］）

玉浦療養所（宮城県岩沼町→岩沼市）と西多賀療養所（仙台市）が一九六〇年に統合されて西多賀病院になった。近藤は、五五年に玉浦療養所長、東北大学医学部助教授を経て、六〇年に西多賀療養所の所長に就任している。つまり所長になったその年に山田たちを受け入れた。それには一つ、玉浦療養所、統合後の西多賀療養所がカリエス他の子どもたちを受け入れていたことがある。

玉浦療養所は軍の施設だった。四八年にカリエス専門の施設となった。終戦後も傷痍軍人が多かったが、二百人ほどの中に四人の子がいて、その子たちを自発的に教える教員歴のある入所者が五四年に現われた。入所している子に教える入所者は増えていった。病床で教わるからベッドスクールと呼ばれた[★28]。病院はそれを支援した。五五年、近藤が所長として就任した。五七年、岩沼町立岩沼小学校・中学校矢の目分校として公立学校となった。カリエスでない子どもも入ってきた。この時生徒は二五名。七三年に県立病弱養護学校になるが、それまでの生徒数は一〇五名（近藤［1996］、現在は特別支援学校、その歴史について宮城県立西多賀支援学校［2013］）。

五八年頃、近藤は「玉浦療養所は辺鄙な土地にあり建物もひどく傷んでいたので」仙台市の近くに移転したいと厚生省に申し出た。

厚生省は国立療養所の統廃合を進めようとしていたところで、職員や地域の人々の反対にあって難航していた。だから私の移転の申し出には渡りに舟と応じてくれ、仙台にある国立西多賀療養所と合併することになった」（近藤［1996:58］）。「その頃、国療の統廃合の問題がもち上がり、全国的な再編成の計画がたてられていたが職員組合や地元の猛反撃に遭い、腰くだけになっていた。その中で、私の勧めていた玉浦療養所と西多賀療養所だけは何の波瀾もなく統合が完了して、私は西多賀に移った。玉浦は全国唯一のカリエス専門病院であったが、私は統合に当たって、身動きのできない患者が多いから、是非とも不燃性の病棟を建てて欲しいと条件をつけた。それが認められて、国療で初めて鉄筋コンクリートの病棟ができた。統合を実現するためにはそのくらいの無理は通さねばなるまい、と本省も肚をくくっていたのであろう。(近藤［1993:9］)

多賀療養所は日本医療団に属する療養所だった。国立療養所の統合が入所者や労働者の反対にあって困難だったことは述べた。それに比して西多賀はうまくいった、鉄筋化――これに執心する施設側の記述は他にもいくつもある(163頁)――も「全国でただ一つ円満に成功した施設統合に対する褒美だったのかもしれない」(近藤［1993:9］)と言われる。統合し入所者が五〇〇人ほど、比較して設備が整った療養所となり、玉浦のベッドスクールも西多賀に移ってきた。そしてこの年山田兄弟を受け入れることになる。保坂武雄(当時西多賀病院長)、阿部幸泰(同病院)は、北海道の八雲病院(146頁)が、学校を院内に有し、結核から他の肢体不自由児を含む収容施設となっていったのと同様、「昭和三〇年代後半、カリエス患者の著明な減少が見込まれ、小児整形外科を中心とした小児慢性疾患へと方向づけがなされた」(保坂・阿部［1976:256］)と言う。六〇年(昭和三五年)の山田兄弟の受け入れは、学校があって一定の子どもがいるという状況のもと、近藤の一存でなされたものだったが、療養所の性格がちょうど変わろうとしている時になされたものであり、やがてこの病院は重症心身障害児も受け入れるようになる。その経緯は後でに記す(144頁)。

3　重心・筋ジスの親たちの運動

結核・ハンセン病の療養者たちの運動・組織は、『国立療養所史』といった同じ書籍に、筋ジストロフィー児や重症心身障害児の親たちの運動とともに登場することがある。ただそれは、その後の論文の類においても、比較されるなら差異が見出される二つの類型としては了解されていない。そしてそうした事態は、そもそもその歴史についての記述がなく、それで私も書いてもいるのだが、その後も続いている。

六四年は「重症心身障害児（者）を守る会」が結成された年でもあり、「全国進行性筋萎縮症児親の会」も結成されている。ただその前から重症心身障害児（重心）施設に関わる動きは始まっている。多くの患者会やその家族の会は医師のまわりにできたものだが、重症心身障害児の親の会もそうだった。[★29]重度の癲癇発作を伴う知的障害児だったという自らの子のことで島田伊三郎が日赤産院にいた小林のもとを訪れたのが五〇年。島田伊三郎は当時東京・日本橋遊技場組合長。その子の住む別荘のような場を考えていると言った島田に、小林が施設の建設を提案。五五年、小林は月例の相談会「日赤両親の集い」を始め、翌年『両親の集い』が発刊され小林の文章が掲載される。[★30]この五六年に千葉の土地を取得しかけるが住民の反対によって頓挫。その後多摩の土地を見つける。ただ島田の企業の経営が悪化し当初島田が提供するとしていた額を得られなくなる。募金活動をし、資金を各所に求める。六〇年着工、六一年に島田療育園ができる。[★31]国に支援を求めこの年に請願を行なう。その際「社会の役に立たない重症児に国の予算を使うことはできない」と言われたという（北浦［1993:60］他）。[★32]その運営が困難なことを水上勉が六三年に『中央公論』で問題にして——その「拝啓池田総理大臣殿」もその施設長らによって肯定的に受け止められていることを紹介する（129頁）——それを政治が受け入れたということがあった。こうした動きについての記述は、他に比べればかなりあるから、ここではここまでにする。
比べて筋ジストロフィーの子の親の会の動きは、六四年に始まり、短い間に展開していったのだという。[★33]六四年発足の「全国進行性筋萎縮症児親の会」は、六五年の第二回大会で「日本筋ジストロフィー協会（日筋協）」と改称。川崎菊一はその最初の会長。さきにあげられた著書は川崎［1966］だが、この本も含め名前のあがった人たちの書きものを入手するのは難しい。六四年の『文藝春秋』七月号に掲載された徳田篤俊の文章に徳田［1964］がある。西多賀病院で山田兄弟を最初に受け入れた近藤文雄によると、徳田は伊藤忠の自動車部長で、「会員に負担をかけないようにと会費もとらず、自費で全国を廻って組織作りをされていた」（近藤［1996:112］、「厚生省が筋ジス収容に踏み切ったのは、伊藤忠の徳田篤俊氏の働きかけが大きかった。同氏は令息の筋ジスで苦労なされ、志を同じくする親御さんたちと、「日本筋ジストロフィー協会」を創設されたのであった。発足後間もない頃、徳田氏は西多賀へ視察にこられ懇談する機会を持った。さすが大会社の部長さん、大変立派な方で私も大いに期待していたが、健康上の理由で早く会長を退かれたのは返す返すも残念であった。」（近藤［1993:12］）[★34]
そしてその後、七六年から亡くなる八九年まで会長を務めたのは河端二男、その死後妻の河端静子が会長（理事長）を継ぐ。[★35]
結核とハンセン病療養者たちの運動は自らのために獲得し護ろうというその本人たちの運動であり、その人たちはかつては仕事をもっていたにしても今はそこから離れ・離され、施設で暮らしている。その運動はそこでようやく得られたものを護る運動であり、後退を阻止しようとする抵抗の運動だった。親たちや、本人や親たちに同情する人たちの運動はいくらか異なっている。他方、親たちや本人や親たちに同情する人たちの運動の場合、その親は（まずは）困窮している人でないこともあった。その人たちは私財を投じたり、膨大な時間を費やした。それはとても大変なことだったが、それでもそれがなんとか可能な人たちだった。

親はこの社会で最初から不利である人とは限らないということである。多く大人になって職に就き、社会の中でやってきた人だ。それは、他方にこの社会において不利な人たちがいて、不利だから支援を求めながらも、周縁にいて、抗する側にいるのと違う。これはかならずしも親に限らない。中高年に病や障害が現われるなら、その人たちにはそれまで「一般社会」での人生があり、その人たちは、それまでに稼いだ分や得た社会的つながりを利用することもできる。[★36]これらの会やそこで活動する人たちは国立療養所の所長たちによってもたいがい好意的に描かれている。対立の契機がないわけではないが、大きくは一致している。

全国重症心身障害児（者）を守る会の最初の会長は北浦貞夫で、その人は一九四三年九州大学教授、専門は基礎化学、次男尚雄のことも考え五九年辞職、東京に転居し、興国人絹パルプ株式会社の研究部長（後に東海大学教授）。神経難病であるシャイ・ドレイジャー症候群で五年間の療養後、七八年に六六才で死去するのだが、その時まで会長を続ける。そしてその後は妻の北浦雅子（著書に北浦［1966］、未見）が会長を引き継いだ。天皇皇后の臨席を賜って創立五〇周年の式典が行なわれたのが二〇一四年六月だが、この夫妻がこの五〇年の長きに渡って会長を務めた（窪田［2015］）。二つの組織の人事には似たところがある。

親はこの社会で最初から不利な位置にある人とは限らない。多く大人になり、職に就き、その社会の中でやってきた人だ。これまでに獲得してきた資産・資源を使い、人々の理解・協力を得て活動する。さらに親は子を保護する存在であり、その役割を最もよく果たしながら、その役割をいくらかは「社会」も果たすことを求める。北浦雅子は次のように書く。

最近、施設の先生に「重症児の親御さんたちは、みなさんよくがんばっておられますが、なかにはいろいろな方がいます。〝うちの子は社会の子です。職員が世話をするのは当り前でしょう〟などという親もいるのですよ」と聞かされたときには、私は血の気のひくような悲しみにおそわれました。たった一人のこうした親のために、すべての親が同じようにみられてしまいます。私たちの二〇年にわたる運動も、根本からくつがえってしまいます。いいえ、それは重症児の生命を危うくしてしまうのです、と私は叫びたくなります。／故市川房枝先生が長い間婦選運動をつづけられ、逝くなるまで、「権利の上に眠るな」といいつづけられたことを、私たちは忘れてはならないと思います。（北浦［1983:19］）[★37]

そして治療を求める。六八年についての河端二男の回顧。国立精神・神経センターについては後述（139頁）。

思えば、昭和四三年度、厚生省関係当局すらも、まさかと思っていた特別研究費五千万円が国家予算として計上され、うち二千万円が、「筋ジストロフィー症の成因と治療」の研究費にあてられ、厚生省筋ジストロフィー研究班に支出されたのである。この二千万円は当時の研究費としてはまさに破格ともいえる額で、この研究費が国立精神・神経センターをつくり、筋ジスの発病原因発見とその治療への萌芽となったのである。（河端二男［1993］）

河端二男を継いだ河端静子の文章。

「筋ジストロフィー協会は昭和三九年春、たった四三名の親たちが発会した「全国進行性筋萎縮症児親の会」から始まりました。／厚生省はただちに私たちの要望に応え「進行性筋萎縮症対策要項」を定め、発病原因と治療法に着手、専門病院として全国一〇カ所の国立療養所に一〇床ずつ一〇〇床を新設、筋ジス児の入所が始まりました。［…］

そして、同昭和三九年一二月の昭和四〇年度予算獲得では、ベッドが三〇〇床となり、昭和三九年の短い六カ月の間に大きな施策が確立していったことは、今思いおこしても、政と官と先輩協会役員の筋ジス患者の「命」を守るすさまじいまでの信念をもっての積極的な取り組みの成果に驚きさえも感じております。

［…］昭和四三年［…］特別研究費「進行性筋ジストロフィー症の成因と治療に関する研究」として本格的な厚生省研究費の計上の実現をはかり、冲中先生を班長に、(1)疫学的研究、(2)臨床的研究に重点をおき、協会も研究班員となり、全国的な患者の実態調査、無料検診、筋検査、遺体提供による医学解剖、研究センターの設立をめざし、運動を始めました。昭和五三年、国立武蔵療養所に神経研究所の開所、昭和六一年、国立精神・神経センターの発足等、研究費も年々増額され、筋ジス病床も全国二七施設二五〇〇床となり、平成一四年度関連予算は三〇六億四二〇〇万円が計上され、協会は研究班の研究に命をかけ〝一日も早く〟の合言葉でこれら予算の増額獲得に積極的に取り組んでおります。」（河端静子［2002］、一〇カ所に一〇床ずつは誤り→141頁）[★38]

他にも研究班がどれだけの額を獲得したか、家族会側の具体的な記述が様々なされる。研究、研究費の増額を求める。それは研究者にとってまったくありがたいことだった。国立療養所は、種々の困難とくに人員の手当の困難が予想されたために当初受け入れに抵抗を示すのではあるが、一定の条件が示されるなら、またその確約がなくとも病床、施設を維持するために受け入れることになる。そして国立療養所にいる医師は医学者でもあったから、研究ができるとうれしい。家族会は研究への支援を政府に要請してくれる。それでこれらの会やそこで活動する人たちは国立療養所の所長他によって好意的に、さらに感謝の相手として描かれている。第9項（159頁）で見る。

4　六三年・水上勉「拝啓池田総理大臣殿」

一九六〇年代の親の会の活動について記した。さらにそこには、政治家、メディアが関わっている。後者から。

水上勉の「拝啓池田総理大臣殿」（水上［1963a］）は、六〇年代の福祉施策の進展を語る時によく、というより必ず、あげられる。『中央公論』一九六三年六月号に掲載された水上勉のその「公開書簡」は、障害児の父親でもある自分（二分脊椎の娘がいた）の推理小説家としての収入のたいへん大きな部分が税金となっていることを嘆いた後、島田療育園の経営がたいへんであって、公金をこうした部分に使うべきことを述べる。それに対して黒金泰美官房長官の返信（黒金［1963］）がある。そして二月後の『婦人公論』には水上が島田療育園を訪ねた記事も掲載される（水上［1963c］）。

他方、同年、「拝啓」の四月前、ベルギーでサリドマイド児を親が殺害した事件をきっかけに企画された座談会の記録（石川他［1963］）が『婦人公論』に掲載される。そこで水上は障害児の生殺を決める国の機関があるとよいといった発言をしている。作家の石川達三もそうした発言をしている。小林提樹は出生前はともかく生まれたら殺さないと言っている。種々の社会福祉の教科書などで、またこれから引用していく人々の文章において、日本の障害者福祉の出発点に置かれるその公開書簡とこの座談会が同じ年に行なわれていること、書簡のことを聞いたことはあっても読んだ人は少ないだろうこと、そして座談会の方はほぼまったく知られていないだろうことから、これらの全文を立岩編［2015］に収録した。★39 そして二者が同時に存在することについて考え確認することに意味があるだろうと考えて、『相模原障害者殺傷事件』に収録されている「障害者殺しと抵抗の系譜」（［201701b］）に記した。どう考えるかはそこで述べたから、ここではこの公開書簡への言及を列挙だけする。★40

本章で見ている『国立療養所史』（全四巻のうち記述があるのは「結核編」）、『国立療養所における重心・筋ジス病棟のあゆみ』他では以下。

> 作家水上勉が重障児をもつ親の立場から「拝啓池田総理大臣殿」の書翰を発表し、時の政府に訴えた結果同誌七月号で池田総理に代って黒金官房長官が「拝復水上勉様」を発表し、今後重障児の問題の解決に努力するという異例の解答があった。これがきっかけで重障児の問題は一躍社会の脚光をあびることになった。（保坂・阿部［1976:254］、著者は西多賀病院）

> 国立療養所への筋ジストロフィー児の収容は、異例とも思われる早い速度で実施に移された。これには、厚生省当局をはじめ、発足した親の会の並々ならぬ努力が大きな力になっていることは言うまでもない。しかし、すでに知られているように、昭和三八年六月中央公論に「拝啓　池田総理大臣殿」という題で公表された作家水上勉の文章、およびそれによって澎湃としておこった日本全体の福祉への目覚めが大きな影響をもっていたものと思われる。（湊・浅倉［1976:282-283］、著者は西多賀病院）

作家水上勉が某誌に「拝啓池田総理大臣殿」の公開書簡文を掲載した。重症心身障害児の福祉の貧困に対する訴状ともいえた。これをひとつのきっかけとして、昭和四一年度以降、全国の国立療養所の中に、その収容施設が設置されるようになった。（畠山・半沢［1976:543］、著者は宮城病院、西多賀養護学校）

水上勉氏の「拝啓総理大臣殿」［…］以来、急速に重症児問題が国内でクローズアップして、国療でそれを引き受けるという方針が固まっていったようである。（近藤［1993:15］）

人々は、この公開状によって初めて、水上氏に重い障害を持つ子がいたこと、その子を中心とする氏の家庭の苦悩とその闘いがいかに深刻であったかを知ったのであった。しかも、水上氏の悲しみや苦しみは氏一人のものではなく、同様な悩みを持つ全国の多くの家庭の一代表に過ぎないということから、問題の重大さに気づいたのである。／この公開状の主が有名な作家であり、相手が総理大臣であり、それを掲載した雑誌が権威のあるものであっただけに、重症児は一躍世人の注目を浴びることになった。

池田総理は恐らくそれまで重障児のことはほとんどご存じなかったであろうから、この手紙をみて驚かれたに違いない。政府は官房長官の名において、善処する旨回答したが、それで万事うまく解決したわけではなかった。／しかし、この公開状は、重障児の問題を社会の基本的重大問題として、あからさまにしたという点で、大きな役割を果たしたといえる。

実は、それより十年も前から、重症児をもつ親たちの血の惨むような苦闘が始まっていたのである。／そして、その後、この人たちの長い年月にわたるたゆまぬ努力の集積が、実質的な解決をもたらし

たのである。（近藤［1996:84-85］、近藤は元国立療養所西多賀病院長）

国立療養所が重症心身障害児を収容するようになったのは、たしか時の国立療養所課長加倉井氏が、「拝啓総理大臣殿」［…］という作家の水上勉氏が発表された一文を見、国立療養所で重症心身障害児と筋ジストロフィーを引き受けようとされたのだということを聞いている。水上氏の一文は、何の罪もないのに脳性麻痺を始め肢体不自由と知能発育不全の複合障害児としてこの世に生を享けたものへの切々たる訴えであったと思う。（長野［1993:21］、長野準は国立療養所南福岡病院名誉所長）

そして全国重症心身障害児（者）を守る会会長・北浦雅子。

時代的背景には、作家の水上勉先生が公開質問状「拝啓総理大臣殿」…を発表、障害児問題の問題提起をして下さり、マスコミも次々ととりあげて社会的にクローズアップされたことがあり、更に、森繁久彌さん、伴淳三郎さん、秋山ちえ子先生方の「あゆみの箱」の運動などがありました。そして重症児が長い間陽の当たらないところで生きてきたことが暖かい支援を呼んで、私どもの守る会は昭和三九年六月一三日に発足しました。（北浦［1993:61］、「あゆみの箱」については本書214頁）

これらでみな水上の公開書簡は肯定的に紹介される。もっと後の時期になると、これがきっかけとなったという話は、伝聞として、業界の常識として、決まり文句として、反復され続けることになる。ただ今あげたのは、当時その関係の世界にいた人たちの書きものだから、このような受け止め方が回顧の対象となるこの時期についてあったのだろう。

もちろん水上の文章だけが動かしたのではない。実際近藤の文章にも記されてもいるように、島田療育園の小林提樹らの運動は既に始まっている。請願はなかなか聞き入れられなかったのだが、それでも継続される。そしていくらかが、まずは研究費の支出という名目のものとして、始まる。この費目が、その後も、研究者や行政にとって、また親や本人たちによって、真面目にそして便利なものとして使われることをまた後で見る。

政府からの書簡への反応がさっそく翌月にあったりする。対応する素地のようなものがあった。そして引用した長野と近藤の文章にも、厚生省の国立療養所課長が水上の文章を読んだとあった。結核療養者が減っていく国立療養所の将来のことは気にされていただろう。その将来についてこの書簡もヒントを与えたかもしれない。

そして始めるにあたっては、とくに研究費という場合には、まずさほどの金を示さずにすむことがある。そしてしばしば対象者の人の数、それに応じた金の見積もりは、当初少なめである。さほどかかるとは思われていない、そのようにして始まる。始めると増えていくが、始めたのだから、同様に必要な人たちの受け入れを拒む正当な理由はない。そして国立療養所の多数の病床が「受け皿」を用意している。こうして、自然に、増えていく。

5　政治／議員

六〇年代初頭から中盤を動かした一つに家族会の動きがあったことを述べた。それを支持し世論に訴えた水上の公開書簡もあった。それに応じた政治があり、政治家がいた。手元にある本では、まず鳩山威一郎（一九一八〜九三、七二大蔵事務次官、七四〜九二参議院議員）が、一九五〇年代後半、当時西多賀病院院長の近藤文雄（一九一六〜九八）の文章に出てくる。

一九五六年頃。結核療養所に肺結核の児童のための病院内学級が作られ始め、厚生省はその子、親たちのために、入院の費用を免除し、学用品や日用品を支給する制度の創設を考えた。だが大蔵省がなかなか認めなかったので、「困った厚生省は、われわれの所にまで側面的援護を要請してきたのである」。親の会の会長・今野正己（の息子が正広）と近藤は、大蔵省、マスメディア、代議士等を廻った。とくに今野は熱心だった。この頃大蔵省の厚生省担当の主計官が鳩山で、「何回目だったか、正広くんのことを語る彼の真情にうたれた鳩山さんは、そんなにひどかったのかと眼をうるませ、耳を傾けてくれた」（近藤［1996:37］）。より以前の同じ著者の文章では以下。

〔厚生省より〕側面から援助するよう我々の所にも依頼があったので、カリエスの子の親の会会長今野正己氏はこの時とばかり必死になって関係方面を説いて廻り、鳩山氏にも度々陳情したのである。今野氏の長男がカリエスのため下半身麻痺を起こし、玉浦に入院していたが、氏はその実情を涙ながらに訴え、鳩山氏も激しく心を動かされ予算がついたのであった」。〔この時の給付はカリエスに限られたが、後日、他の結核にも筋ジストロフィーにも制度が適用されることになった〕。／それ以来、鳩山氏は西多賀に格別の関心を持っていて下さったのである。（近藤［1993:9］）

　これが縁となって、鳩山さんはその後もベットスクールや私たちの病院には格別の好意をもたれ、ひとかたならぬお世話をして下さることになった。（近藤［1996:39］）★41

今でもしばしばあることだが、結局大蔵（財務）を動かす必要があるとき、それを動かしたい官庁・官僚が「民間」の協力を求めることがある。その相手は患者会のこともあり、業界団体のこともあるだろう。一つにこのことが言われている。そして政治家は本人の大変さと家族の苦境に心を動かされる。いま引用したのはカリエスの子どもの親の会と厚生省、代議士だった。六四年。筋ジストロフィー。

こうした〔筋ジストロフィーという〕極めて困難な病気に対しては、国家的見地から事に当るより他に道がないという考えから、三月一六日、親の会々長徳田篤俊と、副会長川崎菊一および高久寅吉ら三名は、厚生省に時の厚生大臣小林武治および尾崎嘉篤医務局長を訪問し、筋ジストロフィー症の研究に医師が専念できる研究所と収容施設の整備および医療費の助成を陳情するにいたっている。／この時大臣および局長が親の会の陳情に対して極めて好意ある態度でのぞみ、直ちに、積極的且つ具体的な対策を提示している点、まことに印象的であり、深い感銘をおぼえる。（湊・浅倉［1976:276-277］）

六五年。重症心身障害児政策の開始。

四〇〔一九六五〕年の第二回大会の折、親の涙ながらの訴えに、佐藤総理の代理として出席されていた当時の橋本官房長官が、用意の祝辞をわきに置いて、善処をその場で約束して下さったのも、忘れられない光景です。この大会の数日後、総理大臣官邸で重症児問題の懇談会を開いて下さいました。国立療養所の重症児病棟の構想が生まれたのはこの会からです。当初昭和四一年の大蔵省予算内示は一二〇床でしたが、復活折衝で四八〇床まで認められ、こうして国立重症児病陳が誕生したのです。／また佐藤総理の生命尊重論に基づいて急速に施設が増えた時期もあり、現在全国で国立八〇八〇床、民間約七三五八床となっています。（北浦［1993:61］）

佐藤は佐藤栄作（一九〇一〜七五、六四〜七二総理大臣）。橋本はロッキード事件では田中角栄とともに逮捕されることになる橋本登美三郎（一九〇一〜九〇）。親は涙し、政治家も涙する。そんなことは今でもあるが、このようにして現実は動いたようだ。そんなことが今はもっと難しくなっているのなら、まだこの頃の方がよかったようにさえ思える。

六七年。さきに鳩山のことを語った西多賀病院の近藤文雄。近藤は筋ジストロフィーの研究所設立を望み、活動した。園田直（85頁）について。

厚生大臣に、実力者といわれる、園田直氏が任命され、就任早々、私の病院を視察に来られたのである。／ベットスクールや筋ジス患者、さらにはワークキャンパスまでご覧になって、強い感銘を受けられたようであった。というのは、大臣が東京に帰られてから、至る所で「西多賀、西多賀」と連発されていたという噂が流れてきたからである。厚生大臣に就任した最初の出来事だったので、強く印象づけられたのであろう。／私は、他のことはどうでもよいから、筋ジス研究所だけは創ってほしいと大臣にお願いした。園田さんは私の説明を聞いて、／「なるほどその気持ちはよく分かる。鉛筆書きでよいからすぐ計画書を出せ」といわれた。後日計画書を提出したが「それに対する返事は梨のつぶてであった。どこかの関所で握り潰されたことは明らかで、大臣の手元に届いたとは思われない。／園田さんは、お名前のとおり、素直なこころで陳情を聞かれ、素直な気持ちで答えられたのだが、役人は戸惑ったようである。／「大臣のいわれたことをみんな実施したら厚生省の予算はいくらあっても足りない」と皮肉って、毛沢東語録をもじり、園田語録という言葉を流行らせた。（近藤［1996:109-111］）

大臣は人情家で請け合うが、結局官庁の担当部局で話が止まる。これもよくある。近藤は七〇年に西多賀病院を辞して郷里の徳島に戻り、「太陽と緑の会」――今はＮＰＯ法人、ＨＰ（太陽と緑の会［2000-］）で九八年に亡くなった近藤の文章も読める――を結成。筋ジストロフィーの人たちを撮った記録映画『ぼくのなかの夜と朝』（一九七一）の監督柳沢寿男（286頁で紹介）らと研究所設立の活動をしたという。それに参加した「西多賀ワークキャンパスに入園していた患者の榊枝清吉氏は、自宅が東京にあったので、不自由な体を押して、せっせと厚生省や大蔵省、その他関係方面に陳情して廻った。大谷局長はいつも温かく迎えてくれ、一人で立ち上がれない彼をだき抱えて立たせてくれた。斉藤邦吉厚生大臣ともすっかり顔染みになった彼は、木戸御免でつかつかと大臣室に入り、大臣も、おおまた来たかと肩を叩いて迎えてくれるのが常だった。」（近藤［1996:152］）

大谷は大谷藤郎。『精神病院体制の終わり』にも登場し、さきに紹介した（67頁）この時期の厚生行政の重要人物で、精神医療やハンセン病政策にも関わった。『国立療養史』を企画した人でもある。[★42] この大谷、そして斉藤邦吉（一九〇九～九二、厚生大臣は七二～七四と八〇）のところに出入りしていたという。こんなこともしばしばある。障害をもつまた病にある身体は時に有効に使えること、政治家や役人が受け入れることが、これも今も、ある。

そして田中角栄（一九一八～九三、七二～七四総理大臣）。

映画会、講演会、街頭での訴え、キャラバン隊による九州及び東海道巡回等、あらゆる手段を尽して署名を集めた。全国の運動は順調に進み、昭和四八年四月には二五万の署名を携えて全国の代表が国会に請願した。国会議事堂では、自民党から共産党に至るまで、超党派で玄関に出て歓迎してくれた。両院の社労委員会は全会一致で請願を採択、政府に送付された。次いで同年九月、八田貞義代議士の紹介で田中角栄首相に陳情したが、首相は言下に、必ず作る、この予算は枠外と何回も秘書官に念を押された。翌日の自民党の機関紙自由民報には第一面トップに大見出しで、首相一〇〇億円で研究所を作ると約束、と出ていた。その後総理府の「政府の窓」にも、総理大臣と斉藤厚生大臣が、一〇〇億でも二〇〇億でも出そうではないかと話し合われたという記事が出ていた。／これで我事成れり、と私は感涙にむせんだ。（近藤［1993:14-15］）

著書において重なる部分。

代表五名が応接室に招き入れられて首相のおいでを待った。やがて田中角栄首相が執務室の扉をあけて応接室に現われ、八田先生からわれわれが紹介された。／首相は私を右側の、榊枝氏を左側の椅子に招じてすわらせた。／陳情の主旨を一通り聞かれて首相は、／「私はかねがね大変気の毒に思っていた。この研究所は必ず作ります」／ときっぱりといわれた。

いささかの疑問も残さぬ明快な答えで、前々からはっきり決断しておられたことは明白であった。しかも注目すべきは、「この予算は枠外」と何回も秘書官に念を押されたことである。それは首相の並々ならぬ決意を示すものであった。／もし研究所の予算を、厚生省の予算の中から出すとすれば、ほかの子算を圧迫し、ひいては研究所の予算も十分に取れなくなる恐れがあるからである。

われわれは「百億円つけてほしい」とお願いしたが、金額に関してその場では可否の言葉はなかった。しかし［…］／後日、総理府の機関誌『政府の窓』に、田中首相と斎藤厚生大臣が話し合われて「筋ジス研究所には百億でも二百億でも出そうではないか」といわれたことが出ていた。

私は首相のこの言葉を聞いたとき、全身に衝撃を受け、すべてが突然夢幻の世界に変わったように思えた。／涙がとめどもなく溢れて、お礼をのべる声もつまってしまった。／「天にも昇る心地」とはこのことだろう。陳情が終わって、足も地につかぬ思いで控え室にかえり報道陣に囲まれた。／「ああこれで研究所ができる、これが世界の筋ジス研究のメッカになる」と思うと、また新たな涙が溢れて止まらなかった。

翌日の自民党の機関誌『自由新報』の第一面トップに大見出しで、写真をのせ、「涙、涙、首相、筋ジス研究所に百億約束」／と報じていた。朝日、毎日、読売、その他市販の各紙も大きく取り上げてくれ、テレビ、ラジオも報道してくれた。／私はこれで万事解決と考えた。「枠外で百億円くれるのだから厚生省も文句はないだろう」と。[…]／ところが、好事魔多し、ことはそう簡単には運ばなかった。最大の痛恨事は田中総理の失脚であった。私の考えた理想的な研究所は田中総理ほどの実力者でなければできないことであった。／その証拠に、斎藤厚生大臣にせっつかれてようやくできた研究所の予算は九億円という見る影もない哀れなものとなっていた。（近藤［1996:134-143］）

その後、次の首相になった三木武夫に会いに行ったのだが話は聞いてもらえず、という話もあり、またそのセンターが秋元波留夫（35頁）らの主導によって当初近藤らが構想していたものと大きく異なる「国立精神・神経センター」になってしまうその経緯と近藤の恨みと嘆きが記されるその後の部分は、私にはおもしろいのだが略す。[★43]

6　六四年・筋ジストロフィー・「患者収容に関する最初の打合せ会の頃」

六四年当時についての西多賀病院副院長の湊と同院の浅倉の記述。

進行性筋ジストロフィー症が一つの筋疾患として、ドイツの医学者エルプにより記載されてから約一〇〇年になる。決して新しい病気ではない。しかし、わが国でこの病気が本当に社会の注目を集めはじめたのは極く最近である。正しく言えば、昭和三九年以降である。原因も不明で、治療法も無いまま、時には正しい診断さえつかないままで、この病を負った子供たちは他人の知らない場所で、その短い生命を終えていたのである。これを看とっていた家族の苦痛は想像を絶するものがある。

川崎菊一著「この子らの救いを求めて」［…］の中にこうした家族、特に父親の苦悩と怒りが、まことに鮮明に記載されている。そして、この書は、同時に、わが国における筋ジストロフィー対策の黎明期を伝える極めて貴重な資料ともいうことができる。

九州の佐世保に住む著者が、筋ジストロフィー症の子を持つ親としてありとあらゆる苦労を味わいつつ、同じ病に苦しむ他の家族との協力によって、ついに「全国進行性筋萎縮症児親の会」（現在の「日本筋ジストロフィー協会」）を結成するに至ったのが、昭和三九年三月五日である。

こうした極めて困難な病気に対しては、国家的見地から事に当るより他に道がないという考えから、三月一六日、親の会々長徳田篤俊と、副会長川崎菊一および高久寅吉ら三名は、厚生省に時の厚生大臣小林武治および尾崎嘉篤医務局長を訪問し、筋ジストロフィー症の研究に専念できる研究所と収容施設の整備および医療費の助成を陳情。／この時大臣および局長が親の会の陳情に対して極めて好意ある態度でのぞみ、直ちに、積極的且つ具体的な対策を提示している点、まことに印象的であり、深い感銘をおぼえる。（湊・浅倉［1976:276-277］）

川崎によると大臣・局長の回答の大要は、「研究機関や収容施設の設置については、施設の建物よりも研究や看護に従事してくれる医者や看護婦から探さなければならないが、なかなか来てくれる人がない。そこでとりあえず次の三つの方法が考えられる。その1は、国立療養所は将来有休病棟が発生する見込なので、これを利用することである。結核入院患者は逐次減少傾向にあるので、国立療養所を利用することは最も着手が早い。／その2は、研究を大学に委託すること。／その3は、研究機関を全く新しく新設する考え方。新設の場合、東京は地価が高いから地方でも差支えないと思う。」といったものだったという。三月一七、一八日、徳田、川崎らは、関係議員を通じ衆、参両議院に請願。「厚生大臣および医務局長によって示された構想はその後極めて迅速に実現に移され、同年五月六日（先の凍情後わずか四〇日余りにすぎない）、厚生省は進行性筋萎縮症対策要綱を発表。」（湊・浅倉［1976:277］）

「進行性筋萎縮症児対策要綱」（厚生省［1964］）は以下。(1)収容及び治療について、各担当施設は協力大学と連携を密にして収容患者の選定、治療方針の確立に遺憾なきようにするとともに学齢期にある者に対しては教育の機会を与えることとする。(2)本病は病期、病勢によってはリハビリテーションの対象となるので当該患者には積極的にリハビリテーションサービスを行うこととする。(3)研究は治療と同様に大学と協力して積極的に推進することとする／医療費は国立療養所入所費等取扱細則により保険診療費の一〇〇分の八〇とし、療育医療の適応については今後検討すること。(5)親の会とは連絡を密にしてこれを育成すること。

そして発病原因及び治療法研究に着手するため、第一次筋ジス医療機関（すべて国立療養所）を指定し、千葉県の下志津病院、宮城県の国立西多賀療養所内に各二〇ベッドの専門病床を設けることを規定。（西多賀病院がそれ以前、六〇年から筋ジストロフィー児を受け入れていたいきさつについては前に述べた（67頁）。）そして同年六月、広島県の原療養所に一〇床、八月、大分県の石垣原病院、大阪府の刀根山病院、北海道の八雲療養所、徳島療養所にそれぞれ一〇床設置、さらに九月、三重県の鈴鹿病院に一〇床指定。全国八ブロック八療養所合計一〇〇床の筋ジストロフィー用ベッドが指定された。こうしてこの六四年、二〇×二＋一〇＋一〇×四＋一〇床で一〇〇床となる。★44「当時、厚生省では筋ジス児が一四、五歳で亡くなっていたことから実数の把握が出来ずにいた。筋ジス児の親は入所希望を出し、殺到」したという（伊藤・田中［2007］）。★45また八月、厚生省が六五年度の進行性筋萎縮症対策として、児童局関係約一億四〇〇〇万円、医務局関係約九億八〇〇〇万円、計一一億二千万円の予算案を大蔵省に提出。

「何れにせよ、国立療養所に筋ジストロフィー症患者を収容するという、おそらく世界でも類を見ない画期的なでき事がこの時はじめられたのである。」（湊・浅倉［1976:278］）この、『国立療養所史（結核編）』所収の湊・浅倉の文章の「患者収容に関する最初の打合せ会の頃」という項では、「いよいよ患者の収容ということになり、それに関する最初の打合せ会が持たれたのが昭和三九年九月一一日である。その会議の会場施設であった徳島療養所の神山南海男所長より、当時の模様およびその後の経過について、極めて貴重な資料の提供をうけた」（湊・浅倉［1976:278-279］）としてその文章が引用されている。

昭和三九年春頃から、進行性筋ジストロフィー症児を国立療養所に収容する計画が具体化しはじめ、その最初の収容に関する打合せ会が行われたのは、昭和三九年九月一一日である。／場所は徳島市経済センターで、出席者は本省から大村潤四郎国立療養所課長、古崎正義課長、真杉武医療係長、大学側からは徳島大学黒田銘一郎医学部長、三好和夫内科教授、山田憲吾整形外科教授、勝沼信彦酵素化学教授、野島元雄助教授、西条一夫講師、その他医局員、各地の医務局長、次長あるいは専門官、担当施設として各ブロック一箇［…］の院（所）長、事務長、事務長補佐等の参加がみられた。［…］／徳島で開催されたのは、徳島大学に、古くから本病究明に当られている三好教授ならびに異色あるリハビリテーションを提唱されている野島助教授がおられるためで、両氏の講演および臨床指導に併せて、大学附属病院における本症患者の実態を見学する便宜のためであった。

この時、本省から示された対策要綱（案）の主なものは以下の如くである。／収容および治療は本病の本態が不明で比較的長期入院を要するために、各担当施設はそれぞれ協力大学と連絡を密にして収容患者の選定、治療方針の確立に遺憾のないようにすると共に、学齢期にある者に対しては、教育の機会を与えることとする。／また、本病は病期、病勢によってはリハビリテーションの対象となるので、該当患者には積極的にリハビリテーションを行うこととした。研究は治療と同様、大学と施設が協力して推進することとした。［…］[★46]／医療費は国立療養所入所費等取扱細則により保険診療費の一〇〇分の八〇とし、療育医療の適用については今後検討すること。親の会とは連絡を密にしてこれを育成すると記され、参考として、アメリカの筋萎縮症協会が三大民間団体の一つとして研究費の交付等を行っていることを述べ、わが国にもすでに協会が結成されていることが話された。／その他、細部の口頭指示としては中等症以下の患児を収容し、年齢は一五歳未満、最大収容期間は一年とし永久収容は考えていないこと、看護要員は四〇床に対し一〇人の予定で、合併症などで重篤なものは特別に収容する方法を講ずるということであった。これらの原則的事項に対する質疑応答は活発で、たとえば看護要員は三人に一人を目標とすることに改められたりしたが、当時の国立療養所の空床の関係もあって早急には実現困難な事項が多く、職員や患者の説得にやや時日を要した次第である。」（神山・松家［1976:279-281］）

「雰囲気」が伝わると思って引用を多くしている。他にいくつかが知られる。米国の組織が直接に研究機関に研究資金を提供する組織であるのに対して日本の親の組織はその資金の拠出を（研究者たちとともに）政府に求めていくのだが、その差異はあまり気にされていないようだ——ちなみに私は米国流がよいとは考えておらず、そのことについても述べることがあるだろう。また「最大収容期間は一年とし永久収容は考えていない」という方針は実現されることはなかった。これは、児童福祉法の施設で一八歳を超える人が多くなっていくなど、他の種々の施設についても言える。その入院の一年の後のことはどのように考えられていたのかとも思うが、ともかくその時にはこのような方針が出されたということのようだ。

こうして筋ジストロフィーの人たちについては、六〇年代にまず制度ができたから、その後七〇年代に認定されていく「難病」とは別にされた――それが統合されるのは二〇一五年になってのことになる。★47そして各療養所は受け入れの困難を思いそして、訴えながら、受け入れていく。

7　六六年・重心の受け入れ

同じ「結核編」に収録されている同じ西多賀病院の当時の院長保坂武雄、同院の阿部幸泰（著書に阿部［1984］［2012］）の「重症心身障害児（者）の医療」（保坂・阿部［1976］）の「国立療養所が重症心身障害児（者）を収容するにいたるまでのいきさつ」では以下。この時期に起こったことの簡潔な要約にもなっているので、すこし長く引用する。

昭和三六年五月一日に重症心身障害児を収容する施設として、島田療育園が開園された。日本における重障児はそれまで、全く野放し状態におかれていたと言ってよい。昭和三二年頃、東京の日赤産院には重症欠陥児（現在の重障児）が二〇人も入院していた。治療効果があがらないこれらの患児は当時健康保険の対象外とされ、行き場所のないこれらの患児をかかえた産院の小林提樹小児科部長は、これらの子供を救うためには、特別な施設を作るより外に方法はないと考えていた。小林は昭和三三年重障児を持った島田伊三郎に病院をかねた収容所を作ることを説いた。この考えに同意した島田は財産の殆んどを投じ、都下の南多摩郡多郁多摩村に一五〇〇〇坪の土地を求め、収容施設の建設に着手しようとした。しかし折からの不景気に見舞われ計画も危ぶまれたが、二人は有力な政・財界の人々を動かし、三三年一一月に日本心身障害児協議会を発足させ、一五〇〇万円の予算で島田療育園を設立することにこぎつけた。昭和三五年一〇月日赤産院を辞し、三六年五月一日ようやく島田療育園が開園することになった。

昭和三八年「中央公論」六月号で、作家水上勉が重障児をもつ親の立場から「拝啓池田総理大臣殿」の書翰を発表し、時の政府に訴えた結果同誌七月号で池田総理に代って黒金官房長官が「拝復水上勉様」を発表し、今後重障児の問題の解決に努力するという異例の解答があった。これがきっかけで重障児の問題は一躍社会の脚光をあびることになった。／また同年七月、厚生省は「重症心身障害児の療育について」の次官通達を出し、早い速度で法的裏付けに近づける努力を示した［…］。★48 一方諸団体は、昭和三九、四〇年度の国家予算編成に対する重点項目として、重障児対策を入れてもらう運動を行った。

三九年六月全国重症心身障害児（者）を守る会が発足し、同月全国大会を開き、国の重障児対策の貧困を社会に訴え、大きな共感と支持を受け、政府自ら国立の重障児施設や、心身障害児（者）のコロニー設置を約束するまでになった。これが四一年度国家予算に国立重症心身障害児（者）施設一一箇所五二〇床をもりこむ原動力となった。（保坂・阿部［1976:254-255］）

同じ文章の後の「重症児病棟受け入れ当時のいきさつ」でもう一度同じことが繰り返される。「いきさつ」については次項（151頁）で。

水上勉の書翰や、守る会の運動などで、政府は国立の収容施設や、コロニー設置の約束をするはめになったからであるが、具体的に国立療養所側に伝えられたいきさつは、成瀬の資料にくわしく述べられている。要約すると［…］（保坂・阿部［1976:257］）

「重症心身障害児」の受け入れについて、国立療養所の側は、対応の必要性については認めながらも、負担が大きく、受け入れが困難であることを言い、しかし結核の後に組織をも継続させていこうとするなかで、人員の増員を求めながら、受け入れることになる。さきに引用した保坂と阿部の文章では、「原動力となった」の後、「この頃の国立療養所のおかれていた状況をみると、昭和三〇年代の後半頃、予防医学の普及、化学療法、外科療法の進歩で、結核患者の入院は次第に減少して来ており、将来なんらかの方向転換を考慮せざるを得ない状況になってきていた。この辺の事情を寄せられた原稿をもとにしてお伝えしょう」（保坂・阿部［1976:256］）として、幾つかの文章を紹介あるいは引用している――このような構成だから、もとの全文はなく、目次にもあがっていないのだが、文献表にはあげておく。

まず八雲病院（北海道、後に筋ジストロフィーの人たちを収容していく）の院長篠田實（実）の文章の一部がそのまま引用されている。

結核患者の減少に伴い、北海道においても昭和三七年度より地方医務局を中心に、国立療養所の将来の性格付けについて模索していた。当時道内の医療需要の見通し、診療圏の現況性格付けとその目標にわけてかなり詳細な検討を行っていた。たとえば八雲病院においてもその検討がなされ、⑴結核病床の人口一万人当りの比率が高く、／⑵歴史的背景により、比較的安定した診療圏と病床利用率の高さをもち、／⑶小児療育施設として安定した診療圏がある／等により、一般結核を主とした小児療育施設がもっとも適した性格であろうと考えられ、四箇年におよぶ整備の計画もたてられていた。昭和三二年六月より肺結核、骨関節結核の児童を対象とした学童病棟が町立八雲小、中学校の特殊学級として認定され、医療と教育の場としての第一歩をふみ出していたのであった。（篠田［1976:255-256］）

そして、この動きが一九六〇年になると「全道的規模となり結核のみならず、他の肢体不自由児を含めた収容施設という性格に落着きつつあった」とまとめ、次に「西多賀病院でも八雲病院と同様な歩みをしている」とする。西多賀病院の「前身の一つである玉浦療養所は昭和二三年より骨関節結核専門療養所として出発し、昭和二九年にカリエス児童のため私設の小学校が誕生し、これが昭和三二年にこの地区の小、中学校の分校となった。昭和三〇年代後半、カリエス患者の著明な減少が見込まれ、小児整形外科を中心とした小児慢性疾患へと方向づけがなされた」（保坂・阿部［1976:256］）。カリエスには脊椎・肋骨のカリエスなどがあり、その大半は結核の時の二次感染。それが結核の減少とともに減っていった。

次に石井［1976］が引かれる。「前静岡東病院長の石井良平の資料によると、昭和四〇年度までは一八〇名程度の在院患者があったが、昭和四〇年以降退院患者が入院患者をはるかに越すようになった。即ち、昭和四〇年度入院三四、退院六四、昭和四一年度入院五四、退院七〇、昭和四二年度入院三九、退院六八。以上差し引き七五名の減少となり、入院患者の著明な減少をきたしている。」（保坂・阿部［1976:256］）

さらに前長良荘長の成瀬昇（当時三重県の明星療養所長、長良荘・日野荘は岐阜県、後に国立療養所岐阜病院）が寄せた資料（成瀬［1976］）から以下。「昭和四〇年頃国立療養所では合併論が盛んで、長良荘も、長良川向いの日野荘との合併論がでていた。しかし成瀬は地域の医療ニードと結びついた特徴ある施設に変身できるものであれば合併しなくてもよいだろうと考え、手始めに整形外科の分野についての教えを請うため、岐阜大整形外科の綾仁教授に面会を求めた（昭和四〇年四月）。教授から肢体不自由児通園訓練施設が欲しいといわれ、五月に厚生省の大村国立療養所課長を説得、滝沢母子衛生課長の激励を受け、改築予算をもらい、八月末に、肢体不自由児訓練所を開所させた。／以上の資料が示すように全国的な結核患者の減少に伴い、各施設は何らかの方向転換を迫られていたわけである。」（保坂・阿部［1976:256-257］）

そして「本省」の方針があった。水上勉、守る会の運動を受け、「国立の収容施設や、コロニー設置の約束をするはめになった」政府が国立療養所側に伝えた、そのいきさつを成瀬の資料から「要約すると」と書かれた部分をさきに引用したが、その続き。

昭和四〇年九月二八日、東京勧銀本店で四〇年度秋季全国国立療養所長会議が行われ、そのとき本省説明で、重症心身障害児施設は医療施設として考えてゆきたい旨が発表された。一〇月二日、希望施設長が島田並びに東京小児療育園を見学。一〇月四日、日比谷の松本楼で小林提樹・小池文英両博士の講話をきく。午後、国立療養所課長、母子衛生課長同席で出席施設長全員と協議があった。「現在世論では、国立施設でこれら重障児を扱えという声が喧しいが、果して現在の国立療養所でこれらを世話できるであろうか。」これに対して施設長側よりの積極的意見は殆んどなかった。最後に、今すぐ引きうけ得ると答えられる施設がありますかという問に、A療養所のA所長が一人だけ手をあげた。A所長は上京するとき職員代表より、どんな患者でも引き受けるから必らず手を挙げてくれる様に依頼されたのだという。

このあと各々の施設長は施設に帰って、重障児施設を引きうけるかどうか決定を迫られたわけである。長良荘では病棟の敷地、設備内容、医師、看護婦その他の人的資源将来像などについて検討、引きうけるべきかどうかについて悩むのであるが、びわこ学園などを見学、岡崎園長に会い、話をきき、引きうける以外に長良荘の生きる道はないという結論に達し、地方医務局に申し出るのである。(保坂・阿部［1976:257-258］)

小林提樹はさきにすこし紹介したし(124頁)、中では知られている人である。小池文英は整枝療護園に長く務めた。整枝療護園(東京都板橋区)は一九四二年開園。日本医療団(75頁)に属した。空襲で大部分を消失。四六年に再建。五一年に児童福祉法に基づく肢体不自由児施設になる。六七年に重症心身障害児施設「むらさき愛育園」を同じ構内に開設、八〇年に外来部門を加え、三つの部門を合わせ「心身障害児総合医療療育センター」と総称。小池(一九一三〜八三)は東京大学医学部卒、文部省の技官から、整肢療護園に務め、二代目の園長になる。★49 脳性まひ等、障害児の医療、リハビリテーションはこの施設が先駆とされる。★50 引用を続ける。引用した部分の後には年度別整備状況の表が付される。

九州地区では再春荘の小清水荘長の資料を紹介する。昭和四一年重症心身障害児収容施設を設置するにあたって、九州地区では福岡東病院と再春荘にその白羽の矢がたてられ、地方医務局より設置の要請を受けた。当時福岡東病院は一〇〇〇名以上、再春荘においても八〇〇名近い結核患者を収容しており、これら多数の結核患者と共に全く異質のものといえる重障児を同時収容することには、少なからず躊躇せざるを得ない状態であった。おそらく感染に対しても極めて抵抗力が弱いであろうこの子供達を収容することともなれば、余程の良い条件下、態勢下でなければうまく行かないのではなかろうかと考え、地方医務局とも再三話し合った。再春荘の意見は充分内容の整った設備、九州地区は夏期は特に暑い地区でもあり冷房の設備の必要性や、また職員の定員は患者一人に対し一・五乃至二名であるとのこと、少なくとも一：一の必要性を要望したものであったが、到底叶えられそうにもなかったので初めは辞退した。しかしこれは重障児を収容するというそのことを嫌ったものではなく、引き受けても充分なことができない限り却って申し訳ないと考えたからに外ならない。福岡東病院においても辞退したようであるが、思うにみな同様な考えからではなかったろうか。当時福岡東病院の梅本三之陵助は九州地方医務局の医療専門官を兼務していたので、片や勧告すべき立場であり、片や辞退したい立場であり、板挟みとなり、さぞかし困却したであろうと思われた。この様なわけで当初昭和四一年度の整備計画から九州地区は外された。さらに成瀬の資料によると、「一一月二六日松本楼で本省主催の施設個別折衝があった。ここで国立療養所課、整備課より受け入れの可能性について質問を受けた。昭和四一年一月六日の夕刊によると、大蔵省原案で重障児施設は全国に三箇所と発表。一三日夕、七時のニュースで全国一一箇所に決定と再発表があり、一四日に決定の報を受けた」と述べている。

かくして昭和四一年度の整備予算がつき昭和四二年二月頃より患者収容を開始、その後毎年施設整備がなされ、その後毎年施設整備がなされ、昭和四九年度までに七六施設七五二〇床の整備が行われた。（保坂・阿部［1976:258-259］）

ここに一つあるもの、語られるものは同情だ。親たちが悲しい話を語り、それに政治家たちが共感したことは既に紹介したが、医師、施設の経営者もまた感じ入るところがある。西多賀病院の近藤文雄は六〇年に筋ジストロフィーの山田寛之・秀人・富也を受け入れたが、それは母親他の切々とした訴えがあってのことだった（67頁）。厚生省からの打診の後ではあるが、積極的に受け入れようと思ったという言もある。国立療養所西奈良病院の岩田真朔。

昭和三九年頃の事と思うが、東大阪の多分八尾市あたりだと記憶するが、「七〇歳位の男の老人が三五歳位の重症心身障害児（重心）の子供を長い間看護していたが、寄る年波で自分は何時死ぬかも分らない、自分が死んだらこの子がどうなる事か分からない、誠に不憫な事だと思い、子供を殺して自らは井戸へ投身自殺する」と言うショッキングな事件が起きた。たまたまこの時厚生省から療養所に重心病棟を作りたいから有志の所長は申し出よとの通達が来ていたので早速申し出た。

全国で有志の所長全部が厚生省へ集められ、一応の教育が終わってから東京都の療育園を見学に行った。私は重心の子供を見るのは初めてであったので一驚を喫した。かかる子供の看護を昼夜の別なく長期間行ったら親は疲労困憊するのは当然の事である。かかる患者は国立療養に収容して採算を度外視して、治療、看護すべきであると痛感して重心病棟を作ることにした。（岩田［1993:29］）

その人たちの多くは最初は実際の重心の子たちを知らない。会って驚く。やがて関わるようになる人もいる。医師たちはなおす人たちだが、そして医学者である医師たちはなおすための研究に関わるのだが、その相手の人たちは残念ながらなおることはないと知る。なおすことはできない医師たちは、哲学者のようであったりする筋ジストロフィー児たちに感銘を受けたりするのでもある。後で紹介する（238頁）。

さらに厚生省（の役人）に同情したと語る人もいる。幾度も出てくる仙台・西多賀病院の近藤文雄。

厚生省が国療の中の数施設を選んで説明会のようなものを開いた時、私も呼ばれて出席した。話を聞くうちに、担当課長が大変心を痛めておられる様子が分かった。無理もない。今まで結核ばかり扱ってきた国療で、水と油のように違う重障児の世話ができるだろうか。したがって、引き受けてくれる施設があるだろうか、と心配しておられるのである。

本来なら、患者が激減した国療は閉鎖して、新たに重障児施設を作るべきである。統廃合計画はその意味も含んでいたのであろうし、現にアメリカでは結核療養所は次々に閉鎖されていた。それが日本ではできないのである。そこが合理主義のアメリカと義理人情の支配する日本の国柄の違いであり、東西文化の特性が窺えて面白い。何れにしても落ちつく所に落ちつくしかないのだが。

とにかく、厚生省としては遅疑逡巡してばかりはおられないので、国療にそれができるかどうかの結論を出す前に、見切り発車せざるを得なくなっていたようである。西多賀にやれという命令は一言もなかったが、私には課長の苦しい立場がよく分かった。そして、いつまでもそっぽ向いてはおられないような気がしだした。

考えてみれば、西多賀はカリエスや筋ジスの治療で寝たきりの患者の世話をすることに馴れていたし、ベッドスクールで子供の扱いにもある程度習熟していた。また、日頃病弱児に接する職員の態度の優しさや細かい心くばりから見て、重障児を引き受けても何とかこなせそうに思えた。したがって、国療で重障児を引き受けるとしたら、西多賀をおいて他にない。その西多賀がいつまでも知らぬ顔をしているのは余りも酷い。筋ジスと二兎を追うようにもなるが、この際、西多賀を小児専門の病院に切替えてもよいではないか、という考えが閃めいた。私は全職員を集めて意見を聞いたが反対するものはいなかった。／そこで私は療養所課長に会って、西多賀は重障児をやらせて頂きます。もし、他の施設が引き受けないようだったら、六〇〇床全部お引き受けしても結構です、と申し上げた。課長は飛び上がるように椅子から立ち上がって、有難うございますと、深々と頭を下げられた。これには私の方が面食らってしまった。（近藤［1993:15-17］）

西多賀病院はカリエス（結核菌による骨関節感染症）の子どもたちを受け入れ、親の訴えに心が動いて国立療養所として最初に筋ジストロフィー児を受け入れ、既に一定の受け入れをしていたので、重心の子の受け入れも可能だと思ったという。他にも北海道の八雲病院のようにカリエスの子のための学校があってそれを引き継ぐ形で筋ジストロフィー等の子どもたちを収容していく。

ただ、同情する人たちも当初はためらった。それは当然のことではあった。これも度々の西多賀病院の湊・浅倉。

長い間、結核特に肺結核だけをその対象として組織され、訓練されてきた国立療養所が、今までとは全く異なる筋ジストロフィー症児を受け入れることになったのだから、その困惑は大変なものであった。殊に、人的、予算的裏づけの殆んど無いままの発足であったのだから一層である。（湊・浅倉［1976:283］）

重心の子どもたちの受け入れは筋ジストロフィーの子たち以上に難しいと思われた。さきに引用した（148頁）のと同じ箇所を再度引用する。

「昭和四〇年九月二八日、東京勧銀本店で四〇年度秋季全国国立療養所長会議が行われ、そのとき本省説明で、重症心身障害児施設は医療施設として考えてゆきたい旨が発表された。一〇月二日、希望施設長が島田並びに東京小児療育園を見学。一〇月四日、日比谷の松本楼で小林提樹・小池文英両博士の講話をきく。午後、国立療養所課長、母子衛生課長同席で出席施設長全員と協議があった。「現在世論では、国立施設でこれら重障児を扱えという声が喧しいが、果して現在の国立療養所でこれらを世話できるであろうか。」これに対して施設長側よりの積極的意見は殆んどなかった。最後に、今すぐ引きうけ得ると答えられる施設がありますかという問に、A療養所のA所長が一人だけ手をあげた。A所長は上京するとき職員代表より、どんな患者でも引き受けるから必らず手を挙げてくれる様に依頼されたのだという。（保坂・阿部［1976:257］）

この会議はさきに西奈良病院の岩田が記していた（151頁）のと同じ会議だろう。岩田が手をあげたのは会議の後のことだったと読めるから、A所長は岩田ではないのだろう。当時、結核療養者の減少に伴い職員の側から、別の種類の人たちでも引き受けようという動きがあったことを紹介した（108頁）。この時の「どんな患者でも」という依頼は、こうした筋のものであったのだろう。

8　慶賀すること

一九六四年三月一六日、筋ジストロフィーの子の親の会の三人が厚生省に厚生大臣と医務局長を訪問、筋ジストロフィー症の研究に専念できる研究所、収容施設の整備、医療費の助成を陳情した。翌日、翌々日は関係議員を通じ衆参両議院に請願。その時について子どもたちを引き受けることになる療養所の関係者、医学者の文章。

この時大臣および局長が親の会の陳情に対して極めて好意ある態度でのぞみ、直ちに、積極的且つ具体的な対策を提示している点、まことに印象的であり、深い感銘をおぼえる。（湊・浅倉［1976:277］）

この陳情に対し、厚生省はきわめて好意ある態度を示し、積極的かつ具体的な対策を提示されたことは感銘にたえないことであった。時あたかも日本経済の高度成長期にも際会して、福祉社会の建設が国是として脚光を浴びつつあったことも幸いし、厚生省の施策は急速に進んだ。（山田［1983:2］）

この二つに限らず、この時期以降の筋ジストロフィー、「重心」、難病施策に、施設長としてそして／あるいは厚生（労働）省の研究班員として関わった医学者・医療者の了解、慶賀の表現は、その細部も含め、しばしば共通している。

湊・浅倉は仙台・国立療養所西多賀病院。[51] 山田憲吾は徳島大学医学部。学長も、この後立ち上がる研究班の班長も務める。[52] 六四年九月に初めて開催された厚生省と医療者・医療機関との打ち合わせ（後述）は徳島で行なわれる。引用したのはその研究班の七二年から七八年までの成果を報告する報告書の冒頭部分。その直後は以下。

国立療養所への患児の収容は異例ともいえるほどの速さで実施に移された。これには厚生省当局と進行性筋萎縮症児親の会のなみなみならぬ熱意と努力に負うものであるが、当時の日本の画期的な経済成長とこれにともなって澎湃として湧きおこってきた福祉への目覚めもその背景をなしていたことは否めない事実である。折しも、貧困の追放と抗結核剤の導入が当時のわが国の結核事情に空前の転換をもたらし、結核症は激減し国立療養所の結核病棟には空床がめだつようになっていた。そして、筋ジストロフィー児の収容には当面この結核療養所の遊休病棟が転用されることになったが、これは世界に例をみないわが国特有の今日的な発想であった。（山田［1983:2-3］）

もちろん、新しくものを書くのがこの人たちの仕事ではなく、認識が変わらないということであれば、なにも問題のないことなのではあるが、山田はほぼまったく同じことを十年後にも述べる。本章ではおもに『国立療養所史』（全四巻、七五〜七六年）を見ているが、さらにだいぶ後に出た『国立療養所における重心・筋ジス病棟のあゆみ』（あゆみ編集委員会編［1993］）がある。そこから三つ引くが、その一つが山田のもの。

国立療養所への患児の収容は異例とも言えるほどの速さで実施された。これは、厚生省当局と進行性筋萎縮症児親の会のなみなみならぬ熱意と努力に負うものと考えられるが、その頃の旺盛な経済成長下に澎湃として沸き起こりつつあった福祉への目覚めがその背景をなしていたことは否めない。そして、患児の収容は弥縫策ながら結核療養所の遊休病棟を整理し、これを転用することになった。

これは、世界に例を見ない我が国特有の今日的発想とも云える。しかしながら、長年にわたり結核症、殊に肺結核の治療に専門的に取り組み、そのように訓練され組織されて来た国立療養所が、未経験もさる事ながら、全く異質の疾患、筋ジストロフィーなる難病に対処しなければならなくなった訳で、当初は少なからざる戸惑いのあったことは否定し得ない。

ともかく、当事者の熱意と努力によって速やかに克服せられたことは美事と言う外はない。（山田［1993:50］）

谷淳吉（国立療養所東高知病院院長）。

強調したいことは［…］世界に類例のないすばらしい療育体系の整備と人材の育成、研究の結実がみられつつあることである。（谷［1993:35］）

篠田實（元国立療養所八雲病院長、当時市立函館保健所長）。

当初は八雲には当然のことながら結核の患者さんも入院していたが、それと別棟に筋ジスの患児を収容することができ、そのうえこれ程多くの神経筋疾患を一度に診察することができ、聊か興奮したことを思い出す。勿論初めての経験でもあり、診断不明の症例も多くあったが。［…］研究班から頂く研究費も私共にとって大いに励みになっていた。当時療養所が地方医務局を経由して配布される研究費はかなり少なかったようであるが、筋ジストロフィー関係の研究費はそれに比し遥かに多く、そのため一般に交付される研究費は辞退した程であった。（篠田［1993:41-43］）

親たちの動きがあり、その親の会の陳情があって政治が動く。議員や政府が受け入れ、それを受けて国の役所が対応し、国立療養所に働きかける。療養所側はためらいがあったが、受け入れる。まず、当時の施設長や研究者は働きかけた親の会やそれに応えた政治に肯定的だった。そして山田は六〇年代の経済成長と「福祉への目覚め」を挙げている。国立療養所の転用を「世界に例をみないわが国特有の今日的な発想」「世界に例を見ない我が国特融の今日的発想」とする。ほとんど同様の表現がここでもたくさんある。「おそらく世界でも類を見ない画期的なでき事」（湊・浅倉［1976:278］）、「世界に類例のないすばらしい療育体系の整備と人材の育成、研究の結実」（谷［1993:35］）、各療養所に研究協力の大学が指定される仕組み（後述）について「極めて画期的な試み」（湊・浅倉［1976:278］）、等。

篠田の文章にもすこし出てきたように、厚生省による研究費を使う研究班が立ち上げられ、それが「難病対策」の単位にもなっていく。

それらの報告書に掲載されるのはほとんど、ほぼすべてが医学論文だが、ときに性格の違う文章も掲載される。「厚生省精神・神経疾患研究　筋ジストロフィー症の遺伝、疫学、臨床および治療開発に関する研究班（班長：西谷裕）」の報告書には、「筋ジストロフィーの施設ケアの便益性（予報）」なる文章がある。「幼小児期の筋疾患は事実上、無対策の状況にあったが、DMD児の父、徳田篤俊氏の主張で、空床が増していた結核療養所の転用が図られて現在の療病態勢がつくられた。これは典型的な「施設ケア」であり、国療筋ジス病棟で⑴生涯にわたる生活、⑵診断・治療・リハビリ、⑶教育が有機的に結合され、患者は全国に分布する二〇数ヶ所の施設のどれでも無料で利用できる。／これは外国に例をみない高度・総合的な態勢であり、昭和三〇年代の患者、患家を悩ました多大の問題が解決された」（近藤喜代太郎他［1988:8］）と記されている。この「予報」という不思議な性格の文章は、「解決されたが、その反面、近年、つぎのような問題点がおきたといわれている」と続く。施設収容の問題点とされる諸点をあげた後、さらに施設収容を正当化する文章になっている。第4章で紹介し、検討する（221頁）。

そして医師・医学者たちは、国立療養所を研究の場にしようとし、政策も研究にあるいは研究を名目とした部分に予算をつけることになった。そしてそれに親も子も賛成だった。その病をなくすことを望み、そのために研究が進むことを望んだ。それは国立療養所という組織を生かそうとする時に望んだ道でもあり、また医療者・医学者としてできることはと考えた時に採られた道でもあった。そのようにこの体制は肯定される。ただ例えば筋ジストロフィーについても他の多くについても（ALSについては［200411:chap.2］）、実際には今日に至るまで、筋ジストロフィーの場合は研究体制が作られて五〇年余が経過してなお、研究・治療が画期的に前進したといったことはなかった。研究すれば結果がでる可能性は否定せず、よい結果が出ることはよいことだとしよう。しかしその結果を出すための体制として適格であったかは問われる。そして筋ジストロフィーについては大きな研究所を作ろうとした動きはあり、いっとき実現しかかったようであること（ここでも有力な政治家への働きかけと、いっとき、受け入れがあった）、しかしそれは別のもの（国立精神医療センター→国立精神・神経医療研究センター）になっていくといったこともあった（近藤［1996:124-150］、138頁）。ただ、こうした研究体制の成立あるいは失敗そして維持は、たんにさほどの成果はなかったというだけでなく、難病政策の枠組み自体に関わっている。それはそれとして押さえておく必要がある。

9　親（の会）と医師

親たちの運動と経営・医療側が親和的・協調的であるのは、例えば『あゆみ』の成り立ち、構成を見てもわかる。編集後記によると、この本刊行の計画が立ったのが一九八九年、ようやく原稿がそろって刊行されたのが九三年。当初『重心・筋ジス二〇周年記念誌』という題で企画され、発案者は厚生省国立療養所課長金森仁作、編集委員会として「重心協（東京都）、筋ジス協（鈴鹿）、事務局（下志津）の病院長等」が挙げられ、「全国重症心身障害協議会、全国国立療養所筋ジス施設長協議会、全国重症心身障害児（者）を守る会、日本筋ジストロフィー協会の方々、並びに関係各位のご協力に感謝申し上げ」（あゆみ編集委員会［1993:211］）ると記される。日患同盟その他について療養所経営側がずいぶんぼやいていたのと異なり、ここで親の会の人たちの文章は施設長の人々の文章と並び、経営者たちは親の会やその関係の人たちを讃えている。

述べたことだが（124頁）、筋ジストロフィー・重症心身障害児の親たちの運動、その方法は、結核、ハンセン病の人たちの組織とはかなり異なったものだった。例えば「全国重症心身障害児（者）を守る会」の方針は「争わない」ことだった。それでも、争う組織も、争わない組織も、双方ともその性格はやがていくらか変わっていき、やがて両方そう隔たりのないものになっていくのだとすれば、かつて差異があったとしても現在その差異を言い立てることはさほど重要でないと捉えることも可能ではある。ただそれでも大きくは二つあったこと自体知られていないと思うから、まず確認はしておく。そして、旧来からあるこうした二つの流れのいずれとも異なり、そのために大きく展開することが少なくとも当初困難であった動き、あるいは実際には存在するのに長く知らされることのなかった動きがあってきたことにはこの事情が関係するかもしれない。そのこともある。どんな人たちが運動の担い手であってきたのかも含め、いくらかのことを述べるつもりだ。

「親の会系」の人たちは自らが保護する側の人たちであり――例えば「守る会」は親がその役割を果たすことを――「主義や党派に左右され」てならないと「親の憲章」で言いつつ（「親の会の三原則」について205頁）――求め、その上で、保護してくれるような人たちに保護してくれるように求める。政治はそのような部分に現れてくる。水上勉の「拝啓池田総理大臣殿」という公開書簡（一九六三年、129頁）が宛てられたのは池田勇人（一九六〇～六四総理大臣）だったが、運動の中で陳情を聞き入れる当時現役の総理大臣として他には佐藤栄作（総理任期六四～七二）、田中角栄（七二～七四）が出てくる。また佐藤総理時代の官房長官としての橋本龍太郎（厚生大臣七八～七九、総理九六～九八）[★53]。厚生大臣を務めた人では橋本の他、園田直（任期六七～六八）、斎藤邦吉（任期七二～七四）といった人たち、財務省の主計官としての鳩山威一郎（後に国会議員）らが出てくる。また『国立療養史』の事務方で中心的な役割を果たし『あゆみ』にも出てくる大谷藤郎が様々な人たちと関わり、頼られる。

そして病者・障害者のある者たちは、これは今でもときにあることだが、病人・障害者であることによって政治家と仲良くもなり、「木戸御免でつかつかと大臣室に入」ることができるような人もいて、希望がかなえられることにもなった。その時代は、現在に比して、まだよい時代であったように思えるほどだ。これら（大物の）政治家たちは、時に涙してその人たちの願いを聞き入れようと約束する――それは官庁での手続きに乗らず実現されなかったりすることもあるのではあるが。

そうした組み合わせによっていくらかはことが動いていく。そして医療や福祉に関わる施策の多くは、賛成か絶対反対かというものではない。反体制の人たちも、実際に獲得しようと思えば官僚や議員に働きかけてなにかしらを取ることになる。また後には、政府の委員会の委員などにもなることがある。事業を受託することもある。そのようにして、反政権・政府の運動と政権・政府に陳情する運動とはいくらか近づくことにもなる。例えば「難病」に関わる運動について、いくらか複雑な過程があったようだ（216頁）。

他にも研究班がどれだけの額を獲得したか、家族会側の具体的な記述が様々なされる。研究、研究費の増額を求める。それは研究者にとってまったくありがたいことだった。国立療養所は、種々の困難とくに人員の手当の困難が予想されたために当初受け入れに抵抗を示すのではあるが、一定の条件が示されるなら、またその確約がなくとも病床、施設を維持するために受け入れることになる。そして国立療養所にいる医師は医学者でもあったから、研究ができるとうれしい。家族会は研究への支援を政府に要請してくれる。それでこれらの会やそこで活動する人たちは国立療養所の所長他によって好意的に、さらに感謝の相手として描かれている。

元国立療養所松江病院名誉所長・中島敏夫。

最後に私の班長在任中ご指導、ご教示を頂きました国立療養所課の諸先生方、研究班活動におけるプロジェクト・リーダーの先生方、また日筋協の役員の方々を始めとするご父兄の皆様に心より御礼を申しあげますとともに一日も早く筋ジスの病気の解明がなされることをお祈り致します。（中島［1993:47］）

元徳島大学長・山田憲吾。

この間、厚生省当局並びに日本筋ジストロフィー協会から戴いたご支援並びにご助言に深甚の謝意を表する。／なおまた、我々の力が及ばず、本研究進行中惜しくも夭折された患者各位に対し、哀悼の誠を捧げ、謹んでそのご冥福を祈る。（山田［1993:55］）

親と施設の間に対立の契機がないわけではない。例えば処遇の改善を前者が求めることはある。ただ、ともに改善を政府に要望するという形になることも――これはハンセン病療養所等についてもあったことだが――ある。それでも、例えば事故に関わり個別の争いは起こりうる。だが親は子を預かってもらっている。あまり強くは出られない。対立することがないように活動することになる。共存し、互いを求め、互いを讃えることになる。

心配した他の国療の間でも、最終的に重障児は引っ張り凧となり、国会議員まで動かしてのぶんどり合戦が始まった。こんなことになるのだったら、私の出るのではなかったのに、という気もしたが、今さら止める訳にもいかなかった。地元としては是が非でも西多賀にと強く働きかけて八〇床がわりあてられたのであった。（近藤［1993:18］）

「最終的に」は「引っ張り凧」になったという。国立療養所への収容の方針が知られるようになると、自治体に対して各地の親、その要望を受けた行政の側からの強い要望・要請があった。

ただ、すくなくとも当初、積極的でない。だが国立療養所は国の施設であり、「本庁」から頼まれれば、基本的にはまた結局は、そして施設が消滅するのを受け入れないのであれば、言うことを聞くことになる。そしてそこには施設の人員体制や設備の改善につながるという思惑も働く。受け入れるに際して必要なものを言い、いくらかを得ようとする。一つには人の手当てであり、一つには施設・建物だが、この頃、老朽化した木造の建物を鉄筋の近代的な建物にすることが課題だった。建物のことはとても頻繁に出てくる。

療養所の併合・合同が困難だったことを記す福岡東病院の中村京亮は、六〇年頃、「三療養所の総ベット数一七〇〇床のマンモス病院を立案計画したが、結局、その内の一〇〇〇床前後を鉄筋化しようと」したという（中村［1976:561］）。同年、日本で最初のカリエス専門病院だった玉浦療養所（その発足について畠山［1976b］）と西多賀病院が初めて統合を実現させる。

私は西多賀に移るについて病棟はぜひ鉄筋コンクリート建にしてほしいと注文をつけた。／バラックでは火事が起こった時大勢の寝たきりのカリエスの患者を救けだす方法がないからである。多少の無理は承知の上での作戦だった。／今なら鉄筋コンクリートは常識であるが、当時はみんなバラックで、玉浦並みかそれより少しましなくらいだった。また、国立療養所全体の整備予算もきわめて少なかったから、鉄筋の建物にしてくれという要求は法外なものといわれても仕方がなかった。／ところが、それが認められたのである。（近藤［1996:59］、近藤［1993:6］にも同様の記述）

それは日本で初めてのことで、そこには鳩山威一郎（当時厚生省担当の大蔵省主計官）の支援があったという。湊・浅倉［1976］に兵庫療養所（→兵庫中央病院）医務課長笹瀬博次（→院長）の回想が引用されている。六四〜六五年。

兵庫療養所に筋ジストロフィー収容の話のあったのは昭和三九年八月である。当施設が選ばれたのは、県立養護学校が隣接地にあること、研究施設である刀根山病院が近くて協同研究のでき易いことなどが考えられる。当初、小川吾七郎所長は、近畿地方医務局に対して、実績をつくってから人員や設備を貰う今までのやり方では、看護力の面で筋ジストロフィー児童を収容することに責任を持ちかねるとの理由で、次の数項目の条件を述べられた。／(1)患児一名に看護婦一名、患者五名に看護助手一名、その他保母、マッサージ師数名／(2)暖房、浴室、便所および洗濯の中央化など設備の整備／(3)車椅子など看護器具の購入予算の裏付け、など。／しかし、筋ジストロフィー児童の収容は緊急の問題であり、病棟その他の整備も後日必ず考慮するからと言われたことを信じ、一方、当施設の結核入院患者の漸減なども考慮し、結局、筋ジストロフイー児童四〇名を老朽木造病棟へ、昭和四〇年四月

から収容することになった。（笹瀬［1976:283］）

この部分の引用の後、湊・浅倉は「約束された筋ジストロフィー病陳の整備も遅々として進まないのが実状であった。病棟の割り振りも決して楽な作業ではなかった」と受ける。兵庫療養所の場合は、小児結核患者用の鉄筋新築病棟一〇〇床のうち五〇床を筋ジストロフィー児の収容に使うよう指示され、木造病棟を改築して新築病棟に収容できない結核児を収容、結核児PTAから抵抗があったが、六七年に筋ジストロフィー児を鉄筋五〇床に収容。「本格的筋ジストロフィー病棟」が完成したのは六八年だったという（湊・浅倉［1976:284-5］）。六七年に制度変更があったようだ。国立療養所史「総括編」より。

昭和三九年から昭和四一年度までは、結核病床を転用して、進行性筋萎縮症病床を設けたため、その設備は不十分なものであったが、昭和四二年度からは鉄筋コンクリート建により建物整備が行われ、病棟構造も進行性筋萎縮症の療育にかなったものになり、次第に設備等についても充実されていった。／昭和四二年、進行性筋萎縮症児の病棟が鉄筋コンクリート建で整備された。（国立療養所史研究会編［1976c:487］）

そして重心病棟開設と引き換えの、そして重心病棟の鉄筋コンクリート化。まず六九年当時についての南福岡病院の長野準の回想。次に七四年頃について、療養所史「総括編」より。

厚生省として国策医療の一環ということと、重心病棟を開設すれば、本病棟も四階建てで進めよう

という、時の今井地方局長の慫慂に乗せられたのか、とにかく開設に踏み切った。（長野［1993:21］）

昭和四九年度現在では、七六の国立療養所に七五二〇床の重症心身障害児病床ができており、全国の重症心身障害児病床に対し、国立療養所の占める比率は非常に大きくなってきている。これら重症心身障害児病棟は、すべて鉄筋コンクリート建により建物整備が行われ、昭和四一年当時多くの木造病棟を有する中にあって、国立療養所の建物の近代化にも貢献するところとなった。（国立療養所史研究会編［1976c:477］）

11　研究・1

「鉄筋コンクリート」とともに人員整備が求められた。「筋ジストロフィー児童の収容は厚生省の方針であったとしても、実際にこれらの患者の診療に当る医師は必ずしも筋ジストロフィーの専門家ではない。その上、結咳患者その他の診療に極めて多忙な医師が大部分というのが、当時、筋ジストロフィー児を受け入れた施設全ての実状だったろう」（湊・浅倉［1976:283-284］）と述べた後、笹瀬の文章の引用が続けられる。

この頃、兵庫療養所の医局は医師数が少ないのに、外来患者は一日に約二〇〇名を数え、入院患者の治療もかなり多忙であった。そこで、このままの体制では筋ジストロフィー児の診療療には協力できかねるとの意向が強く、小川所長は非常にこの面で苦慮され、当時医務課長であった私を呼ばれ、診療面で内科医について神戸医大の辻昇三教授に一応は話してあるからもう一押しして話をまとめてくれと言われた。それからは辻教授のところに何度も何度も足を迎んで、ついに新進の医師を貰うことになった。また筋ジストロフィー患者の筋力保持の面では徳島大学整形外科山田憲吾教授ならびに神戸医大整形外科柏木大治教授にお願いして、その御指導、御協力を引き受けて貰うことができた。／こうしたことで、医局もやっと平穏な雰囲気に戻り、小川所長も非常に喜ばれた。（笹瀬［1976:284］）

そして研究が求められ、なされる。筋ジストロフィーの場合、原因も治療法も不明であり、その究明は最初から求められた。六四年の親の会の要望、それに対する応答の最初から研究は組み込まれている。さし迫っているのは日々の世話（の代替）であるとしても、治療法がわかればそれも（やがて）まったく不要になるはずだ。そしてそのための費用の支出は、果てしなく続くということはないはずであり、明るい未来をもたらすはずだから、正当性が得られやすいと受けとめられる。そして医師、医学者はその研究（やがてそれに基づいた治療）を行なうのが仕事である。六四年の親の会の要望に対する回答は次のようなものだったという。

研究機関や収容施設の設置については、施設の建物よりも研究や看護に従事してくれる医者や看護婦から探さなければならないが、なかなか来てくれる人がない。そこでとりあえず次の三つの方法が考えられる。／その一は、国立療養所は将来遊休病棟が発生する見込なので、これを利用することである。結核入院患者は逐次減少傾向にあるので、国立療養所を利用することは最も着手が早い。／その二は、研究を大学に委託すること。／その三は、研究機関を全く新しく新設する考え方。新設の場合、東京は地価が高いから地方でも差支えないと思う。／厚生大臣および医務局長によって示された構想はその後極めて迅速に実現に移され、昭和三九年五月六日（先の陳情後わずか四〇日余りにすぎな

い)、厚生省は進行性筋萎縮症対策要綱を発表している。(湊・浅倉［1976:277］)
収容については第一案が実現することになる。そして研究については大学と療養所とが連携することになったことを後に見る。第三案の研究所を新設するという方向は、近藤文雄らが求めることになったのだが、新設を約束した田中角栄の失脚によって頓挫し、予算を縮小されたうえ別の性格の研究所となったことは既述した(139頁)。

そしてその要綱以降、年内に一〇〇床が配置されたことも紹介した。当初、指定されたベッドあたりの予算は付いていなかったという。この年大蔵省に提出した六五年度予算案では、進行性筋萎縮症対策予算は児童局関係約一八四〇万円、医務局関係約九八四六万円、計約一億一二二七万円。

そして同じ六四年九月一一日に筋ジストロフィー患者収容に関する最初の打合せ会が徳島で開催された。湊・浅倉［1976］に徳島療養所の神山南海男所長・松家豊が寄稿した文章が引用されている。

出席者は本省から大村潤四郎国立療養所課長、古崎正義課長、真杉武医療係長、大学側からは徳島大学黒田銘一郎医学部長、三好和夫内科教授、山田憲吾整形外科教授、勝沼信彦酵素化学教授、野島元雄助教授、西条一夫講師、その他医局員、各地の医務局長、次長あるいは専門官、担当施設として各ブロック一箇所宛の八雲、西多賀、下志津、鈴鹿、刀根山(研究施設)、兵庫、原、石垣原、徳島の院(所)長、事務長、事務長補佐等の参加がみられた。なお当日出席予定の沖中重雄虎の門病院長は都合で参加取止めとなった。／徳島で開催されたのは、徳島大学に、古くから本病究明に当られている三好教授ならびに異色あるリハビリテーションを提唱されている野島助教授がおられるためで、両氏の講演および臨床指導に併せて、大学附属病院における本症患者の実態を見学する便宜のためで

あった。（神山・松家［1976:279］）

収容、教育、リハビリテーション、そして研究の体制については以下のような案が示された。

この時、本省から示された対策要綱（案）の主なものは以下の如くである。／収容および治療は本病の本態が不明で比較的長期入院を要するために、各担当施設はそれぞれ協力大学と連絡を密にして収容患者の選定、治療方針の確立に遺憾のないようにすると共に、学齢期にある者に対しては、教育の機会を与えることとする。／また、本病は病期、病勢によってはリハビリテーションの対象となるので、該当患者には積極的にリハビリテーションを行うこととした。研究は治療と同様、大学と施設が協力して推進することとした。（神山・松家［1976:279-280］）

その組み合わせは、八雲療養所に北海道大学、西多賀療養所に東北大学、下志津病院に東京大学、鈴鹿療養所に名古屋大学および名古屋市立医大、兵庫療養所に大阪大学、原療養所に広島大学、徳島療養所に徳島大学、石垣原療養所に九州大学の九大学（197頁に再掲）。

医療費は国立療養所入所費等取扱細則により保険診療費の一〇〇分の八〇とし、療育医療の適用については今後検討すること。親の会とは連絡を密にしてこれを育成すると記され、参考として、アメリカの筋萎縮症協会が三大民間団体の一つとして研究費の交付等を行っていることを述べ、わが国にもすでに協会が結成されていることが話された。

その他、細部の口頭指示としては中等症以下の患児を収容し、年齢は一五歳未満、最大収容期間は一年とし永久収容は考えていないこと、看護要員は四〇床に対し一〇人の予定で、合併症などで重篤なものは特別に収容する方法を講ずるということであった。これらの原則的事項に対する質疑応答は活発で、たとえば看護要員は三人に一人を目標とすることに改められたりしたが、当時の国立療養所の空床の関係もあって早急には実現困難な事項が多く、職員や患者の説得にやや時日を要した次第である。(神山・松家［1976:280-281］)

始まった頃に想定されていた施策がここからうかがえる。まず、収容期間を一年未満としている。そして症状の程度が重くない人となっている。実際にはその施設収容は多くの場合に本人が亡くなるまでなされた。もう今では六〇歳台、七〇歳台の人もいる重症心身障害「児」施設では入所者の高齢化が早くから生じていた。筋ジストロフィー病棟はそれほどではない。その時期にはデュシエンヌ型の人であれば一〇代後半から二〇代前半に亡くなっていった。入所してから数年のうちに、また十年ほどの間に亡くなってしまう。それは一年よりは十分に長いが、しかし、残念ながらやがては亡くなることが見越される。そしてその人たちに行き先があるわけでない。身体の状態は次第にわるくなっていく。そんな人を見捨て、退院させるわけにはいかないということになる。こうして入院期間が伸びる。そしてとくに一九八〇年代以降、人工呼吸器の導入などによってさらに寿命が伸びていく。四〇代の人も少なくなる。その人もまた終生暮らす施設になっていく。そこは病院だが、治療がなされるわけではない。しかし病院であり続ける。

そうして収容者は増え、そして入院は長期化し、投じられる経費も増えていく。ただ当初、開始された時には期間も限定されている。病床数も指定されている。だから予算も限定されている。そしてこの時期社会福祉サービスに関わる公費負担がほとんど存在しないのに比べた時、既に医療費の幾分かは公的にまかなわれている。そして国立療養所には建物があり、そこで働く人の予算も既にある。それに上乗せして政府が負担する分は、すくなくとも当面、少なくてすむ。そのようにして小さく始めることができる。そして、研究は、うまくいけばやがて、数の増加を防ぎ、費用の膨張を止めることになる。そこで費用の投入・投資は正当化され、希望のもとに受け入れられる。そしてそれを担うのが医療者・医学者であり、既にその人たちは国の行政ともつながりがある。医学者の側は、その仕組みに乗れば、自らの使命である研究に力を注ぐことができる。

山田憲吾（198頁）、そしてこの会議は欠席した冲中重雄[★54]らが代表者となる研究班がその後組織されていく。ここではまず最初の集まりが三好和夫[★55]ら研究者を多くいれたものであり、そしてそこに呼ばれた人たちが実際に研究体制を作っていったことを確認しておく。

六四年から一五〇〜二〇〇万円の医療研究助成補助金。六八年から二〇〇〇万円の特別研究費。沖中東大名誉教授を中心とした研究班の研究が始まる。六六年からは国立療養所も研究に参画し始める。その額は少しずつ増額され、七一年には国療を中心に臨床社会学的研究班（班長山田恵吾徳島大学整形外科教授）が設立され、七四年にはその研究費は三八〇〇万円。

基礎的研究を沖中班が、臨床的研究を山田班が担当。七八年度から厚生省神経疾患委託費による研究組織が四班に。第一班「筋ジストロフィー症の基礎的研究」東京大学医学部第一薬理学教室教授江橋節郎班長、第二班「筋ジストロフィー症の病因に関する臨床的研究」虎の門病院冲中記念成人病研究所長三好和夫班長、第三班「筋ジストロフィー症の臨床病態及び疫学的研究」名古屋大学医学部第一内科教授祖父江逸郎班長、第四班「筋ジストロフィー症の療護に関する臨床社会学的研究」国立療養所松江病院長中島敏夫班長。[★56]七九年度から第五班「筋ジストロフィー症の動物の生産開発に関する研究」実験動物中央研究所長野村達次班長が加わる。名称は神経疾患委託費を経て精神神経疾患委託費となり、年間

六億円（大谷［1993:6］）。他に井上［1993:38］等。★57

知られるように、他のいくつかの「難病」と同じく、筋ジストロフィーの原因究明・治療法開発はそれから五〇年経ってそれほど華々しく進むことはなかった。★58筋ジストロフィーの人たちは、以前よりだいぶ長く生きることができるようになったが、それは治療法の発見によってというわけではなかった。むろんそれは、五〇年が経って、残念ながら、結果として言えることなのではあり、医療、そして医学研究は「対策」の中心にあり続けてきた。そしてこの時に始まったことは、研究対象としての難病、研究に対する政策としての難病政策の原型となり、その後の施策とそして人々の生のあり様を規定することになった。★59

12 研究・治療・2

筋ジストロフィーと異なり一つの疾患とは捉えられない「重心」についてはいくらか事情は異なるのだが、やはり研究が主張され、やはり研究班が作られたりし、いくらかは研究はなされていったようだ。『国立療養所史』にその記述は少ない。『総括編』では以下。さほど多いとは思えないが研究費が支給されるようになり、その額が増えていることがわかる。

新しい分野の医療をはじめる上に、医師をはじめとして医療従事者の研究活動は、きわめて重要問題である。このことは、重症心身障害児の医療においても例外ではない。このために医療開始と同時に、重症心身障害児の発生予防の面をふくめて治療、看護、栄養、生活指導等に関する研究が行われ、その療育の改善に役立っている。すなわち、昭和四二年度に四二万九〇〇〇円の研究費が国立養療所で初めて予算化された。その後、昭和四三年には国立療養所重症心身障害共同研究班班が編成され、「重症心身障害の成因と病態生理」等の研究が行われ、昭和四四年度度からは厚生省の特別研究「脳性麻ひの成因に関する研究」の一部をこの共同研究班が分担して研究を行ってきた。昭和四六年度には、この特別研究費は、児童家庭局で心身障害研究費に発展的解消され、大型化し、他方に国立療養所の特別会計に新規に重症心身障害に関する特別研究費が五八四万九〇〇〇円つけられ、その研究の推進がはかられた。国立療養所の共同研究班による研究はその後大きく発展し、その行う研究内容も病因にする研究から、看護栄養とその療育全般にわたって行われており、昭和四九年度には一五〇〇万円におよぶ研究費が児童家庭局の科学研究費の内からこの研究班に出されている。／また、国立療養所に入所している患児の実態を調べ、療育内容の改善をはかっていくため、昭和四四年度から毎年、重症心身障害患者調査を行っている。（1976c:478-479）

『結核編』では、「西多賀病院副院長湊治郎は［…］現在のようなすっかりでき上ってしまった重障児収容中心の考え方から、幼弱脳障害児の治療に積極的に参加すべきことを説いている。そして国立の重心施設との差が次第になくなりつつある現在の肢体不自由児施設との協力態勢をとっていくことが、今後の課題となるであろうと述べている。以下湊の文章をそのまま引用することによりこの稿を終りたいと思う。」（保坂・阿部［1976:269］）として湊［1976］が引用されている。

重症心身障害児の原因の七〇％以上を占めると考えられる脳性麻痺にしても、また代謝異常、染色体異常などと呼ばれている疾患も、医学が今程度の発達具合では、そう急に減少するものとは考えられない。［…］従って、現在のように、地域の要求があれば、次々に施設をふやして収容してゆくといった収容中心のやり方では、いくら施設をふやしても不足する結果になる。生命に対し適切な医学的処置がなされている現代ではなおさらで、施設はいくら作っても際限がない。

患者の年齢も年ごとに大きくなり、介護に要する労力は益々嵩み、要する経費も莫大なものになってゆく。

そこで、国立重症心身障害児収容施設の将来像として、まず、第一番に考えなければならないことは、収容中心の考え方からの脱皮であると思う。では、収容に代えて何を行ったらよいかということになるが、それは幼弱脳障害児の治療に積極的に参加することであると思う。別の言葉を言うと、少し乱暴な言い方だが、「でき上ってしまった重症心身障害児を集めて苦労するよりも、未だ重症心身障害児になっていない子供たちを、そうならないように治療する療養所に変れ」ということである。／そして、実はこれは日本では未だ余り誰もが手をつけていない新しい分野であるとともに、極めて効果の期待できる魅力ある分野だと思う。

最近、脳性麻痺の治療に、超早期療法という考え方が提唱され、ボバース法をはじめ、いくつかの方法が紹介され、極く一部の肢体不自由児施設ではすでに実施され、優れた効果をあげている。超早期療法というと極めて目新しい印象を与えるが、要するに「脳障害は、できるかぎり幼ないうちに訓練・治療をすれば著しい効果があるが、反面、大きくなってからでは極めて効果が薄い」ということで、「脳障害児は、できるだけ早く治療せよ」という主旨である。

日常、私たちが病棟で重症心身障害児を見、また、親からその成長発育の過程を聞き糺して痛切に感ずることは、重症心身障害児の多くのものが、はじめから重症の心身障害児ではなくて、成長発達の途中で、正しい取り扱い（育児と言ってもよい）がなされなかったため、とうとう重症心身障害児になってしまったのだという印象を強く受けることである。つまり、今私たちが診ている重障児も、もしも、もっと幼い時期に親たちに正しい取扱いが教えられ、正しい管理がなされていたら、全く健康な子供とは言えないまでも、今では想像もできない程自分で何かができ、他と意志を通ずることのできる子供になっていた筈だということである。これを夢物語と思うむきもあると思うが、すでに超早期療法・実施した人たちの報告もそれを証明しているし、私たちの短い期間だが、幼い心身障害児の外来患者の経験でもこれは言うことができる。

とはいえ、収容中心の現施設を急に治療中心の療養所に切り替えることはそう容易なことではない。何よりも職員の教育が必要である。特に医師の教育が必要なのだが、その数が徹底的に不足している療養所の多い現在では、専任の医師が重症心身障害児にかかりきりになることは容易なことではない。そこで、それの可能ないくつかの療養所をえらび、まず、医師、次いで経て、看護婦などに、幼脳障害児の訓練の知識技術を習得させることである。また、この際児童指導員、保母たちは幼児の知能訓練プログラムの実施計画者として極めて重要な役割を果すことになるので、現在問題になっているその仕事の内容身分などを明確にする上でも優利になる。

では、どこでこうした技術、知識を習得し得るかということになると日本の現状ではまた問題が多少残る。しかし、幸い各県にある肢体不自由児施設では、最近、急速にこうした超早期療法に対する関心が高まりつつあるので、差当り、これらの施設と連携を深めることが必要になってくる。(湊［1976:270-271］)

この手前の部分でも書かれているのは、施設収容には限りがあるから在宅を増やしていくべきことである。そして国立療養所は、治療を、そのための研究をしようというのである。筋ジストロフィーについては国立療養所とそれに繋げられた国立大学に多くの額が投下されたはずだが、「重心」、脳性まひ等に関する研究についてはゝ予算がどのようにどこに支出されたのかはわからない。このたびのもう一つの本で、いまの引用にも出ていたボバース法等、種々の治療法、リハビリテーション法があって、それを経験した（経験させられた）が、すくなくともその時、うまくいくといったことはなく、悪い記憶のある人がいること、ただ具体的なところはよくわからなくなりつつあるから調べる必要があると述べた（[201811:66]）。私がずいぶん前に聞いたことがあるのは、一九五〇年代から六〇年代の生まれの人たちだが、いま引用した、早期治療を主張する記述がなされる時期はその人たちの子どもの時期の後半といくらか重なってもいるだろう。第4章では、七〇年代前半における、白木博次の脳性まひの増加に対する危惧、よって研究所を、という主張を見る（243頁）。同じ危惧と、そして希望が語られている。

以上、種々の尽力があり、その諸力が合わさり、互いを讃えつつ、あきが出た施設への収容が進んだその様子をみた。そうして作られていったものが、ふりかえった後に今を見てみるなら、ずいぶん長く続いてきたのだ。

★註

01　公費負担の論理としてどんなものがあり、どのように変わっていったのかは見ておいてよいことだと思う。

一九七〇年、「医療保険制度の根本的改正について」審議していた社会保険審議会は、「原因不明で、かつ社会的にその対策を必要とする特定疾患については、全額公費負担とするべきである」と答申（社会保険審議会［1970］）。「従来の公費負担医療は、医療扶助、結核・精神衛生対策などを中心として行なわれてきたが、現代社会のひきおこす諸要因の変化により、新たにその範囲拡大への社会的要請が高まってきた。抜本改正について諮問を受けた社会保険審議会は、四五〔一九七〇〕年一〇月に「医療保険の前提問題についての意見書」を提出した。この意見書では、全額公費負担とすべきものとして、(1)国家補償的性格を有するもの（戦傷病者医療、予防接種事故等）、(2)地域社会に不安を与えるもの（結核、精神病、伝染病等）、(3)疾病予防措置、(4)健康診査等で社会的に必要と認められるもの（妊産婦、乳幼児、成人病等）、(5)公害病であって原因者が特定するに至らない段階のもの、(6)原因不明でかつ社会的にその対策を必要とする特定疾病（スモン、ベーチェット病等）をあげ、さらに医療保険を優先し公費負担で補完するものとして、(1)低所得者の医療、(2)育成医療および更生医療、(3)心身障害を残すおそれのある疾病（妊娠中毒症等）、をあげている。」（都村敦子［1973:41］）

一九七一年。「四六年九月の社会保障制度審議会の答申では、全額公費負担のものとして、(1)国家補償的なもの、(2)発生原因不明の公害病（ただし事業主集団の拠出を求めることあり）、公費負担優先のものとして、(1)社会防衛的なもの、保険給付優先のものとして、(1)国民の健康保持、経済的負担の軽減を図るもの、(2)原因不明あるいは治療手段が確立していないで長期の療養を要するもの（難病）をあげている。このように医療保障における社会保険医療と公費負担医療との守備範囲をめぐっての関係審議会の見解には若干の相違がみられるが、両者の関係をいかに考えていくべきかが今後の重要な検討課題になろう。」（都村敦子［1973:41］）

★02　京大がウイルス説、東大・新潟大が非ウイルス説を主張して対立していたことは比較的知られている。次の註にあげる西谷の著書では当時の京大での様子についての記述もある。また当初キノホルム説を否定していたが椿らの研究もあり自らの研究成果からもキノホルム説を支持するにいたった九大の研究グループの動向等々について井上［2011］にかなり詳しく記されている。スモンに関わる告発・訴訟以後の書籍は多く出ている(54頁)。

★03　その後、衛藤はジェンダー、フェミニズムと政治学の研究者として研究成果を発表しており(衛藤[2017]等)この主題については書いていない。その事情はわからないが、衛藤は一九九四年度の一年間東京都神経科学総合研究所社会学研究室に研究者として勤めている。その時に得たことが博士論文(→著書)に生かされて、それはその著書の価値を上げている。ただ、その研究所の成り立ち方に規定されて存在する知識や認識の形状がやがて気になり、しかし新たな情報を別に得る機会もなかったといったことが、その主題の研究が続くことがなかったことに関わるのかもしれないと思う。衛藤の本をかなり長く紹介しているものとして小泉[2007a][2007b]。

★04　精神病院について民間を減らして国公立を多くすればよいという主張がなされてきた。利益をひたすらに追求した精神病院があったのは事実だから([201312])、一理はある。ただ、では国公立にすればよかったかというと、それもまた違うということだ。『造反有理』はでたが、病院化の謎は残る」([201312b])は改稿・増補して次の『精神病院体制の終わり』([201511])に収録した。『造反有理』の書評として北中淳子[2014]。

★05　「らい編」の「あとがき」も大谷が国立療養所課の課長として書いている。そこでは小笠原登のことに触れている。「らい非伝染論者であった先生が、今日の開放的になったハンセン氏病患者の現実をみられるならば、なんと喜ばれたかということを時々思います。たまたま、何十年かたった今日、私が国立らい療養所史編纂のお手伝いができたことは、有難いめぐりあわせと思い感無量です。」(大谷[1975:135 → 1982:8])その関係の著書に大谷[1996]。

★06　「難病」について幾らかあるようだと述べた研究について少し紹介した(52頁)。ただ少なくともまったく足りてはいない。その主題に限らずどのように足りていないかその一端を述べ、その由縁をいくらか述べ、仕事をすることを呼びかける文章（[201603]）、いくらか近くでなされてきたことの紹介他（[201603c]）を含む、「生存学」なるものを紹介する本が立命館大学生存学研究センター編［2016］。
★07　その内容がＨＰ上に残っている学会報告として、伊藤・田中［2007］、伊藤［2008b］、大山・伊藤他［2009］。
★08　その前にこれも一部では知られていた、というより出版当時はかなり話題になった石坂直行（一九二四～）の『ヨーロッパ車いすひとり旅』（石坂［1973］）がある。ただ彼は、進行性で子どもの時に発症するデュシェンヌ型の人ではなかった。石坂に行動と思想についての著作に馬場［2004］。
「石坂さんは一九二四年一〇月大分県別府市に生まれた。中学生の頃、柔道でケガをした後、手足が少し不自由になり、筋ジストロフィーの一種と診断された。その後銀行に就職。それでも杖を使わずに歩けたし、日常生活そのものはそれほど不自由を感じなかったこともあり、自分を「身体障害者」と自認することだけは絶対にしないとの思いで過ごしていた。／ところがある日、車での出勤の途中、わき見運転のダンプカーに追突され、その半年後、突然一夜にして両足がマヒし、立っていることもできなくなった。」（馬場［2004:18］）
石坂は七一年に車いすで単独でヨーロッパへの団体旅行に参加し、その体験をさきの本に書いた。「その本の与えたインパクト」は「大きかった［…］これは日本におけるバリアフリー旅行の歴史の出発点ともいえる書物だろう」（馬場［2004:18］）と馬場は述べる。石坂の本は絶版になったが、その全体が石坂・日比野［2000］に再録された。また石坂の文章の一覧も馬場［2004］にある。
★09　正一没後、石川・石川［1982］が出版されている。
最首悟の話の中の石川についての言及だけをここでは引いておく。最首は東大闘争に疲れた後、石川のところに通ったことがあるようだ。「筋ジストロフィーの青年たちに見られるような、私の出合った石川正一君もそうでしたが、その明るさというのは、もう、世を越えての明るさです。でも、普通私たちが言える明るさというのはそういうのじゃあない。にもかかわらずそういうことを無神経に言われたら、障害をもつ人とか、障害をもつ家族はがっくりするわけです。」（最首［1995→1998:322-323］）

★10　本書の原稿をほぼ書き終わった後、りぼん社の小林敏昭（396頁）からいただいた書籍から、国立療養所九州病院筋ジス病棟患者自治会「あゆみ会」編［1977］、国立療養所下志津病院進行性筋萎縮症患者自治会志向会記念詩文集「翼を求めて」編集委員会編［1982］［1984］が見つかった。小林が高野岳志を取材していた時期に入手したものではないかと思う。この種の文集（詩集であることが多い）は他にもあるだろうと思う。

★11　予防局の所管だった国立らい療養所は、連合国軍の軍政下に置かれた三箇所を除いて九箇所。それらが一九四五年一二月に新設の医療局に移管された。国立療養所松丘保養園（青森県東津軽郡新城村）、国立療養所東北新生園（宮城県登米郡新田村）、国立療養所栗栖楽泉園（群馬県吾妻郡草津町）、国立療養所多摩全生園（東京都北多摩郡東村山町）、国立療養所長島愛生園（岡山県邑久郡裳掛村）、国立療養所邑久光明園（同上）、国立療養所大島青松園（香川県木田郡庵治村）、国立療養所菊池恵楓園（熊本県菊池郡合志村）、国立療養所星塚愛敬園（鹿児島県鹿屋市）。軍政下に置かれたのは沖縄にある国頭愛楽園、宮古南静園と鹿児島奄美大島にある奄美和光園の三施設。そして軍事保護院から医療局に所管が移った一箇所、傷痍軍人駿河療養所も国立療養所に移管された（国立療養所史研究会編［1976c:134］）。沖縄の愛楽園、その療養者自治会については鈴木陽子の研究（鈴木［2016］［2018］、関連して鈴木［2017］）がある。ハンセン病に関わる書籍は（他と比べた時に）多くあると述べたが（111頁）、その多くは療養所が描かれるその場所になっている。当方のサイトには七九冊があげられてあった。私が加えたのは埼玉新聞社編［2013］の一冊だけ。箱根療養所については坂井めぐみの論文（坂井［2018a］

[2018b]）がある。「国立病院」については厚生省医務局編［1955］。

★12　結核の減少要因としての抗生物質が過大に評価されてきたことについては佐藤純一［2001］等で言われている。

★13　若松栄一は日本身体障害者リハビリテーションセンター初代総長（一九七九年）。著書に若松［1973］、監訳書にSelby［1974＝1976］、遺稿集・追悼集に若松栄一先生追悼録出版編集委員会編［1989］。

★14　註16で引く松田勝の文章では以下。「国に移管ということに反対する空気が全国に拡り、再三、全国大会などが開かれたが、当時の医務局東龍太郎氏の「日本医療団の解散は〝天の声〟である」という言葉で施設長会議は終わった。後に、東氏は当時のことを述懐され、GHQが日本医療団解散の指令を出す前に、日本政府の手で解決しなければならなかった事情を新聞で述べられた記事を読んだことがある。」（松田［1976:8］）

★15　患者運動、そして「難病」に関わる運動について、この流れが専ら取り上げられ、他に起こったことはその分知られないことを、まずは知っておいてもらってよいということもあって本章を書いている。

とくに結核療養者の組織としての「日患同盟」は戦後患者運動の大きな部分であり、またそれを支持する人たちから、代表的で先導的なものと位置づけられた。「朝日訴訟」が様々にあったであろうできごとの中で象徴的で重要なものとして記録・記憶され、教育の場でもそのことは教えられてきた。今でもこの事件・裁判だけについては一定の文献の蓄積がある。

『患者運動』（長［1978］）の著者である長宏は日患同盟の会長を長年務め、また日本福祉大学の非常勤講師を二三年務めたと言う。一時その大学院生で、その講義を聴講した人から、その講義は朝日訴訟について語り続けるものであったと聞いたことがある。長は一九九七年に亡くなり、所蔵していた「朝日訴訟」関係文献を整理して日本福祉大学附属図書館内に「朝日訴訟文庫」が作られた。このことを当時日本福祉大学社会福祉学部長だった人が『しんぶん赤旗』に書いた記事がある（柿沼［1998］）。朝日訴訟について、『朝日訴訟運動史』（朝日訴訟運動史編纂委員会編［1971］）、『人間裁判——朝日茂の手記』（朝日訴訟記念事業実行委員会編［2004］）、長の妻であった児島美都子へのインタビュー（聞き手：伊藤たてお・永森志織）として児島［2009］、等。二〇一五年には、全九巻の資料集成として井上英夫監修［2015］が、そして日患同盟機関紙と朝日訴訟関係の資料が全八一リールのマイクロフィルム版で出ている（寺脇編［2015］）。

「患者運動」という語を冠した本は今に至るもないこともあって、しばしば、病者や障害者の運動についてなにか書かれるときにはその本が言及され、文献表にあげられることがある。そうした文献を引いて次の誰かの論文が書かれるといったことになっている（堀内［2006］等々）。たしかに、こうした流れと、後の患者運動・難病運動のある部分、病者・難病者を支援する専門家の動きとにつながっている部分はあった。そして、その「民主」を掲げる流れ、その流れにある人たちは、社会・政治全般の中ではともかく、福祉の業界・学界では相当の勢力を有してきた。ただそれとは別の流れもあり、それほど単線的な流れにはなっていない。しかしそうした複数の流れやそれが位置する文脈に言及されることはほぼない。それには、学界・業界の勢力のあった部分によって、自らの流れと異なるものが意図的・非意図的に除外されてきたという事情もあるはずだ。それで知られていないということがあるだろう。それはあまりよくないことだと思う。それは事実の一部を看過することになるのだから、すくなくともそのことにおいてよくないと考え、書いてきたところ、これも書いているところがある。そしてそれは、例えば「難病」の人たちの生活自体にもよくない影響を与えてきた部分があるとも考えている。

その「別の流れ」の「一つ」に関わる二〇一六年に刊行された本が、「青い芝の会」で活動した横田弘についての臼井正樹の文章と横田と私の対談を収録した『われらは愛と正義を否定する――脳性マヒ者横田弘と「青い芝」』（横田・立岩・臼井［2016］）。

「なおこれらの全体、とは言わないとしても欠落した部分を記録しようという研究計画の本体の部分を『現代思想』連載第一一八回（二〇一五年十二月号）に「病者障害者運動研究」と題して掲載した（［201512］）が、その研究助成は、「身体の現代」と題していた時も含めるともうこれで五回か六回不採択になった。どこかと私はずれているということなのかもしれない。しかしした方がよいことはやはりあると言うしかない。そんなわけで金はないが、しかし研究を呼びかけることを一つに呼びかける本が同じ月にもう一冊出た（立命館大学生存学研究センター編［2016］）」と連載第一二三回・二〇一六年五月号に記した。その年の十一月に再度応募（［201611］）、二〇一七年四月にようやく採択された。

★16　それ以前、日本医療団から国立療養所への移管の直後、一九四七年七月に山下松風園の宮城療養所への統合があった。このことについて当時宮城病院院長の松田勝の回想がある。前者は宮城県立結核療養所として資材・人出不足で建設途上のまま四三年に日本医療団に移管。傷痍軍人宮城療養所の隣に建設されたのは、「戦争が日本の勝利に終われば、傷痍軍人は減って、将来、傷痍軍人施設は県に移管されることになるだろう。その時には両施設を合併するという考えであったといわれる」、だが戦後両方が国立療養所となり、「同じ国立療養所でありながら、しかも大施設に隣接する小施設が競合することが不可能であることは明らかであった」（松田［1976:7-8］）という。

福岡三療養所の統合と同時に統合されたのは、国立東京療養所（当時の所長は砂原茂一）と国立療養所清瀬病院（当時の所長は島村喜久治）。統合後の名称は国立療養所東京病院。「簡単にいえば、一三年かけて、東京療養所を東京病院にして、清瀬病院をつぶした形である。［…］統合がまちがいであったとは思わない。伝染病結核を処理するための医療機関は、処理し終えて消滅するのが究極目標であろう。

統合していなかったら、やはり、清瀬病院は、独りで、表門を閉ざしていたに違いない。」(島村[1976b:11])

名古屋市の梅森・八津療養所の統合(統合後は東名古屋病院)について当時東名古屋病院名誉院長・院長による青井・沼田[1976]。別府市の光の園・別府荘・石垣原病院の統合について統合後の西別府病院院長による中嶋[1976]。

★17「米津さんの合同葬は八月三十一日、実行委に国民救援会、全労働者労組、全日自労、民医連、東京都自宅療連、全医労、全生連、都学連、社会事業短期大学学生自治会、新医協中国帰還者全国連絡会、全看労、日患など十四団体によって行なわれた。八百名が芝公会堂にあつまり明日への決意と涙のなかで君の死は無駄にせずと誓い盛会であった。[…]/これはあきらかに〝権力への斗い〟である、それ故にあらゆるデマと悪罵、とくに米津さんをめぐってジャーナリズムは日患の政治的アジテーションを非難した。たとえば「日患の吉田内閣打倒運動の一環である」「目的を貫徹したいために犠牲の出るのを省みない精神は、北朝鮮の人海戦術とおなじだ」といった調子である。」(小倉[1955:107-108])

論文、報告として、小倉襄二[1955]、青木[2011]。今引用したような文章を学術論文と呼ぶかどうかだが、すくなくとも一時期、そうした区別がさほど重要でないことがあり、そしてそれはわるくないことだったたと思う。国立病院・療養所の再編成時の労働組合運動について原嘉彦[1988]。

★18 大原クロニカ『社会・労働運動大年表』解説編によれば、九五年現在の組織人員二万人、ウィキペディアによれば二〇〇四年時点で会員数は約五〇〇〇人。

★19「終戦後、全国の各地に労働組合結成の機運が急激に発生した。傷痍軍人療養所の国立療養所への転換とともに各国立療養所に職員組合が結成された。昭和二一年八月、東京療養所、新潟療養所など一〇箇所の組合で、全日本国立療養所職員組合(全療)を結成、同二二年日本医療団の結核療養所が国立療養所に移管されるとともに、それらの療養所の組合である全日本医療団従業員組合（全医従）、日本医療団職員組合総連合（総連合）も全療に参加した。

一方、陸海軍病院から転換された国立病院においても、各地に職員組合が結成され、全国立病院労働組合（全病）へと発展した。全療、全病ともに、昭和二二年八月、厚生大臣と労働協約を締結し、団体交渉、組合員の組合事務専従、運営協議会が認められ、各支部もそれぞれ療養所と協約を締結するようになった。昭和二三年一一月、全療と全病の合同の機運が熟し、全日本国立医療労働組合（全医労）が結成された。合同当時の全療の組織人員は一二〇〇〇名で、委員長は堀江信二郎であった。

新発足の全医労は、組合員は全職員の約七〇%の二五〇〇〇人であり、翌昭和二四年、組合活動を規制する人事院規則が相ついで制定され、その年の一二月、全医労は、第三回臨時全国大会の決議に基づいて、人事院に登録して、法内組合となった。」

そして表がある。一九五〇・五五・六〇・六五・七〇・七三年に、支部数が一九一・一七三・一九二・二〇一・二一〇・二一五、組合員数は二二四一八・一七二〇三・二一〇九二・二〇四二四・二三三〇〇・二五七二三。注が付されていて「昭和三〇年に減少したのは、昭和二四年のレッド・パージーによる」と記されている（国立療養所史研究会編［1976c:662-663］）。医療労働運動に関わる書籍に宇田川次保［2002］、岡野孝信［2011］、岡野孝信・岡部義秀編［2016］、論文として杉林ちひろ［2011］。

★20　ハンセン病者・ハンセン病施設についての文献は（他に比べた時に）大変多い。生存学研究センターの「ハンセン病」の頁にリストがある。組織に関わる単行書として、本文で紹介したものの他、全国ハンセン氏病患者協議会編［1977］（復刻版二〇〇二）、長島愛生園入園者自治会編［1982］、森田竹次遺稿集刊行委員会編［1987］。

★21　多数の文献がある。本書に関係する人による著書として大谷藤郎［1996］。

★22　「立岩　いろんなかたちでためらわれるものがあった。この間ハンセン病のもと患者さんの話を聞いたんだけど。僕は七〇年代以降のことを言い過ぎたかもしれないけど、結核療養の患者さんとかハンセン病の患者さんの団体っていうのは、非常に劣悪な状況の中で果敢な闘争を展開されてきた団体であるんですよ。そこの中で何はともあれ多くのものを勝ち取ってきたっていう意味では、決して五〇年代、六〇年代に何もなかったということじゃないのね。ただ、［…］

ようやく「らい予防法」はなくなったんだけど、少なくともある時期、予防法撤廃っていうふうにストレートにはいけなかった部分っていうのはやっぱりあって。基本的に差別法だけど、その中で自分たちがともあれ生きていける保障をしてる法律でもあるっていう認識が患者さん自身にもあったから、ある意味でしょうがなかったし、僕らがとやかく言うようなことでもないと思うんです。ただやっぱりある種の、たとえばその不妊手術のことについては言い澱んでしまうっていう部分があった。

そのあったこと、あったときの空気みたいなものも含めて、やっぱりはっきりさせられるところはさせなきゃいけないし、はっきりさせた上でじゃあどうするんだってことを、非常に何というか、場合によっては疲れることだけれども、考えるしかないんじゃないか。そういうことを始めさせたのが七〇年代の運動だったのかな。」（市野川・立岩［1998→2000:170-172］）

★23　生活世界・生活史について蘭由岐子［2004］、坂田勝彦［2012］。患者・療養者の運動について、例えば、内藤・山北編［2014］に「脱施設化は真の解放を意味するのか」（有薗［2014］）が収録されている。その論文は、四節あるうちの第三節が「国立ハンセン病療養所における患者運動」で、全患協についての言及がある。そこには、その組織が与えられたもの（療養所という施設とその中での暮らし…）を「守る」闘いをしたことが書かれていて、有益である。ただたんに、とても短い。その内部には、またその外部との間には様々があったのであり、すくなくともその一端は、今でも入手できなくはない機関誌の縮刷版を見てもわかるところがある。（同じ著者の著書として有薗［2017］が刊行された。施設の中の種々の活動が記述されていて貴重である。そのうえで対外的な活動についての記述・分析はさらに、誰かによって、なされるとよいと思った。）他に、らい予防法と全患協～全療協の運動について川崎［2011］、『全療協ニュース』について川崎［2012］、ハンセン病と結核の患者運動の双方について川崎［2015］、等。ただ、おおむね史実が順番に列記され、解釈については藤野［2001］等が援用されている。

★24　西谷は宇多野病院の院長などを務めた。西谷［2006］に収録されている文章は書物に収録されるはずだったもので、その予定がなくなって二〇〇〇年時の原稿の全体がサイトに掲載され（西谷［2000］、ただし文献は略されている）、さらに西谷の単行書に収録されたもの。他に論文・総説を集めたものとして西谷［1994］がある。

宇多野病院は、『精神病院体制の終わり』［201510］で取り上げた十全会病院とともに京都の病院だ。十全会病院（の東山サナトリウム）が結核療養者の施設から始まったこともその本で述べた。加えれば堀川病院（早川他［2015］）も京都の病院だ。宇多野病院は筋ジストロフィーの人たちを受け入れた。私は、そこに入院したALSの人に関わって研究した人たちも周りにいて、またそこに務めながら「難病」者の支援をする人にも会ったりして、宇多野病院のことを知ることになった。そこに暮らす人には辛い場所だという話も聞いてきた。長谷川唯による西谷へのインタビュー記録もある（西谷［2015］）。許可が得られればそれを使うこともあるかもしれない。なお、「あとがき」に記した二〇一八年十二月の催はこの病院から出てきた人にも話をしてもらう予定になっている。

★25　この文章は次のように続いている。

「この研究班の発展は、当時日本神経学会をリードしていた沖中重雄、黒岩義五郎、里吉栄二郎、祖父江逸郎らの協力と、基礎医学者の江橋節郎、整形外科の山田憲吾などの、私心のない熱意によるところが大きかった。

とくにこの共同研究班では、経理面での透明性や外部評価の面でも当時の医学界の常識を越える公正さが配慮されており、後の難病研究の原型とも言える多くのアイディアが生まれた。」（西谷［2006］）

比べればそうであったかもしれない。ただ厚生労働省関係の研究費は、文部科学省関係のものに比べ、実質的な公募である度合いは低いことは誰もが知っている。それは、政策誘導の方向に作用する度合いが高いということでもあるが、このこと自体が一概によくないことであるとは言えない。ただ一定の方向がもたらされることと迎合との間の距離は時にわずかだ。

★26　他に、数少ない論文として、やがて「府中療育センター問題」が起こるのでもある府中療育センターについて森山治［2004］［2005］、そこでの闘争について岡田英己子［2002］を加えてあげておく。

以下は当時の旭川児童院院長と副院長による文章から。

「わが国の心身障害児教育・福祉は明治・大正期に萌生したが、重症心身障害児にまでは及ばなかった。しかし、昭和二〇年代にはいると小林提樹博士、草野熊吉氏を中心として重症心身障害児をもつ家族の努力により、重症心身障害児福祉は具体的に展開をはじめた。／小林博士は勤務されていた病院の一棟で重症心身障害児の療育を始めた。そして家族によって「両親の集い」――後の全国重症心身障害児(者)を守る会――が結成され、活発に活動し、その後の重症心身障害児・者福祉の具体化、体系化に大きな役割を果たしてきた。／昭和四二年に公法人立重症心身障害児施設は一三施設であったが、昭和五四年には四八施設となり、国立療養所委託ベッドも八〇余療養所となっている。そのベッド数は一三〇〇〇余である（表1）。」（江草・末光［1980］）

ここにはその年までの表がある。その後のことを記したものもないはずはない。また親の会の活動については堀智久の論文（堀［2006］）があり、堀［2014］の章となっている。

★27　ただその熱心さは一人ひとりでも組織によっても一様ではなかった。増床要求について日本筋ジストロフィー協会（日筋協）と東京都筋ジストロフィー協会（東筋協）との方向が一致しなかったことがある。さらに、デュシェンヌ型の場合は遺伝するのだが、このことを公表したり告知したりすることを巡っても対立があった。前者の役員を務め後者の会長だった石川左門（一九二七〜）――後述する石川正一の父――は、これらのことを巡って、全国組織の役員を解任された。石川に対する二〇〇九年のインタビュー記録がある（石川［2009］）。許可が得られれば引用することがあるかもしれない」、と『現代思想』二〇一六年二月号（連載第一二〇回）に記した。石川はその年の一月に亡くなった（350頁、二つの組織の対立については351頁）。

★28　近藤によればそれはドイツ語と英語を合わせた「ベットスクール」だったそうだが（近藤［1996:28］）、他の人たちの文章ではベッドスクールになっている。

国立療養所における教育はこれが初めてではない。国立療養所内に設置された最初の小児病棟は国立神奈川療養所（後に国立療養所神奈川病院、小児結核患者病棟の開設は四七年一月）であり、そこに特殊養護学級（通称、神奈川養護学園）が四九年六月に設置されたという。また兵庫県では一九四六年に起こった注射禍による子供の結核に対応し、四七年一一月に国立兵庫療養所が子供たちを収容しそこに教師の派遣を受け小学校養護分校とした（五〇年に四人を残して治癒退院）。その後五三年までの大阪、兵庫における「病弱教育」について畠山・半沢［1976:519-521］。そこに当時の神奈川療養所について畠山辰夫の文章も引かれている。「国立療養所のうちで、真先きに小児病棟を設けたのは、神奈川療養所ではなかろうか。所長の上島三郎氏は、元来小児科の医師であり、小児結核の子らを一つの病棟に収容して療養させていた。私が視察に行ってみると、小児患者は活発、否、乱暴なこと驚くばかり。病室の中はあたかも猿が島の猿でも見ているようなありさまであった。私は小児病棟の管理の困難さを痛感し、

それを設定することには少なからず躊躇を感じていた。」（畠山［1976a:521］）

本文に記したように畠山は宮城病院名誉院長、半沢健は当時西多賀養護学校教頭。半沢は近藤が信頼して玉浦療養所→西多賀病院での教育を委ねた人。畠山・半沢［1976:521-523］には半沢が当時を回顧した文章が引用されており、近藤［1996:15-57］ではより長く当時の様子が記されている。（いずれについてもかなり長く引用してHPに掲載してある。その書きぶりも含め具体的なところが大切だと思うからだ。）そして仙台での試みは「以上の例と全く異なる発足をした養護学級が東北の地に設置された」（畠山・半沢［1976:521］）ものと捉えられている。

宮城病院は一九三九年に開設された傷痍軍人のための国立病院。畠山は宮城病院の初代院長で三六年間院長を務めた（木村［2009］）。その宮城病院では五六年に四名の児童に対する成人患者による生活・学習指導が始められ、五八年に公立学校として認められた。

★29　親の会は、その子を連れていく病因・医院の医師の周りにできることが多い。血友病者（のまずは親の組織）の現われ、変化について北村健太郎［2014］。

★30　『両親の集い』の「どうしましょう」という欄に質問と小林の回答が掲載された。それは整理されて小林［1960］となった。「ある時、末の娘が町で「お父さん何してゐる?」と人に聞かれて、「書いているとの返答」。「お医者さんじゃなかったの?」「うん、原稿書いてるの」／この返事には恐れいってしまった。毎月「両親の集い」という薄い月刊誌であったが、ほとんど一人で発刊していたので、父の姿がこんな風にとられたのは心外でもあった。」（小林［1983:113 → 2003:49］）

小林のその以前について植木［2018-］。一九五〇年代にロボトミーを行なったことについて学会で報告、発言している。自身の報告に小林［1954］（肩書は日赤産院小児科医長）。「幼年分裂病について」という題の黒丸正四郎・小西輝夫［1954］に「このような症例は、小児科領域では決して稀ではない。

［…］治療法としては、電気ショック、ロボトミーなど実施したが、何も無効に終っている。」（肩書は東大小児科）と述べている。自閉症者の施設の始まりと変遷について研究している植木是（植木［2019］）が、これらを発見した（植木［2018-］）。それ以上のことは今のところわからないのだが、調べておいてよいとも思う。島田療育園についての文献は多い。論文に窪田［2014］他。

★31　島田伊三郎は後に日本遊技場組合（現・日本遊戯関連事業協会）の組合長を務めた。こんなことがあってその後もパチンコ業界は支援を続け、「島田療育センターを守る会」の活動には現在もその業界が関わっている。それを伝えるものに「「島田わいわい祭り」に業界関係者らが参加」（『パチンコ業界ニュース』二〇一六年九月十二日）、等。島田療育園開設時とその後については（一般社団法人）日本遊技関連事業協会［n.d.］（掲載年不詳）。

★32　「私の次男は昭和二一年に福岡で生まれました。生後七ヵ月目に種痘を接種したために半身不随、ちえおくれ、言葉もない重症児となってしまいました。当時、こうした子供たちの施策は皆無でしたので、親の愛情だけでひっそりとすごしておりました。この子が一四歳の時東京へ帰ってきて、小林提樹先生にめぐり会ったのが、私にとり大きな転換点となりました。私たち親は当時「自分が死んでしまったらこの子はどうなるだろうか」という不安で一杯でした。小林先生が毎月一回開いて下さる「両親の集い」の例会の時は、親同志ひそかによりそってこのことを話し合っていました。その時、先生が重症児のための施設（島田療育センター）を計画されているのを知り、五〇床の施設が完成した時、親同士でよろこび合ったことを忘れることができません。

しかしこの施設を運営するためには、何とか国の援助を得なければならないと、小林先生のあとについて、議員会館、大蔵省、厚生省へと、初めての陳情活動を行いました。昭和三六年のことです。

その時の国の姿勢は、社会の役に立たない重症児に国の予算を使うことはできない、というものでした。私たちは「どんなに障害が重くても、子供は真剣に生きています。また親にとってはこの子も健康な子も、その愛情には少しも変わりはありません。しかし親の力には限界があります。どうか国の力で守って下さい」と何日も歩き［…］」（北浦［1993:59-60］、続きは本文117頁）

こうした活動とともに、また少し別に、各地の組織の成立と活動はそれとして興味深い。京都の「守る会」の成立と活動について東出［1983］。その全文をホームページに掲載している。この会の活動の経緯について、註26にあげた堀智久の研究（堀［2006］）があり、堀［2014］の一部になっている。

★33 「進行性筋ジストロフィー症が一つの筋疾患として、ドイツの医学者エルブにより記載されてから約一〇〇年になる。決して新しい病気ではない。しかし、わが国でこの病気が本当に社会の注目を集めはじめたのは極く最近である。正しく言えば、昭和三九年以降である。原因も不明で、治療法も無いまま、時には正しい診断さえつかないままで、この病を負った子供たちは他人の知らない場所で、その短い生命を終えていたのである。これを看とっていた家族の苦痛は想像を絶するものがある。」（湊・浅［1976:276］）

どのように一九六四年が画期になるのかについて文献を発見できていない。わかったらお知らせする。

★34 河端は、結核病棟の転換を主張したとして紹介されている——多くでは親たちの要請に対して厚生省が提示したのが国立療養所の使用だったとなっている。本文での引用の前者の続きは、「西多賀にも来られて筋ジス対策について話しあったが、私はよいパートナーができたと、大いに期待していた。／ところが、病気のため間もなく会長を辞められたのは、筋ジス患者のためには返す返すも残念なことであった。」（近藤［1996:112］、なお近藤の文章では徳田篤と記されているが徳田篤俊）

★35 「昭和三二年、次女二歳の時、四～五カ所の大病院をめぐり、進行性筋萎縮症（今では筋ジストロフィーに統一されている）という難病で治療薬もなく病気は進行し、一四～一五歳くらいまでしか生きられない、という悲しい宣告をうけ、私達夫婦の人生は筋ジス児を中心にまわり始め、主人河端二男は、昭和四一年から平成元年の亡くなるまで理事長をつとめました。小学校三年生で歩けなくなってから、次女の体の変形は進み、肋骨と骨盤がくっつきそうになるほど側彎がひどくなっていき、上田敏先生にコルセットを作ってもらったり、タオルをはさんだり、毎朝、車いすに落ち着くまでの体型づくりは、私と次女との知恵を出し合った実践の積み重ねによってなされ、健康も維持していきました。中学・高校・大学卒業と亡くなるまでの二七年間の車いすの子育てが本書を読みながら、まざまざと脳裏に浮かび、忘れることのできない日々が思い出されました。」(河端静子［2002］)

★36　かつて「クイズダービー」という番組で知られた篠沢秀夫もALSに罹る(篠沢［2010］)。徳洲会病院の徳田虎雄もALSに罹る(青木［2011］)。罹った後に都知事に献金をすることもできる。

★37　この組織に連なる神奈川県の組織に対する批判がなされるのが一九七〇年での横浜でのできごとだ(第2章48頁・第4章267頁)。

★38　家族会の要望で国立療養所に筋ジス病棟ができた場合もあった。「現在、筋ジス病床をもつ病院は全国で二七ヶ所、ベッド数は二五〇〇床にまで達しているが、この病床もその歴史的経過をみると、いろいろな形があって、厚生省が関係方面と協議して設置したものが圧倒的に多いが、なかには、筋ジス協会の地元の保護者たちの要望でできたものもある。後者としては、埼玉の東埼玉病院、柏崎の新潟療養所、京都の宇多野病院、福岡の筑後病院等がある。」(河端二男［1993:67］)

宇多野病院の名誉所長城鐵男の回顧。「昭和四三年五月私が貝塚千石荘から宇多野病院に転任して間もなく、筋ジス親の会から陳情があり、宇多野病院に是非筋ジス病棟を開設して欲しい旨のかなり熱い要望があった。／地元出身代議士さんのお言葉添えもあり、厚生省当局からはすでに昭和三九年五月筋ジス対策要綱が発表されており、諸般の情勢から筋ジス病棟開設は避けられないものとの判断に傾いていた。／しかし永い間結核専門病院として結核治療に専念してきた医療陣を始め一般職員にとっては政策医療とはいえ、筋ジス病棟開設など青天の霹靂のように受けとられたことも無理からぬことで、その説得にかなりの時を要したことはむしろ当然であった。」（城［1993:56］）

★39　『与えられる生死：1960年代──『しののめ』安楽死特集／あざらしっ子／重度心身障害児／「拝啓池田総理大学殿」他』という題のもの。収録したのは、六一年のものでは、「重身障者をもつ父として」（『朝日新聞』、投稿・「声」欄）、松山善三「小児マヒと闘う人々」（『婦人公論』）、六二年では『しののめ』四七号、特輯・安楽死をめぐって、「私を殺してほしい」（『女性自身』）、「「女性自身」に抗議西宮市肢体障害者協会〝身障者をべっ視〟」（『朝日新聞』）、花田春兆「ケンカする気じゃあないけれど」（『しののめ』四八）、六三年では石川達三・戸川エマ・小林提樹・水上勉・仁木悦子「誌上裁判　奇形児は殺されるべきか」（『婦人公論』）、花田「切捨御免のヒューマニズム」（『しののめ』五〇）、水上「拝啓池田総理大臣殿」（『中央公論』）、黒金泰美「拝復水上勉様──総理にかわり、『拝啓池田総理大臣殿』に応える」（『中央公論』）、水上「島田療育園」を尋ねて──重症心身障害の子らに灯を」（『婦人倶楽部』）、「捜査は見合わせる　「女性自身」の福祉法違反問題〝雑誌類の扱〟」（『朝日新聞』）、花田「お任せしましょう水上さん」（『しののめ』五一）、六五年の花田春兆「うきしま」（『しののめ』五七）。

★40　一九九〇年の「はやく・ゆっくり」での記述は以下。「水上勉が『中央公論』六三年六月号に「拝啓・池田総理大臣殿」（水上［1980］に再録）と題する公開書簡を発表し反響を呼ぶ（これは障害者に必ずしも肯定的に受け止められなかった。横田［1974→1979:59-60］、また岡村［1988:125-126］を参照）。」（［199010→201212:333］）

『現代思想』は二〇一六年一〇月号が相模原障害者殺傷事件の緊急特集号で、その前の九月号が精神医療に関わる号だった。九月号掲載の文章（［201609］）では、煎じ詰めれば精神医療は犯罪予測とそれに関わる実践に関わらないほうがよいという単純なことを述べた。このことに関わって一〇月号に掲載されたものでは、精神科医の高木俊介の文章——医療観察法が議論されていた時に高木らが精神神経学会に出した同趣旨の文書（高木［2016］）を九月号で引いた——、全国「精神病」者集団の桐原尚之、自立生活センターリングリングの船橋裕晶の文章がある（高木［2016］、桐原［2016］、船橋［2016］）。私は一〇月号では、殺すことに関わって、かつて起こり語られたが忘れられ消えていったりもしたそのさまを簡単に振り返った（［201610→201701b］）。そのときどきに残された側のものによってではなく、消えていったもの、消えていったさまを取り出し考えることによって、言ったり行なったりできることもまた示せることがあるように思ったからでもある。またその手前で、せめてこの程度の知識・情報は共有されてよいとも思った。

★41　今は宮城県立西多賀支援学校となっているそのHPには次のようにある。「今野さんたちが療育費の予算化と苦闘しているころ、元首相・鳩山一郎氏の子息で大蔵省の主計官だった鳩山威一郎氏は、今野さんの真剣な陳情に対してきちんと耳を傾けてくれ、そうした実情を知らずにいたことを「不勉強で恥ずかしい次第」と正直に話し、深く関心を示されたそうです。そしてその努力が実って、昭和三三年一二月、翌年度（昭和三四年度）予算に初めて「骨関節結核児童療養費」一六〇〇万円が計上されることになり、翌年の春には児童福祉法も改正されて、カリエス児童に対する療育費制度がスタートしたのです。」（宮城県立西多賀支援学校［2013-］）

★42　一九七二年。「私が昭和四七年に国立療養所課長に就任して、まっ先に手をつけたのが、国立療養所の第二次特別整備一〇か年計画、またそれに平行して、難病病床整備一〇か年計画でした。第二次特別整備一〇か年計画はそれまでに大蔵省から認知されていたのですが、私が就任して新たに難病病床整備計画を上のせすることには難色を示された経過はありましたが、ともかく認められました。難病病床整備計画は重心、筋ジスはもちろんのことその他の重症筋無力症などの神経筋疾患から老人リハビリまで含めたものです。この二つの一〇か年計画によって国政療養所の建物は全国的に一新されたのですが、肝腎の医療の内容の改善はどうなったでしょうか。現役の人に頑張ってもらいたいものです。」（大谷[1993:5-6]）

★43　近藤ら神経内科の医師・医学者がその方面の研究所の設立を求めたのに対して、精神医学の方面の人でありまた厚生行政に影響力を行使できた秋元が精神医学の研究を押し込んだ結果が「国立精神・神経センター」ということになった。すくなくともそれが近藤の理解であり、近藤はそのことにたいへん憤っている。当該箇所は、当方のHPの「国立精神・神経センター」他の頁にある。

★44　この年に一〇〇床であったものが増えていく。例えば九一～九二年には筋ジス二五〇〇床分の予算が計上される。こうした数字の単純な年次推移がわかるのかどうか、既にまとめられているのかどうか、調べてくれるとよいと思う。

★45　事前に数を把握できず始めてみたら増えていったということは時々ある。人工透析の医療費が実質的に公費負担になるのも七〇年代初頭のことだが、その時も数を少なく見積もり、それほど金はかからないとしていたようだ。そうして始まり、予想外にその利用は増えていった。ただ予期されていなかったことは、公費負担を是とする立場からは、よいことでもあった。私はそれでよかったと考えている。人工透析に公費を使うようになった時にもその利用者数の増大は予期されていなかっただろう（cf.有吉[2013]）。他方、障害者に対する「支援費制度」の導入の際には予想外の利用費の増大に対応してその抑制を政府が図ったことがあった（立岩・小林編[2005]）。

★46　八雲療養所－北海道大学、西多賀療養所－東北大学、下志津病院－東京大学、鈴鹿療養所－名古屋大学および名古屋市立医大、兵庫療養所－大阪大学、原療養所－広島大学、徳島療養所－徳島大学、石垣原療養所－九州大学。
★47 「難病の患者に対する医療等に関する法律（難病法）」。二〇一四年五月成立、一五年一月施行。三月に方針が示され、七月からこの法のもとでの医療費の助成が始まった。文献に川野宇宏（厚生労働省健康局難病対策課長）［2018］。
★48 「その施設入所基準は、／1.高度の身体障害があってリハビリテーションが著しく困難であり精神薄弱を伴うもの、ただし盲またはろうあのみと精神薄弱が合併したものを除く／2.重度の精神薄弱があって家庭内療育はもとより重度の精神薄弱児を収容する精神薄弱施設において集団生活指導が不可能と考えられるもの／3.リハビリテーションが困難な身体障害があり、家庭内療育はもとより肢体不自由児施設において療育することが不適当と考えられるもの」（保坂・阿部［1976:255］）
★49 小池の追悼文に、水野［1983］、坂口［1983］、津山［1983］。後二者が掲載されている雑誌の当該号には「小池文英先生略歴」もある。
★50 整肢療護園の歴史についてウェブ上で読めるものに整枝療護園［2012］（実際には著者名は記されていない）。青い芝の会の横塚晃一（cf.［201511d］、立岩編［2016］）もいっとき整肢療護園にいた。「横塚は一九三五年一二月七日生。［…］五二年六月に整肢療護園（東京都板橋区）に入園、小学六年に編入され、五三年三月、小学校卒業。同級生だった矢野龍司によれば、その園の子供会の会長を務めた、また将棋が強かったという。同年四月、中学校入学、五四年一二月、児童福祉法適用切れにより整肢療護園を退園、以後、不就学。この時一八歳、児童福祉法は基本一八歳の人までの法律だから退園ということだが、その時、学校二年で学校も終わりということになる。［…］／整肢療護園は全国にできていくが、東京のそれは最初のもので、医学者によって作られ、治療が目指された。「脳性麻痺には脳性治療を」という標語もあったらしい。関係者によって『脳性麻痺の治療』（小池文英・保田良彦［1966］）といった本も出されている。ちなみに今日に至るまで脳性麻痺はなおらない。ただなおすための営みは引き続き行われ、私（一九六〇年生）が直接に話を聞いた少し上の世代やほぼ同じ世代の人たちも親に連れられそうした施設に暮したり通ったりして、いろいろと痛い目にあった、それで良いことはなかったという話を聞いたことはある。」（[201511d]）

　脳性まひをなおすことについて調べたらよいと、このたびのもう一つの本に記した（[201811:66]）。その原稿を書いてから、中山善人（一九五三〜）、永山昌彦（一九五四〜）の二人にインタビューを行なった（中山 [2018]、永山 [2018]）。そのうち誰かにまとめてもらおうと思う。

★51　湊治郎（一九二六?〜二〇一三）。東北大学医学部卒。アメリカの施政権下の沖縄に医療宣教師として入り、ハンセン病療養所の愛楽園と羽路村の無医村診療所で働く。この頃に『ハンセン氏病診断の手引』（湊 [1967]、未見）。その後西多賀病院療養所。その後福島整肢療護園の園長。『日々の新聞　いわき Biweekly Review』二五九号（二〇一三）に追悼記事。当方のサイトに人頁有、記事を全文引用。

★52　山田憲吾（一九一一〜一九九〇）。京都帝国大学医学部卒。専門は整形外科。サリドマイド児に対する電動義肢を研究開発。徳島大学学長も務めた。人頁有。以下は『リハビリテーション医学』に掲載された追悼文の一部。「先生は東奔西走され、沖中重雄先生と協力され、厚生省特別研究、心身障害研究「進行性筋ジストロフィーの成因と治療に関する研究」班を創設された。この研究班の組織は、先生の実践を基盤とする研究という理念のもとに、大学、研究機関の研究者のみならず、全国にわたる国立療養所筋萎縮症収容施設の診療第一線医療関係者をも網羅し、連綿として現在にまで継続され、本邦、いな世界に類のない研究組織となって、着々と成果を挙げ、成因、ならびに根本的解決のため努力を重ねられていることも周知の事実である。また、先生は、上述の国立療養所を活用しての筋萎縮症収容施設の創設にも努められ、国の施策としての患児、患者のリハビリテーション対策の基盤を築かれた。」（野島

［1990:75］）ここでも「世界に類のない」ことが言われる。
★53 「政治家橋本龍太郎」編集委員会編［2012］には橋本の公正行政への関わりについても記されている文章がある。
★54 冲中重雄（一九〇二～一九九二）は当時虎の門病院長。人頁有。一九六三年東京大学退官。その最終講義で自らの誤診率が一四・二％だったことを述べたことで知られている（西脇他［1997］に収録）。その後虎の門病院院長を十年務める。文化勲章・勲一等瑞宝章等受章。一般向けの本として冲中［1965］［1978］等。後者に「いわゆる難病」についての短文が収録されている。

「原因の究明、治療方針の確立など、医学的研究の対象となる病気が多く取り上げられることになるが、一面、患者側の経済的負担などを救済するという方針も一つの柱となっているので、予算の関係もあって、選ぶべき疾患としては、診断基準としてある程度狭い厳しい範囲を対象としなければならないという制約もまた、避けがたいように思われる。［…］／特定疾患については、おのおのの研究班が組織され、班長ほか班員によりわが国におけるこの種疾病の実態調査、病因の究明、治療法の確立など、鋭意努力が払われている。これら医学的研究、患者の救済に対し、厚生省は従来とは格段の大型調査研究費をだし、また将来、これを一層拡大すべく、それにふさわしい予算を計画しているごとくである。

このようないわゆる難病対策は、ますます強化、拡大していかなくてはならないと思うが、難病対策だけで終わってしまってはならないのであって、以上を通じての経験からしても、たった一つの病気の克服に対してさえ、莫大な費用と、人力を要することを認識し、広く医学の研究、診療により、国民のすべてが、あらゆる疾患に対し、医学の恩恵に浴しうるような対策にまで発展していかなければと思う。とかく、この種の企画は竜頭蛇尾に終わりがちであるので、そのようなことのないよう、この企てが核となり、研究、診療、医学教育を含めた医学的、社会的態勢が確立されていくことを切望するのであ

る。」（沖中［1974→1978:213-215］）

★55　三好和夫（一九一四〜二〇〇四）。第五福竜丸操業中に被爆した乗組員の診察と治療にあたった人でもある。三好型筋ジストロフィーの発見者。後に徳島大学医学部長等。人頁有。

医学研究振興財団が主催して一九七五年に開催した研究会の記録（医学研究振興財団［1977］）が刊行されている。三好はその最初の報告を行なっている。その冒頭は以下。

「全体のテーマが「筋ジストロフィー症を攻める」というのであるが、私など内科医の立場は筋ジストロフィー症の人々と一緒に歩いているわけであって、筋ジストロフィー症を攻めるということになると、なんだか自分も一緒に攻められているような気がしている。

ともに歩むとは、彼等の最初の診断は当っては、この病気でないことを願い、症状の軽微なときにはその進行の少しでも遅くなるように試み、それでも進行する場合には、彼等を医師である研究者としてどこまでも見守るということである。彼等の診断、治療そして原因究明のための血清や筋の採取も、その必要性を強く学問的にさかのぼって反省した場合上で最小限度に限り、そして彼等や家族がその気持ちになってくれるまでは待つのである。しかし、この病気の本態は解明されなければならない。／本日は多数の基礎医学者と関連分野の研究者がおられるので、進行性筋ジストロフィー症とはどんな病気かということを理解していただくために申しのべる。」（三好［1977:9］）

★56　「臨床社会学」の班に関わった山手茂の論文集として山手［2001］、七〇年代の共著書に川村・木下・山手［1975］、山手・木下［1976］（木下安子・川村佐和子については253頁）。

★57　報告書を集めて読んで検討する作業がある。

★58　ＡＬＳについてその原因と治療法がいろいろに言われ、行なわれ、随分流行したものもあるが、結局決定的なものは現われてこなかったことは『ＡＬＳ』に簡単に記した（［200411:chap.2］）。それから一五年が経ったが、その状況は大きくは変わらない。筋ジストロフィーについて、どのように進みまた進まなかったのかについて、ここで追うことはまったくできない。ただそうした作業が医学研究を専門とする人によってでなくともなされるとよいと思う。いくつか報告書、書籍などはある。また入所していた人たちがリハビリテーション（の苦痛・無効）について記した文章も少しある。

★59　もう一つ。「療育（治療）と教育、そして生活の三位一体となった医療は、諸外国にも例をみない画期的なものであった。［…］貧困で経済的に余裕のない時代には神経学を志す医師は少なく、ましてや筋疾患に興味を持つ学者は極めて限られている。東南アジア各国は現在まさにそのような状況にあり、多くの神経疾患や筋疾患の患者さんは放置されたままのようである。［…］十年ほど前［…］台湾大学の神経内科の教授が、「台湾ではデュシェンヌ型の筋ジストロフィーはほとんどいないことになっています［…］」と言われたことを覚えている。この懇親会の席上、杉田精神・神経センター名誉総長が私に、「筋疾患研究のレベルは文化と経済の成熟度の指標だね」と言われたが、的を射た言葉であると実感できた。［…］私は「日本の筋ジス病棟の現状と将来」について発表した。日本全国二十七ヵ所の筋ジス病棟に二千百五十六人の入院患者があり、九百人近くが人工呼吸器装着者であること［…］一九七〇年代の筋ジス病棟は、医療（リハビリ）、教育、生活の場であったが、高齢化や重症化、そして呼吸管理の患者さんが増えて、現在はＩＣＵ、ターミナルケア、レスパイトケア［…］の役割を担うようになったこと、そして二〇〇〇年代の筋ジス病棟は、必要な時、必要な人に医療が提供され、在宅の患者さんを含めて筋ジス患者さんのオアシス的役割を果たしたいと発表した。ただ、日本のようなスタイルの筋ジス病棟は世界的に見ても皆無であり、特に東南アジアの研究者にとっては、まさに別次元の世界で、ため息の出る思いであったかもしれない。（福永［2002:184-185］）

第4章　七〇年体制へ・予描1

1　短絡しないために

1　短絡しないために

一九六〇年代を経て七〇年代にできていく体制は、幾つもの力の合わさったところに生成し維持される。そのさらに幾つかの一部分を点描してきた。私にはきちんとした研究は無理なので、その歴史を見るにあたっての、調べるにあたってのいくつかの留意点、またこれから調べるべきと考えることを記すつもりで書いてきた。

国立療養所があって、主には結核療養者を収容した。そこでの自らの生活を護ろうとする結核療養者やハンセン病療養者の動きがあった。組織としては「日本患者同盟（日患同盟）」、「全国らい患者協議会（全患協）」、改称して「全国ハンセン病療養所入所者協議会（全療協）」。また施設職員の組織としては「全日本国立療養所労働組合（全医労）」。結核療養者は少なくなったが、施設はなくなることはなく、使いまわされた。筋ジストロフィーと重症心身障害児（重心）の親たちがいて、子がかわいいこと、しかし親子、家族の生活が困難であることを言い、動いた。それ以前から、「重心」については民間に施設を作ろうという動きがあって、最初のものとして「島田療育園」と「びわこ学園」が作られ、親たちもそれにつながった。新聞や雑誌のメディア、それに文章を書く作家やジャーナリストが家族の苦難と民間施設の苦労を伝え、芸能人など民間の善意がそれを支援した。また政治の対応を求めた。政治家や行政がそれに応えた。家族組織の運動もあって、結核療養者が少なくなった施設が使われることになり、その経営者でもある医師・医学者が研究を望み、そこにその人たちのつながりが形成され、政府の予算がつく。家族会、研究者－経営者、行政とのつながりが形成され、発展していく。

そんなに昔のことではないから、いくらか調べればいくらかのことはわかる。そうした研究もいくらかは出てきて（52頁）、それはよいことだ。だが、かえってよくないこともあると思って書いている。例えば一つの単純な短絡は、日患同盟・朝日訴訟といった流れがあり、スモン患者の運動があり、それが難病政策に結実していく、というものだ。それは、一つには「患者運動」という語を含む本が長宏の『患者運動』（長［1978］）一冊だけであったことも関わっているかもしれない（181頁）。またこの流れは社会福祉業界では勢力を有することもあり、その支持者による書き物が相当の数あり、それだけを辿れば、そのような筋になるということがある。とくにその流れを支持するというわけではないが、またその動きが一つの流れであることをたんに知らずに、参照の参照、引用の引用が繰り返されているということがある。

この筋が、またこの筋が短絡であるということが、私自身がいくらか異なる別の場にいたから見える、見えるように思えるということを否定しない。そしてそのことは私をためらわせるものでもある。つまり、特定の場から私は見てきたし、すると私の記述も偏ってしまうのではないかと思われる。しかし、あったものはあった。意図的に無視されて、あるいはたんに気づかれないから、書かれないのはよくない。それは過去・現在をどう評定し、これからのことをどう考えるかにも関わる。そして私は、偏っているからこそ、かえって冷静に、引いたところから相手を記そうと、また自分の立場を吟味しようと心がけることにはしてきた。

2 偉人について、「世の光」について

今あげた短絡とは別の例をあげて、できごとをほぐしていくことから何が見えてくるのか、何が課題として浮上するのかを述べる（以下しばらくの初出は［201701］）。杉田俊介との『相模原障害者殺傷事件』（立岩・杉田［2017a］、杉田の章は杉田［2017］）第3部での杉田と私の対談での杉田の発言より。

僕は自分がNPOで支援者をやってましたから、小さな制度がいかに大事かということは本当に痛感してきました。そして制度はいかに動かないか、ほんのわずかな一歩、一ミリを刻むことがいかに難しく、ゆえにいかに大事か。そういう現場の困難や折衝、条件闘争の苛酷さをあまり知らない人たちが、抽象的な理念ばかりを主張して――「左翼」や「学生運動崩れ」にそれは多いという気が正直しましたが――現実をなし崩しにしていくことには、強い違和感を覚えていました。ただ一方では、かつての障害者運動などで綱領化されてきたラディカルな理念の力を、日々の中で実感することもありました。そういう理念のラディカリズムが、根本的に現場の疲弊や苦しさを支えてくれているのだ、という感じがあったんです。たとえば青い芝の綱領もそうですが、僕らのような重症児関連のNPOの場合、それこそ糸賀一雄の「この子らを世の光に」とか「重症心身障害児を守る会」の親たちの三原則とかですね。

しかしグローバリゼーション全盛の時代にあって、マジョリティとマイノリティの境界線に落っこちた、構造的には加害者であり同時に被害者のような、マジョリティのようなマイノリティのような、何かができるようなできないような、そうしたキメラ的な存在や身体に立ちながら、そこから出てくる理念性みたいなものも同時に必要ではないか、と思えるわけです。(立岩・杉田［2017b:196］、杉田の発言)

それに対してそんなことでよいのかと私は言っている。

「この子らを世の光に」とか言わなきゃならないのかということです。糸賀一雄はじゅうぶん立派な人だと思いますけど。そして「守る会」の三原則の一番めは「決して争ってはいけない　争いの中に弱いものの生きる場はない」で、二番目は「親個人がいかなる主義主張があっても重症児運動に参加する者は党派を超えること」ですよ。それでよいのですかと。［…］そしてこの原則は、一九六四年にできたその親の会がどういう道を行ったか、行かざるをえなかったかということに深く関わっている。(立岩・杉田［2017b:198］、立岩の発言)

続けて、そんなことを明らかにしようと「病者障害者運動史研究」などしようとしており(［201512］［201611］)、ここ数年の連載(→本書)も書いていると話した。対談のこの部分のいきさつ、何を言いたいのかは本の「補遺」(［201701］、HPに全文掲載)に記した。ただ、事実を書けばわかってもらえることにはならず、もっとはっきり言った方がよいと思うことが多いので、加える。

一つ、「小さな制度」が大切であることはその通りで、そう思って私は仕事をしてきた。一つ、「抽象的な理念ばかり」言う（人たちの）ことについては、抽象的な理念がきちんと言えればそれはそれでよいのだが、そのようなものに（さえ）なっておらず、その不確かな、というより誤った理念による「引き回し」が有害すくなくとも無効であることについて同意する。一つ、それがここで述べることだが、「ラディカルな理念の力」があるという二つについて、その全体をそのまま肯定的に受け取ってよいのかである。例えば七〇年に神奈川の青い芝の会が争った相手は、杉田が並列させている「守る会」、正確にはその神奈川県の組織だった（[201701b:64]）[★01]。

　研究者なら知識の在庫が問われるとしても、杉田はそれが商売でもないのだから、ここではなにか細かいことを知っていないとものを言うべきではないといったことを言いたいのではない。まず私は、研究と研究によって産出されたという言論・言説の水準が気がかりなのではあり、基本的にこの事件他について私と同じことを言おうしているのだろう杉田の（実際には本を作るに際して加えられた）この部分の発言をとくに問題にしたいのではない。ただ、「理念」を言うのであれば、言葉を捉えるその精度は、「キメラ」だの「グローバリゼーション」だの言う前に、やはり大切だ。

　一九六〇年の前後、偉人たちが現われ、その後社会福祉が発展したという物語がある。東京の島田療育園には小林提樹がいた。滋賀のびわこ学園他の創始者として糸賀一雄がいる。その二つの施設は、重症心身障害児――大雑把には知的にも身体的にも重い障害のある子ども（やがて大きくなり、今は高齢者となっている人たちも多い）――施設として先駆的な施設だった。その後、国立療養所が、結核療養者の次のお客として多くのその「重心」の子を受け入れもする。小林は医師だが、糸賀は違う。この人は今でも例外的に知られており、その時代（から）の福祉を語る時の符丁のようなものにされている[★02]。その人々を尊敬する人たちによって書かれたものもある。ただ、この定番な人たちをあげてなにか歴史を語ったつもりになるのはよくないと思う。人を語り、その人たちが肯定されるべき人たちであるということから零れるものがある。それでこの文章も書いており、この人たちを一人ひとり紹介し論ずるつもりはない。ただ少し書いておく。

まず、私は、その人たちは立派であったと思う。その人たちは、その後の人たちのように、本人やその「代理人」の（事前）決定に委ねればよいといったことは言わない。「生命の質」といったことも容易には言わない。その人たちに象徴されるような実践がなかったら、かなりの数の人たちがもっと早くに死んでいただろうと思う。それはよいことであった。そのうえでの話だ。

具体的な検討は一切省いて、二人を二つの「型」としてあげる。悲観的で人道的な人と、人道的で肯定的な人、その二つである。

小林は、「重症者」に対して悲観的ではあったが、それを愛が覆う、というような具合になっていて、力を尽くした。尽力したが悲観的だった。それは、第2節5（243頁）に紹介する白木博といった医学者たちにも言えることを後述する。小林は、生まれたら（生まれてしまったら）救う、それは医師の義務だと言う。ただ、生まれなくすることには賛同している。ではそうしたこと、他を批判すればよいか。とても少ないが、直接小林に対してなされた批判もある。[★03] 私も批判したらよいと思うところはある。優生保護法下の不妊手術について二〇一八年になって提訴があり、にわかに、ようやく、このことがいくらか知られるようになったのだが、[★04] 小林は、そこからそう大きく異なる場所にいるわけではない。しかしそれでも私たちはうしろめたいのだ。つまり、この社会と私たち自身が否定的・悲観的であるという現実感はぬぐえない。である以上、その人たちの捉え方描き方が否定的・悲観的であると、本当に批判できるかと思う。しかも、そのうえで、小林は実践を行なった。他方、そんなたいへんなことはできないと思う私（たち）は何もしていないのだ。

しかしそれでも、悲観的である必要はない。というか、否定的であることができない。それが今年のもう一つの本（[201811]）で言っていることの一つでもある。歴史と理論はそうして繋がっている。

それに対して糸賀の「この子らを世の光に」という言葉は社会福祉の業界では広く知られている言葉で、「この子らに」ではなく、「この子らを」と言ったところがよいと言われている。重症心身障害児「を」世の光「にする」、重症心身障害児「が」世の光「となる」というのだ。そして相模原での事件の際にも、例えば相模原での事件のすぐ後に組まれたＮＨＫの朝の座談会のような番組で親の会の人がこの言葉を持ち出したことを記憶している。

実際「世の光」であるかもしれない。しかし「この子ら」が「世の光」であると言わねばならないかということである。そんな必要はなく、それを賭けて争うべきではない。相模原での事件についての本で、自らの（その子の）肯定性によって自ら（その子）の生命・生活の正当性を言う必要などないのだと言った人たちのことを紹介し、そちらの側を私は支持すると述べた（[201701c:96-99]）。

それは現実的なものの言っていき方としては弱いように思える。勢いが出ないではないかというのである。私も、ときには明るいことを言って元気を出すことはよいと思う。ただ、現実的に考えても、肯定的であることは常によいわけではないと考える。

それは、その容疑者のように語ったり感じたりする人たちに、そして自分たちに、どのようにものを言うのかということでもある。例えば、美しい言葉が、この事件、その容疑者に「効く」だろうかということだ。例えばその容疑者（のような人）は、「そのようにあなたが（自分の子を）言いたい気持ちは理解はできるが」「あなたがそう思うあるいはそう言いたいその事実は否定しないが」と言い、「私にはそう思えない」「きれいごとを信じようとしている」と言う。「世の光」と思う人にもさらに言い分はあるだろうが、話は平行線を辿ることになるだろう。だから、かえって、もっと引いたところから「殺すな」と言った方がよいし、実際言った人たちもいる。「光」でもないが、そんなに悲惨でもない。とい

うだけのことだ。そしてそれは、道徳感情といったものではなく、まずは事実であるとしか言いようのないことだ。★05

肯定されるものがあることはまったくよいことである。しかし、生きていくこと、それもただ死なない程度に生きていくのでなくもっとのうのうと生きていくために、自らによいものがあることが必要なのでなく、そのことを言い示すことも必要でない。このような態度が作られていって、それは、近い場所にいるが同じではない態度との差異において示された。そして、そのような態度をもって争うこと、そこから引かないことが言われたのでもある。

もう一つ、糸賀、びわこ学園から「発達保障論」が発祥したと言われる。少し事情を知っている人は、私がここで書いているのも、その流れと対立した「共生・共学」「どの子も普通学校へ」という流れがあって、私が基本的に後者を支持してきたことが関わっていると思われるかもしれない。関係がなくはない。いくらかを知っているから書けるということはたしかにある。ただ、そのかつての強い対立とその後の曖昧な変化をなぞろうとは思わない。もう少し正確に考えていく必要があって、それはここでは無理なことだ。★06

ここでは一つだけ。「発達」と「世の光」はまた異なる方向を向いているように思われる。その幅をどう考えるか。「運動」となった発達保障論は、実際のところはたいへん常識的で「科学的」な「発達」を肯定し、それを測定し促そうとする動きとして広がっていった。ただ「重心」の施設にいれば、その普通の発達はそう単純に見出されるものでなく、また単純に肯定されてよいものとも思われない。糸賀の次の施設長は岡崎英彦（著書に岡崎［1978］）、次は高谷清だが、その高谷は、ときに「政治的」な言辞も弄するが、その子どもたちについての記述自体は冷静であり、また私自身はその子ではないので結局はよくわからないが、たぶん当たっているのだろうと思えるものだ。★07 その子たちは、容易に判定され測定されるような「普通の意味」での発達から零れるように思われる。糸賀の「横に発達する」という普通には不思議な言葉はこのことに関わる。また、そのように思うことによって、あきらめてしまい見なくなり放置してしまうことがなくなる、その子の微妙な変化や反応に敏感になることがあると言われる。それはわかるようには思う。ただそのことはわかった上でも、さらに発達全般を肯定した上でも、やはり「世の光」も「発達」も言わねばならないわけではない。そのことを言えると考える。

以上はひどく抽象的な議論でもある。ただこの時期こうして――「ホープレス」だが愛によって包む、「光」を見てとる、「発達」を願う、という力によって――張られた空間が、人々の具体的な生活のあり様の範囲を規定したのでもあるからには、立ち止まってみる必要もあるし、また、その時期からだいぶ経った現在であるからこそ可能な部分もあると考える。

3　民間

この体制の創始、維持に関わった「民間」の側の動きも一通りではない。どんなに大きく括っても、まず、二つはある。それをさらに極端に単純化してしまっている言説、「研究」があると述べた。かなりの部分ただの無知によって、ただの怠惰によって、単純にすぎる話が作られ、継承され、反復されてきた。

まず、結核その他の本人たちの多くはわりのよい仕事につけず、その前に就労できず、貧しいことが多い。療養所での暮らすその条件はよくないし、やがて立ち退きを迫られることにもなる。それは不当であると思い、またともかく生活に困るから、「革新」の側に行くことになる。その人たちは正義を語る。「朝日訴訟」はその代表であり象徴である（181頁）。そこでは生存権が主張される。それはまったく正当で当然なことであると私は思う。それを革新政党が支援する。とくに日本共産党は熱心であってきた。専門職者にもその動きに連なる人たちがいる。

そして組織があること、組織の活動があることは、ときに、自らが有する資源が乏しいなか新たに活動を始めようという人たちにとって有益だった。それ以前に、組織を作り運動するという道があるとわかった。先に活動を始めた人たちが、方法を教えることがあったし、それ以前に、闘い要求するという道があること自体を知らせた。ハンセン病療養者の組織であった日患同盟がその役割を果たした部分がある。七〇年の前後にはスモン病があり、その被害者たちの運動があった。また腎臓病で、人工透析があれば生きられるが高額の費用がかかり払えないので死んでしまうという状況下でその公費負担を求める運動が起こる。有吉玲子の研究（有吉［2013］）がある。★08

とくにしばらく時が経った後に見れば、結核も、スモンも、★09腎臓病も各々異なる。スモンは原因がわからなかったが、一九七〇年にわかった。「難病」指定はわかった後のことだ。腎臓病についても機序がわかり対応法もわかっている。そしてたいへん多くの人の病であり、すこしも稀少なものではない。だからこの二つが「難病」であると言われてもよくわからない。しかし、その範疇のもとに動きがあった時期がある。精神疾患・障害関係の団体もその動きに入っていたことがある。まず、とにかく暮らしていくのが難しく社会の対応を求める人たちが集まり、つながりをもった。ある活動が別の活動の開始を促し、そこで方法などが伝承された。

地域によってそのつながり方も一様でなかった――だからこそ、各地域についての研究・記述の意義もある。京都について前田こう一［1982］があり、それを引きつつ自らが関わった「滋賀県難病連絡協議会」について葛城貞三が記している。京都の難病連の結成は七四年八月。スモンの会とベーチェット病京都府支部がよびかけた。他にリウマチ友の会、重症筋無力症友の会、腎炎ネフローゼ児を守る会、筋ジストロフィー協会、腎臓病協議会が加わった。個々に運動をしていても成果が上がらないこと、また京都府としても「窓口」が一本化されることを望んだことが連絡会の結成に関わるという（葛城［2019］）。

例えば結核療養者の運動では本人の多くに経済的困難があり、それで運動する。他方、障害児の親たちは、扶養したり世話したりするために後に困難になっていく人は多いが、すくなくとも当初さほどでないこともある。筋ジストロフィー協会や「重心」の親の会の初期の（なかにはずっと続けた）役員には社会的地位その他を得ている人たちがいる。そうした人たちが活動に関わる、そんな人だから活動のために動けたということもある。中高年になって多く発症するＡＬＳの人などの場合には本人にもそんなところがある。

そしてもう一つ、どこに頼むかということがあった。野党は、今より力が強かったとしても、野党ではある。予算を引きだすには与党に言っていくのがよい。しかしもちろん、その人たちに受け入れられねばならない。そのことにおいて、結核療養者は普通の大人であって、見栄えも普通である。さらにその歴史的経緯もあって、共産党などと繋がっているから、他の政治勢力に話を聞いてもらうのは難しい。それに対して、まず子どもは、かわいいし、かわいそうであり、その子をもつ親もかわいそうである。母親が訴え、大臣や議員が受け入れるという構図になる。その人たちに受け入れてもらうには左翼的でないほうがよいということがある。

筋ジストロフィーについては親の運動があって、一九七〇年代初頭に始まる「難病」対策・政策に先んじて政策対応がなされた。進行性筋萎縮症児親の会が発足したのは一九六四年、「全国重症心身障害児を守る会」が結成されたのも同じ年だ。その人たちは「争わない」人たちだった。得たいものを得るためには「イデオロギー」を排するのがよい。杉田があげた「争わない」とは、まずは、そういう立ち位置、立ち位置からの主張を言う言葉である。

すると、内部において、もっと争ってよいはずだと主張する人たちは抑えることになる。それは争いと言わないか。その争わないと言う人自身も例えば次のように争っている。会の創設以来、夫が会長を務め、その死後会長を継いで、二人合わせて会長であった期間が五〇年ほどになる北浦雅子（126頁）の文章より——まったく同じ箇所を前章で引いている（127頁）。★10

最近、施設の先生に「重症児の親御さんたちは、みなさんよくがんばっておられますが、なかにはいろいろな方がいます。〝うちの子は社会の子です。職員が世話をするのは当り前でしょう〟などという親もいるのですよ」と聞かされたときには、私は血の気のひくような悲しみにおそわれました。たった一人のこうした親のために、すべての親が同じようにみられてしまいます。私たちの二〇年にわたる運動も、根本からくつがえってしまいます。いいえ、それは重症児の生命を危うくしてしまうのです、と私は叫びたくなります。／故市川房枝先生が長い間婦選運動をつづけられ、逝くなるまで、「権利の上に眠るな」といいつづけられたことを、私たちは忘れてはならないと思います。（北浦[1983:19]）

親がせいぜい苦労した上で、そして苦労しているがゆえに、その苦労を社会や政治家に理解してもらい、同情・共感してもらって、社会的支援を求めようというのと、それと別の主張をするのと、どちらが正しいのかは別に、ここに二つの立場はある。しかし、北浦は、「血の気のひくような悲しみ」をもたらすような一つの立場を非難し、除外している。その人にとってはそれは争いではないのだろうのだが、実際には争っており、しかも争いでないとすることによって、議論からも運動からも一つを除外しているのである。

それは、たんなる戦術と言えないところもある——本気でそのような献身的な心性の人たちだったようでもある——のだが、その時において、政策と生活を得るには有効な方策であった。運動に「政治」をもちこまないことを唱えた。あるいはそのように言いながら、政権党（の有力者）に陳情するという政治活動を行なった。

そしてそれに政治が、有力な政治家が応えた。例えば研究所の設立を田中角栄が約束する——結局はロッキード事件で失脚し約束は果たされなかったのではあるが（139頁）。そして施策・施設の必要性をメディアが訴え、支援する。この時期善意は様々にあった。島田療育園に集団就職の女性たちが勤めたことがあり（藤原陽子［1967］）、それが報道されたりした。伴淳三郎、森繁久彌——山田富也らのありのまま舎の本の題字を書いたりもしている[★11]——といった芸能人たちが社団法人（の認可は一九六六年十二月）「あゆみの箱」の活動を行なった。これにもあまり知られていない、少なくとも私はまったく知らなかった挿話がある。[★12]

それは有効な手だてだった。それしかなかったのかもしれない。繰り返すと、いちいち言葉を補わねばならないのも悲しいことではあるが、私は、「世の光」の人たちや「争わない」の人たちが、「命を護る」ことにおいて、すくなくとも今どきの「リベラル」な人たちや私自身に比して、頼りになる人だと思っている。そしてまた私は、たしかにこれらの人たちと別の宗派に属しているのだろうが、だからことさらに差異を言い立てたいのでもない。ただ、言い立てなくとも存在する差異はあって、それはまずは受け止めるべきだと考えている。受け止めたうえで、たいした差異でないということになればそう言えばよいと思うのだ。

そしてその人たちは、とくに筋ジストロフィーの親の会の人たちは、原因究明と治療法の開発を求めた。当然のことだったと思う。その要求を受け止め、いっしょになってその必要を訴えたのが、医療者・医学者たちだった。その人たちにとって、家族会の主張・運動はまったく心強いものであり、それを歓迎し、讃えている文章を既にいくつも見てきたし、すぐ後でも一つ見る。患者（の家族）団体が基本的に専門職者（の団体）と対立関係にあるという理解が、全体として水準が高いと言えない研究のなかで優れた成果である衛藤幹子の著書（衛藤［1993］）にもあるが、そうとは限らない。前にみた日患同盟他は経営者や政府とぶつかることがあったが、施設を護ろうとする限りでは労働者と連帯することがあり、さらに場合によっては経営者とも利害が一致することもなくはない。ただここでの家族会と研究者である医学者で施設の医師・そして経営者とのつながりは強く、恒常的なものであり、たいへん良好である。

そして「重心」の親の会にしても筋ジストロフィーの親の会にしても、求めたのは子が暮らせる収容施設だった。そもそも、さきの治療法の開発とともに、施設を求めるために組織ができたのだ。後に東京都筋ジストロフィー協会が在宅生活を強調し全国組織と対立するが、それが主流になることにはならず、全体の変化に結びついたわけではない。その組織は施設入所を求めて作られた組織だったのだから、無理もないことだ。それは精神障害者の家族会（の全国組織）にも言える。いっときの反乱分子が精神病院を批判などして混乱をもたらし困ったことだったと回顧する「全国精神障害者家族会連合会（全家連）」の元事務局長がいたりする。[★13]

まとめれば、一つに、けなげであることやよくなる可能性があること、悲惨であり苦難に面していることを言う。これらは相反する要素でなく、同情・理解を得るためにも有効である。一つに、治療を求め、それを仕事とする人たちと協調することになる。一つ、家族の過大な負担を軽減するための施設を求める。

他方の「革新」の側はどうか。一つ、生きることは権利であると言う。それ以外のことを言う必要もないのだが、しかし自らの実感としても、また戦略としても、悲しい物語を語ることは多く、ここはそう大きくは変わらない。家族がまず負担を負うのが当然という主張は当然にここでは弱くなるが、ここでも、まず家族が負担を負い、それが大変なので政治に要求するという道筋はさほど変わらない。そして一つ、病気なら当然だが、医療を求める。自らや子どもが辛いのはまったくの現実だが、それは社会の理解を得て政治の力を引きだすためにも必要だ。また一つ、施設についてはそこを出されても生活できる見込みがないなら、護られるべきものとされる。労働者の組合もまた自らの職場を護ろうとする。とすると大きな違いはないとも言える。これは、例えば軍事・外交について政治的な立場が左右で大きく異なり、容易に合致しないのと異なる。「医療・福祉」となれば、「より多く」という点で一致するのである。ただ、それでも、今でもそうだが、「政治」の話が嫌われ避けられることは多くある。嫌う人もたいがいの場合は十分に政治的なのだが、「(医療と福祉を)より多く」以外の政治的な主題とセットにされ、その全体を支持することが求められたりすることについて、さらに選挙に動員されたりすることについて、不快や警戒は生じる。そうして煙たがれるのはセットにする側もわかるから、ときにはセットにすることの正当性を主張することもあるが、他の多くの場合には遠慮したりその強さを加減することになる。

七一年に「特定疾患対策実施要綱」が発表され七二年から実施されたのだが、その年の四月「全国難病団体連絡協議会(全難連)」が結成される。他方、「日本患者・家族団体協議会(日患協、JPC)」は八六年六月結成。「結成宣言」には「社会保障の充実と民主主義の発達、そして何よりも平和」といった言葉がある(日本患者・家族団体協議会(JPC)[1986])。少し薄められてはいるが、共産党的な言葉使いの組織ではあった。これには全国腎臓病患者連絡協議会(全腎協)など三一団体が加盟した。この

ＪＰＣ結成の時、全難連との合流がいったん実現しかけたが、結局流れたことがあった。全腎協の小林孟史はこの時に全難連の二人の代表の一人だったが、解任された。そのように捉えることができるのかどうか、もう一人の代表はあせび会の佐藤エミ子だったが、その著書（佐藤［1985］）にも何も出てこないし、知っている可能性のある伊藤たてお（元ＪＰＡ代表理事他）も葛城貞三の問い合わせにわからないとしているのだが（葛城［2018］）、当時の全難連側が政治色、むしろ政党色を嫌ってのことであった可能性はあると思う。ＪＰＣと全難連が合併、新たな患者団体「日本難病・疾病団体協議会（ＪＰＡ）」になるのは、そのだいぶ後、二〇〇五年五月になる（日本難病・疾病団体協議会（ＪＰＡ）［2005］、その歴史の概略について藤原勝［2016］）。★14

この狭義の「政治」を巡る配置は何をもたらしたか。障害児教育を巡る対立があったことは知られており、書かれたものもある。それは今述べてきたＡとＢ二つの流れの間ではなく、「発達保障」を掲げ政党としては共産党を支持した側Ａと、左派ではあるがその党と対立した側Ｃとの争いである。それは恐らく、この後のできごとのある部分にいくらか関わってはいると考える。ただ、Ｃの動きについては別のところで書いてもいる。★15 本書で確認されるのはむしろ、医療・医学・看護等に関わり、革新の側から、正義の側から発した人も、そしてその志を継続させた人も、その位置取りによって、体制を作り護る役割を果したことである。

4 政治

そして政治の対応がある。それを一つのものとして見ることはできない。まず、母親たちの訴えに涙し、「鶴の一声」を発したり、「よっしゃ」と言った政治家たちがいた。それは、今に比べてよい時代のことであるようにさえ思えると述べた（161頁）。

　行政の側も一つではない。厚生省（当時）にはその仕事に使命感をもってあたっている人たちがいつもいくらかはいて、なにかしらのことをしようという人たちがいる。ただ、財務の側はまた違う態度をとる。すると、財布を握っている側に説明できるような制度に仕立てる必要がある。制度の整合性が求められたり、例外措置が嫌われたりする。ただ、そのためにかえって、例外的な制度ができたり、既存の制度が例外的に使われたりする。七〇年前後、腎臓病者が人工透析にかかる金が払えず死んでいくという事態は、わかりやすく救うべきできごとであると捉えられた。有吉玲子の研究が示すように『読売新聞』のキャンペーン他もあった。そしておそらく、将来どれだけの予算を要するようになるか、予測しなかったか、しないことにした。何かはせねばならないとされる。いっときは生活保護を特別に適用したこともあったようだ。ただすぐ、結局、障害者福祉制度としての「更生医療」で人工透析にかかる自己負担分をまかなうことになった。[★16]「障害」そして／あるいは「病気」といった範疇は、所詮そのようにして決まるだけのことである場合がある。このこともまた、もう一冊の「理論篇」（［201811］）で述べることだ。

　そして政治の対応は、同時に責任を回避することでもある。例えば、スモンの被害者やその支援者は、政府の無策、対策の遅れを批判する。それを否定のしようがない場合、少なくとも全面的に無視できない場合がある。役人にも真剣に救いたいと思う人はいただろう。害を故意にあるいは過失によって引き起こした責任は認めないが、なにかしらのことをした方がよいということはある。スモンを他の幾つかと一緒に「難病」に繰り入れ、なにがしかの予算をつけたのもそのように見ることができるだろう。この難病政策は、基本的には、「研究」の枠で「生活」の幾分かについて援助するというものだった。その枠でスモンに対するのだから、政治の過誤を認めたということでなく、さらに生活を全面的に、その必要に応じて、つまり必要なら必要に応じて増やしていくというふうに支えるということではない。そのことによって、予算・制度を一定の枠の中に収めることができる。しかし一定のことはなされる。何もないよりはよい。以後、何もないより（ずいぶん）よいものを得るために、まだ認定されない疾患の人たちは要求・陳情を行なっていく。

筋ジストロフィーは既に政策対応がなされていたから、政策用語としての「難病」には含まれない。しかし、六〇年代半ばから形成された大学医学部・付属病院、国立療養所という施設と、その運営・経営者でもあり研究者ということにもなっている人たちへの予算、研究費の支給という枠組みは筋ジストロフィーを巡ってできて、それが、施設収容は多くの疾病には採用されないのだが、「難病」政策となっていく。そしてそのことよって、これは衛藤幹子が指摘していることだが、厚生省は医療・医学者と協調しまた影響力を及ぼす。開業医たちの組織としての日本医師会の勢力は当時今よりさらに大きく、その部分を御すことはできないのだが、それとはまた別系統の人たちとはうまくやっていくことになったのだ（衛藤［1993:91-92］）。

こんなところから、この時代を、そして「難病（政策）」を見ていく必要があると述べた。つまり、一つ、「日患同盟」からの流れは重要な流れだがそれだけがあるのではない。一つ、糸賀一雄・小林提樹といった偉人についても検証はあってよいし、またその偉人と偉人が作った施設は同じでないし、さらに他の普通のたくさんの施設が体制の全体を作っていたことを見るべきである。一つ、施設での自らの生活を維持し向上させようという運動と子が暮らす場所を求めようとする親たちの運動には共通点とともに差異もある。一つ、政治・政策が引き受けるということは、同時に責任を回避する策であることがあることに留意すべきである。

2 医（学）者たち

1 近藤喜代太郎（一九三三〜二〇〇八）：研究における研究前からの施設の肯定

医療や看護に関わる人たちがいる。これから具体的に関係した幾人かの人物についてごく簡単に幾つかの挿話を示す。事実だけを示してわからせる、皮肉が伝わるといったことが意外に難しいことを感じるので以下、すこし強い表現を用いる。

すくなくとも幾人かは正義の人たちであった。朝日訴訟に関わったり、スモンに関わった人たちがいる。その人たちのさらに幾分かは、その自らの立場は終生変わらないと自認しているだろう。そのように自らの出自と現在を語るだろう。ただどのような場から出発しようと、その人たちには自分たちの仕事がある。その仕事をしている限り、以前『造反有理』でとりあげた造反派の医師たちもそうだったが、仕事と生活は維持できる。正義や使命を職業にすることができる人たちである。さらに、いま述べた政治との関わりがある。そこに参入し、貢献することはよいことであると思われる。民間団体・家族会の協力を得て、研究体制を作っていく。看護師たちは、医師の協力者として、さらにその後では「在宅看護」「訪問看護」に自らの職域を得て参与するようになる。その信条はそのまま、その職域を発展させ、また護ろうとする。自らの職場・職域を維持さらには拡大することはよいことであり、そのために尽力することもよいことであると思われる。そうしたことごとのためにしばしば「本庁」と呼ばれる厚生省他、政治との関係を維持し発展させることもよいことであるとされる。実際その方向で働くことになる。

これまで、ときにいやいや、しかし施設を存続させるためには余儀ないこととして、経営者たちは筋ジストロフィーや重症心身障害児を受け入れたことを見てきた。既にある施設がなくなることはなく、続けて使われた。その施設長は医師で、医学部から移ってきた医学者であったりもする。医学者でもあるその経営者たちは、研究によって拠点となるのだと言う。研究班が形成され、研究費を受け取る。それはその人たちの結束・連帯の場でもあった。その成果は、普通は人の目にふれない毎年の報告書として出される。ただ、筋ジストロフィーの研究については、研究のまとめが公刊されたこともある（464頁からのリストに数冊）。まったくの自然科学の素人にはどう理解してよいかわからず、きっとそれほど解明の困難な疾患なのだろうと思う他ないのだが、残念ながら今日にいたるまでさしたる成果は得られてはいない。得られていないが、長く多くの研究（報告）がなされてきた。

その報告書の一つに奇妙な報告がある。筋ジストロフィーについて八四年度から八六年度の第一期の後、第二期初年度の研究班の報告書で、主任研究者は国立療養所宇多野病院院長（当時）の西谷裕（187頁）。他のすべては医学研究の報告だが、最初に置かれる「Ⅰ遺伝・疫学」「A疫学」の冒頭に「筋ジストロフィーの施設ケアの便益性（予報）」という、とても不思議な、報告がある。ちなみに徳田篤俊は前に紹介した日本筋ジストロフィー協会の設立に関わった人。

幼小児期の筋疾患は事実上、無対策の状況にあったが、ＤＭＤ児の父、徳田篤俊氏の主張で、空床が増していた結核療養所の転用が図られて現在の療病態勢がつくられた。これは典型的な「施設ケア」であり、国療筋ジス病棟で⑴生涯にわたる生活、⑵診断・治療・リハビリ、⑶教育が有機的に結合され、患者は全国に分布する二〇数ヶ所の施設のどれでも無料で利用できる。

これは外国に例をみない高度・総合的な態勢であり、昭和三〇年代の患者、患家を悩ました多大の問題が解決されたが、その反面、近年、つぎのような問題点がおきたといわれている。

⑴ほぼおなじ程度に重篤な他疾患の対策とかならずしも整合しない。／⑵同一の進行性疾患のみを

集めた専門的施設ケアであるため、医師、職員とも一般診療とはやや異なる使命感が望まれ、志気の維持に特別な努力が必要である。／(3)同じ理由で、患者や家族にも種々の心理的問題がおき、他疾患と混合した施設での療育を希望するケースがある。／(4)障害者も対等に社会参加すべきであるとする最近の思潮に反する。／(5)ＤＭＤは男児一〇萬当り二〇〜二五人発生するが、最近の産児数の減少で患者の実数が減り、(3)、(4)の影響もうけて一部の施設では空床が漸増している。／(6)すべての行政分野が効率の面から見直される現在の状況と、(1)、(5)に掲げた傾向のために、筋ジスの施設ケアの便益性、とくに我が国の国民性、社会経済的特性からみて、当初考えられていた通りに本症に適した施策であることを再確認する必要があるかもしれない。／(7)近年、ＤＭＤの分子レベルの研究がいちぢるしく進み、本症自体の治療はとにかく、保因者診断、出生前診断など遺伝対策の基盤となる技術が従来とは異なる原理に立脚する可能性がたかいが、「施設ケア」はその母体となる有効な枠組である。（近藤他［1988:8］）

問題点をあげつつ、(6)「当初考えられていた通りに本症に適した施策であることを再確認する必要があるかもしれない」、(7)は全体として意味がとりにくいが、「施設ケア」はその母体となる有効な枠組である」として、予め肯定されている。

プロジェクトⅠでは表記の課題を検討するが、どのような方針で、どんなモデルに従い、どんな項目を取りあげるか未定である。「費用便益分析」の適用もひとつの手段であるが、その結果をどんな原理に照して解釈するかも未定の重要問題である。ただ、現時点でも確言できることは、本症の特性からみて、昭和三〇年代の状態に逆行することはあり得ず、

(1)施設ケアは診療、リハ、教育、生活維持などの多岐にわたる問題を一元的に解決し得た、きわめて優れた対策であること。

(2)在宅ケアは、本症の場合、施設ケアと対等に並ぶ選択肢にはならず、進行性経過のなかのある期間に、個々の患者、家族の考えやおかれた状況のもとに選択されるものであり、終末ケアをふくむ総合的対策に代り得ないこと。

である。その意味で、本症の場合は施設か在宅かという選択ではなく、施設を中心に体系化されている現行対策のなかに、在宅ケアまたは専門施設以外の施設ケアを関連させ、患者にとってよりよい体制をつくるのが大切であると思われる。(近藤他［1988:8］)

これから研究するという、その方法も定まらないのだが、「施設ケア」は、予め、強く肯定されている。この不思議な文章を書いた近藤喜代太郎(一九三三〜二〇〇八)という人は椿忠雄(227頁)の東京大学から神経内科が新たに設置された新潟大学への転任に伴い、やはり東京大学から移った医師・医学者(後に北海道大学)。

その著書では(「患者本位の医療の仕組み」といった題の章で)「患者の団体活動」を肯定的に述べている。

近年、同じ考えをもつ人々が集団で意思表示し、制度の新設・廃止などを求めることが多くなった。このような運動体には行き過ぎ、身勝手もあるが、多くの場合、激動する社会のなかで行政が硬直し、きめ細かい役割を果たせないことへの人々の告発でもあり、幅広い市民が共感を覚えるものである。

［…］

外国だけでなく、日本にも成功例がある。「日本筋ジストロフィー協会」は、一九五〇（昭和二五）年代に「進行性筋萎縮症児親の会」として発足し、空床がめだつ結核病棟をどう転用するかを考えていた当時の厚生省に、筋ジス病棟を全国展開させた。また、その時点の総理大臣への直訴によって国立精神・神経センター創立の原動力となり、多くの筋ジス関係の研究班に巨額の国費が投じられる圧力となっている。（近藤［2007:244-245］、近藤［2002:188］にもほぼまったく同じ文章）

これまで見た多くの文章のように、この種の、多く施設経営者でもある医師・医学者は民間の（親の）組織を肯定する。それは施設を作らせ（使わせ）、研究の場を使わせ、そして「巨額」の――と私は思わないが本人がそう言っている――研究費をとってくるのに貢献したからだ。

この人の上役である椿は新潟水俣病を「発見」した人だが、その後認定基準を厳しくすることに関わった。近藤はそれを引き継ぎ、それを維持した。この二人、そして東京大学からやはり神経内科が新設された鹿児島大学――新潟大学と鹿児島大学の医学者は今でも国の難病政策に関わる重要な位置にいると聞いたことがある――に行き、後に国立療養所南九州病院の院長他を務める井形昭弘たちはこの立場を取り続ける。その人たちが、認定がどんなものであるべきかについての普通の科学知識をもたず、しかし反論に答えないままその主張を維持したことについては津田敏秀の著書等で詳しく示されている（津田［2004］［2014］に近藤［1996］の批判もある）。このことは、水俣病に関わった一部の人たちには知られている。ただ他方の同業者たちは、そのことにはふれることなく、互いに讃えあい続ける。その一人である近藤にとって、一部の団体には「行き過ぎ、身勝手」があると言うのだが、そうであるかどうかはおのずと決まる、つまりは自分が決める、そして自分が決めていることに気づいていないようなのだ。自分が思っていることを隠さず言うという意味ではすなおではあるが、無思慮ではあり、そして文章としても論理としても良質と言えないものがそのまま、報告書という「うちわ」の媒体だけでなく、文章となる。そうした研究・言論の水準が、先輩を讃え互いに肯定しあう空間の中で維持される。他方で肯定的に紹介されるのがどんな団体であるかはいま見て、再唱した通りだ。そうして讃えられる団体の人たちもまたこの医師たちを讃え続け、他で、例えば水俣病について何を言い何をしたかは知らないか言わない。

2　ついで三人をあげる

こうして六〇年代から始まった動きから七〇年代以降の体制が作られていく。

少しだけ調べ足した。そうしたらいくつかわかることがあった。その部分だけでもまともに書くと別の本になるが、そんなことは今はできない。誰かがやってくれると思って三十年も経って何もないから、仕方なく自分が、となって、この本も出すのだが、しかし懲りずに、研究の出現に期待して、この本の本筋でなく、私の主題でもないところから、簡単に調べられ簡単に書ける断片だけを書く。

水俣病の認定のことで認定を厳しくしたと批判された人たちがいることは少し聞いてはいたが、あらためて思ったのは、その人たち（椿忠雄・井形昭弘・近藤喜代太郎・祖父江逸郎[★17]）と、スモン、筋ジストロフィー、ALSといった「神経難病」の研究者たち、国立療養所（加えて国立病院、国立大学医学部、他）の長とが随分と重なっていることだ――井形が国立療養所中部病院院長、祖父江（一九二一～）が国立療養所中部病院院長、宇尾野公義（一九二三～二〇一五）[★18]が東京都立府中病院副院長を経て国立静岡病院院長。椿は東京都立神経病院初代院長、白木博次は東京都府中療育センター初代院長、等。病院の最初の院長が二人、椿については重なるが、新設の神経内科（新潟大学・鹿児島大学）に赴任したのが椿・井形。その多くは厚生（労働）省の研究班の班長などを務めた。さらに、その人たちの多く――椿・井形・宇尾野・福永秀敏――は患者や患者会とよい関係を保ち、また自らそれを誇りにも思う。そして、木村安子、川村佐和子といった看護師達がいて、結局は経営者で臨床の仕事に出る暇のあまりなかった医師・医学者たちと違い、「難病」の人たちに関わり、とくに在宅の現場でずっと活躍した。

なぜ椿が水俣病について厳しい態度に転じ、井形・近藤らがそれを継いだのか。それは水俣病への対応だけみてもわからないと思う。その人たちが占めることになった位置に関わるはずである。

一つ、研究をもって医療が肯定され、医療をもって医療施設とされる施設への収容が肯定され、その体制がある人々の生活の全体を覆う。それはとくに家族の会が願い、民間の善意が政府に訴えたもので、政府によって支えられるようになる。経営者・研究者またその組織・施設は、政府・官僚・政治家に支えられ、相互に支持し合う関係が生まれる。すると、施設経営者はたんに現場の人ではなくなり、社会の行く末を、具体的には経済と財政を心配するようになることもある。自ら心配することも、また心配する役所を支持することもある。だが同時に、自らの職と職域は、むろんそれが必要だと信じるその信念があるからでもあるが、維持・拡大することに努め、また外のもの別のものから身を守ろうとする。隔てられたその内部において承認しあい肯定しあう。そのことによって作られた全体の現実があり、現実の体制ができたのだと考える。

こうして同じ人が、ある人たちからは讃えられ、ある人からは批判・非難される。両者のある人たちは、ときにまったく互いを知らずに併存し、そのうちその人（たち）も亡くなる。ただこうして作られた境界や疎隔、忘却が現実を作ってきたのだと思う。

3　椿忠雄（一九二一～一九八七）

椿は、当初は結核医になろうと思っていたが、東京大学医学部で冲中重雄（199頁）の研究室に入ったことから神経学（神経内科）の道を行くことになる。脳研究所臨床部門助教授から、六五年、神経内科の新設に伴い、新潟大学に移り、教授になる。移った先の新潟大学の脳外科、脳研究所は国内最高水準の機関として知られていたとされる。六七年にその脳研究所の所長に就任。その脳外科を作り大きくしたのは、椿が尊敬を再々示している中田瑞穂（一九八三～一九七五）で、日本で最初にロボトミーを実施したことで知られている、ということもないだろうから、『造反有理』で記した。ただ私は、この種の指摘――ロボトミー、人体実験は小林提樹、白木博次についても言われた――をここでしたいわけではない。

六五年六月十二日、新潟水俣病発生を公表。七〇年八月六日にはスモンのキノホルム説を提唱する。また新潟水俣病裁判で原告側で証言もする（七一年に原告側勝訴）。しかしその後、七三年、水俣病の認定を厳しくした。八〇年に「東京都立神経病院」（後出）の初代院長に就任。新潟大学は辞職するが新潟水俣病認定審査会会長は続ける。八七年十月逝去。八八年十月刊行の遺稿集『神経学とともにあゆんだ道』（椿［1988］）が私家版としてある。★19

椿は、一方では難病患者他に協力したことで知られる。椿の遺稿集には、日本ALS協会の最初の会長となった――拙著『ALS』でその四冊の著書を長く紹介し検討した――川口武久（四一～九四）に八三年から八六年にかけて送った手紙が五通収録されている。最後の手紙は八六年三月のもので、この年の四月に発会した日本ALS協会の結成を呼びかけた川口が身体の状態を理由に会長を固辞していることに対して、「私は、この会の初代会長は、川口さんにどうしてもやって頂かねばならないと感じておりますし、恐らく、関係して来られた患者さんとそのご家族すべての方々の、一致した気持ちであることを、固く固く確信しております」、追伸で「神様は、あなたがこの世において、何をすることをお求めになっておられるのでしょうか。お考え下さい」（椿［1983-1986→1988(3):35-36,37］）と強く翻意を促すものになっている。また、亡くなった年の四月に出た日本ＡＬＳ協会編［1987］では序文（椿［1987a］）を書いている。ＡＬＳの人が書いた最初の本ではないかと思う川合［1975］の新訂版（河合［1987b］）が同年十月、椿が亡くなった月の出版だが、そこに序文（椿［1987］、執筆は四月とある）も書いている。たしかに椿はこの時期、ものを書いたり組織作りを目指す一人ひとりに手紙を書いたり、ときに訪れたり、熱心に関わっている。また八五年、新潟大学神経内科開講二〇周年記念講演では「ＡＬＳ患者に対し、われわれは何ができるか」といった話（椿［1985］）をする。この時期の人たち、この時期を知っている人にとって、恩義ある人であること、そしてその由縁は理解できる。

それとともに椿は、七三年に水俣病について態度を変化させたとされ、何人かの人がその「変節」にふれ、「と聞いた」といった挿話を記している。むろんそうした伝聞の類だけを紹介してもあまり意味はない。問題は認定を巡るものだから、本来は判断と判断の基準・根拠が問題だが、その検討はここではできない。さきにとりあげた（220頁）近藤喜代太郎、そして後でとりあげる井形の主張も含め、それらへの批判として津田［2004］［2014］等があり、それらの批判は説得的なものである。その批判へのまともな応答がなかったことも合わせ、批判の方に理があると考える。ここでは、一方で「弱者」に同情的だった椿が理のない立場を取り続けたことについて。

七三年三月の水俣病第一次訴訟判決の結果、チッソと患者の間で協定が結ばれ、一六〇〇万円から一八〇〇万円の補償金が支払われることになった。このとき椿は、「自分の書く診断書で、自分の退職金より多い金額を患者が手にする。この事実が、どうしても納得できないのだ」（矢吹［2005:179］）と言ったという。

七三年八月、椿らを専門委員とする環境庁の「健康調査分科会」は、熊大第二次水俣病研究班（武内忠男班長）の第三水俣病発生の結論を否定した。否定された側がずいぶん後に書いたものに「水俣病におけるガリレオ裁判」（武内［1992］）。椿たちが、熊本大学研究班が長く診てきた人を撮影した映画を見て運動障害がない、よって水俣病でないとしたことについて。「ある記者が「二年間に及ぶ研究の結果と数分間フィルム（患者の運動機能をみるために撮られたという）を見ただけの判断と、どちらを信用したらよいか」と質問したところ、椿氏は、「君、失礼じゃないか、答える必要はない！」と机をたたいて激怒、顔面蒼白にしてそっぽを向いてしまう一幕があった」（高見［1983:179］）。

七四年二月の『熊大医学部新聞』に寄せた文章にこの時のことにふれた短い部分がある。文意分明ではない箇所があるのだが、書き出しは以下。


　それぞれの立場から真面目に研究にとりくんだ研究者が、時には非難され、時には罵倒さえ加えられるのは悲しい事実である。水俣病の研究者も複雑な社会問題に振り廻されるのは一つの宿命であろうか。私もこの難しい問題の渦中にまきこまれ、迷ったり困惑することが多い毎日である。（椿［1974→1988(1):80］）

七四年。審査会で水俣病を否認された患者から不服申請が出され、新潟県議会に椿が出席、共産党の林議員の質問を受けた。「林　審査会での仕事は、純医学的になされるのか、それとも行政的判断が入っているのか、／椿　純医学的だ。
林　認定ランクは六つあるが、区別の基準は？／椿　すべての病気は、一〇〇％そうだというのは少ない。水俣病らしさというのが多い。九〇％ぐらいあるのが①ランク、七〇％ぐらいが②ランク、可能性が半分以上あるのが③ランクと考えている。しかし、④ランク以下でも完全に否定できない。〔かつては〕環境庁の通達で広く認定せよということだった。しかし、最近もう一回純医学的に見て行こうということになった。

林 ④ランクについても、まったく否定するものではないとのことだが、そういう人たちについて、行政的に救済措置をしながら、追求していくことが必要と思うが。／椿 追求するのは当然だ。④ランクの場合他の病気も考えられるので、水俣病だけで、狭く追求していくのはよくない。認定したほうがいいかどうかは、行政の問題で関与することではないと思う。」（斎藤［1996:143-145］）

さらに、否認が増えているが外部から審査会への影響は？という問いに、絶対ないと椿は答える。後にパーセントを言えるという話は取り下げる（加藤他［1986］）。新潟水俣病に関わってきた医師による本で、長く椿に関わりのあった斎藤恒と椿の七三、七四年のやりとりの一部――多くの論点があるが紙幅がない。「汚染の事実がはっきりして、四肢の感覚障害があれば認定しても良いのではないか」との問いに、椿は「斎藤君、君のいうことはわかる。それは今まで認定されているよりもっとピラミッドの底辺まで認定しろということだろう。しかし、そうなったら昭和電工や国はやって行けるだろうか？」と言ったと記している（斎藤［1996:142-148］）。

椿が座長になって七五年から検討した結果が七七年七月環境庁環境保健部長通知「後天性水俣病の判断条件について」として出される。認定は厳しい基準のまま推移することになる。

水俣病第二次訴訟の控訴審判決確定直前の八五年一〇月、環境庁で「水俣病の判断条件に関する医学的専門家会議」。椿、井形、荒木淑郎など八名。座長の祖父江逸郎（前出）等三名は水俣病患者の診察経験のない医師、五名は七七年判断条件を作成した検討会メンバー。十一・十二日の二日間で六時間半の短い会議を経て十五日に「意見」が出される。七七年基準がさらに続いていく。他方で、同年十一月、未認定患者の一部に医療費の自己負担分を補助する「特別医療事業」が始まる。その「知らせを受けた椿［…］は、環境庁に対して激怒したと伝えられている」（矢吹［2005:179］）[20]。

何があったのか。宇井純は二つの発見をなしとげたことによる傲慢を言う（宇井［1999］）[21]。他方で椿が謙虚であったことを多くの人たちは讃える。前回近藤の報告を紹介した筋ジストロフィー研究班報告書、代表者西谷裕の「おわりに」より。「椿先生は極めて謙虚な研究者であられましたが、スモンのキノフォルム説の確立や阿賀野川の水銀中毒の発見などの際には臨床医の社会的責任を果すために毅然たる姿勢を貫かれました。／とくに社会的に最も難しい遺伝の調査研究を本研究班で円滑に進めることができましたのは先生の真情により筋ジストロフィー協会や親の会の協力を得られたことが大きな力となったものと考えております。」（西谷［1989］）

むろん遺稿集や追悼文に悪いことを書く人は誰もいないが、それを差し引いても同様のことは他でも言われる。どちらが正しいかという問いにそう意味はない。もちろん謙虚と傲慢は両立する。しかし、功をなした上での傲慢とただ言えばよいわけでもないだろう。

七三年の「変節」を示すものはその前に既にあると見た方がよい。ＡＬＳのことを話した八五年の新潟大学神経内科開設二〇周年講演（先出）で七〇年頃のこと。

私は、この大学において少なくとも、学生の教育と、そして患者に関する診療に対しては、誠意を尽くしてやったと思っております。しかしある日のこと、私の臨床講義のときに、学生に講義の邪魔をされ、そして何かマイクをつきつけて「答えろ」と、そういうことをいわれました。そのために、講義が流れてしまいました。その後何回かストライキが続きました。しかしストライキはそのうちに解除になり、私は解除になった第一回の講義のときに［…］「私は本当は大学にいる人間ではない。第一線の病院で働く人間だ。だから、おそらくそのうち［…］病院に移るぞ」ということを話しました。［…］私の誠意を解ってもらえないことがとてもショックでいずれ大学をやめなければならない、というふうに思ってたわけです。（椿［1985→1988(2):105-106］）

よいことをしていると椿は思っている。そのよさは、講義が妨害されると大学を辞めようと思うほどのもので、理不尽な闖入と受け取られる。実際、講義を妨害した学生はそう論理明快なことを言ったのではないだろう。自らを立派な人であるなどとは思っていないこの人にとって、しかし自らがなしていることのよさは明白であり、その誠実な行ないの否定は耐えがたく心が傷つくものなのである。

次に、よい行ないを、自らを含めてできるかどうか、しているかはまた別のことだと椿は思う。七一年の判決の前日、椿は『新潟日報』と『読売新聞』に文章を書いている。

今回の判決を前にして、私はこの判決が被災者たちの幸福に連なるものであってほしいと思う。公害との戦いがあまりに前景に出て、被災者たちの幸福が忘れられないように、私どもも注意しなければならないし、また県民の皆さまもそのような気持ちでこの判決をみつめていただきたいと思うのである。［…］／公害の根はあまりに深い。現在のような環境破壊を続けていけば、人類は滅亡するであろう。しかしこれは、一企業の責任か否かの裁判とはあまりにも次元の違う事柄である。公害に対する戦いは、すべての人が自分自身、環境破壊に対してなんらかの役割りをしていないかどうかを、反省することから始めなければならないのではなかろうか。／人はよく、公害に対する行政の姿勢をいう。行政機関の責任が重大なことはもちろんであるが、私はなにか責任転嫁のような気がする。この事件においても、厚生省のだれがどういったとか、どうしたとか、ということがしばしば重大事件のように報ぜられてきた。しかし、それは枝葉末節である。［…］行政や企業の責任は当然であるが、当時第二の水俣病が発生する危険性を指摘する学者はほとんどいなかったし、また、いまでこそ公害を取り上げてさわいでいるマスコミも、当時はこの点に対しては無関心であった。（椿［1971b→1988(1):72-73］）

私は原告の勝利を確信しているが、これはあくまでも患者の幸福に連なるものであってほしいと思う。そんなことはないと思うが、公害闘争が前面に出て、患者が忘れられることがあっては、余りにも患者が気の毒である。／［…］国や地方自治体の行政面や、有毒物質を流す企業の責任は当然であるが、公害闘争が行政や企業にのみ向けられていてよいであろうか。私は、すべての人が公害を自分の責任として考えなければならないと思う。国民の一人一人が、自分自身が何か公害をつくっていないかを反省すべきではなかろうか。／私は、このまま公害が進めば、人類が破滅するのではないかと不安を感ずる一人である。（椿［1971a→1988(1):69-70］）

原告勝訴の判決の後、七一年十二月の文章。次が十年後、八一年、インタビューに。

最近［…］過去の研究に対し批判が行なわれようとしているが、それは真面目な研究者に対し酷ではなかろうか。後になって明らかになった事実をもとにして初期の研究を批判するのが不当なことは誰でもわかるのであるが、社会問題となると仲々やっかいなことになるのである。元来、他人を批判することは容易であるが、批判されないような研究を自分で行なうことは至難の業である。勿論正当な批判は率直に受け入れなければならないが、批判者も充分の節度を持つべきであると思うのである。／水俣病は今後何年間の間に、新知見や色々の問題が出てくるであろう。それが科学の進歩というものである。これを過去の歩みに照して批判の目を向けるよりも、前向きに考えるべきである。」（椿［1971c → 1988(1):75-76］）

多くの人は、自分は公害の被害者ではあるが、加害者ではないと考えているのではないでしょうか。私は、すべての人が自分はある程度公害をつくっているのではないかと、反省しなければならないと思います。／私は新潟にいた頃は、大学へ自転車で通っていました。その頃、新潟水俣病という問題がおこって、証人として裁判所に行ったことがあります。その日もやはり自転車で行ったんです。ところが公害反対の弁護士さんたちは、自動車でのりつけていました。あの頃の自動車は、排気ガスが今よりひどかったですから、公害反対を旗じるしにしている人が、あんなことでいいのかと思いました。／［…］私は中央公害対策審議会の委員をやっていますが、その席上で、ある人が環境庁に対して、大気汚染問題で盛んに格好のよいことをまくし立てていたのですが、その人が始めから終りまでたばこを吸っているんです。私は近くに坐っていて大変不愉快でした。あれではだめですね。／また、農薬公害を盛んに攻撃する都会人がありますが、農薬のなかった頃の農民が、どのような労力をつかい、どのような苦労をしてきたかを考えたことがあるのでしょう。／私は公害をなくすためには、一人一人がエゴを捨て、他人のためを考えることから始めなければならないと思っています。（椿［1981 → 1988(2):145-146］）

問題は「皆」の問題であるとされる。そして、自らを省みず、行政や学者を批判し攻撃する運動家やマスコミが批判される。こうして既に椿は、自らが批判されるようになる前から、批判に批判的であり、防衛的である。ただ、自分（たち）がしていることを（していることも）省みるべきだという姿勢は、大きくは間違ってはいないだろう。むしろもっともな主張であり、後に「地球環境問題」はこのように語られることにもなる。しかしそれにしても、被害の認定がここでは問題になっているのではなかったか。関係する文言としてこれまで引いたのは椿がこう言うのを聞いたという話だったが、本人が書いているものがある。

八二年十二月「新潟水俣病未認定患者を守る会」がここ数年の認定申請が「水俣病に関して高度な学識と豊富な経験をもっている専門の審査委員の意見に基づいている」として却下し続けられていることに関して公開質問状を出したのに対し、翌年三月椿一人が審査会を代表するかたちで回答しているのだが（椿［1983］）、そこに「私の医療に対する考えの一端をおくみいただくため」同封された三篇の一つが『婦人の友』に掲載された「イエスの癒し」★22。

最後に蛇足であるが、一言つけ加えたい。病いをいやす目的で周辺に人々が群れていたベテスダの池は、今日の社会の一面を象徴していないだろうか。現代の社会には、よりよい地位、より多くの富を得るための池があり、争ってその池に入ることを望むという傾向はないだろうか。（椿［1982→1988(2):166］）

これはわざわざ椿が選んだ文章にある。認定を求めている人たち（のある部分）が（不当に）より多くを求めていると椿には映っている。それに対して、そんな人は一人もいないと応ずる必要はないと私は思う。自分には本当の理由はわからないが——それは当たり前のことだ——居住地・食物といった条件が合致し、生ずるとされる症状に覚えがあり、認定されるならいくらかが得られるとなれば、申し込むのは当然のことだ。それに加害の側は、害を与えたこと自体ははっきりしているのだから、その個別の事例についても加害を与えた可能性を否定できないがゆえに、仕方なくでも応じねばならないというだけのことだ。

しかし椿はそれをよしとしない。そこには椿が理解している限りでの宗教的なものがあるのかもしれない。賠償については、あとで白木が言うように障害が多発して社会が成り立っていかなくなるといった現実的な恐れはないかもしれない。ただ、椿も、公害については皆の私利の追求が世界を滅ぼすと恐れてもいる。賠償についても、伝聞をそのまま受け取れば、国や企業がやっていけるかと心配してもいる。ここで椿は、判定の結果が何をもたらすかには関心のない「ただの科学者」ではない。ただ、最終的には行政が判定するという仕組みだと解することで自分（たち）の価値を通しているのではない、責任を負うものではない、としているというだけだ。

その恐れは、生活保護をまともにしたら国がもたないといったのと同じ、というよりさらに甚だしい杞憂であると私は考える。ただ、ここで確認するのは椿の位置取りである。彼は結局為政者の場にいる。医師の立場から為政者の立場に変わったと考えても、そもそも両者は現実には似たようなものだと考えてもよいが、彼がいる場が変わったことによって、自然に移行はなされた。最首悟の「一つには国を憂える。一つには人々を信じられない」という理解（註21・274頁）はやはり当たっている。信じられなくてもかまわないのに、信じられないとそれを憂えてしまい何か手を打とうとするのも、国を憂えることの一つだ。

それに比して、ALSのような「難病」はその病と困難の事実がはっきりしていて、そこに虚偽や欲が入り込む余地はないと思われているのだろう。さらに、困難と苦痛はより大きいものと感じられ、そして死が近いとも思われる。その状態に直面しつつ、その境遇の改善のために活動する人たちはさらに偉い人たちだとなる。その人たちには、研究者としての自分は研究によって本来は貢献すべきだがなぜだか研究の方は成果が上がらないから、別のかたちで助力しようとなる。筋ジストロフィーや「重心」の家族に政治が動くのと似ている。こうして一方で冷たく、他方で同情的であることは両立する――ただ後者も、介助費用として月に一〇〇万円以上の支出が政府からあるようになると違ってくるかもしれないのだが。

4　井形昭弘（一九二八〜二〇一六）

井形は椿より七年遅れて生まれたが、ずっと長く生きて、椿より三〇年も余計に活躍した。長く生きて偉くなった。ここではその人の中身ではなく、その人を巡って互いに肯定し合いまた自分たちを防御しようとする言説とその質を見る。

この人もスモンの解明に貢献したとされる。井形を敬愛する福永秀敏（一九四七〜、鹿児島大学医学部卒、国立療養所南九州病院院長）は次のように言う。

井形先生は昭和四十六年に鹿児島大学に新設された第三内科（神経内科）の教授に招聘され、その後の活躍は鹿児島県民のよく知るところである。私も昭和四十八年に第三内科に入局し、難病とともに歩むことになった。」（福永［1999:24］）「スモンの発病がウイルスなどと言われていたとき、恩師の井形昭弘先生は東大の出張病院で、スモン患者に緑舌、緑尿の人が多いのに気づき、その尿を東大の田村善蔵教授に持って行ったところキノホルムが検出された。結果的に、この発見がスモンの解明に結びつきました。当時、井形先生は東大の助手でしたが、これが契機になって私が在学していた鹿児島大学医学部の教授に抜擢、神経疾患と難病を主テーマとする第三内科学講座が開設された。すでにスモンにおける井形先生の功績は知っていましたし、実際に赴任されてから先生の崇高な理念に触れ、どうしてもこの人のもとで勉強をしたいと新設された第三内科の門をたたいたのです。井形先生が来られなければ、難しそうな神経内科を専攻することもなかったかもしれません。(ドクターズマガジン編[2003:169-170])★23

井形は学界・業界の首領となり、様々に関わり、各種要職をこなす。多くの機関の長——鹿児島大学八七年、国立療養所中部病院九三年、あいち健康の森・健康科学総合センター九七年、名古屋学芸大学二〇〇二年——、審議会等の長——公的介護保険開始時の医療保険福祉審議会老人保健福祉部会長、中央環境審議会環境保健部会長、医道審議会会長…——を務めた(cf. 天田[2005-])。

このように讃えられる人もまた水俣病について規制を強める側になる。椿を駆動しているようにみえるある種の潔癖さは井形には見られない。なにか思想と呼べるようなものがあって、なにかまとまったことを書いた人でもなかった。規制に関わる主張については同じことを言うしかない。井形[1988]井形他[1988]等で自らは科学的であると言うが、科学的であるその由縁は説明されていない。

その人たちは施設の経営者となることがある。ALSや筋ジストロフィーは治療できないし、研究も進まないから、そうした仕事はない。そこで、施設の居住者(の中の友好的な人)と友人になることがある。井形は、病院に入院していたALSの知本の本(知本[1993])に「知本さんの戦友として」という文を書いている(井形[1993])。井形を讃える福永も同様に、自らが院長を務める国立療養所南九州病院に入院していた轟木敏秀(一九六二〜九八、筋ジストロフィーで七二年に南九州病院に入院、著書に轟木[1993][1995])について『病む人に学ぶ』(福永[2004])等に幾度も記している。★24

南九州病院へ来たばかりのころは、病院長が電子顕微鏡などのハードも整えてくれて、しばらくは研究を継続していましたが、日本のシステムではとても臨床の片手間にやる研究で成果をあげることはできません。しかも私自身が、病棟に入りびたりになってしまいましたから（笑）。（ドクターズマガジン編［2003］）

研究できない時間、臨床といってもさほどのことができない時間、誰もが病棟に入りびたりになるわけではないが、福永はそうだった。医師そして経営者となる人と入居者の間に交流が生まれ、心が温かくなる本が何冊も書かれる。

私は日本尊厳死協会の理事長であった井形に二度会っている。一度は集会「尊厳死って、なに？」（二〇〇五年四月十六日）に参加してくれて、清水昭美らとのやりとりがあった（私は司会だった）。立岩編［2005］はその時のために作った資料集で、全体の記録は残っていないが、私の記録（［200506］）、『医学界新聞』に掲載された記事（医学界新聞［2005］）があり、『唯の生』でも紹介・検討した（［200903:230-233］）。もう一度は二〇〇九年の日本宗教連盟主催のシンポジウムで、壇上で御一緒した。報告書があり、私の発言部分はサイトに公開（［201003］）。それでだいたいのことはわかる。その一部を含め『相模原障害者殺傷事件』で井形が言ったことを知らせ、主張の是非の前に論理的な問題が多々あることを述べた（［201610→201701:79-83］）。そこで引用した文章、書いたことを繰り返さない。ただ私は遠慮深すぎたかもしれないと思う。例えばこの（例えば井形の）文章のこの箇所を引用さえしておけばその含意は伝わるだろうと私は思ったのだが、実際にはそうでないことが多い。少し言葉を足す。

言いたかったことはまず、その人やその人を支持する人、師と慕う人たちの言論について、その主張の中身の差異はまずさし措き、言論の水準がとても低いことに私は困惑しているということだ。そんな水準の言論であっても一つひとつていねいに疑問点を示して議論しようとしている人たちがいた場でのことが、井形の熱心な支持者である同じ組織の副理事長の追悼文においては、正しい自分たちが理不尽な総攻撃を受けたという話になっている。

尊厳死協会の前理事長である井形昭弘先生が急逝された。／［…］今日の葬儀に参列した。／名古屋学芸大学の学長として、大活躍の最中であった。／満八七歳で急性心不全。突然の訃報だった。／尊厳死だった。ピンピンコロリそのものだった。／井形先生は、鹿児島大学の神経内科教授として、HAMという病態を解明したり、医学研究の分野でもたくさんの功績を残された。また大学の学長としても、子供たちの指導も直接されていた。大学の経営にもしっかり参画されていた。／日本尊厳死協会へも理事長を降りられた後もずっと来られていた。／私もいつも優しく声をかけて頂いたり、満面の笑顔で接して頂いた。／どんなに批難されようが、正しいと思うことは悠々と実行される。／威張ることも、驕ることも、怒ることも無い、実に穏やかなお人柄だった。／一番の思い出は、三年前の全日本宗教連盟が主催する尊厳死の講演会。前年の記録を読むと、あの井形先生を仏教、神道、キリスト教が一致団結して攻撃した。／その翌年の餌食として私が名指しで呼ばれたので井形先生のかたき討ちのつもりで意気込んで行ったが、案の定、宗教界全体で私をナチスドイツと呼び猛攻撃に会った。／多くのテレビ局も来ていたが、とても酷い内容だったので一社も放映しなかった。朝日新聞だけが少し時間がたってからまた私の悪口を書いた程度だった。／井形先生に宗教界からの理不尽な攻撃について話したが笑っておられた。井形先生は自分が正しいと思うことには、立場も関係なく怯まない勇気ある人だった。／医学界で尊敬する人は多くないが、自分が尊敬する医師の筆頭が井形先生であった。それだけに精神的支柱を失ったようでとてもショックであるが、仕方がないことだ。

（長尾［2016］）

井形が攻撃されたと言われているのがさきにあげた二〇〇九年の催しで、この追悼文を書いた長尾は次の年の催しに出て、帰りの列車で悔し涙にくれたと言う。その人がそのように受け止めたのは事実なのだろう。しかしそのように受け止めてしまうこと自体がたいへん悲しく残念なことである。ここでは安楽死や尊厳死についての議論は——基本的に言うべきことは別に言ったから——しない。まず問題は主張の内容、内容の是非ではない。言論の水準、最低限の論理があるかである。それを示すのに、具体的な文言、証拠を示した方がよいと思い、だからできるだけ記録を残すようにしている。立岩・有馬［2012］、立岩［201708］に種々を収録している。

といったことを書いていくと、言論につきあうことの悲しみを感じ、書いている側の品格が失われていくようにも思うのだが、仕方がない。この程度の水準の言論が許容され、さらには称賛されるような空間があるのだと思う。そしてそれは個人の資質というだけのことではない。その空間がその質を作り維持しているのだろう。互いに肯定し合い、讃え、讃え合い、他方、自分たちへの批判は遮断し、応じない。認定と認定問題への対応もそうした空間で作り出され、維持された。そういう位置取りであるまで要職を務める。

そうした中でも、もちろんもっともだと思う発言もある。

「昭和五二年判断条件作成の中心となり、数多くの患者を棄却してきた鹿児島県認定審査会会長の井形昭弘鹿児島大学教授（当時）は、行政不服審査請求の参考人として陳述［…］。［…］「認定問題」について問われたなかで次のように答えている。

井形参考人　実際に、たとえば水俣病の患者さんを見た場合に、私たちは非常に心を痛める問題、その人が水俣病であろうとなかろうと、その人の負っているハンディキャップは同じなのです、社会では。だから、理想的な社会ならば、そういうハンディキャップを負った人は、水俣病どうかということに目くじらを立ててどうするというよりも、まずはすべての人を救済することが望ましい。そしてまた、たとえばチッソの責任は責任で別の次元で追及する――これは哲学ですから、今の問題に余り関係ありませんけれども、私自身はそう思っております。……

審査請求代理人　そうすると、どこで線を引くのかの役割は、これは行政がやることだというお考えですね。／井形参考人　そうです。おっしゃるとおりです。（矢吹［2005:180-181］）★25

言っていることの一つめは正論であると思う。私は、責任を追及し謝罪させることと賠償を得て生活を得ようとすることの間で、人々が、時には同じ人が引き裂かれること――今回ふれないがスモンでもそうした対立・分岐があり、ゆえに、原因の特定、のための調査、の後の運動・対応を称賛するだけではけっしてすまない――が悲しいことだと思い、そんなことを少なくするためにも、身体の状態に応じた、その状態に関わる理由如何を問わない生活を可能にするべきだと、『自閉症連続体の時代』の補章に述べた。

井形の発言もそう解することができる。ただそれに対する審査請求代理人の問いはなぜそうなるかわからず、そして井川の答えもわからない。第一の発言からは、普通には何が導かれるか。現実には、井川も認めるように、身体の状態に応じた不利益に対応する対処はなされていない。実際には供給は過少である。そうであれば、過少が是正されるべきだが、それが実現しない間、「理想的」と言うほどでない当然の状態に近づける方策が選ばれるべきであるとなる。そして、井形（たち）は診断には不確かさが残ることを認めた。(この場合には水俣病である)可能性が否定されず、そして不利益を被っているのであれば、その不利益を軽減する方向が支持されるはずである。そしてそのような仕組みになっていないのであれば、その仕組みには、科学的根拠もなく、また不正なのでもあるから、それを、科学者としても、さらに実際の政策決定に関与する人(たち)としても、その仕組みを認めないという側に与するべきである。

これが論理的な帰結である。しかし井形(たち)はその道を行かなかった。ただ「理想」を言ってみたのであって、現実に関わる権限はないと応じるのかもしれない。しかし、その人(たち)は、現実に、普通に望ましい状態に近づけない方向に加担している。ただ椿と同じく、最終的に「認定」し給付する決定自体は自分(たち)がしていないとすることにおいて、免責されているとしつつ、事実上、そして結局は大雑把に、対象者を絞ることに与している。椿のような潔癖さへの嗜癖はたぶんここにはない。ただ、種々の役職につき、大方は既に決まっている路線を追認するという位置取りと、このような身のこなし方は、互いを強め合っていったのだろう。既に決まっている路線を進めていきたい例えば官庁の側においては、このような人は使い勝手がよく、だから使われるし、結果、ますますその人が関わる役は多くなっていったのである。

5　白木博次(一九一七~二〇〇四)

いま紹介した人に比べて、白木博次には思想のようなものがあった。出身はやはり東京大学の医学部で、東京大学医学部脳研究所病理部教授。医学部長になり(病院長は『造反有理』で取り上げた臺弘、一九一三~二〇一四)、東大医学部闘争に巻き込まれ、争いを起こした側から批判される。後には宇都宮病院との関係が批判される。実際、関わりがあったことは宇都宮病院院長・石川文之進の「追悼文」（石川［2004］）にも記されている。そして一九四九年の松沢病院での「人体実験」が批判される。その場に居合わせてそれを見たという、敵方であった東大青医連の委員長だった石川清が、赤レンガと呼ばれた精神科病棟の不法占拠を糾弾するキャンペーンを張ったサンケイ新聞の取材に応じた記事のなかでその話をしている（サンケイ新聞東大取材班［1978:90］）。青医連の富田三樹生の著書にわずかな記述がある（富田［2011:261］）。あげられている資料は白木博次糾弾共闘会議［1975］（未見）。そのことの真偽、それがどれほどの出来事であったかの吟味は大切だとは考えるが、ここではそれは不可能でもあり、取り上げない。造反派の人たちがやり玉にあげたのが、争いのための争いであった側面を否定はしない。人体実験はわかりやすい攻撃点ではあるが、別の場を検討したいと考えてこの文章を書いている。私はウィキペディアをよく使い、たいがい立派なものだと思うが、これらのことはそこには出てこない。

椿と白木には共著の岩波新書『脳を守ろう』（白木・佐野・椿［1968］）等もあって、もとは同じところにいたが、大学紛争に疲れた、という言い方ですむのかどうか、白木は大学を辞め、以後公的な機関の要職に就くことはなかった。在野で行動した人ということになり、椿・井形らと違い、水俣病への対応を変えるといったことはなかった。水俣病の被害者の側にいた人たちにとっては、今回の数人の中ではこの人だけがよくやったということにもなる。さらに白木は、科学物質による病は水俣だけではないこと、水銀他が脳に及ぼす影響を憂い、訴えた。その主張は幾度も繰り返され、終生のものとなる。それに感じいった人たちがいて、本（白木［1998］［2001］）も出版される。

しかしその上で、二つのことが言えると思う。本節では一つ。

その一つとは「思想」だ。この人は、東京都の医療政策・社会政策に大きく関わったが、むろんその時の都政が美濃部革新都政であったこともあって、たんに為政者的な人ではなく、負担を抑えざるをえないとすぐに言う人ではない。むしろ、医療は不採算のものであってよい、採算を別として人を救うべきであると述べる。

医療が、なぜ、コトバの正しい意味での不採算でなければならぬかという哲学、あるいは、論理、また、学問体系は、やはり、うちたてられなければならず、それは単に、直観的、情緒的、宗教的なものに終止してよいとは考えられない。つまり、そのこと自体も、専念的な研究対象とすべきであり、片手間でできるものとは考えられない。つまり、今後、都に設立されてゆく医学関係の、それぞれの研究所のなかに、純医学的な研究部門と併行して、とくに疫学、社会学、心理学などの諸部門を中心として、そのような側面を、専念的に研究してゆく体制がとられなくてはならない。このことは、つまり、都立病院が、今後、重点的にうけもつことになるであろう、きわめて慢性、症状もひどく、治りにくい、あるいは、ほとんど不治と考えられる疾患について、とくにいえるところである。」(白木[1971:39])

「本質的なアプローチの初期段階としては、たとえば、このような患者を抱えている家族達が、どれだけ、時間的、経済的な損失をうけているかというデータを、正確にとらえてゆかねばならず、そして、一見、不採算医療を行なっているかにみえる病院や施設に、収容することによってかかる費用と、患者からの重い負担から開放されることによって、家族達に浮いてくる時間的、経済的、また、心理的な利益の両者を秤にかけてみる必要があろう。／が、それは、むしろ純経済的、社会対策的な側面に主体がおかれていることを意味するわけであるが、それ以上に、決定的に重要なことは、結局、モラルの視点からの、この問題への認識であろう。つまり、そのような不採算医療を、社会の連帯責任において、なぜ、やってゆかねばならぬかの必然性、そのモラルが、やはり、体系的、学問的に思

弁され、研究されねばなるまい。（白木［1971:40］）

たとえば、都立府中療育センターの重症心身障害児（者）の問題を考えてみると、すくなくとも、現在の段階の医学と医療では、どのように頑張っても、まず、社会復帰の見込みはないといってよく、社会復帰できるとすれば、それは、死亡、退院するときであるという、冷厳な現実が、ここで、指摘されるのである。にもかかわらず、そこでは、九五％の赤字をだす、濃厚な、いわゆる不採算医療が行なわれている。つまり、月平均、一人の障害者に対し、都から約一六万円の援助を受けていることになり、要するに、その分が都民の税金から交付されていることになる。しかし、それは、社会的、経済的両効果からみれば、どう考えても、そのみかえりを期待できない、ホープレスな患者が、その対象となっているわけである。

にもかかわらず、なぜ、そうしなければならぬかを考えてゆくと、それこそが、医者のヒューマニズムであり、良心であり、生命への尊厳、それへの畏敬から発する行動そのものであり、それは、理屈や、論理以前の問題であるといってしまえば、それは、医師仲間にとっては、それでも通ずる論理であるとしても、医者以外の人たちが、それを、どう受けとめるかとなると、問題は、そう簡単ではなくなってくる。／［…］社会に役立たない人間は、その存在自体に意味がない、あるいは、それ以上に、悪であるという考え方が優位となれば、予算も、何もかも、切られてしまうことも起こりうるし、一方、それこそが、本当の医療であり、福祉であり、わが国のGNPを伸ばしてゆく真の目標は、各論的にみれば、まさに、そこにあるのだという発想が定着してゆくならば、幾らでも前向きにすすんでゆく可能性もある。（白木［1971:40-41］）

はたしてなすべきことの正当性が「体系的、学問的」な「思弁」「研究」によって獲得されるものなのか、私にはそうは思えないのだが、白木はそう言う。ときにそうした人がいる。二〇一八年に没した早川一光にもそんなところがあった（早川他［2015］）。いっしょに研究しようと言ってもらった。それは私には不思議に思える。ただとにかく、基本的には、生きるためのことがなされるべきであると白木は述べている。

その上で、そして同時に、白木は繰り返し、危機を語った。一九七〇年代前半、白木は、内容的には多く重なってはいる文章をたくさん書いている。そして、それ以前にもその後にもそんな文章を載せることを想像しにくい媒体が、白木の文章を求め掲載した。七一年『都政』に白木［1971］――これは特殊な媒体ではある。七二年には『世界』に「環境破壊から健康破壊へ――水俣病はいまや一地域病ではない」（白木［1972］）、七三年には『思想』に「医学と医療――重症心身障害の考え方との関連において」（白木［1973a］）、『岩波講座現代都市政策』収録の「市民の健康――環境汚染による健康崩壊への危機」（白木［1973b］）、『ジュリスト臨時増刊』に白木［1973c］、等々。

まずさきと同じ『都政』に掲載された長い論文のさきに引用した部分より前の部分。

要するに、医学や医療についても、会計的、予算的にみれば、赤字投資が行なわれたようにみえても、それによって、はじめて、国民の健康が正当に守られ、また、社会に復帰できる人々が数多く生まれてくること、あるいは、それによって、病気が予防される、また、不幸にして社会復帰できない人達に対しては、社会の連帯責任において、手厚く保護してゆく基本的姿勢と対応、などの一連の事実と考え方こそが、黒字採算そのものであり、それこそが、コトバの真の意味での採算医療、また、採算医学と考えられるべきであろう。（白木［1971:35-36］）

発生予防と現にいる重症心身障害の人を生かすことは矛盾するわけではないと白木なら言うだろう。前者が後者を容易にするのだとも言うだろう。そしてそれは当たっていなくはない。また、ここでの「採算」「不採算」の意味はいささか不思議な具合になっているのだが、それも問わないとしよう。そしてここで、結局、医療は社会の生産に寄与するのだというのは「方便」であって、人々を説得する術であるとも言いうるだろう。実際、いま引いた部分は、さきの非採算であってかまわないという主張の前に置かれてもいる。

ただそれでも、脅威は強く語られる。読者の多い媒体において、幾度も、繰り返し、重症心身障害、脳性まひ、難病の悲惨が言われる。以下は『世界』に載った文章から。

すくなくとも、現在、水銀農薬によって、次の世代の素質が低下しつつあるという証拠は、まだあがってはいないが、国は、〝疑わしきは使用せず〟という強い態度で、その使用禁止の方向にふみ切るべきであると警告した。コトバをかえると、当時、明確な哲学が、そこにあったわけではないにしても、この場合、〝疑わしきは罰せず〟という刑法的概念を、そこに適用すべきではなく、また自然科学的視点からの因果論的実証をまつまでもなく、民法的概念というより、政治的勇断のものを、そこに適用すべきであるとの勧告であった。／しかもこの可能性は、人体実験を通じて、当時、すでに証明されかけていた。なぜなら、当時、まだ決定的ではなかったが、胎児性水俣病（先天性水俣病）は、母親自身は発病していないか、軽度の神経障害しか示していないのに、その母親から生まれた幼児は、大脳の発達阻害による高度の精薄（白痴）と、運動神経の発達停止にもとづく手足の運動マヒ（高度の脳性マヒ）とのダブル・ハンディキャップの児童達で、先天性の重症心身障害児にほかならなかったからである。（白木［1972:174］）

筆者の専門的立場からみれば、天然資源の乏しいわが国では、頭脳資源こそが唯一のものであるのに、それが低下してゆく危険性があるとすれば、そこに、救いは感ぜられない。なぜなら、神経細胞には、絶対に再生能力はなく、それが減った分だけ、精神、神経的にハンディを負ってゆくからであり、そこに、突然変異がおこるなどとは、人類がつづくかぎり、期待できないからである。（白木［1972:182］）

明らかに先天的に疾患や欠陥をもち、社会生活に適応できぬか、困難な人達の膨大な集団を目前にして、そこに全国家予算を投入して、その医療と福祉を強化しようとしても、もはや対応しきれぬのは、明白である。筆者は、医学には、第一に健康増進医学、第二に予防医学、第三に治療医学、第四にリハビリテーション医学、そして、第五に重症医学また難病医学があると考えるものである。そして前述の精薄や脳性マヒは、この第五の医学に属する上、その対応には、膨大な予算と人員を必要とするし、現在、その面の蓄積がすくないわが国において、前述のような事態に直面したときの極度の混乱ぶりは、すでに現時点において、想像にあまりあるものがある。（白木［1972:180］）

まず、医療に五つがあるという話は、この頃白木やその周辺にいた人たちが繰り返して語っている。白木によれば、それは小林提樹（124頁）が七一年の医学総会の「重症心身障害児（者）の問題点」というシンポジウムで提示したのだという（白木［1971:40］）。

次に、白木のこの時期の図式では、「精薄（精神薄弱）」＋「脳性マヒ」、この二つを兼ね備えているのが「重症児・者」（重心、重症障害児・者）であり、その「重症」は「難病」の一部を構成する。水銀などが脳にもたらすものは「精薄」と「脳性マヒ」であり、それを合わせたものが「重心」であり、それは「難病」であるということになっているのである（他に白木［1975］等）[★31]。

そういう「重い」人たちは今はそう多くはない。しかし農薬その他をたくさん使い続けるのであれば、多くなっていき、それは社会に深刻な危機をもたらすとされる。そうした危機の言論の方が表により強く出る。実際、種々の写真・表・図版などを含め白木は危機を語り、警鐘を鳴らす人としてその後の人生を一貫させるのだ。

ここから私たちは、脳性マヒ、難病、「重心」といった各々だいぶ距離があると今思っているものが、この時期ある人々においてはつながっていたことを知って少し驚くのだが、そのことはまたにしよう。ここでは、危機について。

十分に多くの人が重い障害をもち、社会が立ち行かなくなるという状態を仮想することはできる。そしてこの時期、椿においてもそうだったが、公害が世界をやがて破滅させることが深刻に感じられた。そんな深刻な危機感があったことにもより、いくらかのことが行なわれて、数十年が経って、今しばらくは、この世界はどうやら崩壊は免れているというところかもしれない。つまり、まともな、つまりは普通の社会状態が維持できるのであれば、ここで強く――むろん白木によってだけではなく――表出され、人々のいくらかに影響を与えた深刻さ、深刻な障害がもたらす深刻さは実在しないということになる。とするとあとは、引用にあったような、日本には天然資源がないのだから「頭脳立国」しかない、といった危機であるが、だとすればそれは(国際的な)社会関係の問題であって、本来の、自然の危機ではない、とやはり言うしかない。

とすると次に、以上を除外したときに、なにが「ホープレス」であるのかということだ。「第五の医学」がどんなものであるのか、想像がつかないし、実際その後もなにかが起こったということはなかったのだが、医療によっても他でもなおらないという意味では、なにか変化・向上を見込めるということはない。椿と同じく、白木はＡＬＳの人に会って、そしてその悲惨を言うとともに、その困難の中でなお言葉を紡いだりすることに感嘆もし、井伊政幸――『ALS』に少しだけ出てくる（[200411:283]）――の自宅を見舞った時「不思議な明るさに満ちた清潔な雰囲気に一驚した」といったことを『難病患者の在宅ケア』（川村・木下・別府・宇尾野［1978］）★27の「はしがき」（白木［1978］）に書いたりする。結局、「清薄」が問題にされている。その人たちは「世の光」（糸賀一雄）であると言わねばならないことはない、とは以前にも述べた。ただ、その人に準拠するなら、その人にホープ（という意識）はないことはあるかもしれないが、同時に、ホープレス（という気持ち）もないだろう。（このことを、ヌスバウム（Nussbaum［2006 = 2012］）の論を検討し、もう一冊の本で述べた（[201811:171]）。

だから、害になるものは除去した方がよいとしても、障害がある人がいること、いる社会があることに問題はないということになる。しかし、白木の言説、白木のような言説やときに画像や映像は脅威を語るが、そこには実は脅威や不幸はなく、ゆえにその言説や言説が指示する実践の方向にこそ問題があるということになる。

実際できるのは、恐れに基づく予防ぐらいのことであって、現に存在する人に対してはさほどのことはできない。この時期繰り返して言われる、「第五の医療」の実質はこの時に存在しないし、その後にも存在しない。それでもなお医療を言い続けるなら、それは結局、（医療を可能にするための）研究ということになり、研究のための施設やそこでの行ないが正当化されるという具合になっている。そして、東京都には大きな予算があるから、国に先んじて、充実した医療体制、とりわけ研究体制を作る、すると国も、それを下回るものを作ることはできないはずで、国全体の水準を上げることができるだろうというのが白木の計画・戦略である。

その全部に異論があるわけではない。ただ、実際にはたいして予算があったわけではない東京大学の医学部にいて、反乱分子もいて、自分が描く改革もうまくいかず、やがてそこを辞める白木にとって、東京都における計画は構想するに値するものだった。それは、自治体の医療・福祉の計画としては、医療、とくに研究に重きを置くものになった——それを過度であり、もっと地域を重視すべきだと評した人としては川上武がいる。それはたいして実現はしなかったが、いくらかは実現した。

6 府中で

白木は六〇年代から七〇年代にかけて、東京都の医療福祉行政に大きく関与した。そして、むろん他に様々があってのことではあるが、京都府中市の同じ敷地内に三つの施設ができる(木下［1978］等)。白木は未来を構想し現実を作ることに関わるのだが、その構想ゆえにという部分も含め、そこに生じる現実を通り抜けてしまう。本節では、二つのうちのもう一つ、このことを示す。

三つの施設の一つは六八年開設の(1)「東京都府中療育センター」、一つは七二年開設の(2)「東京都神経科学総合研究所」、一つは八〇年開設の(3)「東京都立神経病院」——ただそれ以前、七一年、府中病院に神経内科設置が設置されている。おおまかには、(1)脳・神経に関係する生まれながらの(重い)障害の人たち対象の施設、(3)後天的原因による神経疾患(心身障害)患者を対象とする病院。(2)それらを総合的に研究する研究所といった具合になっている。そして各々がこれまで述べてきた動きに関わる。

(1)府中療育センター「を構想したのが東京大学の医学部の教授だった白木博次先生。白木先生が美濃部知事の時代の東京都顧問だったんですね。圧倒的な力をお持ちでして。保険医療面については全面的に白木先生の指揮下にあったみたいなぐらいに強い力をお持ちだったですね。美濃部さんと［…］非常に信頼関係が厚くて。」(中嶋［2015］)

ただこれは、それ以前、「重心」(身体と知的の重い障害が重複した人)の親の会の人たちが六四年十一月に陳情して計画が進められた（東京都立府中療育センター編［1988:28］、森山［2004:102,110］）。★28 これと別に「重度」の身体障害および知的障害の人たちの施設を建設しようとしたが、住民の反対があって、無理に一つの施設に収容定員を多くして「重症」と「重度」の両方を入れることになったようだ（長畑［1993］、森山［2004:105-106］）。白木は美濃部亮吉東京都知事の要請により、東大教授は続けつつ、このセンターの初代院長に就任。

(2)も研究の場を作ろうという案は白木以前からあったようだ。そして七〇年、スモン、東京都の筋ジストロフィー関係者の組織（東筋協、既出）の人たち等が「神経病総合センター設置促進講演会」を実施、陳情、そこに出席した知事があっさりと受け入れたという。スモンの原因がわかる直前の開催であったため、伝染説も強かったスモンについて、社会不安の軽減、社会防衛のための研究という主張が通りやすかったとも言われる。研究所の目的として「脳・神経系についての基礎医学的研究、脳神経系の疾患ないし障害の臨床医学的研究、ならびに脳神経疾患患者および心身障害児（者）の社会福祉に関する基礎科学的研究を行い、広く神経科学の発展を通じて都民の健康と福祉の増進に寄与すること」が謳われている。(3)の都立神経病院は、八〇年、椿がその初代の院長になった病院だが、その前、七一年五月には府中病院に神経内科が置かれた。

そして、七〇年代以降、こうした場所を拠点にあるいは出発点に実際に動いたのは看護師だった。医師たちは研究（体制作り）に邁進するが、筋ジストロフィー、ALSといった障害・疾患については残念ながら結果は出ない。そのままの状態が続く。施設の中でも実質的には医師たちがなにほどのこともできなかったこの人たちのもとで当初働いた木下安子（一九二七～二〇一六）、川村佐和子（一九三八～）といった看護師たちがいて、その貢献には大きなものがあった。この二人も東京大学に関係するが、その後そこの医学者も関係した府中の組織に関わった。

木下は、東京大学助手を経て、(2)神経科学総合研究所内に七三年四月に設置された社会学研究室の看護部門に着任(他に山岸春江・関野栄子)。川村は、六五年から東大医学部保健学科疫学研究室勤務。井形の研究室でスモン調査・研究に関わった(川村[1994:45-49]、川村・川口[2008]等)。六七年頃に神経難病の人たちの訪問看護を始める。六九年に全国スモンの会副会長。そして、(3)都立府中病院神経内科医療相談室に務める(他に鈴木正子・中島初恵)。こうした人たちは実践的な自主研究グループ「在宅看護研究会」を作り、在宅看護の実践を行ない、記録し、研究した(木下[1978:86-89]等)。その人たちは志のある人たちで、その志をずっと持続させてきた。そして、これら施設は一定の役割を果たしてきた。その実践・研究の中身はこれらの人たちの多くの書き物である程度知ることができるが、それを外から見た研究はなく、これからなされるべきだと思う。ここでは、挿話的なこと、そこに不在であったこと、しかしそれが何ごとかを意味しまた効果したと思うことを二つ記す。

一つ、白木においても他の人々においても、府中療育センターであったできごとのことは書かれない。白木や椿は学生から突き上げられた苦渋は語る。他方看護師の人たちは、「難病」の方にいて、騒ぎを起こした学生に直接に対したわけでなく、その経験はないから書かない。それは当然だ。だが「府中療育センター闘争」と呼ばれるものは実在した。そこにいてこの騒ぎを起こした人たちのことについて言及した文献がなく、それはよくないと思ったから、私は一九九〇年に短く記した([199010→201212:272-275,339-340])。その時にあげた文献は略す(それ以後の文献は440頁・註09に紹介)。ただ、NHKが二〇一五年に関係者の幾人かにインタビューをしている。[★29] そして(『現代思想』連載でこの辺りを書いていた)二〇一八年七月一日に三井絹子とその夫の俊明が多摩市で講演をした(三井[2018])。

それは施設をつぶせといった勇ましい運動ではない。まずは(少なくとも私はよくわかっていなかったことだが)「重心」の部分を残して「重度」の部分を移転させようという計画に反対する運動であり、そこから始まった運動だった。七〇年十二月十四日の『朝日新聞』に「重度障害者も人間です」。三井（当時は新田）絹子の手記（新田［1972］）が『朝日ジャーナル』に掲載されるのが七二年十一月十一日。白木の任期は六八年四月から七〇年六月まで（副院長は大島）、「重心」を規定する基準としての「大島分類」でその名が業界に残っている大島一良（一九二一～九八）が七二年四月まで（森山［2004:108］）。『朝日新聞』の記事が載った時には白木は院長を辞めていて、新田の手記が出た時には大島も辞めている。ただ、七三年十二月五日の『朝日新聞』に「白木教授との公開討論会を　府中センターの療養者」、十二月二八日の同じ新聞に「身障者ら越年座り込み　都庁前　白木元院長の退任要求」と、この時点で白木はこの問題から逃れられてはいない。

その白木が社会の危機を語り、未来を展望し、東京都における具体的な体制を構想するという大きな話をしている文章――さきに長く引用した――は『都政』という名の雑誌に掲載された「美濃部都政下における医療の現状と将来像」（白木［1971］）という第の文章だ。ここには何も書いてない。その二年後『ジュリスト臨時増刊』に掲載された「自治体（東京都を中心に）の医療行政の基本的背景」にも事件についての言及はない。ただその終わりは、「客観的にみて、できるかぎりの正確な認識に立つ今後の見通しのなかで、また毀誉褒貶のあらしのなかで、身を見失うことなく、忍耐強い実践行動への発条となりうるものがなにかをのべたつもりである。したがって、それは、筆者自身のものであり、読者諸賢に押しつけるつもりはない。」（白木［1973c:247-248］）となっている。闘争・騒動に具体的にはまったくふれられていないが、事態は少なくとも知られているということだ。

そして府中の同じ敷地にあったという病院や研究所にいた木下や川村の著書や編書のたいがいにあたったつもりだが[★30]、そこにもやはりでてこない。木下や川村は施設としては(3)が関わる「難病」の方が専門で、(1)の「重心」にも「重度」にもあまり関わりがなかったという説明も可能ではあろう。ただ、同じ敷地にあった施設で起こり、報道もされたできごとである。だが、出てこない。ただ一箇所、『難病患者とともに』(川村・木下・山手編［1975］)のなかに、六八年の暮れ、「美濃部都知事は療育センターを視察し、センターを終生の収容施設とみなすのは不適当であり再検討を要すること、少なくとも重度関係は早急に分けるべきこと、を指摘した。このような指摘に基づいて、療育センターのありかたについての検討が活発に始められた」(中島［1975:68］)という文章だけはあった。先に記したように、発足の経緯として、当初予定になかった「重度」の部分が加わったことが、この時点で既に問題になり、切り離す(移転する)計画があったこと(だけ)が記されているということである。切り離し(人里離れた施設への移転)に反対する運動にはふれないが、切り離しが——書かれている限りで理由は判然とはしないが——必要でありそれが開設の当初から、つまり反対運動の前から正当なこととされていたことは書かれているという文章になっている。

問題は「重度」の部分に起こった。そこにいた人に文句を言える人がいて、処遇——私も記したことがある、普段の生活の、入浴や用便や外出等に関わる処遇——に対する批判がなされた。(当時は丸の内にあった)都庁の前でのテントを張った闘争があって、都の役職者はやがて出てくるが——院長他は出てこない。今年の七月一日の講演会より。三井絹子が講演者だが、夫の俊明も話している。

絹子:院長は次々と。実験が済むと次の新しい人になり、また来てまた実験をして新しい人になるって感じで、次々と替わっていました。私たちはモルモットでしかない存在でした。院長が替わったところで私は何の変化も感じなかったです。

俊明:[…]たとえば白木博次っていう東大の教授で、その人が院長になったことがありますけれども、その人のレポートを見るとですね、「なんでこんなに役に立たない人間にたくさん金をかけるんだ」みたいなことを書いています。だけどそんな人間がですね、水俣病の研究みたいなところでは良い医者というふうに見られたりっていうことがあったりしました。(三井[2018])[★31]

きっと院長たちに自ら実験する時間的他の余裕はなかったと思う。また、さきに見たように、役に立たない人間に金を「かけるべき」だと(かけるための根拠他を追究するべきだと)白木は言っているのでもあった。ただ、そこに住んでいて抗議した人(絹子たち)、それを支援した人(俊明たち)はいま引用したように思った、そしてそれから五〇年を経た今も思っているのが事実だ。白木には忌まわしい学園闘争の記憶があり、このセンター闘争に幾つかの党派が関わったことも一方の事実ではあり、面したくない気持ちはわからないでもない。ただ、構想され建設された施設の中でのことは、ないかのごとくにされ、別の立派な実践や構想が語られたのである。

もう一つ、私がもっと大切だと考えるのは、その医師・医学者や看護師たちが関係して作って護ってきたものと、ここで遮断され、いないことになっている人たちが作ってきたものの間に断絶と対立があることだ。まず断絶について。三井や三井の兄で同じセンターを出所した新田勲(一九四〇~二〇一三)[★32]は、その後の約四〇年を介助(介護)の制度を作りそれを地域に実現することに専心した。そして、そんなことがあったから、新田が住んで役所と交渉を続け相対的に制度が進んでいた東京都練馬区で、日本ALS協会の会長なども務めた橋本操が単身独居(に近い)生活をすることができたことは『ALS』にも記した。しかし、そうした制度のことは、その人たちが編集・監修して出版された「在宅ケア」について出されるたくさんの本に出てこない。あるのは、新宿区保険障害福祉部資料(一九八五)を引き写した「重度脳性麻痺者介護人派遣　給付内容:本人の指定する介護人の介護を受けるための介護券を月十一枚公布します。対象:二〇歳以上の脳性麻痺者で身体障害者手帳一級の方」(伊藤

［1988:226］）といった記載だけだ。★33

そして対立について。在宅看護・難病看護を進めた人たちは、やがて、「医療的ケア」を誰が担ってよいかという議論――『ALS』に基本的に考えるべきことは述べてはあるが、このできごとについても研究がなく、これもまた嘆かわしいことだと思う――において、それは看護師の仕事であるという主張を強く長く維持することになった。技術は必要であり安全は大切だが、その条件を満たせるなら誰でもその仕事ができるのが当然だという立場に反対した。

3　短絡しないために・2

1　先駆的なものは変化するし代表的でもない

本書は、一つに、この国における施設化、病院化、医療化の道筋を辿ろうとするものでもある。施設（化）やそれへの批判の行動・言説を追うことに関わって、いくつかのことを述べる。種々の施設とその歴史について書かれたものも実はたいへん少ない。調べるとよいこと、その際に見ておいた方がよいことを記す。

一つ、二〇一六年七月に事件が起こり、やはりその時にも施設／脱施設を巡って様々言われたとともに、その言いにくさが感じられた。脱施設に誰もがおおまかには異論はないとして、それは「すべて」に及ばせるものと考えるべきなのか、そうだと言うとそれは難しそうに思え、そのように言わないと「線引き」を認めるのかということになる。どのように言えばよいか。そして過去の事実を知ること記述することはこのような問いにどのように関わるのか。

国の動き、国立療養所、そして民間施設・民間人の関係がある。とともに、種々の性格の施設があり、とくだん特色のない施設、知られないことによって施設であるような施設がある。個々について自らを肯定するために作られる「社史」のようなものはあるが――それは資料として貴重ではあるが――そうした個々についても、その全体の配置についても本格的な研究はないに近い。オンラインでの検索と入手が手軽に行なえるようになっているが、過去のパンフレット、ビラ、報告書、機関誌の類には入手困難なもの、それ以前に、探し出されて初めて存在が確認できるものがある。そして書かれたことによってわかることは限られている。ただあるものを組み合わせ、調べられることは急いで調べて書けるうちに書いていくことになる。その本体を私が作っていくというより、それを促すために、本書他を書いている。事実の断片や、文脈を試しに示してみようとしている。

ハンセン病療養所、結核療養所といった狭義の社会防衛のための施設でないものについては民間の施設が先立つことになる。種々ある先駆的な施設、それを設立したりして貢献した偉人たちについては、珍らしく書かれたものが相当数ある。例えば島田療育園は、日赤産院に勤めていた小林提樹と、小林のもとにやってくる子の親たちの活動があって始まった。六〇年代の進展・進歩はその偉人たちの歴史として記述される。実際その人たちが始めたのだし、偉くもあったことに異論はない。それはまちがってはいない。ただ、二つある。

一つ、「重心」といえば必ず小林の島田療護園、そして糸賀一雄のびわこ学園が引き合いに出されるが、その偉人たちやその活動についても、見ておくことはできるかもしれない。その人たちの思想や実践について、これまで書かれてきたものにすべてをまかせ肯定すればよいとは限らないようだ。第1節2（204頁）で少しふれた。意義があるのかわからないが、その確認のためにも、調べておいてよいと考える[★34]。また、島田とびわこは枕詞のように二つ並列させられて語られるのだが、その二つの間にもずいぶん違いはあったはずだ。[★35] そんなことは当然だと言われるかもしれない。しかしそれは具体的に明らかにされた方がよく、さらにそうしたことは、「公式」の「〇〇年史」の類や先駆者を賛美するために作られた書物等によってはたぶんよくはわからないはずのことだろうと思う。

もう一つは、いつものことだが、先駆的であったものがやがて普通のことになっていく過程だ。政策化された後、子どもたちを数多く引き取っていったのは国立療養所だ。そうしたことを看過することになるのであれば、それはよくない。

秋田県から「おばこ天使」が看護師として島田療育園にそして後には他の施設にも就職し、そのことが知られ、そうして働いた人による本（藤原［1967］）も出て、歌もできた。[★36] ただそれはいっときのことに終わる。やってきた人が来なくなる辞めていくというのは人手不足がひどくなるということでもある。労使紛争が起こり、小林は疲れて施設長を七四年四月に辞める。そのことについて小林は幾度も語っているが、例えば、「あくまで子どもの福祉を中心にすえていく「平和の社会活動」は、暴力には勝てないことを肝に銘じて教えられる結果となった。このことは、最近の中東問題にもいえようが、だからといって無条件に降伏するのではなく、あくまで非福祉的なものには立ち向かうべきである。この信念を貫こうとする時の私たちの頼みは大衆の世論であり、福祉を達成するための正義を待ち望む人々の姿勢である。」（小林［1991:xiv］）

そして自分たちの仕事がボランティアの仕事であってきたことを小林は語る。今どき無償性をはっきりと肯定する人はあまりいない。ただ、その思想は立派だとはされ、同時に労働者の主張もまたもっともだとされるだろう。

施設に起こった問題は一つに労働条件を巡るものだった。自分たちの処遇改善を当然に求める労働組合他との関係に疲弊し、愛の心が足りないなどと嘆いて、小林は施設の長を退くことになる。ただこの種の争いは、労働条件がわずかずつでもよくなっていくなら減る。そして結局問題は政府からの金が少ないことだとなり、財政の問題が改善されれば問題は少なくなり、もとはわるくない経営者・労働者双方が対立することもなくなるとされる。その限りではやはり対立は収斂するのであり、だとすれば、やはりその詳細を振り返る必要もないということになるのかもしれない。国立療養所では、対立があり、存続の危機に際しての協調があったことを見た。他の多くの、民間の、志から始まった施設でもやがて労働問題が起こるが、制度化に伴いその深刻さは少し少なくなっていく。けれども、そんなことばかりが起こったのでもない。「普通の施設」になっていく過程でおおむね静かになっていくなかでもいくつかのことは起こった。そんな過程、突発的なできごとをみていく必要かある。

つまり、施設の経営側と、自らの労働条件を改善しようという労働者側の、互いにもっともな立場と、それに伴う対立と、その間に生ずる徐々の協調というだけのことがあったのではない。第3章では、労使は多く対立しながら、施設を維持することにおいて協調することもあったことを記した。また、本書では記さないが、そしてだからここに書いておくのだが、ときに、職員の「本業」を逸脱するような行ないがあることもある。島田療育園における「脱走」の支援にはそんなところがある。そしてそれは、労働条件を巡る労使対立以上に、その「正史」には現れにくい。しかしいつも無視してよいというものではないはずだ。

そして、業界、業界の学界の人々は、先駆的で代表的な施設やそれに関わる人を語って、その全体の歴史を語ってしまうことがある。ただそこには何種類かの間違いがある。一つは、そこに起こった問題、衝突が十分に記述され検討されることがないからだが、もう一つはもっと単純なことで、目立ったところを書くことはその全体を書くこととまったく別のことだということだ。先駆的な施設は、なにかしらの志から始まり、それが続くこともある。注目され模倣されようとするなら、その分がんばろうという気になる。国立療養所であっても仙台の西多賀病院のように、最初に筋ジストロフィー者を自ら受け入れることに決めた施設は、その時からしばらくの間は、いろいろと工夫したり入所者に協力したりすることがある。そこには見学者などもやってくることがある。次の章で見る人たちがいた千葉県の施設も、ある時期、比較的に熱心であったところだ。

多くの病院・施設は、結核療養者の減少といったことがあり、制度の改変があり、成り行きがあって、受け入れることに決まった人たちを受け入れる、普通の施設・病院だ。経営者は官庁からの天下りであったり、大学の医学部から移ってくる人たちであったりする。他よりも共同研究（における紐帯）の方に甲斐を感じる人たちでもある。研究や治療が自分の仕事だとするが、それでさほどの効果が上がるわけではない。筋ジストロフィーの子どもたちについても重心の子たちについても、実際には医師はなにほどもすることがない。すると、病院長のなかには病棟をときに訪問して、誰かと親しくなって、その人を応援したり、その人との人間的な交流を描く文章を書いたりする人もいる（238頁）。その病院でその人は医師だが、しかし治せるわけでもなく、そんなことぐらいしかすることがない。ただそれはなかでは活動的な人たちのすることであり、多くはもっと普通に、淡々とその職、というよりその役をこなす人たちである。

思想を点検し考察すること、それと現場との距離を測ること。次章でも稀に目立ったできごとしか書かないのだが、ほとんど言葉のない空間を見ていくこと、しかしそれでも言葉があって言葉が伴った動きがありその消去・忘却の動きがあるなら、それを再度言葉にすること。そのいずれについても私たちはたいしたことができていない。

全国各地に、近所の人たちもなにか建物はあるがどんなものかはよく知らない施設、近所に家もなく人もあまりいない施設があって、そこに長く静かな日常があってきた。むしろ、それが現実のほとんど全部なのだ。本書で書いてきたのも、大きな静かな空間、長い時間を囲っている縁《ふち》、その始まりのいっとき、熱くなったり苦労したりしたその挿話だった。より大きく静かな時間と空間は書かれない。

2 医療のもとでの、混在から分離

戦前、そして敗戦直後から一九六〇年代を第3章で簡単に記した。ハンセン病と結核の療養者の施設が国立療養所に再編されていった。それらは普通の意味で社会防衛のために作られ維持された。そしてハンセン病療養所は長く維持されてしまうが、それよりずっと数の多かった結核療養所にいた結核療養者は少なくなっていく。そうしたなかで、入所者たちの運動は、施設とそこでの生活を護るための運動でもあった。そしてその限りにおいて、労働者と入所者は（さらに時に施設側も）協調することがある。そのことを見てきた。

代わりに、六〇年代中盤、子どもたちの施設収容策が進んだ。一つは筋ジストロフィーの子たち、一つは重度心身障害児たちだった。その施策・施設はまず親たちによって望まれた。そして請願する親たちに政治家が応えた。その決定を受けて行政が実施することになり、その要請に、厚生省（「本省」と呼ばれる）とつながりのある国立療養所（の経営者たち）が、人員と施設の改善を条件としつつ、また研究を担うとしつつ、応ずることになった。

その「重心」の施設にしても、おそらく他の施設にしても、当初から重度・重複の人たちだけというわけではなかった。とくに施設の絶対数が少なかった時期には、「縁故」による入所も相当にあったこともうかがわれる。[★37] 結果、入所者は相当に雑多で、なかには比較的障害に軽いところがあり文句の言える人もおり、ゆえに問題も起こると、それが外に現われること、表沙汰になることがあった。

例えば一九六〇年代前半、サリドマイド薬害の子どもたちが島田療育園にいた。びわこ学園には、就学を求め、それを希望する文章が小さな雑誌に掲載された人もいる。そして、その人も他の多くの人も、もうすこしも子どもでなく高齢になっている。それまでのことを職員が聞き取った記録があり、びわこで働いたことがありそうした施設で働く看護師についての研究をしてきた窪田好恵を介して入手できた。許可を得て全文をHP公開している。★38

府中療育センターの場合には、当時の人たちの言うところでは予算の都合で施設を分けるつもりが、いっしょになったということのようだ（253頁）。それが騒がしいできごとがときに起こったことに関係したように思う。

また一九八二年に島田療育園を「脱走」した人の文章も文集に残されている。二〇一七年、その脱走に加担した石田圭二（石田［1982］）にインタビューをして知ったことだが（石田［2017］）、事件を起こした人は別の施設に移った（既に亡くなっている方なので本人に会うことはできなかった）★39。その記録は整理して、別に書くか、書いてもらう。そのために確認しておく。

騒いだ人がいて、あるいはごく小さいできごとであっても、騒動になった。そしてその人たちのある部分は、施設から出た暮らしを始めるなどして、いなくなる。すると、なにかがとくによくなったというわけではないのだが、騒がしさは減る。さきに、より大きく静かな時間と空間と述べたものは、このあたりに現れる。

こうして、居住している人に変化はあるのだが、一つ再度確認しておくことは、それは、医療の側にある必要のないことだったのだが、基本的に医療の側が受け持つことになったということだ。そのいわれを本書では書いてきたのでもある。そもそも国立療養所が「病院」である必要があったかといえば、たいしてない。「国立病院」があったのと別に「国立療養所」であったこともそれに関わるだろう。なおす要素がなくはないし、医療が必要な場面はたしかにあったが、それはいつものことではなかった。そしてそれは、筋ジストロフィーや「重心」の人たちにも、さらに言えただろう。筋ジストロフィー児や「重心」の児童が病弱な人たちで医療が必要であるからということはたしかに語られるし、それはそれとして当たってはいたのだろう。ただ、それだけのことではない。一つに、たんにその施設にあきがあったから受け入れということがあった。

一つに、医学研究が目的の一つとされることによって医療施設であることが正当化される。研究がなされるとされることによって公金の支出が正当化される。一つに、医療保険その他の医療制度によって、公金が支出しやすいことも関係する。施設によっても医療・病院の色彩の強いところそうでないところと一様でない——例えばびわこ学園はその色彩が薄く島田療育センターはそうでもないと言われる——が、全般的に医療の制度は福祉の制度よりも金の出る制度であってきた（現在は二系統の制度が複雑怪奇に組み合わされて使われているという）。

それはその後から現在にも引き継がれている。つまり、この国の難病政策と言われるものは、医療、とくに医学研究に対する公金の支出として始まり、そして続いてきたところがある。

そしてそれは施設に生活する人の生活に関係してきた。病院としてある施設に暮らすのとそうでないのと異なる。また影響は病院の居住者たちに対してに限らない。人が暮らすのに医療以外の様々が要るのだが、その部分にまわる資源が少ない。また支援にあたる人たちにその部分についての関心や知識が少ない。

そこには業界の影響力の差が関わってもいるだろう。長い時間の間に、相対的に医療には資源がまわるようになっていて、それは、種々削減に会いながらも維持されている部分がある。入院している人は、それに関わる金の出入りによっては早く退院させたい人であることもあるが、居続けてもらった方がよい人である場合もある。後者は現在は少なくなっているが、第3章で記した領域についてはそんな部分がまだある。『精神病院体制の終わり』（[201511]）、その解説も兼ねた「今般の認知症業界政治と先日までの社会防衛」（[201511b]、『現代思想』連載第一一七回）等で述べたように、精神医療についてもそんなところがある。出たいし出られる人が出られない、協力が得られないといったことがかつてもあり、今も起こっている。

そしてさらに加えるべきは、簡単に脱医療と言えばよいというものではないということ、そして実際そんなに簡単なことを人は言っていないということだ。びわこ学園で仕事をした杉本健郎に私がインタビューした記事が本誌に掲載された（杉本・立岩［2010］）。それに「人工呼吸器をつけた子の親の会〈バクバクの会〉」から抗議があって、HPに掲載した（人工呼吸器をつけた子の親の会〈バクバクの会〉［2010］）。医師・医療から見た時、親たち（の一部）が、子の身体に十分に配慮せず無謀に子を施設から出すこと、出そうとすることがあったという話があるのだが、その会、会の人たちにおいてはそれにまったく不服であり、訂正・撤回を求めている。

命が惜しければ、医療はいらないとまで言う人は少ない。むしろ減らされている中でその確保を求めている。ただ他方で、病院・施設が身体の健康・安全を理由にして種々を制約し、そのなかに不要と思われることがあって、やはりそれを問題にしてきた人たちがいるということだ。だから問題は、まずどちらかを一つということではない。その微妙なところを巡って何が争われたのかを見ていく必要があるということだ。そしてここには制度のあり方、金の流れ方が大きく関係もしている。

こうした過程を見ていく必要・意義があると考える。以下では、作られ、そしていくらか話題になり、そして静かになっているその過程で、第3章でみた受け入れとその肯定というだけでないできごとがその流れの外でいくつか起こったことを、やはり点描であるしかないのだが、記す。

★註

01　一九七〇年の脳性マヒの子を殺した親に対する減刑嘆願運動に対する批判は、まず、「神奈川県身心障害者父母の会連合」が横浜市長に出した抗議文に対するものだった。新聞記事やその抗議文は「重症児対策」を問題にしており、殺された子が入れなかった施設は「重症児施設」としての「こども医療センター」であることが報じられている。そのセンターは今もあり、「肢体不自由児施設」と「重症心身障害児施設」を含んでいる。

この「父母の会連合」会は県内の各種障害をもつ親の会の連合組織で、今そこのHPをみると、「セクトに拘らず、障害種別を超えた障害児者の親の会の横断的結合体」と記されている。さらに、この事件に関して青い芝の会神奈川県連合会が話し合いをもったのは「重症身心障害児（者）を守る会」であり、それは以前紹介したように「争わない」を方針とする「全国重症身心障害児（者）を守る会」（社会福祉法人）の神奈川県の組織だろう。こんなことがきっかけになった運動については、既に冒頭に示した本『生の技法』におおまかには書いているから繰り返すことはない。そして、同じ年に「府中療育センター闘争」が始まるのだが、そのセンターの初代所長が白木博次（243頁）であり、その運動の中では白木の退任が求められるといったこともあったようだ。

なお『神奈川新聞』に載ったその父母の会連合の抗議文を実際に執筆したのは――この出来事をきっかけに横田と交流が始まることにもなった――谷口政隆であったという。谷口（後に神奈川県立保健福祉大学教員他）は当時、小児療育センター――そこはサリドマイド事件で原告団の中心にいた飯田進（著書に［2003］）が立ち上げた民間の療育機関だという――に務め、ボランティアで父母の会連盟の事務局長をしていた。そして神奈川の青い芝の会の人たちは子ども療育センターに押しかけたのと記されている（臼井［2016:44-45］）。

横田や、横田と一緒に戦った横塚晃一については幾度か触れている。私は二〇一三年に亡くなった横田と、二〇〇二年の七月、同年一一月、そして二〇〇八年一月と、三度対談あるいはインタビューをさせてもらった。二度めのもの（横田・立岩［2002b → 2004］）は横田の対談集（横田［2004］）に収録されている（ただし品切れ→立岩編［2016］に収録）が、横田の生前、神奈川県の公務員として、その後神奈川県県立保健福祉大学の教員として、横田の敵手でもありまた友人でもあった臼井正樹が企画した本が刊行され（横田・立岩・臼井［2016］）、そこに一度目と三度目の対談（横田・立岩［2002a → 2016］［2008 → 2016］）が収録されている。前段の臼井［2016］はその第2章「横田弘の生涯」。その本の刊行の後、荒井裕樹・臼井との鼎談が行なわれ、記録されている（荒井・立岩・臼井［2016］）。横田、青い芝の会について荒井［2017］。

★02　題名に「この子らを世の光に」の語があり、その人を回顧するものとして糸賀［2003］。その人を慕う人たちの文集として糸賀一雄生誕一〇〇年記念事業実行委員会研究事業部会編［2014］。

★03　「文責本間康二——小さな媒体ではあったがカレン・クインラン事件を特集するなど重要な活動を展開した『月刊障害者問題』を主宰した——となっているビラには「他の園では発達保障を云々されているが、この子らには発達を与えることはできない」「運命的に死に移行しているので、この死にうまく移してやる」といった小林の文章が引かれている。［…］／なおこの文章（小林［1972］）は、もとを確かめていないが、「全障研滋賀支部サークル」での報告であるらしい。滋賀県には近江学園・びわこ学園があって、全障研［…］の活動の発祥地のようにも言われる。しばしば二つ並べられる「重心」の施設、その関係者の考えの間にも差があるということである（とともに、島田はその滋賀で報告しているらしい）。加えると、本間は、その短いビラで、小林の他の場での断種手術を支持する文章を引いて小林をさらに批判している。」（［201610 → 201701b］）このビラは島田療育園を告発する障害者七人委員会［1982］

（HPに全文掲載）。了解を得て本間へのインタビュー（本間［2017］）を公開する予定。

★04　二〇一八年にあった提訴を受けて、事態が動き始めた。ただその前から、事実を解明し責任を追及する困難な活動はあってきた。『優生保護法が犯した罪』（優生手術に対する謝罪を求める会編［2003］）がそれを伝えている。利光恵子（著書に利光［2012］）他が、各地での手術の実態を調べてきた。二〇〇三年の本の増補新装版が二〇一八年に出版された（優生手術に対する謝罪を求める会編［2018］）。

★05　「事件に関わる報道が全般にすぐに消えていくなかで、幾つか良心的な（少数の）メディアがその後も「障害者問題」を追って何か言おうとした。また今もそうしている。そこでは、障害者にも、障害をもって暮らすなかにも、よいことがあることが言われる。

テレビはとにかく画像を撮るのだし、新聞には文章が載るのだから、絵になったり文字になったりするものがほしい。そんな事情もある。そして実際によいことはある。これはまったくその通りだ。しかしやはり、よいものがあると言わなくてもよいと思う。よいものがあると思うのは、見る側が、だろう。すると、ある人は、そのようなよいものを見いだすことはできないと言う。よいものを信じている人はそのように言われてもひるまないとしても、それほど思いのない人は、同調するかもしれない。よいものがあるとは、無理やりの言い方だと、苦し紛れの言い方だと思える。ないと言っているのではない。しかし疑っている人に、疑うことにしている人に、よいものがあると説得しなければならないのも屈辱的ではないか。」（［201701c:96］）

★06　各地で学校・教育に関わって何が起こったのか。岐阜県恵那地方でのことについて篠原眞紀子（博士論文に篠原［2018］）、大阪府豊中市での統合教育の運動について二見妙子［2017］。

★07　糸賀の次のびわこ学園の園長岡崎英彦の著書に岡崎［1978］。その次の高谷清が糸賀の思想について書いたものに高谷［2005］。その高谷にはたいへんたくさんの著作がある。高谷・田中［1973］、高

谷・加藤［1975］、高谷［1976］［1983a］［1983b］［1988］［1996］［1997］、高谷・武内・植田編［1997］、［1999］［2002］［2003a］［2003b］［2005］［2008］［2011］、松下・高谷［2004］。

★08　腎臓病の団体が、他の「難病」の人たちが集まるのに際して、当初大きな役割を果たしたことは葛城貞三の研究（葛城［2019］）において示されている。さらにその腎臓病の団体の形成について。利害が一致しない。次第に遠ざかるようになる。「滋賀難病連運動の困難期――滋賀腎協の離脱と滋賀県行政との対立」（葛城［2011］）

★09　書籍については第2章註07・54頁。『流儀』抄録の山田真の対談とそれに付した長い註で、和解を拒否して最後まで裁判を戦った古賀照男について記している（山田・立岩［2008:185,213-217］）。またその人の頁が当方のサイトにあり、その文章（古賀［1999］）の全文を収録している。とくにその人を讃えようというわけではない。責任追及と補償の両方を求め、そしてそのことで分かれざるをえないことは悲しいことだから、どうにかならないかと思って［200810］そして『自閉症連続体の時代』（［201408］）の補章「争いと償いについて」を書いた。

★10　この頃できた歴史のある組織の多くは、その会員数などが逓減している。大きくは、一つには、それなりに制度が進んで差し迫った要求が少ないように思われていること、一つには、ネットなどから得られる情報が多くあってわざわざ組織に入るほどのことではないように思われていることによるだろう。ただ、役に就き続ける人たちは、こんなに労多く報われることのない仕事をする人は他にないので仕方なく、と必ず言いながら、長くその仕事を続けることが多い。そうしたなかで、過去の苦労と栄光とを語り続ける人たちがいる組織には、どうもその人たちと気質が違うように思える新しい人たちは入りにくいという事情はある。

★11　HPの解説がある（あゆみの箱［2011?］）。事務局長を長く務めた人の本として野田洋典［2002］。

★12 「昭和三八年当時、ワクチンの不足から全国的に小児麻痺が大流行した頃、映画監督の川島雄三さんが小児麻痺の後遺症で急逝されました。川島さんと親交のあった俳優の故・伴淳三郎さんは、川島監督に教えられていた心身障害児施設を訪ねました。そこで伴さんの目に映ったのは小児麻痺に苦しむ子供たちの姿でした。伴さんは「小児麻痺で苦しむ子供たちに光を当ててあげよう」と川島監督の墓前で誓いを立てたのです。／同じ頃、家族で募金活動を続けている俳優がいました。故・森繁久彌さんです。同じ仕事先で話し合った二人は意気投合し［…］」（あゆみの箱［2011?］）

川島雄三（一九一八〜一九六三）は小児麻痺ではなく、ALSだった。川島について、その映画制作に関わる仕事をした藤本義一が書いた藤本［1974］［2001］がある。

★13 「全国精神障害者家族会連合会（全家連）」の事務局長を勤めていた滝沢武久（ピアジェの紹介者等でもあった同姓同名の心理学者とは別人、著書に滝沢［2003］）がこの組織を紹介する文章がある。その中の「停滞期の家族会運動」という見出しの全文。

「一九六五年代は世界的にも学生運動の暴発期でまさに疾風怒濤の如く医学界に大学医局講座制解体や精神科病棟の告発の嵐が捲き起こった。そしてその大波の中で全家連は一九六七年会員の拠金で、財団法人化し、公益助成金を受け、機関誌である「ぜんかれん」誌発行と全国大会の開催という活動を続けていたものの、当初予定した更なる組織拡大や国の社会復帰予算獲得はなかなか成果を挙げることができなかった。むしろ精神病院問題告発や論争などに同調する動きが出て、一九七五年には京都の全国大会で役員間に亀裂が入るなどのことがあった。この間、有名な朝日新聞ルポルタージュ「ルポ精神病棟」は国民に一大ショックを与え、精神病院とはこれほど悲惨なところか、また医師間の闘争ではいかにも精神医療は難しいと思わせたりして、患者や家族の望みである施策改善とは別にいたずらに日が過ぎて、全国の多くの家族会役員がそのまま十年余、年をとってしまった。ちょうど日本は戦後の荒廃から高度経済成長を遂げ、他の心身障害者福祉や社会保障制度がどんどん整備された時だったのにかかわらず、結果として、精神障害問題の方は国の政策の整備からは関係者のコンセンサスがないからという理由で取り残されるようなことになってしまった。」(滝沢［1989］)

「全家連も主催者として加盟している第二一回全国精神衛生大会が、精神科医全国共闘会議の公開質問状を受け開催不能となりました。その余波もあって、昭和四九年岡山大会での記念講演をした医師に傾倒した役員と、その反対の考えをもつ医師グループおよび一部役員との意見の違いが表面化、昭和五〇年京都で開かれた全国大会は紛糾し、プログラムは中断して終わり、その責任をとって当時の理事長が辞任するなどしました。全国から参加していた多くの家族は詳しい事情が分からずに壇上の混乱を見守るしかありませんでした。そのためその後約三年間、全国大会は開催できなかったのです。」(滝沢［1989］)

下司［2013］によると、七四年の岡山大会では臺人体実験などを告発された臺弘による講演が予定されていた。「一九七四年一〇月二九日、関東精医研連合・人体実験糾弾で台氏の高知精神衛生大会講演での講演を中止させる。協会は一〇月一五日開催した理事会で中止したもの。」とある。

長く事務局長を務めた滝沢が言う。偽らざる実感といったところではあったのだろう。その期間が停滞の時期であったとしている。これは医学界のある部分の回顧と似ている。

これは国際学会で報告されたものの原稿のようだ。そうした場でこうした文章の含意はまったく理解されないものであっただろうが、日本においてもそう事情は変わらないはずだ。その人の著書他を読むと、その人や組織は事件やその報道に現われる差別・偏見に抗議はしたし、研究もなされてきた。『全家連三〇年史』には「全家連の一部の役員の中に、精神病院の不祥事を契機に、急進的な医師グループとも同調して告発運動に参加するもの」がいて、「精神病院経営者から、全家連や家族家があたかも病院をつきあげる団体でもあるかのように誤解される一面があった」「全家連としては、これらの運動を理事会で正式に活動方針としてはいなかった」（全家連30年史編集委員会［1997］）。

この組織の破産については第2章註05・53頁

★14　葛城の本に収録されるその本の解題のようなものを書くことになっている（［201812］）。

★15　［200711-201709］。韓国、大邱大学での講演（［201001］）。これには英語とコリア語の翻訳がある。

★16　語っているのは尾藤廣喜［2009］。人工透析を巡る制度と運動について有吉［2013］をあげた。この時期、病院が透析をとりいれていった様子は市田・石井［2010］にも記されている。

★17　祖父江逸郎（一九二一〜）は医師として戦艦大和に乗った人でそのことを書いている（祖父江［2013］）。その他、たいへん長生きしている医師とし、長寿について他、たくさんの著書がある（祖父江［1992］［2001］［2009］［2011］［2015］、祖父江監修・井形他編［2003］）。神経疾患については祖父江編［1983］、祖父江・西谷編［1985］。水俣病との関わりについては矢吹紀人［2005:177］他。

★18　宇尾野は筋無力症の組織にも関わった。筋無力症の本人の書いた本（今井米子［1986］）に筋無力症についての解説を書いたりしている。

宇尾野編［1991］の「序」。「とくに変性性神経疾患、免疫性神経疾患研究の進歩はめざましく、パーキンソン病、アルツハイマー病、重症筋無力症、脱髄性疾患、エイズ、ハムなどの分子生物学、病理学、生化学、免疫学、放射線医学、さらには治療面での進歩は正に目を見張るものがある。しかるに一方では、筋萎縮性側索硬化症、脊髄小脳変性症、進行性筋ジストロフィーなどの如く、古い研究の歴史を有しながら未だ曙光を見出し得ぬ領域もある。」（宇尾野［1991:1］）。

★19　編書に椿他編［1987］。初期の椿たちの調査について関［2003］、関礼子ゼミナール編［2016］に記述がある。椿他［1966］について原田正純［1995:68-70］。三枝三七子［2013］、坂東克彦［2000］等にも椿についての記述がある。
★20　続きは以下。「この言葉の真意がどのようなものだったのかはわからない。だが、このとき以降、椿教授は国の患者切り捨て策を支える医学者に変節していったのだった。［…］／椿教授にすれば、国の政策を助けるために自分は医学的な節を曲げてまで行政の片棒を担いできたという思いがあったのではないだろうか。ところが、国の意向を受けて自分たちが切り捨てたはずの患者に、いまになって国が救済の手をさし伸べる「特別医療事業」が実施されるという。医学者としての自分は国に裏切られた、というのが椿教授の気持ちだったのかもしれない。」（矢吹［2005:179］）
★21　宇井と最首悟の文章を『ＡＬＳ』と『流儀』（稲場他［2008］）の山田真との対談の註でより長く引いた。二つの発見をした「椿が自信満々になることも無理はないが、患者の運動を「このままでは国益にかかわる」などと、日本国を背負ったつもりで考えるのは、やはり椿が国家鎮護の大学である東大出身だからであろうか」（宇井［1999］）。「医学者たちが真面目であることを前提にして、どうして引き受けるか、一つには国を憂える。一つには人々を信じられないことがあります。［…］椿忠雄は、新潟水俣病の発見者でクリスチャンですが、あるとき態度が変わる。水俣病診断基準を厳しくする当事者になり、以後水俣病認定が激減する。それを踏襲してその後権威になるのが、東大医学部から鹿児島大学に行った井形昭弘で、今は尊厳死法の立役者です。」（最首［2007:18］）
★22　新潟水俣病未認定患者を守る会の高見［1983］で紹介されている。回答は遺稿集にはないが、それに付された椿［1981］［1982］、椿・住谷［1982］の三篇は収録されている。
★23　「医局時代の福永氏のあげた功績でもっとも大きなものは、神経内科のメッカであるアメリカのメイヨークリニックに三年間留学し、その間に成し遂げた世界で初となる筋無力症候群の病態解明。世界神経学会で発表されて注目を集めたばかりか、一流国際誌に掲載されたこの論文は、神経内科の教科書に永久に残るものとなっている。そのまま研究の道を進んでいても大成していたに違いないが、福永氏は日本への帰国後、筋ジストロフィーやALSなどの神経難病、肺ガン、重度心身障害の治療など、国の政策医療を担う国立療養所南九州病院に井形教授の命を受けて一九八四年に赴任（現在院長を務める）、臨床医としての己を見出していく。」（ドクターズマガジン編［2003:170］）

★24　轟木を取材して書いた本に清水哲男［2004］。清水の著書に清水［2007］もある。

★25　続きは以下。「水俣病かどうかによらず、社会的弱者を救済すべきだと唱えるのなら、井形教授はなぜその水俣病患者を否定し、切り捨てるような行政の政策に加担してきたのだろうか。／「線を引くのは行政」だと責任逃れとも受け取れる発言をしているが、行政が水俣病患者を切り捨てるような線を引くことができたのは、井形教授たち医学者が背景にいたからではないのか。」（矢吹［2005:176-181］）

★26　その人たちは、政府が設定した難病という枠組みをそのまま受け入れていない。（七二年四月、衆議院社会労働委員会で参考人として沖中と白木が意見陳述する。沖中が医学的なもの言いをし、白木が社会的な契機をより強く出す。厚生省の規定は各々の一部を抜いてきたようなものになる。）現在でも問題として指摘されている疾患単位の認定方法を批判し、より「生活」を目を向けた施策であるべきだとの指摘は、難病政策が始まった当初からなされている。そして、厚生省の枠組みを批判し白木らの主張を支持するという記述は、難病者を支援する人の文献、例えば木下［1978:58-59］等、多くの文献で繰り返されている。どのように規定へそれへの批判が引き継がれたり、変化してきたかも調べておいてよい。

★27　川村はこの時の症状経過図を、また生活時間・生活経過図を、二〇〇七年の看護教育の教科書においても紹介している（川村［2007:8-12］）。

★28　都立病院、東京都医療行政について、そして白木博次がどのように関わったのかについて森山［2004］［2005］［2006］があり、いろいろと知ることがあった。「府中療育センター闘争については、次回論文にて検証を行う予定でいる」（森山［2004:109］）とあるが、続く二つの論文ではそれは果たされない。美濃部都政のもとでの福祉政策を（主に税制面について）検討した著作として、当時都政に関わった人でもある日比野登の日比野［2002］がある。

★29　NHKが「NHK戦後史証言プロジェクト日本人は何をめざしてきたのか・二〇一五年度「未来への選択」の一環として関係者にインタビューした記録――岸中健一（福祉指導員）［2015］、中嶋理（東京都職員）［2015］、三井絹子（入所者）［2015］――をNHKのサイトで聞くこと読むことができる。

★30　集めて読んだのは以下。「難病と福祉」（川村［1974］）、『難病患者とともに』（川村・木下・山手編［1975］）、『看護実践と看護社会学』（山手・木下［1976］）、『難病患者の在宅ケア』（川村・木下・別府・宇尾野［1978］）、『在宅看護への出発』（木下［1978］）。『難病に取り組む女性たち――在宅ケアの創造』（川村［1979］）、『難病と保健活動』（乾・木下編［1985］）、『生をたたかう人と看護――ある病院のターミナルケア』（木下編［1986］）、「難病への取組み」（川村・星［1986］）、『在宅ケア』（島村・川村編［1986］）、『在宅ケア　増補版』（島村・川村編［1988］）、『ホームヘルパーは〝在宅福祉〟の要――家庭奉仕員の専門技術と事例集』（木下・在宅ケア研究会編［1989］）『訪問介護の手引』（川村［1990］）、『続ホームヘルパーは〝在宅福祉〟の要』（木下・在宅ケア研究会編［1991］）、『素顔のノーマリゼーション』（木下［1992］）、『難病患者のケア』（川村編［1993］）、『現場発想の看護研究』（川村［1994a］）、『筋・神経系難病の在宅看護』（川村編［1994b］）、『在宅介護福祉論』（川村編［1994］）、『忘れられない患者さん』（木下編［1997］）、『在宅介護福祉論　第2版』（川村編［1998］）、『看護学概論』（川村・松尾・志自岐編［2004a］）、『基礎看護学』（川村・松尾・志自岐編［2004b］）、『基礎看護学――ヘルスアセスメント』（川村・志自岐・城生編［2004］）、『基礎看護学　看護研究』（川村編［2007a］）、『在宅看護論』（川村編［2007b］）、「難病ケアの系譜――スモンから在宅人工呼吸療法まで」（川村・川口［2008］）。

★31 「俊明：東大の夜間シンポジウムという所に、「府中療育センターの告発」っていうのが三井絹子の日記を含めて、出たのが初めてです。そういうようなことで、電動の仮名タイプが命を救ってきたというのはあるかと思います。」（三井［2018］）府中療育センターでの闘争に東京大学での争いが関係しているのかどうか現時点で確認できていないが、すくなくとも闘争のことが東京大学で報告されたことはあったということだ。俊明は次のようにも言う。

「私がこの人に面会しに行きます。そうすると、日頃面会する人がいないもんですから、私と絹〔三井絹子〕の間に障害持った人がたくさん並ぶんです。私も話したい、私も話したいみたいなことになっていって、その人たちを中心にして、府中療育センターの移転阻止闘争有志グループっていうのを作ったりなんかしたんです。そういうものに参加した障害を持った人たち、見せしめだと思いますが、御蔵島という伊豆七島の一つの島に返されて、一年くらい帰ってこなかったかね？　この人もそうですけれど、親が見るのが大変な状態にもかかわらず、また親というか親族の所に返されるんですよね。結局、日野療護園でその人は亡くなっていきましたけれど。卑劣なやり方をすごくやっていましたよね。それで、「共に寄りそって五〇年」〔センターのHPにそう記されている〕なんていうと、いま持っているマイクを投げつけたいくらいの気持ちがあるんだよね。ちゃんとね、そういう過去の歴史もきちっと反省して書いた上で言うんだったら話は別なんだけど、まるでなんにも無かったがごとくに、よい施設ですみたいな感じで表現されても、そんなことはしませんけど、火をつけて燃やしたいくらいですね。そのくらいの怒りは感じるところはありますよ。［…］なんて言うんだろう、小さな怒りでも、やっぱり諦めないでぶつけて行くことがけっこう必要なんではないかって思う部分がありますね。」（三井［2018］）

著書に三井［2006］。NHKのインタビューに応じたものに三井［2015］。

★32 編書に新田編［2009］。私との対談（新田勲・立岩真也［2009］）も収録されている。著書に『愛雪』(新田［2012］)。新田に就いて調べた博士論文がもとになった本に深田耕一郎［2013］。

★33 『ALS』では「「家族は患者と人生哲学を共有している人たち（責任者）である」「家族は素人であるが、家族として担うべき看護・介護を行う」(川村編［1994a:55-56］)［…］といった了解・主張には与しない」と記した(［200411:141］)。川村編［1998］中の須加美明［1998］等でも、介助の全体をヘルパーから得るという発想は見られない。(とくに高齢者福祉の)現状に照らせばそうだとしても、どのような態度で考えるかである。

★34 自閉症者の施設がどのように作られ変遷していったのかを追っている植木是(植木［2019］)が、小林が「精神薄弱児」「幼年分裂病児」に対して電気ショックやロボトミー手術他を施していることを報告していることを確認している(第3章註30・190頁)。

★35 経営・運営形態も関わるだろう。二〇一七年十二月に「びわこ学園実践研究発表会」で話をさせていただいたのだが、その講演(［201612b］)のおりにも聞き感じ、他でも聞くのは、そこには「発達保障派」と一括りにできないかなり多様な職員たちがいたし、現在もいることだ。その代々の園長も、大学や官庁とはあまり関係のない人たちだ。比して、島田療育園の経営は、労働組合他に疲れて小林が辞任した後、その組織の運営主体ゆえにということもあって、よそから施設長がやってきて交代する官僚的なものになっていって、組織・施設としてうまく機能しなくなっていったという。気持ちのある人たちがその創始者に立ち返ろうと小林の思想を継承しようといった本を編んだりするが、それ(だけ)で現実がそう動くわけでもない。

★36 「おばこ天使の唄」、ロス・プリモス、倍賞美津子、作詩は藤原陽子。ただ集団就職はいっときのことに終わる(その経緯について科学費研究費報告書として細渕富夫［2009］、研究論文に細渕・飯塚［2010］［2011］)。

★37　整肢療護園に入所した横塚晃一の親は地方教育行政の要職に就いていたという。他の障害についても（親が）入所に熱心であることができた人から入れた可能性はある。日本で最初にできた養護学校は東京・世田谷区の光明養護学校だが、横山晃一（cf. 横山［2001］）はそこに大阪から転居して入学したという。ただその度合いは施設や養護学校の整備が進んでいくにつれて変わっていったはずでもある。
★38　「今年も学校ダメやった!·なんでや?·」（田中徳吉［1973］）、その田中の文章（田中［2010］）他を職員の磯春樹が集めて小さい冊子にしたものがある（磯編［2010］）。許可を得て、全文をＨＰに掲載した。
★39　島田療育園について明神もと子［2015］。島田療育園での脱走事件については荘田［1983］。島田療育園を告発する障害者七人委員会［1982］（註03・269頁）。

第5章　一九八一・八二年・二〇一七年

1　高野岳志

1　八〇年代を先にすること

ここまで記してきたこととうまく連続はしない、連続はしないが、一九八〇年代の初め、国立療養所から出た筋ジストロフィー者について記す。ほぼ同じ時間と空間を別様に経験した人たちがいたことを書いておきたいと思ったからだ。そして、そこで記した、そこでできた体制が、またその体制の形成と維持に関わった人や組織たちが、その人たちの生も困難にしたと考える。そのことを書く。

もう一つのわかりやすい理由は、二〇一七年頃から、金沢市にある旧国立療養所医王病院に長く暮らしてきた古込和宏（08頁）の退院のための種々に少しだけ関わっていたことにある。古込は一九七二年四月二六日生だから、二〇一八年の秋には四六歳。五歳頃に筋ジストロフィーの診断を受け、八歳の時に国立療養所（今は国立病院機構）医王病院に入院。県立医王養護学校（当時）に転校し高等部卒。入院生活を三七年ほど。当方のサイトに掲載させてもらっている文章として古込［201603a］〜［201603e］

［201609］［201610］［201702］［201703］［201704a］他。相模原での事件の後、幾度か述べることになったが、皆が本当に施設・病院を出られるのかといった逡巡にさほどの意味はない。残りたい人は残ってよいだろう。だが出たくて出られる人は出たらよい。そしてそれはとても多くの場合に可能だ。

結核療養者の収容施設としてあった国立療養所が筋ジストロフィー児や重症心身障害児を収容するようになった経緯について記してきた。（旧）国立療養所から出たいという人がいたからその話が始められたのではないが、結果として、関係はある。その場所は、ここも五〇年余り、大きくは変わらなかった。かつては筋ジストロフィーの人たちの多くは二〇歳前後でその施設の中で亡くなっていったが、その後寿命は伸びた。すると、例えば古込のように四〇代で、四〇年程を病室で過ごす人が出てくる。その変化と、変化にもかかわらず変わらないその事情に、これまで書いてきたこと、本章に書くことは関わっている。

それで一〇年余を飛ばし、今から三〇年余り前、一九八〇年代の初め、施設を出た人のことについて書こうと思った。その前の人やその前からの人たちもいる（70頁）。石川正一（一九五五～七八）、山田富也（一九五二～二〇一〇）がいる――この二人は後出。そして渡辺正直（一九五四～二〇一二）、鹿野靖明（一九五九～二〇〇二）といった人たちもいる。だが、その人たちを後回しにして、高野岳志（一九五七～八四）、福嶋あき江（一九五七～八七）について記すことにした。その二人は同じ千葉県の下志津病院を出て暮らすことを八一年と八二年に始めた。ただ長く生きられなかったからその試みは途中で、早く、しかし医師から言われていたよりは長く続いて、終わった。短く終わったから、そのことは多くはない関係者にしか記憶されていないだろう。ただ、そこに生じた親との確執、支援者との軋轢、等には現在とさして変わらない部分がある。ただそれでも、いくらか変わっていると思えるところもある。それらから得るものもある。それで以前から知ってはいた文献にあたり読みなおした。新しく得た文献等も少しある。ただ、まだわからないところはたくさんある。例えば、人はたいがい、争いごとについて、相手を敵にまわし攻撃しようとすることに決めるのでなければ、多くを語ることはない。教訓を得ようとするにはもっと精度と量がほしいと思うことがある。あったもの、見つかったものは文献表にあげた。他にもあるはずだ。教えていただきたい。既にある文献他でまにあわないのであれば、話してくれる人がいれば、ようやく研究費（科学研究費）も「病者障害者運動史研究」という題のものでとれたから（書類全文をHP掲載→［201611］）、また新たに（誰かが）伺い、調べるようにする。

そうして書いていって、二人分を書くと分量が増え、それで高野に限りその概略をと思ったのだが、さらにその手前を書く必要もあると書いていったら、結局、山田富也らが暮らした場でもありそしてこれまで幾度もそこの関係者の文章を引用してきた仙台の国立療養所西多賀病院に暮らしたり関わったりした人たちが作った出版物・映画について、そしてそれらそのものについてでなく、それらを人々がどう受け取ったのかを紹介していくことになり、それにだいぶかかってしまう。それでもずいぶん切り詰めた。『ＡＬＳ』［200411］以来続けている、文献等のより長い引用・紹介のある人物他のページをＨＰ上に作り、読んでいただけるようにしている。

2　高野岳志

高野は一九五七年六月六日、東京生まれ、茨城県石岡市の父親の実家に移る。六四年、小学校入学の前日六歳で筋ジストロフィーと診断され、九歳のとき親元を離れ、千葉県の国立療養所志津病院に入院。八一年九月に病院を出る。亡くなるのは八四年十二月。高野が八三年と八四年に書いたいくつかの文章が残っている（高野［198310］［198311］［198404］［198409］［198412］）。二〇一七年に終刊になった『そよ風のように街に出よう』を長く編集してきた小林敏昭[★01]が高野を取材して書いた八一年の文章（小林［1981］）、八五年の追悼文（小林［1985］）、他がある。またもっと以前のものとして、高野［197610→2002］と、山田らの支援者であってきた白江浩が高野について書いた部分を含む文章（白江［2002］）が山田・白江［2002］にある。点検してみると、前者は山田［1983］に再録されている文章とごく細かな表記の違い以外同じものであることがわかった。そして山田・白江［2002］の記載によってそれが、高野が十九歳の頃、七六年に山田富也らが始めた仙台のありのまま舎発行の季刊誌『ありのまま』第二号に寄せた文章であることがわかった。そのいくつかで、同じことについて書かれながら、語り方、書かれ方はすこしずつ異なる。そのこともまた大切だと思うから、以下、重複する箇所を含む記述を紹介することがある。また刊行の月日が大切な場合があるから、規則性なくそれも表示することがある。

これらについては全文を入力し、こちらのサイトに掲載した。高野についての頁も増補した。本書六〇頁ほどの量がある。誰かについての書きもののほとんどすべては、その誰かが書いたり言ったり、誰かについて書かれたり言われたりしたことのある部分を切り取って書かれる。それは仕方のないことでもあり、必要なことでもある。ただ、そうであるうえで、またそれと別に、もとの文章も読むことができることはよいことだと思ってそうしている。

筋ジスのベッドが百床に増床されたので入らないかと保健所から話があった。父は「この病気は治らないけれども、いろんな先生が研究しているから、入院していれば一番早く治せる。養護学校が棟続きで建っているから、通学に苦労しなくていい」と息子に話して聞かせたという。（小林［1981:39］）

入所を決める際に両親が私の意見を求めてくれたことは、今でも忘れることができません。両親が私のことを一個の尊重されるべき人間として扱っていること、また、入所ということが加何に重要な問題を含んでいるかということを私は子ども心にも感じていました。／このとき、父が私に言ったことは次のような内容でした。「岳志君も良く知っていると思うけど、岳志君の病気はまだ治らない病気なんだよ。だから、日本や世界のおおぜいのお医者さんが、一生懸命に病気の治療法の研究をしているわけだ。そこで、入院するかもしれない病院は、岳志君と同じ病気の人達を集めて、お医者さんが研究をするために、検査をしたり、投薬したり、機能訓練をしたりする所なんだ。だから、治療法が発見されれば一番先に治るし、岳志君と同じ病気の人達のためにもなると思う。それに、学校だってあるんだもの、淋しいだろうけど、入院したらどうかね」これに対して私は二、三年ならがまんできるよ。六年生くらいには、もどってこれるよね」と応えたものです。（高野［198311:167-168］）

高野は後に、自身の退院を巡ってこの父とたいへん厳しく争うことになるのだが（302頁）、この入所の時のことについてはよい父親であったと、その争いの後に書かれた文章でも述べている。見てきたように、この時期はちょうど、一九六四年から開始された国立療養所への筋ジストロフィーの子の収容が拡大していた時期にあたる。今は治らないがそのうち治るようになる可能性と教育の機会があることが入院の理由にされる。高野もまた多くの人も筋ジストロフィーの予後がわるいことはその時には知らされない。

高野はその療養所で活発な子どもだったという。七二年十二月一日、当時一四歳の高野の一年間の生活を取材したＮＨＫのドキュメント番組『ある生の記録』が放映される。この番組はいくつか賞をとる。★02 今でも各地のＮＨＫの「番組公開ライブラリー」で見ることができる。それを見た人に、後に下志津病院に看護師として務め、福嶋あき江の渡米に付き添うことになる武田恵津子がいる。

自分を必要としてくれる場所、空間、そういうものを必要とした時期に、ＮＨＫの高野君のドキュメンタリーを見たんですね。高校の二年のときでした。それで、看護婦になろうと思って聖路加の看護学科に進学したんです。［…］／なぜ筋ジスだったのか？　ドキュメンタリーを見たときは高校生で、それがなんであるか調べようという気もなく、不治の病気にめげずにがんばっている、っていう印象だったんです。［…］／その番組には、高野君だけでなく、彼の先輩ですでに亡くなった人の声が背景に流されていたのね。その人はクリスチャンだっていうのが、ひっかかったのかもしれない。彼の言葉は今も覚えています。／「お父さん、お母さん、僕が死んでも悲しまないでください。僕は幸せでした」／たんたんと語っていました。石川〔正一〕君の文を読んでも、死を前にとても幸せそうで、安らかで。それが、やっぱりすごいショックだったんです。

私自身、中学生のときに洗礼を受けていましたので、人の役に立つ生き方をしなければならない、と考えていました。その一方で、私のような者でも、必要としてくれる対象がほしかった。そのことで自分の存在を確認したかった。そういう志向が筋ジスへと目を向けさせたのかもしれません。（武田［1987:173-174］）

こんな人が、数は多くはないとしても、いつもいくらかはいる。人の死生や存在価値についてその人たちは何かを得たように思う。それは否定されることではないだろう。ただ、そんな具合に、なにか達観できた人間として受けとめられるのは違うと思う本人たちもいる。ただ達観できない人も懸命であることはあって、それにも武田恵津子は、また多くの人は感じ入っている。その感じ入られ方に対してもまた反発を感じる人もいる。ただその感じ入られ方が人から「支援」を引き出すこともある。だからといって実際に深く関わるようになる人は少ない。ただ武田は後に映画の上映会で高野に会い、下志津病院で働き始め、そして福嶋あき江の渡米に際して一人で介助者を務める。そして二人はひどく疲労し衝突し、すっかり消耗してしまう。後述する（334頁）。

3　映画『車椅子の眼』（一九七一）

高野自身がずいぶん目立った人で、だから高野が／高野のことを書いたものもある。その高野の前にも、知らせようという営みがあって、それが高野の方に届くことがあった。読んでいくと、最初に筋ジストロフィーの子たちを受け入れた仙台の西多賀病院の入所者や施設関係者の活動、活動によって生み出されたものが与えたものが大きいことがわかる。一九七一年に、詩集、写真集、映画が各一つできる。写真集は映画の副産物でもあった。映画のことから。

一〇〇分の記録映画『ぼくのなかの夜と朝』（一九七一）の製作は社団法人西多賀ベッドスクール後援会、監督は柳澤壽男（柳沢寿男、一九一六〜九九）。

たまたま仙台の西多賀公立病院というところにいきました。院長先生が［…］病棟を案内してくれました。筋ジスというのは、一九才くらいで亡くなってしまう病気です。そういう子供たちが非常に明るい。あんまり明るいので、この明るさはどこから来るのかっていうことで映画を撮る決意をしたわけですけども、さて、ここで小川のいう自立、自分で銭集めろってことですが、目標は二五〇〇万ぐらいです。（柳澤［1993］）

監督の柳澤★03が自分の映画について語った講演から。ここで小川は小川紳介（一九三六〜九二）。柳沢は尊敬する映画監督としてもう二人、亀井文夫(一九〇八〜八七)、土本典昭(一九二八〜二〇〇八)を挙げている。この後、話は映画制作のための寄付を集めたその苦労話になる。その前にはその前に撮った映画の話、その後には次に撮った映画の話がある。★04 おもしろいが略す(こちらのHPの文献表から山形国際ドキュメンタリー映画祭のサイト内にある全文にリンク)。

柳澤は「あんまり明るい」と思った。この映画が山田富也らに関わるきっかけだったという人もいる。さきに名を挙げた武田恵津子は、この映画の上映会で高野の実物に初めて会った。★05 以下は、記者を定年退職後、朝日新聞東京厚生文化事業団の事務局長を務めた水原孝の文章。入所者の沈黙・敵意が回顧される。

昭和四六〔一九七一〕年に『ぼくの中の夜と朝』という映画を観ました。〔…〕筋ジスという病気自体を初めて知り、そういう病いの子どもがいると知ってショックを受け、仙台の西多賀病院を訪ねました。病院内に設けられた養護学校の教頭である半沢〔健〕先生の案内で病院を見学してまわり、最後に通されたのが成人病棟です。それが最初の出会いでした。私と先生を中心に、筋ジスの車椅子の青年たちが扇型に囲みました。先生は話し合いをうながすけれど、彼らは押し黙っているばかりです。その中には、富也も二人の兄もいたのでしょうが、冷やかな目で私を見つめているだけでした。

でも、それももっともなことだったのです。自分たちがこういう酷い状況にあっても、誰も手を差し延べない。マスコミも福祉事業団も口先だけだと、一般社会に批判的だったのですね。私も多少のことには驚かないのですが、彼らの沈黙には困りました。この人たちは、二〇歳前後で死んでいくと言われているのに、自分たちはなにもしていない。でも、申し訳ないと言っても反応がない。苦しまぎれにその直前に訪れた中国の話をしても、なにかできることがあればと言っても、一言も答えがな

い。結局、「行動を通して信頼関係をつくりたい」と言って、私は話を終えました。（水原［1997:51］）

「見学者」に対する敵意は他でも、例えば次に紹介する写真集に付される文章でも表出される。

ある日、わたしの一人はささやいた／「施設を見学にいらしたの？　それともわたしたちを見に」／無遠慮にジロジロ眺める目／同情にみちた目／あわれみを含んだ目／中三　赤松栄子（鳥海他［1971:4］）

そして疚しいと自らを思う人は、その敵意や沈黙を向けられることによってさらに疚しくなるだろう。この後、水原は山田から「ありのまま舎」（362頁）設立にあたっての支援を依頼される。この流れの中にいると、この頼みは決して断れないものになる。疚しい人は必ず手伝い、それを続けることになる。そしてこの映画で山田富也はカメラに唾を吐きかける青年として現れる。それは鈴木一誌が柳沢の映画について語る講演では次のように語られる。

『僕のなかの夜と朝』に、病とともにある青年が嫌悪感をあらわにキャメラに唾を吐きかけるシーンがあります。衝撃的なシーンですが、ふつうはNGにするのではないでしょうか。映像は決して客観的でも中立的でもない。柳沢監督は、観察者としての限界を露呈させるためにこのシーンを残したのではないか。（鈴木［2012］）

映画を評論する人はきっとこのように言うだろうと私たちは思う。そして、後の山田自身の怒りを聞いたうえでも、このような態度は映画や写真を撮る側のまた観る側の姿勢としてあってよいだろうと思う。しかし山田自身は、映画の作品名を示さず、しかしこの映画について、次のように記す。

> 私が入院生活をしていた頃、筋ジス患者のドキュメント映画を作りたいという映画制作者が現れた。私たちは当然被写体として写される側にあったが、その映画を制作する監督は、患者の皆さんと共に作る映画にしていこうと約束をし、編集する前のラッシュも時々観せてくれた。／しかし、撮影が進むにつれて患者の意見は全く反映されず一人歩きをするようになっていった。私たちは映画制作に対して異議を唱えた。それでもずかずかと私たちの生活に踏み込んでフイルムはまわされていった。
>
> ある時撮影を拒否している私にカメラが向けられ、おかまいなしにフイルムがまわされた。手も足も出せない私たち筋ジス患者にとって撮影を止めさせる手段はない。どうしようもない感情のたかまりから私はカメラに向かってツバを吐いて抵抗した。完成した映画にはそのシーンが残っていた。／何が原因だったかは忘れたが、幼い頃ツバを吐きかけて、母に強く注意されたことがある。／その様子が永遠にフイルムに残るなんて、私にとっては屈辱的なものでしかなかった。（山田［1990:77-78］）★06

そんなことがあって山田は別の映画を自分で制作しようと思う。その映画『車椅子の青春』は七七年にできあがる。その年その上映会を高野は千葉で企画し行なった。その時の実行委員会が、高野の「自立」を支援する組織になっていくことについても後述する——上映会やその企画がその後のことにつながることはそれまでも、その後もときどきあったことだ。★07

4　写真集『車椅子の眼』／詩集『車椅子の青春』（一九七一）

高野が筋ジストロフィーのことを認識したのは写真集『車椅子の眼――筋ジストロフィー症の子どもの誌文と写真集』（鳥海・堰合・今野［1971］）によってだという。この写真集は、入所者三人が撮った写真と入所者の文章、院長や教諭の文章他で構成されている。鳥海は一九四三年生まれの比較的進行の遅い筋ジストロフィーの人。六四年に、つまり国立療養所の筋ジストロフィー者の受け入れが始まった年に、西多賀病院に入所。あとの二人は脊椎カリエス。

鳥海はその後も写真を撮り続け、七六年に次の写真集『存在』（鳥海他［1976］）を発表する。初めは三五ミリの一眼レフで、次にハーフサイズのカメラで、そしてそれも手で持ち上げることが難しくなるとエレベーター付の二脚を車椅子につけて撮影した。それが日本リアリズム写真集団の雑誌『写真リアリズム』に取り上げられる。「『車椅子の眼』の時は、撮影対象が小中学生が主だったので、もう少し年齢を上げ、自分たちの内面的な問題を続けて撮ってみようという漠然とした気持ちで撮り始めたのが今回の『存在』の写真なんです。」（鳥海他［1978:46］）

雑誌にその写真集の一部が掲載され、続けて座談会の記録が載る。司会を務めた伊藤知巳が、脳卒中で車椅子生活を続けながら撮影を続ける土門拳の「頑張れ」という色紙とサイン入りの写真集『筑豊のこどもたち』を携えて病院を訪れ、座談会が行なわれた。西多賀病院には入所者用の暗室があってそれを使っていること、膨大なフィルムと紙が消費されたこと、等々が語られる。長谷川清（筋ジストロフィー、六六年に入院）、平山一夫（六三年に脊髄損傷）、高橋幸則（筋ジストロフィー、中学一年で入院、それまでの人生の半分の十二年を病院で過ごす）に、毎週のように病院に通ってきた宮川長二が加わり、写真を選び、構成を決め、キャプションを考え、写真集が作られていった。

『車椅子の眼』について、その編集後記には、さきの映画を監督した柳沢が「筋ジストロフィーの子どもたちを理解する一助にもと、君たち自身の眼でみた子どもたちの姿を撮ってくれるように頼んだのでした。［…］映画が完成したとき、これらのスチールは、単に資料としての価値以上のものを示していたのでした」とある。また『存在』の後の座談会で鳥海は「柳沢寿男という監督がここの病院で『ぼくの中の夜と朝』という記録映画を撮った時、わたしと写真の好きな仲間たち三人でスチール写真のお手伝いをしました。その時撮った写真を写真集にしたらという話が出て、プロの方が写真のセレクト、編集をし、出して下さった本〔が『車椅子の眼』〕なんです」（鳥海他［1978:46］）と語っている。

この写真集は平凡社から出されているが、この同じ七一年、西多賀病院の筋ジストロフィー者の自治会・西友会が編者となった『車椅子の青春』（仙台市・西多賀病院西友会編集委員会編［1971］）が出版されている。これは自費出版のものだったが（未見）、七五年にエール出版から新しくした部分を加えて刊行された（国立西多賀病院詩集編集委員会編［1975］）。本は「人生とは…〈遺稿集〉」の部分と「青春とは…」の二つの部分に分かれていて、七五年版のあとがきには「この月日の中で「青春とは」の部に加えていた何名かの友人達は遺稿集の中に加わり、「青春」の仲間が随分淋しくなってきました」と記されている。

写真集に掲載されている詩と、『青春』に収録されている詩に共通するものがあるのを発見した。次のものは、写真集の方には「中三　刈屋政人」と書いてある。

われらは虫だ／グロテスクな虫だ／人間どもはわれらを無視している
われらは短い命だ／でも一生働き続ける虫だ／人間どもはわれらを馬鹿正直だと言う
われらは忍耐力が強い／致命的なけがの苦痛をもたえて／生きようとする／人間どもは自殺でもす

ればいいと言う
　われらは虫だ／グロテスクな虫だ

本の方では「虫と人間」という題が付されている。そして中ほどに加わっている部分がある。その事情はわからない。

　われらは虫だ／グロテスクな虫だ／人間どもはわれらを無視している
　われらは短い命だ／でも一生働き続ける虫だ／人間どもはわれらを馬鹿正直だと言う／われらの世界はファシズムだ／でも友情の強い世界だ／人間どもはわれらを無知だと言う／われらは忍耐力が強い／致命的なけがの苦痛をもたえて／生きようとする／人間どもは自殺でもすればいいと言う
　われらは虫だ／グロテスクな虫だ（［1971 → 1975:76-77］）★08

七五年版にはこの人の詩は九つが収録されており、その名前の横には「四六年七月八日死亡・二〇歳」と記されている。詩集が最初に出たのは七一年一月で、写真集は二月。この時には生きていて、そして詩が書かれたのは、中三というのだから、その五年ほど前ということになる。中三の時の詩にいくらかが加わって詩集の方に収録されたということかもしれない。そして映画でも詩が読まれるというのだから（未見）、そこにも共通しているものがあるのだろう。
　この写真集について幾つか記述がある。山田富也の七八年の小説『さよならの日日』★09より。文中の幸司はその小説の主人公で、小説の終わりに亡くなる。

西上と三階の成人病棟の患者をテーマにした写真集「静かな世界、小さな世界」を幸司が見せられたのは、栗原にかわって同室になった藤原信夫からである。藤原は、中学校三年生であった。

写真集のページを一枚一枚めくりながら、幸司は、進行性筋ジストロフィーがほんとうはどんな病気か、初めてわかった。カメラの濁りのない、客観的な目をとおして、患者の暗い現実が見事にとらえられていた。もう指しか動かなくなった最重度患者が、じっとこちらを見すえている。静かな怒りと怨みの光が目のなかにあった。森に侵入してきて、理不尽に鉄砲をうち回る人間に出会いがしらに撃たれて死んでいこうとする鹿の目をそれは思わせた。挑戦するように、じっとカメラのほうを見て、手で撮影を拒否している青年もいた。訓練室で、苦痛に顔をゆがめて機能訓練に励む小学生の姿もあった。廊下の真ん中でひとりで車椅子の車輪のスポークを指先だけで一所懸命たぐりよせ、車椅子をなんとか少しでも移動させようと孤独な戦いを挑んでいる青年もいた。

幸司が、もっとも衝撃を受けたのは、二十歳だという人の裸の姿だった。栗原よりももっと痩せていた。鎖骨の上下がひどく落ちくぼみ、両肩の骨の間に、首が埋まるようについている。肩や胸の肉がおちて、肩の骨が鋭角的にせり出してきているためにそんなふうに見えるのであった。まるで皮をかむった骸骨であった。頭に比べて、身体全体が細くなって、一見小さいという印象を受けた。幸司は、訓練室で見たふたりを裸にすればこうなるかもしれないと想像した。目は、静まりかえった湖の表面のようだった。無表情でなにを考えているのか、写真からはわからなかった。

「進行性筋ジストロフィー症は〝死〟の病である。朝生まれて昼には死んでしまう蜉蝣のように、療養所という檻のなかで、患者は、ごく短い生涯を閉じる」

解説の欄に病気の実態が綴られ、いまだに病因解明、治療法開発のための研究体制をうち出そうとしない行政の不備が指摘されていた。

ふいに、幸司は、まだ小学生のころ読んだ少女マンガの物語をまざまざと思い出した。／（あの話はほんとうだったんだ。栗原は、筋ジスで死んだんだ。そうか。栗原は、数をかぞえることによって、死の恐怖と闘っていたのにちがいない。かわいそうに。あいつは自宅療養なんかじゃないんだ。個室で死んで、退院していったんだ。ボクにも、もうすぐ死がやってくる。）

進行性筋ジストロフイー症がそんなに恐ろしい病気だなんて、幸司は信じたくなかった。／（筋ジスはなおる病気だと思っていた小学生のころはよかった。療養所にきて、なおらないと聞かされ、こんどは死につながる病気だなんて、どうしよう。どうしたらいいんだろう。死ぬのは苦しいだろうか。）（山田［1978:138-140］）

「手で撮影を拒否している青年」は山田だが、それは映画でのことだった。幾つかが混ぜ合わされて現実には存在しない写真集のことが描かれる。写真集に「蜉蝣のように」といった文言もない。ただ水上勉――この人も幾度か取り上げてきた（129頁等）――の「序」に「一日一日やせてゆき、まるで陽の翳りをうけて七色に輝くあの貝殻のように、腐蝕していくのである」という文はある（水上［1971:1］）。その手前、序の書き出しは以下のようになっている。

進行性筋萎縮症。この病気にかかった少年は、死の道を急ぐ。現代医学は、この病気を快癒させる方法を知らない。少年たちはなぜ、こんな、悲しい病気にまといつかれたか、父からも母からも、お医者からも、聞かされたことはない。親たちは嘘をつき、お医者たちも嘘をつき、この施設へ入れば病気はやがてなおって坊やはやがて退院できるのだという。つれてこられた子は、ここが悲しみの場所であることを知らないのだ。世の中に、このような悲惨な施設はまたとない。それだけに黄金の命をいと惜しむお医者や看護婦たちの眼は明るく澄んでいるが、知らぬまに、一人減り、二人減りしていく空ベッドを眺めて、昨日までそこで一しょにあそんでいた友はどこへ行ったのか、子らがたずねても教えてくれる人はいない。お医者や看護婦はにっこりして、退院していったのよとこたえる時もある。（水上［1971:1］）

そして高野にとっても、写真集は筋ジストロフィーの実相を示すものだった。

父から「治らない病気」と言われても、それは足の病気だと思っていた彼が、仙台の西多賀病院の写真集を手にしたのは中学一年の時だった。そこには、筋ジス患者の多くは二十歳までに死んでいくこと、この病気の研究費として国からは一千万円しか出ていないこと、病棟生活は患者にとって人生そのものだから、内容を改善していかなければならないこと等が書いてあった。／「ショックでしたねえ。」（小林［1981:39］）

結局私に〝筋ジス〟を決定的に教えたのは、中学一年生のときに出版された、西多賀病院の写真集だと記憶しています。私はこれに出会うまで〝筋ジス〟という病気を楽観的に捉えていましたが、自分の置かれた現実を改めて思い知らされました。私達にとっては、あたりまえとなってしまっていることが、一般社会の位置づけからみると、特殊で、異常で、悲惨な状況であることがわかり、〝筋ジス〟が〝死〟の病であり、狭い療養所という空間的に限られた場で、時間的に極く限られた〝生〟を送らねばならないことを知りました。

写真集ではカメラを通しての客観的な眼が、私達の日常を暗い陰を帯びたものとして映し出していました。寝返りさえ打てずに横たわる最重度患者の眼は、〝死〟に観念したようでいて、怨念のこもった視線を向けていました。やせ衰え骨と皮ばかりになった身体は、飢餓状態に置かれ路端に倒れ伏したアジア・アフリカ諸国の子ども達を連想させ、生命の宿りさえ感じさせない点がありました。また、退院の日を夢見て身体的苦痛に耐え貫き機能訓練に励む子ども達の姿は、最重度患者を頭に描くためか、そのあどけなさがかえって残酷さを強調しています。いくら機能訓練をしたところで進行を若干遅らせることが精一杯なのですから。そして、そこに映しだされた姿はまぎれもない私自身の姿でもあるのです。最後の解説には〝筋ジス〟の詳しい説明と、筋ジス患者は収容されるだけで〝死〟を待つだけの状態になり、能率的な研究体制も打ち出せない行政の不備が指摘されていました。（高野［198311:170-171］）

写真集には研究費の具体的な記述はないから、高野がそのことを知ったのは、この写真集からではないだろう。ただ写真集の終わりに置かれる近藤文雄院長（幾度もその文章を紹介してきた）による解説には「一五才から二〇才の間に大抵死んでしまいます」（近藤［1971:105］）と書いてある。写真には、「一五で死亡」「二一才…」「一四才…」「一八才…」といったキャプションが付されている。

写真を見てもそう悲惨は感じない人もいるはずだ。そして映画を撮った柳沢はむしろ明るいとも述べていた。だが一つ、本人たちにとっては違うだろう。それは自らの未来を予示するものになる。補装具ができたのが四年前だと記され、それらを付けた子どもたち、それを付けて訓練する子どもたちの写真もある。「非同性筋萎縮の防止」のためであり、病気を治すものではないという近藤の解説が入っている。がんばっている表情はあるが、極端な苦行のようには見えない。小さい子たちが足の補装具を付けヘルメットをかぶっているのは可愛くもある。ただ当人たちにとっては、それは虚しい行ないだ。画像・映像は、衰弱と死を現実に示すものとなる。

写真集がなくとも、療養所にいる期間が長くなれば、そこで人は亡くなっていくことを知ることになる。ただ当初は現実の未来としてはなかなか受け止められない。高野にとってはこの写真集だったという。山田の小説が七八年、高野の八三年の文章はそれを読んで書かれたわけでないが、同じ筋になっている。「結局私に〝筋ジス〟を決定的に教えたのは、中学一年生のときに出版された、西多賀病院の写真集」の前は次のようだ。

私が最初に〝筋ジス〟の記述を見たのは、小学四年生のときであったと思います。それは、ある少女雑誌の中でのマンガでした。内容は進行性筋ジストロフィー症に冒された少女が、徐々に進行して行く病気との闘いの中で葛藤し、ついには死んでしまう過程を克明に描いたもので、筋ジスに関する小さな解説が付いていました。これを読んだとき私は、全く信じられずに一笑に付してしまいましたが、後になって正しいことがわかって行きました。私の内面では強烈な否認が起こっていたのです。根拠は、死んだものはいない（当時死んだ人を知らなかった）、主人公が女性である、自分は足が不自由なだけで健康であるなどの点でした。（高野［198311:170］）

山田の小説にあったのと同じ少女マンガが念頭に置かれているのかもしれない。そのマンガを読んで筋ジストロフィーを知ったが、その時はそのままに信じる気にはならなかった、だが、写真集で確かなことを知ったというのである。二人に一つずつ、同じ経過があったということだろう。

病棟において死は知らされず、病院長他が文章を書いた写真集では知らされるというのは、そうした出版物が子ども・入所者用のものと考えられていなかったとしても、いささか不思議ではある。ただ、病院長他も病気の悲惨を訴え、研究の推進や処遇の改善を訴える。それは山田や高野や福嶋といった入所者たちやその自治会も違わない。そして、知ることは絶望をもたらすものでもあるが、知ってしまったものを知らない状態には戻せない。高野や福嶋はやがて仲間の死に立ち会わせてくれと病院に願い出ることにもなる。

そして『ぼくのなかの夜と朝』がまったく気にいらず、「だからこそ納得のいく物を作りたい、私たちの思いを本当に写し出せないだろうか、とその頃から考えていた」山田は、自分たちの映画として『車椅子の青春』を製作する。「出演者には、病気のタイプも、生き方も異なり、住む所も互いに遠く離れている筋ジスの仲間を選んだ。同じ筋ジスの次兄・秀人が長い旅を重ねながら訪問し、生活の様子や考え方などを取材し語り合うというドキュメント形式で映画は進められた」(山田［1990:77-80］)。できあがると、七七年二月一九〜二七日、まず仙台で上映会が行なわれる。千葉の高野たちもその年の終わりに上映会を行なう。

5　一九八一年四月まで

一九五七年六月六日に生まれ、六六年六月千葉県の国立療養所下志津病院に入院、八一年九月に病院を出て、八四年十二月二七日、二七歳で亡くなった高野岳志について書き出したが、その周辺の、手前のことで前項までが終わった。続ける。

その十九歳の文章に「下志津病院は仙台の西多賀病院と並び昭和三十九年に進行性筋ジストロフィー患者収容指定を受けた所で、私は筋ジス専用病棟の建設に伴う増床によって入所したわけです」とある。

第Ⅱ部で記してきた六四年前後の動きが高野とつながり、高野はそれを知っている。また親に「筋ジスのベッドが百床に増床されたので入らないかと保健所から話があった」（小林［1981:39］、今回も意図的に文献の発行月まで表記することがある）という。保健所経由でこうした情報がもたらされたことがわかる。

その入院のおり、父親が高野に治療の可能性と学校があることを説明し、自分にも意見を求めたことがうれしかったことを高野が記していることは紹介した（284頁）。白江は、「まだ、筋ジスのこともよく知られていなかったために、余計に入院させることへの理解が浅かったのだと思う」（白江［2002:222］）と記し、入院が研究にも貢献し、治療法が見つかればその益を得ることができると考えた父親の判断が当時は理解されにくかったのだと述べている。

高野は病院に併設された養護学校に通った。小学校（小学部）四年の時、七七年頃、「進行性筋ジストロフィーに冒された少女が、徐々に進行して行く病気との闘いの中で葛藤し、ついには死んでしまう過程を克明に描いたもので、筋ジスに関する小さな解説が付いて」いた「少女雑誌のマンガ」を見たのが、最初に筋ジストロフィーに関する記述に接した時だったことを記した（297頁）。連載一三〇回「資料について」（［201702］）で、この頃「難病」を題材にする、そして多くは若い女性による手記・闘病記がいくつも出版されていることを紹介した。★10 映画もある。そして少女マンガがかなりの数出ている。高野が読んだのはその一つだろうが、まだ特定できていない。

その時は、「強烈な否認」が起こっていて、「死んだものはいない（当時死んだ人を知らなかった）、主人公が女性である、自分は足が不自由なだけで健康であるなどの点」から、そう深刻な病と受け取らないことにしたのだが、仙台・西多賀病院の入所者たちが撮った写真集『車椅子の眼』によってこの病気が若くして死に至る病気であることを知る（高野［197610］）。このことを書いている部分を引用した

（295頁）。写真集は七一年二月に刊行されている。この時高野は中学校一年の三学期。高野の文章では中一の時に出版されたと書かれ、小林の記事では中一の時に手にとったとなっている。「ショックでしたねえ」（小林［198112:39］）。

NHKの番組『ある生の記録』（七二）のことが白江の文章で少しわかり、またすこしわからないところが出てきた。中学二年生の時、NHKから打診があったが、病院側は難色を示した。そこで、NHKでは「ひとりひとり、本人や家族に聞き取りを行った。／その時の高野君の答はこうだった。／「病院がかわいそうだとか、情けをかけてやろうとか、そういう番組なら嫌です」。高野君の発言に対して、少なからぬ興味を示した。／そして、高野君の意思を受け入れ、高野君を中心にした、番組を構成した。［…］毎日のリハビリ訓練の様子を中心に撮影は進んだ。／多くの患者が諦めて、訓練をしていなかったが、高野君は少しでも、鍛えて進行を抑えたいと考えていた。／その様子をカメラは追った。／三十分のドキュメント番組「ある生の記録」が放映されると、反響は大きかった。／こんな病気があるのか。視聴者から寄せられる反響に対し、NHKでは、再度高野君のその後を追った番組を作ることにした。高校一年生の時だった。この時の番組の内容は、たとえ短い人生であっても、やりたいことに夢中になって取り組む生き様、表情を伝えた。この番組はヨーロッパで短編のドキュメンタリーとして、高い評価を受け、最優秀賞を受賞した。／テレビを見た人が、筋ジスの子供たちを支援したいと、ヴォランティアとして、病院に来ることが急に増えたと言う。」（白江［2002:223-224］）

高野の中二が七一年四月から七二年三月なら、その時に撮影があって、番組が七二年十二月一日に放映されたのと整合する。ただその番組は、白江の記述が三〇分となっているのに対してNHKの記録では五〇分、これがモンテカルロ国際テレビ祭ゴールデンニンフ賞（最優秀作品賞）他を受賞する。白江の記述では、その後、別の番組が作られそれが賞をとる。この辺りの事実関係は確認できたらする。中一の時に出版された（小林の記事では手にとった）写真集について、「退院の日を夢見て身体的苦痛に耐え貫き機能訓練に励む子ども達の姿は、最重度患者を頭に描くためか、そのあどけなさがかえって残酷さを強調しています。いくら機能訓練をしたところで進行を若干遅らせることが精一杯なのですから。そして、そこに映しだされた姿はまぎれもない私自身の姿でもあるのです」（高野［197610］）と書く高野は、中二の時にリハビリ訓練に励んでいる。同時に二つのことが起こっているのか、あるいはいくらか前後関係があるのか、それも手許にあるものからだけではわからない。

ただ、高野は暗くなりながら、活発に活動する。高等部に自治会を作る。そのことは同年生まれの福嶋あき江の本に出てくるから次節にまわす。ただ、西多賀と下志津に養護学校や病棟の自治会ができて機能したこと、理解を示す看護師や医師や教員がいたことはここでも記しておいてよいことだろう。そしてそれにはこの二つの病院が筋ジストロフィーの受け入れの最初の二つであったことも無関係とは言えないはずだ。どこでもそんなことが起こるわけではなかった。

七六年三月に高野の高等部が終わる。その後法政大学の通信課程に在籍する（松永［2014］）が、これは二年の間のことだったという（白江［2002］）。

七七年一〇月、前に紹介した（289頁）山田富也らの映画『車椅子の青春』（七七）を千葉市で上映。高野はその上映実行委員会の委員長を務める。「上映会の後、私は彼の勧めもあって、病院内で一泊させて頂いた。［…］どうやら、ナースの中にも理解者がいるようで、彼らの運動を支援してくれているという。／その夜、遅くまで実行委員会のメンバーと話した。その中で高野君は、山田富也の行動力、ありのまま舎の活動を見ていて、自分もどのような困難があっても、やりとげたいことがある、と語っていた。／「地域で暮らし、啓蒙運動をする」というだけで、それ以上のことは具体的には考えていなかったようだ」（白江［2002:217-219］）。

その上映運動の実行委員会から「千葉福祉を考える会」が十二月に発足する。映画の上映会がなにかを始める時に使われる、あるいはことが始まるきっかけになることはこれまでも今もしばしばある。★11

七八年から七九年のことはよくわからない。八〇年六月、岳志は療養所を出ることを両親に伝える。父親は強く反対する。後述する。七月、偶然下志津病院に勤めていた筋ジストロフィーの専門医を見つけて協力をとりつける（高野［198412:289］）。退院後の医療に一定のめどがつく。同じ七月、静岡市の「豊田障害者生活センターひまわり寮」に一週間入寮し、共同生活を体験する（小林［1981:40-41］他）。福嶋あき江もこれに参加している。福嶋によれば、「学生時代、ボランティアとして病院にきていた」「私たちに最新の障害者の生活、運動、行動などの情報を教えてくれる友だち」で、大学卒業後静岡で就職した加藤裕二が、久しぶりに病棟にやって来て「静岡に遊びにこないか？」と言ったのだという（福嶋［1987:106-107］）。その加藤が、筋ジスの人一人、脳性麻痺二人、独身の健常者一人、一所帯の家族が一緒に生活するひまわり寮を紹介した。

一〇月、「千葉福祉を考える会」（「考える会」「千福会」と略される）で自立・共同生活の実現に向けて取り組むことが決まる。共同生活者として下志津病院を辞めた看護士の高橋恵（当時二六歳）、もう一人男性が必要だということで加藤（当時二七歳）が指名される。加藤は静岡でやりたいことが残っていたが受けた。八一年四月、千葉市宮崎町に「宮崎障害者生活センター」が設立される。

6　親は止めようとする

だが親の反対は続く。高野に取材した小林敏昭の記事では「仮に今、一緒に生活しようという者がいたにしても、それは善意でしかない。その善意が萎えた時、おまえはどうするのか。それに体のことを考えれば、退院などできるわけはない」（小林［1981:39］）と父親は言う。

高野の文章から。Tは高野、S診療所は下志津病院、Kは加藤。

「体のことを考えると、どうしても首をタテに振ることはできない」、「おまえは十五年も施設にいて、正常な判断能力がない。周りの人間がおまえをそそのかして、自分たちの運動の実験材料にしている。息子の生命を守るために、親としては周りの人間を排除する必要がある。そのためには告訴しなければならない」、「共同生活といっても善意の集まりだ。いずれ、結婚や子どもができたりという状況が起こったとき、自然に崩れてしまうだろう。そんなところに息子を出せない」、「重度の障害をもち、施設の中で育ったTに、社会的な判断力はない。Kたちが自分たちの理想のために、Tを利用しようとしているのだ」、「S診療所が一番安全なのに、外に飛び出すような自殺行為をしなくてもよい」（高野［198412:288］）

以上の高野によるその父親の言葉のなかに、その頃から以降言われることのあらかたは出ている。そして私には、そうした言葉を全面的に否定できないように思える。ここに言われていることは、実際にありえないことではないし、実際に起こったことでもあった。

そしてそれは今でも言われる。例えば二八年後の千葉で。伊藤佳世子（66頁）は千葉の旧国立療養所の筋ジス病棟でアルバイトで働いて憤ったのがきっかけで大学院での研究と事業所他の活動を始めることになり、後者が忙しくなり前者をやめざるをえなかった——ので私が仕方なくこんなものを書いているところのある——人だが、実際に病棟から出るのを支援しつつ記述・分析する「アクションリサーチ」をしたことがあった。

R氏は長く療養生活を営んできていたために医療職、施設職員、家族以外との接点がない。病院以外の社会経験もない。［…］「医療者側には筋ジス患者は年齢相応の社会経験がないために、生活の諸問題への判断能力がないといわれていた。そのためか、彼女が病院を出ることを決めたときから、「あなたは騙されている」と病院のスタッフに毎日のように言われてきたという。

かれこれ二〇数年前は同じ病院を出た人たちが何人かいた。兄もその一人であったし、［…］先駆者である高野岳志氏［…］は病院や両親と戦っての退院だった。その彼も同じように父親に判断能力がないといわれていた。／私たちがアクションリサーチを行ったときも、本人の思いの側に立っての支援であるにも関わらず、ご家族や医療側からこの点が非常に問題視されてきていた。病院から出ることは支援者の「そそのかし」であり、さらにその責任は当事者ではなく、支援者たちにあるという重たい空気の中、アクションリサーチが始まる。（伊藤［2009］）

次節で紹介する福嶋あき江も（そして古込の関係者たちも）「そそのかし」を言われた。一九八二年の島田療育園からの「脱走事件」で施設に連れ戻された斉藤秀子、それを支援した人たちも同じことを言われた（［2017O1b:71-72］）。それはひどい言いがかりだと私たちはまずは思う。ただ、脱出を勧めるという契機がいつもまるでないかと言われると、それはないとは言えないだろうと思う。そしてその「勧奨」があること自体は問題ではないはずだ。私たちの本もそのように読まれたことがある。それを本人が受け入れ、自分にとってよいことだと思えばよく、そして実際に出た方がよかったのであれば、さらによい。そしてその勧奨は、勧奨する支援者たちにとっては相当の負荷のかかる動きに自ら巻き込まれようということでもあるのだから、そう軽はずみなものではない。そしてすくなくとも高野の場合、病院で言われたよりは、といっても三年三月という期間ではあったのだが――「死後、解剖された彼の心臓には、ほとんど筋肉組織がなかった、と聞いた」(白江［2002:229］)——長く生きた。

ただそれでも、支援の行ないは「善意」によって支えられるものだったのであり、善意が続くにせよ続かないにせよ、支援が続かないことは当然にありうるし、実際にあった。気持ちが失われることはなくとも、これから見るように、どちらがわるいと言えない、いやどちらもわるくない衝突や別離がいくらもあってきた。

そのようである限り、同じ言葉は親やその他の人たちから発せられ続ける。止めようとすることを止めること責めることはできないように思われる。そして、「本当の意味で生きたかったんです。攻めの生き方をしたかったんです」(小林［198112:40］)と言われても、「親の意思ではなく、自分の意思で自分の人生を決めたい。生命体としてではなく、人間として生きたいのだ」(高野［198412:289］)と言われても、ふだん娑婆に住む者たちは、アパートに一人であるいは何人かで一緒に住むことがそれほど輝かしいことだとは思われないのだ。

しかしその「どちらもわかる」というわかられ方のもとで、事態の膠着が続いてきたのでもある。これまで起こってきたのは、またこれから可能なのは、わかるからどうにもならないというようなことではない。そのことを言おうとして、この長々した文章を書いているところもある。

様々な闘いがあった。以下は自立生活センター立川が一九九三年にSさんの自立を支援したときのこと。センターの『一〇周年記念誌』(自立生活センター・立川［1999］)所収の野口俊彦——彼はなぜかよくわからないが進行しない進行性筋ジストロフィーの人だ——の話と、高橋修(一九四八〜一九九九)(33頁)の『追悼文集』所収の高橋へのインタビューから。

施設も親も全部反対という中で、Sさん自身も何度も自立に挑戦して失敗したりして、反対する人は、あんたは絶対に自立なんかできないと、どうせ自立生活センターに行ったって、自立できないし帰ってくるだろうと言われていた。実際に本人が自立っていう選択をした時に、猛反対が出て。そういった中で、自分たちはどの立場に立つべきなのか、一歩間違うと誘拐罪になりかねないという緊張状態におかれた時に、どうするのかと。やっぱり、当事者の側につくべきだと。その時、事務局会議で、高橋さんが、ここで自立生活センターとして、組織全体の命運をうけてでもやるべきだ、と言ったんです。実際にSさんが自立しはじめて、Sさんもがんばったし、お互いに支え合うことができたのが、自分たちの大きな自信になった。（野口、自立生活センター立川［2000:107］）

きっとよそでは見捨てるだろうなあという感じの動きの中とかも含めて、センターの中でちょっと違うなあと思うのは、Sさんの自立の時っていうのは、結構、勝負どころだったと思う。［…］刑事事件になったら、組織として致命的になる可能性があるわけよ。そういう面があったよね。だから、気持ちの中では引きたいっていうのがあったよ。でも、引けないいな。引いたら、自分は何のために、一九八一年から障害者運動にかかわってきたんだというはなしになるわけよ。で、そう、やっぱり引けない、と思ったよ。だから、Sさんが出てきたのは、それはもう喜びであって。そりゃあ、もう、自分のあらゆるものを使って支援したから。弁護士に相談したり、県から福祉事務所に何とか指導してくれって言ったり、厚生省に電話入れたり。あらゆる交渉の内容は全部テープとったよ。（高橋、自立生活センター・立川［1999:127］）★11

私はこれに率直に感動して、高橋の「でも、引けないいな。引いたら、自分は何のために、一九八一年から障害者運動にかかわってきたんだというはなしになるわけよ」という部分をもらって、「高橋修――引けないな。引いたら、自分は何のために、一九八一年から」（［200105］）を書いたのだった。

7　止められても出られるはず、か

感動してよいことだと思う。それは変わらないのだが、それにしても、Sさんはなぜさっさと施設を出てこれなかったのだろう。高野の時に「退院の書類に押す保護者の判が必要だった」というのはどういうことだろう。高野は既に成人になっている。退院について家族その他の許諾が要るということになるだろうか。すくなくとも成人なのだから、ないはずだ。

施設、ここでは国立療養所との関係を保つことが必要だという事情はある。国立療養所の筋ジストロフィー病棟の部分は児童福祉法の施設であり、一八歳を越えた場合にそこで入所を続けることは例外的な措置ということになるので、対処した後に再入所となるとそれが難しいということもあったという（小林［1981:40］）。こうした事情は、当事の児童福祉法下の成人についてはより大きいとは言えようが、これまでも現在もある。つまり、いったん施設を出てしまうと、再度その施設に入院・入所せねばならない事情が出てきたときに順番待ちの列の最後にされてしまうために、再入所の可能性がある人はそこから出にくいということだ。また、施設に戻ることはないとしても、医療が必要であり、それを供給できる機関としては自分が今いる施設ぐらいしかないということもありうる。医療を（あまり）必要としない脳性まひの人たちのように「蹴っ飛ばして」出てくるということにはなかなかならない。高野の場合、同意がなくても退院できる（させられる）方途としては、月に二週間以上外泊すると措置制度との関係で「強制退院」になるという仕組みがあったのだが、これを高野が避けようとしたのも医療・病院との関係を保とうという事情があったという。

それはわかる。しかしこのことと、家族、「保護者」の許諾がいるというのはまた別のことだ。高野は成人であり、家族の同意など不要なのではないか。「残る障碍は父親だけだった。もっと正確に言えば、退院の書類に押す保護者の判だけが、問題だった。」（小林［1981:40］）という箇所を引いて、MLやツイッターで聞いてみた。古込和宏から彼の退院支援のMLに返信があった。許可を得たから引用する。病院名は無事に彼――も病院との良好な関係を維持しようとしている――の退院が、もうすぐだが、実現するまでひとまず伏しておく（二〇一六年十月に退院したので記しておく→金沢市の旧国立療養所医王病院）。

> あくまでもそれは医療側の言い分に過ぎず、ご指摘にあるように成人であること。そこに尽きると思う。／ただ当時は今よりも社会の認識として障害者は保護されるしかない存在でしかないので、判というものは患者本人からすると強烈なものだったのではと想像する。
>
> ＊＊病院はどうか。高野の生きた時代の社会認識のままだと私は感じる。／これは医療側だけでなく患者と家族も。時代錯誤は医療側より患者とその家族の方に罪が重いと私は思う。／患者とその家族の方に罪が重い…／病棟という現場を普段よく見ておきながら、そこを安住できる終焉の地と長年思い込み、思考停止し「他に行き場所がないから」と受け入れ続けてきた結果で、患者は自らの首を絞め続けた。／ただ家族の首は締まらないので「そこに居続けることが子も親も少しでも長く互いに幸せにいられる」と信じ込もうとしてるのかもしれない。／「家族介護」を発想の大前提の果てが宇多野病院の件のようにも思える。[★12]
>
> 親の同意…／実体験として二〇一二年、冬、ソーシャルワーカーに地域移行を相談した際、「地域の受け皿がない」や「親の同意がない」の言葉を真に受け、同意に関しては強烈に感じた。／東京の支援と繋がってから、親の同意が得られてない不安を述べたとき「成人してること、それに入院契約の名義は古込さんなので同意は関係ない」と言われ、私ははじめて「同意」の嘘に気付き、同意の件

を再度ワーカーに言われたとき「契約名義人は私ですよね？」と指摘すると明らかに顔色が変わったのを覚えている。それ以降「同意」の言葉は出なくなった。

ここまで指摘されると医療側が欲しいのは、最低限、責任回避の担保は欲しいのだと感じた。／地域移行の過程で、私を支援する看護師に介助方法を教えてほしいとお願いする段になったとき「もし何か起きたときは、こっちは他の親御さんの対応も考えなければいけない…」という発言を聞いたときは途方に暮れた。

時間が経過して思うのは制度の裏付けで医療側が守られなければ、地域移行の是非になり医療の地域連携はあり得ないのだと思う。

これも医療側の姿勢を問うばかりでなく、デュシェンヌ型筋ジストロフィーは全身管理が生命予後を大きく左右するという事実も無視できないところがその下地にあって医療側の反応だと思う。当事者は、しっかり問題の背景に目を向け、行動しなければこのようなことは永遠に続く。

これは私自身に強く反省を求めるものであり、人生の長く過ぎ去った時間は取り戻せない。／「親の同意」という問いについて、かなり回り道したが「親の同意」判についての結論を述べると、「成人」と「入院契約」の二点に尽きるので、本来はシンプルなはず。（古込［201704b］）

三七年前の下志津において、そして各所でどうだったのか。国の側になにかきまりがあったのか。調べを続けようと思う。ただ感じるのは、この時期にはまだ、そして多くの場合には今も、家族がどうであろうと施設の側が止めることは本来はできないはずだという認識が自明なものとして存在してはいなかった（いない）ようだということだ。そして、この認識があったときに「にもかかわらずなぜ」を調べようとされることになる。★13 だが「その時」にどうだったのか、人々はどういう認識でいたのか、高野のように例外的に複数の文章が残っている場合であっても、わからないところが残る。そしてその「穴」があること自体が、当然に同意はいらないという前提が不在であった可能性があることを示しているのでもある。

8　一九八一年九月

高野は八一年四月から、医師には「心臓がかなり弱ってるから一週間以上は出ちゃだめだ。無理をすると心不全をおこす」と言われていたが、月のうち二週間をセンターで過ごすようになる。七月、この時には母親も妹も高野の側についていたが、父親は態度を変えない。「おまえの話はよく分かった。しかし体のことを考えると、どうしても首をタテに振ることはできない。どうしても退院すると言うのだったら、あるべき処置を講ずる」、「そう言ったからといって、自分の生き方を変えるわけにはいきません。自分の判断でさせてほしい」、「おまえは十五年も施設にいて、正常な判断能力がない。周りの人間がおまえをそそのかして、白分たちの運動の実験材料にしている。息子の生命を守るために、親としては周りの人間を排除する必要がある。そのためには告訴しなければならない」（小林［1981:40］）。父親が言う告訴は、高野の支援にあたっていた加藤裕二――その父親に電話で「ばかやろう、人殺し」と怒鳴られたことがあるという（小林［1981:41］）――に向けられたものだった。

九月十四日、さきにふれた月二週間以上外泊をすると「強制退院」になるというその手続きを取ることを病院側としてはもう先に延ばせない、退院後の医療のことで医師が話したいという電話が病院からセンターにある。その日両親は病院に来ており、高野はそれを知っていたが病院に出向く。高野、両親、婦長、医師、加藤の話し合いになる。医師は高野の身体がもたないだろうことを言う。親は退院させるわけにいかないから病院で預かってくれと言い、看護師は「置いてくれと言っても、お父さんそれは困ります。こんな興奮した状態で置いていかれても、看護するのは私たちなんです。迷惑です」と返す（小林［1981:41］）。父親は高野を連れて帰ろうとし加藤と揉み合いになる。仲裁が入り、高野はセンターに戻る。

三日後の九月一七日、父親が退院を受け入れる。そして一九日に退院する。

高野の説明。「Tはセンターに立てこもることを両親とS療養所に通告しました。それに〔対して父親は〕告訴の手続きをとりますが、結局、「本人の意思」ということで告訴はできませんでした。その後三週間にわたって電話によるにらみあいが続きます。そして結局、療養所の外泊期限切れという状況となり、強制退所の形をとられるのを恐れた親が折れて、和解へと向かったのでした。」（高野［198412:289］）

小林の取材には、「一番最後にはね、お袋が親父に『どうしてもダメだということだったら、私が岳志の所へ行きます』と言ったんです。お袋の決心は固かった。今まで僕と親父の間に立って一番つらかったんだと思う。だから十九日はとても嬉しそうな顔してましたね」と高野は語っている（小林［1981:41］）。

一七日の電話で父親は高野にセンターの経営状態を聞いてきた。高野が示した生活保護を受ける案を父親は認めなかった。家族と親戚が月十五万円をセンターに援助し、八万六千円を高野が受け取り、残額はセンターの資金として貯金されることになった。

その一月ほど後、八一年十月二八日の夜のことを小林が記している。高橋恵はこの時は旅行で不在。

十二時近くになって、加藤さんが帰ってきた。夕食の酢豚と一升瓶を手に持って、どっと座りこむ。人間味というものに目鼻を付けたら、こういう顔になるのだろう。よく飲み、笑い、多弁である。彼をまじえて、センターの今のこと、これからのことを話し合った。

舞台が設置され、役者がそろってまだ二か月である。当面は、下志津療養所の筋ジス患者（複数）と健常者の地域に根ざした共同生活の場をめざしているが、それさえも定かなものではない。高野さんの例にあるように、家族や医療の壁が、筋ジス者の自立の前に大きく立ちはだかっているのだ。

「先ゆきどんな形になっていくのか、今はさっぱり分からない。高野君だっていつ肺炎でぽっくりいくか分からないわけで、そういう意味ではゼロから、五や六までを考えとかなきゃいけない。でも、例えば高野岳志という人間の生きざまに、人がどう感動して集まり、どう一緒に生きていこうと思うのか。そこが基本じゃないかと思う」と加藤さん。

彼の月給十一万円は、彼自身の言葉を借りれば「暇ができた時にね、ちょっとカネ稼ぎに行くかあってなことでカンパやったり、四十万円でフィルムを買い取った「ぼくの中の夜と朝」の上映収入、バザーや各種の催し物の水揚げから捻出されている。これさえも「先ゆきは分からない」。

［…］「プライバシーもなく、女性としての思いやりもかけられないなかで、なおかつ彼女〔高橋恵〕がここに全てを託している意味はすごく大きいなと思う。ごく普通の看護婦である彼女が、下志津での管理者としての自分を切って、障害者と健常者が二人三脚でやっているんだということを忘れ

ちゃうと、他の人の心も集まってこないんだと思う」。

こう語る加藤さんが「現在のセンターができる起爆剤が彼女だ」と続ける時、その話にただ頷いているだけの高野さんにとっても、自立の決意を固め、親とたたかっていく過程ではたした彼女の存在の意味がどれ程大きかったかを、私は一人、勝手に合点した。

三人の共同生活者たちの夢が何倍にも何十倍にもふくらんでいくことを、そして高野岳志の心臓の鼓動が永く世を打ち続けていくことを願いながら、翌十月二十九日の午後、私は雨の落ち始めた千葉を発った。（小林［1981:43］）

しかし大きな困難が生じて、続いた。八二年秋以降。福嶋あき江を取材した柳原和子（405頁）が書いている――いつの取材か記されていないが、

彼は［…］「あと、一年しかもたない」という医師の告知にもかかわらず、下志津病院を退院。ボランティアの加藤裕二さん、看護婦の高橋恵さんらと共に千葉県千葉市宮崎町のアパートで自立生活を開始しました。［…］／しかし、彼のアパートを訪れた私がそこに見た世界は、無惨な闘いの姿でした。／経済環境、やりくりのつかないボランティアの手配――何よりも病院での生活は、彼に人間と外界への期待感ばかりを膨らませ、現実生活への抗体を培かってはいなかったようです。青年たちの〈病院脱出〉〈自立生活〉の夢は、負わされ過ぎた苦労の連続で半ば壊れかけていました。

介助、経済力の確保、センターの運営――高野君を陰になり、陽なたになって支えつづけようという加藤さんの健常者としての心労も極限にまで達していたようです。彼らが、日々相互につきつけ合う存在の重さは、二人の関係を冷酷なものにしていきつつありました。（柳原［1987:193-194］）

たいていの場合に困難、疲労、磨耗、軋轢、争いがあり、ほとんどの場合にそのことは書かれるが、しかしほとんどすべての場合その詳細はわからない。どんなに書かれてもわかるということではないのかもしれない。だが、どこからかが書いても言ってもわからないことなのか、それがわかるその程度までには書いてほしいと思うのだが、そんなことは滅多にない。

アパートでの生活に問題が出始めた。学生中心のヴォランティアは、卒業したらやめていくことが多い。後輩たちが受け継ぐが、定着させるのは大変だ。また、いろんなタイプ人がいて、それをまとめていくのは本当に大変なことだった。／体調も優れず、風邪を引いても十分な対応が出来なくなった。／負けず嫌いで、頑固な高野君は弱音を吐かなかった。（白江［2002:227-228］）

学生がやめていくこと他その通りだったはずだ。ただ、どのように分かれて別れていくことになったのか。それはわからない。それは双方の配慮、思いやりでもあるだろう。高野自身は次のように書いている。

〔八三年、設立から〕三年目に暗礁に乗り上げ「宮崎障害者生活センター」より、健常者一名、障害者五名が分裂し新たに作業所を作るということが起こりました。障害者と健常者が「共に歩む場」をスローガンにした私達の運動ですが、障害者と健常者が同等の立場で生きて行くことの難しさを痛感しました。／現在、センターは筋ジス者二名、ＣＰ者二名で運営されています。昨年〔八三年〕十二月の分裂の直後は介助者もことかくありさまでしたが、全く障害者だけの主体的な組織体として、自主独立運営をすすめてゆく中で、活動も財政も地に足のついたものになって来ました。（高野

［198409:39］）

別れた加藤は千葉市に「オリーブハウス」を設立、その後もずっと活動を続け、今は社会福祉法人「オリーブの樹」の理事長を務める（加藤［2013］）。「触法障害者」の支援活動等も始めている（加藤［2014］）。その回顧によれば「一九八四年一月四日、我が家の六畳間に障害者五名と数名のボランティア、保護者が集まり新年会と開所祝いを兼ねたささやかな宴会を行ったのがオリーブハウスの誕生でした。あれから三〇年時は瞬く間に過ぎていきました。」（加藤［2014］）健常者一、障害者五という数は双方で合っている。それ以外はわからない。さきの柳原の文章は次のように続く。「さまざまな葛藤」はまちがいないだろうが、様々という以外はわからない。

加藤裕二さんは、その後、さまざまな葛藤を経て新しい自立センターを設立しました。彼と別れた後、高野君は専従の介助者のない不安にも耐えなければなりません。介助者もなく丸一日、部屋の片隅でときを過ごした日もあったといいます。

ただ、無惨な苦労とばかり映る彼らの生活も、基本的には人間らしさ、人間の営みの実感にはプラスに作用したようです。／あと一年しかもたない、といわれていた高野君の生命は、病院の中のような設備のない2DKの木賃アパートの中で、人と人との感情的摩擦に囲まれながら、約三年間、長らえたのです。それは、医学的には奇跡に近い出来事だったと思われます。

しかし、これは人が生きる環境とは何か、を考える上で貴重なデータだったといえないでしょうか。／そして、その後の病状の悪化。半年間、病床の彼と、加藤さんを含めたボランティアたちは病院よりも徹底した看護を、2Kのアパートに生みだそうとしました。

彼の死床には、アメリカ製の人工呼吸器つき電動車椅子のパンフレットが置いてあったといいます。（柳原［1987:197-198］）

一九八四年十二月二七日に高野は亡くなった。翌年二月二日の「高野岳志を慨ぶ会」に出た小林が追悼文を書いていて、その中で、幾人かの追悼の言葉を紹介している。

高野と別れ、別組織を作り活動することになった加藤裕二。「去年、考え方の違いで別の道を歩むことになったんですが、自分にとっては一番信頼できるライバルでした……彼はいつも前を見ていました。遺った人も決して後ろを向かないで、活動を進めてほしい」

父。「岳志はとても気の強い子で、幼稚園の時に一門で待ちぶせしてクラスの子を全員なぐってしまったことがありました。動きがにぶいということで皆に相手にされないと思ったらしい…岳志が病院を出て活動を始めたことは今も反対ですが、自分の意志で懸命な生き方をしたのだと思っています（父の高野勝美さん）」（小林［1985:35］）

八一年に結成され、困難に面し、亡くなる直前まで建て直しが図られていた宮崎障害者生活センターは、高野が亡くなり、活動を停止する。それは後の自立生活センターとはだいぶ異なる性格のものではあり、名称にもその語は使われていない。彼らは「近くの農家で野菜を仕入れ、野菜を売って、家賃の足しにした。リヤカーに野菜を乗せ、電動車椅子で引っ張り、後ろからヴォランティアが押しながら、何キロも売り歩いた」（白江［2002:226］）という。ただ高野（たち）は米国流の自立生活センターの活動に注目し学び、高野［198404］の題は「進行性筋ジストロフィー（ＰＭＤ）者らによる自立生活センターの運営」となってもいる。後に日本で最初の自立生活センターを自称する東京都八王子のヒューマンケア協会が設立されるのは（千葉市の）宮崎のセンターが設立されたその五年後、一九八六年のこと

になる。★14

2 福嶋あき江

1 概要・文献

前節で、一九五七年六月に生まれ、筋ジストロフィーで六六年六月千葉県の国立療養所下志津病院に入院、八一年九月に病院を出て千葉市で暮らし、八四年十二月、二七歳で亡くなった高野岳志のことを書いた。本節では、一九五七年に群馬県前橋市に生まれ、高野と同じ六六年六月下志津病院に入院、八三年三月に病院を出て浦和市で暮らし、八七年七月、二九歳で亡くなった福嶋あき江について記す。亡くなった後亡くなった年に刊行された『二十歳 もっと生きたい』(福嶋［1987］)がある。高野岳志を取材した文章も書いた柳原和子が編者になっている。福嶋自身の文章は、八一年から八二年の米国滞在を記したところで終わっていて、その後、福嶋が施設から出て暮らすことになったその部分についてては柳原がその厳しい様子を短く記しているが具体的なところはわからない。そんな作りの本になっている。他に、八三年から八四年にかけて書かれたり話したりしているもの三つが書籍に収録されている。★15それらでは、療養所でのこととともに福嶋が始めた「共同生活ハウス」「虹の会」の初期のことが記される。まずそれだけしか残っていない(本についてはその抜粋を、三つの文章はその全文をこちらのサイトの「福嶋あき江」の頁に引用した)。

ただ虹の会はその後も継続し、現在も活発に活動している。そのサイトには福嶋に関わった人の文章があり、さきの本のすこし不思議なつくりに関わるいきさつにも触れられている(佐藤［1996］［2016］)。

また例えば、死と本の出版の翌年、本と同じ題の、つまり『二十歳・もっと生きたい』という、沢口靖子、阿部寛他が出演したテレビドラマが放映されるのだが、それは、「彼女の生と死はテレビドラマにもなり、短くとも充実した一生ではなかったかと思います」（金［1995:355-356］）とまとめられるものではないと見る立場があることもわかる。そして福嶋が書けなかった八三年から八七年のこと、その困難の中身もいくらかわかる。ただ、もっと直接にうかがったらわかることがあるかもしれない。話を聞こうと思っている。そのように思っていることもあり、福嶋が亡くなる前の五年ほどのことは次節の後半（372頁）に記す。

2　入院

福嶋は高崎市の農家に生まれた。姉も筋ジストロフィーだった。筋ジストロフィーで症状の重いデュシェンヌ型を発症するのは男性だが、女性にも現われることはあるという。国立療養所で筋ジストロフィーの人たちを受け入れ始めたのが六四年――その経緯を第Ⅱ部で記した――、その二年後、六六年四月、姉のことで児童相談所のケースワーカーが家にやって来たという。

学校からの帰り道に、一人の見知らぬ人が立っていました。［…］姉は中学生になっていました。母がおぶったり、自転車で通学するには身体も成長し、学校までの距離も遠くなりすぎました。［…］小学校までは母が姉を荷台に乗せて、右手で姉の背をささえ、左手でハンドルを操作しながら、自転車を押して、歩いて通学していました。小学校よりもはるかに遠い中学校まで、同じように自転車で通ったら、何時間かかるかわかりません。姉は、就学猶予の措置を受け、家で自習をしていました。

／一日中、一人で部屋に残されていた姉を不憫に思ったのでしょうか。両親が相談に行ったのか、近所の人がたまりかねて通報したのか、正確ないきさつはわかりませんが、ケースワーカーが家を訪ねてきたのです。（福嶋［1987:38］）

姉は五月一七日に千葉県四街道市の国立下志津病院に入院――その姉は、福嶋の渡米中、その病院で福嶋の生きた年と同じ二九歳で亡くなることになる。母は、入院すれば学校に行けること、身体がよくなる訓練をしてくれると言ったという。ただ母は「治るとは決して言いません」と福嶋は書く。そして病院から帰ってきたその母親から自らも入院をと言われた。「母の言葉は私をうちのめしました。／姉だけに特別の出来事と思いこんでいた入院は、私自身にもふりかかってきたのです。／「今ならベッドがあいているそうだ」／「病院には同じ病気の子がたくさんいるし、姉ちゃんだっているから淋しくないがね。学校の先生だって、毎日病棟まで勉強を教えにきてくれるそうだ。今日、行ってみたら看護婦さんもやさしそうな人ばかりだったよ。」（福嶋［1987:38-39］）

同じ年に同じ療養所に入所した高野岳志は、治療の可能性――研究が進むことにより治療法が見つかり、専門の病院なら最初にその成果が還元される可能性――と学校のことを父親に言われた。そして保健所から話があった。国立療養所が筋ジストロフィーの人たちを受け入れ出したといっても、とくに当初の受け入れ数はわずかのものだったし、ハンセン病の時のように、狭義の社会防衛――というのは、施設収容によって親・家族を救うのもまた広義には社会防衛と言えるからだ――のために積極的に筋ジストロフィーの子を探し出したといったことはない。ただ、保健所や児童相談所等による情報の提供はこの時から既に機能している。

こうして福嶋は、同年六月八日、八歳、小学三年生の時に下志津病院に入院。二日後、高野もここに入院する。

下志津病院は四街道から約三分、広大な原野にたたずんでいました。［…］／下志津病院は、かつて結核療養所だったそうです。戦後の復興とともに、緒核患者が激減したために、その施設を筋ジストロフィーや重度心身障害者、ぜんそくなど慢性疾患に苦しむ子どもたちが使うことが法律で決められたばかりのときでした。

板張りの渡り廊下を歩くとミシミシときしみます。それまで通った群馬大学付属病院や、前橋の中央病院のほうがずっと明るく、近代的でした。木造の古い病棟の印象は最初から重苦しいものだったのです。私は何か裏切られたような感じに襲われ、憂鬱になってしまいました。／そんな中にあって筋ジス病棟だけは、新築間もない鉄筋二階建て病棟でした。［…］

下志津病院は、仙台にある西多賀病院とともに、全国に先がけて進行性筋萎縮症者療養等給付事業として、国が医療費の助成を始めた病院です。それまでは、筋ジスの子どもたちが入院できる病院はありませんでした。収容施設の指定を受けると同時に、それまで家に閉じこもって、学校にも行けなかった子どもたち、家族の枠のなかでできる介助によって辛うじて生きながらえてきた子どもたちが、関東各都県、遠く信州、新潟から、先を争うようにして集まってきました。（福嶋［1987:44］）

国立療養所が総じて古びた建物であったこと、ただこの時期、筋ジストロフィーの人たちを受け入れるに際して鉄筋の建物にすることを施設長たちが強く願い、部分的には実現したことも前に記した（320頁）。そうして新しくされた建物に子どもたちが入ることになる。教師が病棟にやってきて教える「ベッドスクール」はあったが、新たに古い木造病棟を改造した県立四街道養護学校が始まり、福嶋はその三年生になる。結核、カリエスで入院している子どもたちもたくさんいたという。またそこで高野に会う。

3　一日

その施設・病棟での生活がどんなものであったか。福嶋は著書の初め、十頁の分量のある「プロローグ」で、その一日を記している。すなおにその部分を引用していくといったことが、現実がそう変わらない限り、いつまでも必要なのだと思う。かつて『生の技法』で府中療育センターでの生活について紹介したり、また尾中文哉が書いた施設についての章（尾中［1990］）があるとしても、やはり繰り返した方がよいのだと思う。ただ紙数は限られている。HPに再録したものを読んでもらいたいと思う。

そこに時間やその他が決められた窮屈な生活がある。施設について書かれてきたものをいくつか読むとみな似ている。そして、似ていること、繰り返されることこそが問題なのだ。ただ一つ、筋ジストロフィー病棟には他と違ったところがある。そしてもう一つ、この時期の下志津や西多賀が筋ジストロフィーの子を受け入れた最初の方の療養所であったことにも関係して、施設はどこことも同じであるとともに、すこしより熱心であったり「先進的」であったりすることがある。

まず一つ、いくらかでも身体を動かせる・身体が動く障害との違いは、身体が動かせないことによる辛さだ。

朝五時半。「誰かがうめきます。／「身体の位置を直してください」／もうすぐ起床の準備なのでしょうか。誰もとりあってはくれません。二人の夜勤看護婦対四〇人の患者の心の駆け引き。放り投げるように足の位置を変えていく人もいます。

しかし、どんな荒い扱われ方をされても、うっ血したしびれの苦痛よりはましでした。身体の位置が変わればスーッと血液が流れます。」（福嶋［1987:2-3］）

夜九時。消灯です。本が読めないので隣のベッドの人とヒソヒソ話をするのが精一杯でした。そして真夜中の体位交換です。一一時、一二時半、二時、四時――二時間おきと決められています。

体調によっては時間外に身体が痛くなることもあります。人間は起きているときでも同じ体位でいるのは一五分が限度と言われています。眠っていても、これより少し長い程度ではないかと考えられます。自分で身体を動かせない私たちは、人の手を借りて体位交換をしてもらわなければなりません。体位交換は呼吸と同じなのです。

ナースコールを押します。ナースステーションには誰もいません。

闇の中、仲間の寝息がやけに大きく聞こえます。／「看護婦さーん」／ためらい、そしてせつなさ――／皆が起きないように、看護婦さんだけに伝わりますように――。他の部屋からも呼ぶ声が聞こえます。

規程の時間まであと少しというときには、ラジオの深夜放送を聞いて待ちます。一分が一日ほどにも長く感じます。呼ぶ回数が多いと、甘えていると解釈され、他の人に迷惑だと注意されます。／足のしびれ、お尻の床ずれ、肩の痛み、頭のしびれ――夜は苦痛のためにありました。

そして、再び朝。（福嶋［1987:15-16］）

看護師一人あたりの入院者の数等、同じ制度に規定される限り全国の施設でそうは変わらない現実がある。自分で選んだ人生、などと「自立生活」について言われるし、実際本人たちもそれを言う。ただまずここでの生活は身体が辛いだろうと思う。むろんそれは、施設を出ても変わらない、こともある。まず、(場所を) 選ぶ・選ばないの手前に、軽減できる苦痛があるときにそれを行なわない場所・仕組みがある、あり続けているということだ。

4 訓練

同時に、だんだん増えていく全国の多くの施設との違いもある。新しくそして先駆的に始まった病棟であることによる部分がある。その特色は続く場合もあるし、時間が経つとどこも同じようになることもある。また別の要因が作用して、差異がもたらされることもある。たいがい比較的にましな少数の施設と、ほぼ変わりのない多くの「普通の」施設という具合になることが多い。そして見学の人を受け入れたりするのは少数のましな施設であることもまた多い。さらに施設の中も一様でない。

本を読んでいくと、全体としては、普通に辛いなかで、いくらか理解のある管理職、教師や看護師他がいたようだ。自治会の活動が認められ、それでいくらかが変わることもある。そのこともまた書かれている。すこし後で紹介する。

その熱心さは訓練の熱心さにもつながったようだ。ただそれはどこまでよいことであるのかとも感じられている。


病院で働く職員たちも新設の気概にあふれていたのでしょう。やれることがあれば何でもやろうと、さまざまなプログラムが試みられていました。/機能訓練の時間には、看護婦さんの力を借りて、足の屈伸、手の屈伸、さまざまな道具を使って硬筋を防ぎ、筋力維持のためによいと思われることはすべてやりました。筋力が落ちてくると、伸縮を可能にしている筋も抵抗力のないほう、楽なほうへとばかり、詰まっていってしまいます。筋ジス者の体形がそれぞれちがうのは、その人の筋の強弱によると考えられています。（福嶋［1987:44-45］）

入院時を記すここではさしあたり肯定的に描かれている。だが、さきに朝と夜の部分を引用した施設の一日を記す「プロローグ」の午後三時についての部分では違っている。

三時になると、入浴以外の日は、機能訓練に当てられています。屈伸運動、階段の昇り降り、歩ける子は廊下の往復などです。日々動くことが症状の進行を少しでも遅らせる、と言われていました。訓練の時間を知らせるのは軍艦マーチでした。職員の中には、四這いになって、一緒にやろうとする人もいましたが、白衣の腕を組み、高い位置から監視しているような人もいました。
何のための訓練だったのでしょうか。疲れれば、心臓に負担がかかるだけです。訓練によって長生きが保証されるわけでもありません。看護の人たちの休憩時間を確保するための訓練時間だったのではと、疑い深くなってしまうのもやむをえないことでした。（福嶋［1987:13］）

入所した六六年、そして六七年、「歩きたいという意志、父や母祖母をガッカリさせたくないという気持ち」、「歩けないというのは訓練を怠っているから、という病院内に漂うムードに抗したかったから」、福嶋はがんばって歩く。「当時、筋ジスは訓練によって進行を抑えられると考える医療関係者が多かったのです。もちろん後になって、そんなに単純ではないと否定されましたが」。六七年、小学四年の冬、転んで顎を切り、危ないから歩かなくてよいと看護婦に制止され、歩くのをやめる。その制止は

「こだわりから解放してくれた」。「私の任務は終わりました。自力でできる努力はやりつくしました」。そして「その日から、水分を控えるようにしました。トイレに行く回数を減らすためです」（福嶋［1987:55］）。

七一年、車椅子に自力で乗ること起立することができなくなり補装具をつけての起立訓練も停止。中学三年になった七二年春には車椅子を自力で動かせなくなり、医師の判断でベッドスクールに移る。

補装具をつけて訓練する小さな子どもたちの写真から高野が無残さを受け取ったことを前々回に見た。ただその高野も自らは熱心に訓練に取り組んだ。積極的であることと否定的であることの両方が同じ人にある。そして結局、効果はないから、あるいはなくなるから、後者の方に傾く。ただそれだけのことでもない。なんのために軍艦マーチで始まるその時間はとられているのか。当初は「新設の気概」でもあったものの位置が怪しまれ、懐疑さらに嫌悪の対象になっていく。そしてそうした反感はおおむね無視される。ただ、死が遠くない将来にあることは管理する側も知っているから、敵意の表出が完全に禁圧されるところまではいかない。

そして多くなされる／なされないことは簡単な理由による。つまり人手を省くために、無駄を減らすためになされる。生理のことを書いている場所で、福嶋は「恐ろしい噂」を聞いたことを記す。

他の病棟の女の子二人が子宮摘出手術を受けた、と言うのです。この二人は、先天性筋ジストロフイーで、知恵遅れでもありました。帰省でもないのに、二人とも長期外泊をしているのは、よその病院で手術を受けているからだと言います。［…］「［…］あれがあっても仕方ないし、本人にも苦痛だからって親にも勧めたみたいよ。」（福嶋［1987:60］）★16

入院当初は死ぬと思っていない。しかししだいにわかっていく。いくつかの書物（田代順［2003］）にも書かれてきたように、病院で死は隠されるものとしてあるが、それでもわかる。それは言葉にされたりされなかったりする。「ある日、風邪をこじらせて、しばらく個室に入っていた子が、いつの間にか退院したというニュースが病棟に流れました。荷物もすでに運び出したあとだと言います。しかし、治ったという話は聞きません。誰も彼の退院の姿を目撃してはいないのです。／強いて言葉で語る人はいません。でも、彼が亡くなったのだと誰もが知っていました。」（福嶋［1987:53］）

そして福嶋は、高野と同じく、また山田富也の小説の登場人物と同じく、小説――おそらく六七年に発表された同じ小説だが、まだ特定できていない――が筋ジストロフィーが死に至る病であることをはっきりと知るきっかけになったことを記している。

私たちが深い衝撃を受けたのは、ある少女雑誌の読みきり小説でした。ストーリーは、まったく普通の学園生活を送っていた少女が、ある日、スポーツをしている最中に突然倒れるところから始まります。少女はあれよあれよという間に歩けなくなってしまうのです。そして、医師から筋ジストロフィーであり、原因も治療法もわからないため、二〇歳前後までしか生きられない、と宣告されてしまいます。物語は、その少女の、愛と友情にささえられて生きる闘病の記録でした。少女の苦しみ、家族の悲しみ、それぞれの苦悩と葛藤が感動的に描かれています。〔子どもたちは、自分に照らして、大げさだとか、美しすぎるとか批評するが〕その日から、病棟では病気の話はタブーとなりました。一人の姿が消え、また新しい子が入院してきます。誰も死という言葉を口にしません。（福嶋

［1987:53-54］）

手記については後で紹介するが（462頁）、辿れるところでは七〇年代初めから、難病の、多く少女を主人公にした小説や漫画が現われる。それは多く題に「愛」「青春」「少女」「死」といった言葉が使われ、涙を誘い、人を感動させるものであり、また悲しさとともにけなげで明るい姿を伝えるものなのだが、本人たちにとってはそうではない。それは自分たちの未来を伝えるものとして受け取られる。次に、死を知ることになって、高野や福嶋はそれが隠されているのがよくないと思う。

悩み、苦しんだとしても、病院が私の生活の場なのだとの自覚は、しだいに深まっていました。生活、生きる場であるということは、死の現場でもあるはずです。私たちは死にもっとも近い場所にいながら、知らぬふりをして、禁忌としてきました。

その生活姿勢の象徴が、仲間の死を知らされないという習慣です。一五年の病院生活の間に、私は約一四〇人の仲間を見送りました。私たちの自治会が申し入れるまでの一〇年間は、仲間が亡くなっても、病院の職員は私たちには知らせません。遺体は食事の時間を見計らって、外に運ばれていました。／私たちは、追悼式をしたいと思いました。（福嶋［1987:90］）

それは実現する。福嶋や高野たちはアマチュア無線を教わってやっていたのだが、その仲間が亡くなった時、焼香を婦長に願い出る。「「あなたたちは大丈夫なの？」／婦長さんは私たちを気づかい、小さな子たちの心を刺激しないようにと言って、許可してくれました」（福嶋［1987:90］）。それで初めて霊安室に入ることになる。

ただ、それでなにか納得したり、救われたりすることはない。筋ジストロフィーの人にキリスト教徒になる人はかなりいるが（福嶋も山田富也もそうだった）、だからといって死への恐怖がなくなるわけではない。福嶋の文章に限らず、その恐れはたくさん語られ書かれる。あるいは、その人たちが書くということは、ふだんの会話のなかではほぼ口にされることのない恐怖、漠然とした不安を表出することで、すこし、その表出の時、漠然とした恐怖を少なくする営みであるようにも思われる。

6　学校・自治会

七三年三月に中等部を卒業。この年養護学校の高等部が新設されるが、福嶋はそこには入れない。同じ敷地内のその学校は歩いて二、三分のところにあったが登校不能とされた。福嶋はある高等学校の通信教育生になる。親が買った電動車椅子で高等部に通う高野岳志が福嶋の部屋を訪ね、福嶋の高等部進学の希望を言えばよいと言い、高等部の教師に提案する。高等部の生徒のミーティングに病棟高等部の設立が提起される。ＰＴＡ役員会への陳情書は福嶋が書いた。教職員会での説明、病院長との折衝などを経て、二学期の終業式に署名活動が始まる。七四年から病院高等部が始まる。

この運動には病院自治会が関わっている。設立年は福嶋の本からはわからない。会の名称は「志向会」、「充実した病棟生活を求めて」「病因究明と治療法の確立を目指して」が目標とされた。仙台・西多賀病院に「西友会」ができたのは一九七〇年。[★17] 筋ジス病棟の自治会設立の動きは、西多賀病院、四国の徳島療養所で始まり、それは「後の国立筋疾患研究所の設立運動の芽となった」（福嶋[1987:78]）と記される。

本を読むと、すくなくとも福嶋たちはこの頃の動きをその時々に知らされていたこと、自らが動きに関わっていたことがわかる。西多賀病院院長の近藤文雄たちが筋ジストロフィーの研究所の成立を望み、活発な運動を行なったことを以前紹介した。当時の総理大臣田中角栄への陳情は七三年八月二三日。田中は「陳情に通った私たちの願いをすんなりと受け入れ」、一〇〇億円の予算で研究所を作ることを約束する。しかしロッキード事件が発覚し退陣する。

確約もむなしく、田中首相は予算案の国会提出を前にロッキード事件で退陣し、期待していた研究所の規模も内容も大幅に縮小されてしまったのです。／「前の大臣がお受けしたことですから」／私たちの、一瞬燃えたはかない夢でした。［…］首相や大臣、研究者あてに自治会の運動はつづきました。志向会もハガキ一枚運動を始めました。首相や大臣、研究者あてに私たちの願いを書いて送るのです。その願いとは、〈不治の病〉などと言わず、病因をつきとめ、進行を抑える治療薬の研究、開発に努めてほしい、というものでした。（福嶋［1987:78-79］）

普通に読めば、この運動は田中角栄の退陣後に（も）あったということになる。結果は、既に記したように（138頁）秋元波留夫らの主導によって当初近藤らが構想していたものと規模も性格も大きく異なる「国立精神・神経センター」の設立となった。

いくらか「路線」の違いのようなものがあったのかもしれない。「病棟暮らしの長い私たちには、〈自治〉とは何かもわかっていません。［…］外交よりも病棟内の実生活の改善を重視しようという理由で、私が二代目の自治会長に選ばれました。」（福嶋［1987:79-80］）

福嶋は（そして他の人たちも）施設の姿勢、個々の職員の対応によってだいぶ違ってくることを述べている。「病棟の雰囲気は婦長の姿勢によって決まります。私や高野君のいる七病棟の婦長さんは自由な考え方の持ち主でした。」（福嶋［1987:80］）。他方に理解のない人たちが（たくさん）いたことも記されている。

そして外から人が入ってくる。それは施設の立地にもよる。近くに人がいないところでは人はそうは来ない。また人を受け入れる、すくなくとも拒否しないことには施設側（の人）の考え方に左右される部分もあっただろう。

七三年頃から「ボランティアのひとたちが施設訪問にくるようになって、施設のなかに新鮮な空気が流れはじめていたのね。それは結局は外からの力だったわけだけど、施設以外にも生きる場はあると思いはじめていた。」（福嶋［198401:192］）

どんな人が来たか。西多賀病院の山田富也の回顧。殿下は後に山田たちの活動に協力するようになる寛仁親王★18。

> その頃〔山田一七歳、六九年の後?-〕、僕なんかのところに集まってきた学生がいて、それが運動の最初のきっかけだった。その頃は六〇年安保以後の学生運動の残党みたいな連中が、弱者というのは何なんだということを考えた時に、結局障害者問題じゃないかというようなことになって、障害者問題に走った連中が来ていたわけです。［…］そのとき僕のところに来ていたのは革マルだった。学生運動の遺恨みたいなものがずっと尾を引いていて、「ありのまま舎の山田というのはもともと革マル

だったんだ。それが何で殿下なんかと一緒になってるんだ。おまえは何なんだ」ということがあったんですよ。「おまえは結局、風見鶏じゃないか」というようなレッテルを貼られたわけです。(山田他［1995:71］)

ここに出てくる党派(革共同革マル派)が障害者絡みの問題にそう積極的であったとはその頃のことを知る人たちにおいて思われていないはずだが――障害者に関わる主題に多く長く関わったのは、中核派、解放派といったそれと敵対する勢力だった――、仙台ではそんなこともあったらしい[★19]。千葉も、埼玉も、そして東京にも大学はあって、わずかな数ではあるが大学生がやって来た。そのなかには大学で「障害者問題」に関わった人たちもいた。他方に、もっと「普通の」人たちがおり、そしてとくに生死のことに思いが至る筋ジストロフィーの場合には「自分の存在の確認」といったことを考えてしまう人が関わることもある。前々回紹介した、この後福嶋の渡米に付いていくことになる(そして双方が辛い思いをする)武田恵津子もそんな人だった。

種類・性格はずいぶん異なるようだが、これらの人々はときにそうは違わないのでもある。党派が党勢の拡大、運動への動員を狙うといった場合には、そんなことは考えたことのない人たちとの間の距離は開くだろう。しかし常にではなく、党派に属していてもけっこう生真面目な人はいる。すくなくともいっとき、社会運動は筋ジストロフィーの人たちの動きにも影響を与えた。

福嶋は七六年頃から施設を出ることを考え出す。七七年に高等部卒業、大学の通信教育を受け、学生ボランティアの介助、協力で下宿して、三週間の夏季スクーリングに参加。浦和市の三島典子と知り合う。三島は大学生だったが浦和市役所に就職してからも病院を訪ねてきたりした。福嶋が療養所を出たいと言うと、それは当然だと三島は言う。また、高野を支援し、そして別れることになる加藤裕二も当初は大学生で、病院を時々訪れ、卒業後、静岡で働く。福嶋は米国の「自立生活センター（Center for Indipendent Living＝ＣＩＬ）」のことを加藤から聞いたと言う（福嶋［1987:108］）。そして八〇年の夏、その加藤に誘われて高野たちと静岡の「ひまわり寮」に一週間滞在する。制度が整わない中で介助をどう調達するかが気になっていたのだが、「何名かの障害者が集まれば一名の専従者を雇うことも可能になるというように［…］画一的に考えず、いろいろ工夫すれば私たちにもできるかもしれないという感触」（福嶋［198412:270-271］）を得ることもできた。

8　米国

療養所から出ようと思い、加藤から米国のことを教わり、そして勉強してきた英語をさらにという動機もあって、福嶋は米国行きの願望を周囲に話す。そして「ＩＣＹＥ（国際キリスト教青年交換連盟）」の海外派遣プログラムのことを知り、応募。八一年一月に試験を受け、合格する。ＩＣＹＥの事務局は、もっと軽度の人を考えていたらしく、困ると言われたが、やりとりし、福嶋の責任で介助者をつけること、介助者の費用は自己負担という条件で認められた。

最低でも三百万円が必要だという費用だったが、自らの貯金は五十万円に満たず、養護学校教諭でアマチュア無線を教えてくれた伊藤璋嘉（372頁）が呼びかけてできた「福嶋あき江と歩む会」がカンパを集めて費用を調達した（福嶋［1987:186］、伊藤［1987:214］）。

八一年七月二九日、米国に出発する。サンフランシスコに着く。リバモアのホームステイ先の家族の反対で、当初バークレーＣＩＬに行けないが、なんとかその希望を実現する。三か月が過ぎ、カリフォルニア州のロマリンダに移る。ここでは自炊。両方で英語のクラスに通う。筋ジストロフィーの人にはなかなか会えないが、日本で聞いていたランチョロスアミーゴ病院を訪問。六人の重度の筋ジストロフィー者がいて、人工呼吸器を乗せ舌で制御する電動車椅子を使って外出しているのを見る。「彼らは、電話を使って、積極的に募金を募り、生活に必要な器具を購入します。介助の人の給与も募金と補助金でまかなっていると言います。／死の間際まで普通の生活をしようとする意志。／あと何年で、私は彼らのようになるのでしょうか。」（福嶋［1987:134］）

その後ボストンに移動し、ボストンCIL等を見学、筋ジストロフィー者のエド・ロング他に会う。八二年になっている。ボストンでは米国人の介助者を雇ってみる。九月にはハワイに移る。滞在中、八月三一日に姉のすみ江が下志津病院で亡くなったことを知らされる。障害児を（少人数の障害児のクラスに）受け入れている公立学校等を見学する。そして帰国。一九八三年、下志津病院を出て「共同生活ハウス」を始める。

「国際障害者年」の八一年前後から米国の「自立生活運動」「自立生活センター（CIL）」の活動の紹介がはじまり、米国の運動家を招いた講演会等も開催される。そしてこの八一年、ダスキンが障害者の米国での支援する事業――現在の名称は「ダスキン障害者リーダー育成海外研修派遣事業」――が始まり、多くの人がバークレーCIL他に詣でることになる（ICYEによってという人は他に知らない[★20]）。

そして多くの文章が書かれ本も出版された。外国から人が来た。おもには米国であった外国への派遣が始まって、それに応募して、それが初めての体験であったという人たちもたしかにいた。筋ジス病棟の場合には、社会の他の部分からの距離がより大きいから、当時この国の「現場」にあったものはそう入っては来ず、むしろ外国の事情を活字・文字情報で知るといったことの方がありうるようにも思える。ただ、ここで見ている二人について、またその少し手前にいた山田たちについては、まず当時この国にあったものに接触し、米国の情報もそこから得ていることがわかる。

むしろ、七〇年代末から八〇年代にかけて外国の動向を知らせる側にいた研究者・実務家において、この国の七〇年代の動きとの接点は少なかったようだ。関わりがないかあるいは糾弾される側にいて、その動きの中に入ることが少なかった。他方、自らを批判してくる側のものでなく、「外国の動向」「潮流」であるとなれば、それを受け入れることには抵抗がない。そんなことがあって「自立生活運動」は一九八〇年以降米国の影響で始まったとされることにもなるのだが、それは違う。そのことを確認しておく必要もあると思ったから、本(『生の技法』)を書き、辞典の担当項目他でもそのことを書いてきた([199905b][200208])。ただそのうえで、米国に行った人たちが、というよりはその国のなかでもその国らしくない変わった土地というべきかもしれないバークレー他で「ものおじしない」米国の障害者たちに会って、元気がでたということはたしかにあった。また、介助(者)を得る仕組みについても学ぶことがあった。

ただ福嶋の米国行きにおいては、同行を引き受けてくれた武田恵津子との間に強い軋轢が生じた。米国に行かせてくれた人たちへのお礼の気持ちがあって書かれ始めたという福嶋の本には、その武田とのことがかなりの分量で書かれている場所がある。また武田へのインタビュー(武田[1987])も収録されている。そして、米国から戻って始める「共同生活ハウス」「虹の会」でも困難は続いたと本の編者の柳原和子は言う。前節に見た高野岳志もまた協力・支援を得てきた加藤裕二と別れることになった。それをどのように解するかということもある。しかし介助という関係における「コンフリクト」はこの国の「障害学」の人たち等によってずいぶんと書かれてきたことでもある。とすると加えることもないのか、そうでもないのか。次に、八三年以降の福嶋について。

9 記憶・記録

一九五七年に生まれ、六六年に千葉県の国立療養所に入所、八一年にそこを出て千葉市に暮らした（八四年に亡くなった）高野岳志と高野に関わることを第一節で記した。そして同じ年に生まれ、同じ施設に同じ年に入所、八三年にそこを出て浦和市（現さいたま市）で暮らした（八七年に亡くなった）福嶋あき江について、続きを続ける。

記しているのは、まずは個別の、ずいぶん小さなことではある。ただ、その人たちの試みは、少ない人たちにはいっときは知られた。たんに忘れればよいというものでもない。そしてその動き・営みを辿ることで、うまくいけば、この国の戦後、どのような場所でどのように人が暮らし、それがどのように変わって、あるいは変わっていかなかったか、そこにどんな事情があったのか、それを捉えることができると考える。

前項まで、福嶋が療養所を出るまでのことを見た。福嶋は国立療養所が筋ジストロフィーの子ども（と重症心身障害児）を受け入れ始めた時に入所した。当初訓練に熱心に取り組むが、さしてよいことはなく、身体の状態は進行し、訓練に批判的にもなる。死を恐怖するが、それが施設で隠されていることをよくないとも思い、仲間の死に際して焼香を申し出たりする。このことも含め、先駆的な受け入れ施設だった下志津他では自治会等の活動が活発で、それが許容された。それは高野や福嶋のその後に関わってもいる。そして福嶋は八一年に米国に行き、八二年に戻ってくる。そこまでを記した。

八三年二月に福嶋は療養所を出て浦和に移り「共同生活ハウス」を開始し、「虹の会」が始まる。

しかしそこに困難があった、「笑顔が消えていました」「深い傷を感じとりました」と、福嶋が亡くなった年、亡くなった後に出た『二十歳　もっと生きたい』（福嶋［1987］）の編者柳原和子は言う（柳原［1987:199］[21]。柳原は高野岳志についても同じくその困難を書く。それを目の当たりにしたというだけのことであるのか、そうでもないのか、福嶋自身の本でとくに福嶋の困難を言うことについてすこし不思議なところはあるが、その困難そのものはその通りに存在したのだと思う。ただ具体的にその困難がどんなものであったか、わからない。それ以前に、福嶋は、この八七年の本で、米国から帰ってきてからのこと、虹の会・共同生活ハウスについて――八三年から八四年に出た短文が別に三つあるが――書いていない。これはすこし不思議なことだ。八三年から亡くなる八七年までの間にあったことが、柳原の悲しげな言及の他には、わからない。

そんなこともあって、またとりあえずいつもやってみていることとして、まずはウェブ検索してみると、その間のこと、そして本での空白にも事情があることを、ずっと虹の会で活動してきた佐藤一成が書いている（佐藤［1996］［2001］[22]）。HPにあったアドレスに問い合わせたら、まず事務局から電話があって、機関紙のことを教えてもらった。その後、佐藤と幾度かやりとりでき、話をうかがえることになり、二〇一七年六月、埼玉大学の真ん前にある事務所にうかがった（佐藤［2017］）。そしてその時古い機関紙――初期のものは各一部だけがファイルされていた――を借り受け、最近のものはいただいた。その最初期のものは所謂ガリ版刷り、表裏印刷で一枚から二枚ほどのものだ。その場でコピーしてもよいと言ってもらったが、慎重にコピーしないと字の読み取りが難しい。いったんお借りすることになった。ちなみに今の機関紙は分厚く、装丁も含めてよくできている。埼玉には他にもよくできた媒体があるのだが、そのなかで虹の会の機関紙（機関誌）が賞をもらったといったことも聞いた[23]。

高野や福嶋の文章は市販された本等にいくつか残っているが、そんなことは――それにはそれなりの理由がある――普通のことではない。書き物などないことの方が普通だ。そこで、まず人に聞く。機関紙などあれば見せてもらう[24]。そのことについて少し。

人の記憶はたいがい、ある部分がまとめられ、まとめられた部分が繰り返し語られ、さらにまとめられる。同時に外され、消えていく部分がある。それは常に起こることで人の記憶や語りとはそんなものだ。佐藤自身、人が違えばまとめ方、振り返り方も違ってくると、幾度か話した。まず、そのようにまとまること自体がなにごとかを示していることがある。それとともに、外されていく部分にも、やはり外れているその事情も含めて、なにかある場合があるだろう。

虹の会については、これから少し見ていく「ケア付住宅」がそんな「きわ」の場所にある。会の歴史が語られる時、それは前には出てこない。また福嶋の本やいま読むことのできる八四年までに書かれた文章にも出てこない。八五年に知り合い、八七年に亡くなるまでの二年ほど関わった佐藤の文章にも出てこない。ただ、一時間以上は話をうかがっていったんほぼ終わってから、古い機関紙のある棚に案内してくれながら、そういえばという感じで佐藤は、「ケア付き住宅というのが当時流行って」、「今考えると発想は完全に施設なんですけど」、ケア付住宅のことを福嶋が「言っていた、というか、それしか知らなかったというか」といったことを語った。それで私は初めて知り、そして必ず返す約束で貸してもらった機関紙を見ていくと、たしかに出てくる。それは八七年の福嶋の死をはさんで八五年から八八年までの間、語られている。

私は、じつは、ケア付住宅がその会の歴史の後景に退いていったこと、佐藤の記憶・認識のなかにも大きなものとして残っていないこと、それでよかったと考えている。その説明は後でする（341頁）。ただ、そんなこともあったということを押さえておくこと、消えていったことを知っておくことにいくらかの意味はあると思う。

そのときどきに書かれたり話されたりした記録が残っていると、かつてはあったがその後消えていったというその跡が辿れることがある。例えば機関紙にはそんなところがある。機関紙は、どんなにうちわで作られたものでも、やはりいくらか外向けのものであるといった媒体だが、そのときどきにおいて、建前として何をしようとしているのか、することになっていると思っているのかを知ることができる。他方で、人のなかには残っていくもの、ときには強められていくものと、消えていくものがある。すると、その差分を知ることができ、差分について考えることができる。

10 共同生活ハウス／虹の会

八三年以降についてはまず福嶋［198303］［198401］［198412］がある。これらの全文を当方のサイトの「福嶋あき江」の頁に引用してある。

慶応大学のスクリーニングで知り合った三島典子が浦和市市役所に勤めていたため、福嶋は浦和市に住むことにした。八三年二月に始まった「共同生活ハウス」は一階八畳一間、二階六畳と四畳半の二部屋の賃貸の一軒家だった。一階に福嶋と、交通事故による頚椎損傷で病院に入院中、福嶋たちが同居者を求めていることを知らせる新聞記事を読んで希望してきた戸塚薫が住んだ。戸塚は福嶋の亡くなった後も虹の会の会長等を務め、二〇一五年に亡くなった。そして二階に、朝九時から夕方六時まで介助にあたる専従介助者、「日常的な介助はしないけど、いざというときの助っ人であり、精神的な支えでもある」（福嶋［198401:180］）「スクーリング時代からの友人で緊急時の介助や連絡にあたる同居人として」（福嶋［198412:273］）三島が住んだ。計四人。

専従介助者には一月十万円を払った。福嶋の生活保護他人介護加算（cf.［199005→201212:354-413］［199905］[★25]）から四万円を、戸塚が事故の補償金から四万円を出した。二万円は「「虹の会」という、重度障害者の地域社会での生活を保障して、共に生きる場をつくっていこうということではじめられたグループがあって、年二回、映画会やバザーを開いて収益をプールしたなかから出しています。といっても、ついこのあいだ、第一回めの映画会をやっただけですけど」（福嶋［198401:180-181］）。

この形態は積極的に選ばれたわけではない。「まず住居形態において、私たちは戸口がそれぞれ別でいて互いが連絡のとれる距離での生活、つまりアパートの一階をずらりと借りるというような形を描いていたのですが、現実は厳しく、一階八畳一間、二階六畳と四畳半の一軒家でスタートすることになったのです。しかし、二十歳を過ぎた者同士の一軒の家での生活は決して理想的な形ではありませんでした。一階八畳にKさんと私、二階に健常者の二人が住み、夜になると学生さんが私たちの介助に入る、それはみんながガラス張りの状態だったのです」（福嶋［198412:2735］）。

制度による供給が不足しているなかで、介助者を「共有」することになった。「共同生活」については千葉の高野たちの活動、静岡の「ひまわり寮」（302頁）を参考にしたという。また一つ、介助者――たぶん無償の人が想定されている――を自分で集める人もいるが、それは誰もができることではないと言われる。

「二十四時間の介助を必要とする障害者が地域社会で生活していく場合に、いままでは、それぞれが自分のちからで介助者を募ってやってきたでしょう。介助者を募っていくこと自体が運動で、それはそれでとっても大事なことだし、そのひとたちのおかげで障害者が地域で暮らすことがある程度定着したのは事実なんだけれども、誰にでもできることじゃないと思うの。健常者を組織できる強いひとに限られてくるんじゃないかしら。」（福嶋［198401:181］）

「二四時間の介助を要する人たちが、学生さんや社会人の協力で介助ローテーションを組んで一人で生活しているという話も耳にしていましたが、夜はその体制が組めても、日中学生さんに学校を休んでもらうということは、互いの生活の保障という意味で一番したくない点でした。日中の介助をどうするか、現行の家庭奉仕員制度では週二回（一回二、三時間）程度の介助しか求められません。あまりにも冷たい福祉制度、それでもそんな現実のなかで静岡市の方で脳性マヒや筋ジスの人たちが健常者の人たちと同じ屋根の下で共に生活しているということを聞き、その生活を一週間経験することができたのは大きなステップでした。介助のことにしても、何名かの障害者が集まれば一名の専従者を雇うことも可能になるというように、すべて実践のなかで生まれただけに重味がありました。」（福嶋［198412:270-271］、福嶋［198401:180-183］）

そして当初、介助者・健常者との同居については、「中途障害者でまだとまどいを感じているＫ［戸塚］さん、まるっきり地域のなかで暮らしたことのない私にとって、健常者が常にいる生活は安全で、第一歩を踏み出すには決して否定できない形でした」（福嶋［198412:272-275］）とも言う。ただこれは、双方にとってきついところがある。その後、介助者は別に住み福嶋と戸塚はマンションで共同生活する形態に変わり、そして各々アパートでの生活となる。その中で、福嶋が住んだところが事務所的にも使われ、そこが「共同生活ハウス」と呼ばれたようだ。

そして「虹の会」は共同生活ハウスの運営主体。「ゆくゆくは宿泊設備もふくめて、アメリカのＣＩＬ（自立生活センター）的な機能もはたしたいという遠大な計画がありまして…。でも、直接の目的はやはり介助の確保、とくに平日の昼の介助を確保するということね。」（福嶋［198401:181］）月二万円の不足額をバザーをしたりお茶を売ったりして得た収入や年二千円の会費によって賄おうとする。そしてこの会の実質は、夜間の介助を担当する、ボランティアの、埼玉大学と千葉県立衛生短期大学（現在は千葉県立保健医療大学）の大学生の集まりだった。また専従介助者の休みの日の介助には主婦のボランティアが入ったという。入居者二人は女性だったから、会員にも女性が多かった。

「専従」の人にぎりぎりのお金を払い、夜間と専従の人の休みの日のボランティアを大学生から得る、月二万円ほどのために、バザーで、またお茶を売って、いくらかの収入を得る。それ以外のことはなかなかできなかったようだ。しかし、あるいはそんな状況だからこそ、次を、しかしすぐに「ＣＩＬ」にも行けない中で、考えることにはなった。機関紙をみていくと、八五年に「ケア付住宅」を作るという目標が示される。そのこと自体が会の活動の膠着をもたらした部分があるように私には思われるのだが、そのことは後で説明する。それにしてもごく小さな組織において、しかも実現しなかった二年ほどのできごとだ。しかしそれでも、ここに記録しておく意義はあると私は思う。それが選択肢とされたについての事情があり、そしてその事情は今でもなくなったわけではないからである。そのことを考えることは、ではどのような道を進めばよいのか、その戦術に関わる。機関紙『にじ』に、その経緯がたいがいごく簡単にではあるが、記されている。

一九八五年、福嶋。「新年度方針で、特にケア付住宅の実現を目指して初めて動き出すことになりました。／共同生活の維持・運営と、この大きな目標を平行して行うことは、代表としての力量に不安ですが、精一杯やりますので、皆さんよろしくお願いいたします」(『にじ』一〇・八五年六月)。

『にじ』にその切り抜きが載っている同年十月二二日の『埼玉新聞』。見出しは「独立した個人として」「「ケア付き住宅」目指す」「浦和のグループ「虹の会」」。「「虹の会」は五十七年七月に発足。以来、一軒家や民間アパートなど三回、場所を移りながら「共同生活ハウス」を運営してきた。将来的には通いの介助者ではなく、同じアパート内に健常者と障害者が部屋を独立して持ち共同生活ができる「ケア付き住宅」を目指している。」

この八五年、東京都八王子市の「八王子自立ホーム」(345頁)、埼玉県の「しらゆりの家」に見学に行く。後者は七〇年代に問題になった施設のはずだが★26、そのことはたぶん知られていない。

「ケア付住宅実現にむけて(これまでをふり返って…)」という記事。「重度障害者が地域社会の中で人間らしく生きられるよう、その生活の場づくりを目指すことを目的として、虹の会が発足しました。そこで、障害者のニードと利用できる行政サービスなどを考え合わせる中で、共同ハウス構想が生まれました。それは、同一アパート内で呼べば介助が得られることや、健常者とのつながりがもてるような住居形態でした。／発足当初は「借家での健常者との同居生活」からはじまり、「マンションでの一戸口・二人の障害者共同生活」、「戸口別アパート生活」の実践と、形態が変わるごとにニードが明らかになってきました。こういった実践をいかした虹の会独自のケア付住宅をつくっていこうと、現在、運営委員会では動きはじめました。」(『にじ』一五・八六年二月)

八五年十一月の学習会の報告。「住宅状況の現状について報告がなされる。それによると、重度の障害者が公営・民間いずれも入居するのが難しい状態。神奈川県で建設中の「ケア付き住宅」などの動向を見ていくことにする。更に、障害者が利用しやすいように設備を改造する場合も、個々の利用者のニーズに即して考え、「ケア付住宅」全体としての利用しやすい形態を考えていく」(『にじ』一六・八六年五月)。

「今年度の活動方針であった今までの「共同ハウスで」の実践の報告書、「ケア付住宅」実現に向けての青写真作りも、大変遅れています。」(『にじ』二一・八七年一月)

八七年三月、相模原市の「シャローム」(347頁)を見学する。機関紙には、県で検討委員会が設置され検討されたこと、民間アパートを借り上げたものであること、ケアの合理化、入居者の連帯感が入居者から言われたこと、ただ個々の生活の独立性に懸念があること、自分たちも公的保障を求めていくべきこと等が言われる（『にじ』二四・八七年五月）。

しかし同年七月、福嶋は死去する。同年十一月、「福嶋あき江を偲ぶ会」での会長代理あいさつ。「福嶋さんの遺志を継いで、虹の会はこれからもケア付き住宅の実現を目指して頑張ります」（『にじ』二八・八八年一月）。

八八年五月、第七回定期総会（会長：戸塚薫、副会長：石川弘尚・豊田悦子）で採択された「新規約」「5（活動方針）本会は目的達成のため、以下の方針に基づき活動を行う。／(1)ケアつき住宅を地域のなかにつくり、その実践を充実させてゆく。」

こうしてこの時期までケア付住宅は掲げられてはいる。しかし次第に後ろに退いていく。福嶋が亡くなった後もしばらく借り上げていた部屋は維持される。そして新しく始まった企画・事業としての「体験入所」のために使われるが、その部屋は費用負担の問題から手放されることになる。

いっとき望まれたこと、そして後退していったことをどう見るか。たった二年の間、福嶋の死もあって立ち消えになっていったことを見る必要があるか。あると考える。

まず、ケア付住宅に実現の可能性がほぼなかったということではないか。住宅を、という以上、新たな建物として建てるか、既にあるものを借りるかである。これからみていくように、建物ができることも実際にはあった。しかしそのためには、自治体に認めさせ、金を出させることが必要だ。時間がかかり、予算がかかる。虹の会の場合、実際には具体的な働きかけをしてはいないし、始めてもいない。福嶋がもっと生きたとしてもその段階に進めただろうか。例えば埼玉県に申し入れぐらいしたとしても、現実的な折衝に持ち込める可能性があったか。

後述するように自治体が建設を認め作られたところはある。それで現実性はあると考えられていいのかもしれない。ただ一つ作るのにひどく手間はかかり、金もかかり、その次が続くことはなかった。そうしたなかで、別の生活に移ることもできないなら、とても少ない数の人たちが、同じところにずっと住むことになる。それで住んでいる人は仮によいとしても、新しい人は入れない。数を増やそうとしても、建物を新たに作るとなればその費用がかかる。八〇年代は地価が上がっていった時期でもあった。こうしてこの策は、ぐるぐると狭い範囲を回ってしまう。八〇年代半ばにはこうしたことは見えていたように思う。しかし追求されようとした。それに付いていこうという人たちがいた。福嶋もそういう人だった。

12 『自立生活への道』（一九八四）

ケア付住宅、その他が要求される文脈、流れがあった。福嶋たちはその流れの中にいたが、その流れのことを知らなかったはずだ。別の流れがあり、全体のなかにあることを知らなかったはずだ。福嶋は、高野の協力者であった加藤裕二から障害者運動のことを聞いていたし、「国際障害者年」でもあった八一年に米国に行ってもいる。その前後に知識を得たはずだ。ただ、それより前から始まり、対立の契機も含まれていた日本の状況、その中にケア付住宅も位置づいていることがわかっていたとは思われない。だが、若く、米国に行って帰ってきたりなどして目立つところにはいたし、活動を始めようともしていたから、当時の、ケア付住宅、その他が要求される文脈、集まりのなかに、たぶんその文脈はよくわからないまま、入れてもらうことに、入っていくことになった。

虹の会がケア付住宅を目標とするとしたその前年、八四年の十二月、『自立生活への道』（仲村・板山編［1984］）が出ている。[★27] 市販された本で「自立生活」の表題をもつものはこれが最初のはずだ。編者は当事日本社会事業大学の仲村優一と板山賢治。板山は刊行時の職場は日本社会事業大学だが、厚生省社会局更生課長等を勤めた(自伝的な著書に板山[1997])。板山がその課長の時、「七五年に予定されていた実態調査が、優生思想による障害者の抹殺に結びつき、施設収容政策を推進するものだとして批判され、阻止されて以来、日本の障害者に関するデータがなく、そのため、この年を迎えるにあたって何としても調査を実施したいという強い意向が厚生省にあった」([199010:208→2012:308])。具体的には板山にあった。厚生省・板山は障害者団体との対話路線に転じた。

本のあとがきで、板山はその八〇年調査について「「賛成とはいえないが、反対はしない」という結論をえて」調査は実施されたとまとめる(板山[1984:316])。実際にはそう単純ではない。「全国障害者解放運動連絡会議(全障連)」は反対、「障害者の生活保障を要求する連絡会議(障害連)」も結局反対した。ただ確かに、当時の、七八年の横塚晃一の死去後の混乱もあり「過激」な部分が一時後退した時期の青い芝の会はそのような方針になった。そしてその中心部分は東京青い芝の会の人たちだった。最初は東京から始まった青い芝の会は、七〇年代初頭、神奈川の青い芝が突出した行動を始めるのを受け、それに対抗するかたちで「東京青い芝の会」を名乗る。そしてその人たちは、はっきりとした主張をしつつ、八〇年の調査をきっかけに板山らとの関係を作り続けていく。この調査をめぐる話し合いの中で板山は「脳性マヒ者等の生まれた時からの障害者の生活問題に関する研究」を行なうことを約束、課長直属の研究会として「脳性マヒ者等全身性障害者問題研究会」が八〇年三月に始まり八二年四月まで続く(委員長は仲村)。八五年の本はその研究会の成果とされる。福嶋や高野はその研究会のメンバーではないが、本の執筆者には加わっている。そのようにしてこの時期のこの動きに連なることになる。

東京青い芝の会の主要なメンバー(その幾人かは八王子自立ホームに住む人たちでもある)の積極的な主張は、一つに(生活保護ではなく)年金による所得保障、一つにケア付住宅の建設だった。そして三つ目は介助の極小化だった。当時の文献は『生の技法』([199010][199010b])にかなり網羅的に挙げたか

ら略す。★28

ケア付住宅の主張・要求は七三年に始まっている。「東京都八王子自立ホーム」は東京都に要求された。七六年から七八年にかけて委員会で検討され、八一年に開所。かなりの時間がかかった。これがケア付住宅の名で呼ばれた最初のものだ。

所得保障政策については、生活保護の問題性を指摘し、年金による所得保障を主張した。八五年に障害基礎年金が導入され、金額等の問題は別として、その主張は実現されたことになる。★29

そして、介助を多く要求することは依存を強めるといった主張をして、介助制度の拡充を求める人たちと対立することになった。

この三つをどう解するかである。その時のことを、まず穏健派・現実派とより原理主義的な反対派の分化とまとめることはできる。ただ、もう少し丁寧にみていくこともできる。そしてこの分化を、私は一九九〇年に書いた時より、長く説明することができると思うし、今ここでそれをしておいた方がよいと考えた。既に七〇年代にあった分岐は、そこに誤解や遺恨の類も含まれているのだろうが、しかし無視できないものを示していると考える。東京青い芝の主張にはまずはもっともに思えるところがあるのだが、やはり妙な部分がある。かつて書いたこと（[199010a]）をもう一度検討して、言いなおす必要があると考えている。

本の説明に戻る。二部構成の第一部を社会局更生課の身体障害者福祉専門官（→昭和女子大）の河野康徳が書いている。「生活の場のあり方については先進国に示唆的な実践例があるが、国情の違いなどのためそれらの方策をそのままの形で導入するのは適当でない。／［…］自立生活というものを、家族との同居や施設入所以外の生活に限定してとらえるのは現実的ではない」（河野［1984a:18］）と言う。日本のケア付住宅のモデルにもされたという「フォーカス・アパート」の紹介をしているのも河野だ（河野［1984b］）。

そして東京青い芝の磯部真教（執筆者一覧での所属は八王子自立ホーム）の「自立生活とは」（磯部［1984］）が第二部の先頭に置かれる。今岡［1984］（所属は八王子自立ホーム）で介助最少化の主張がなされる。そして八王子自立ホームを紹介しているのが寺田［1984］（東京青い芝の会）。さらに秋山［1984］を書いている秋山和明も電動車いす使用者連盟の所属になっているが東京青い芝の会員で、障害者の執筆者十四人のうち四名が東京青い芝の会員。

そして東京青い芝が主導権を有していた時期の全国青い芝の会長だった白石清春（うつみねの会★30）が、所得保障・年金について一つ（白石［1984a］）、「脳性マヒ者が地域で生きる会」の活動について一つ（白石［1984b］）書いている。虹の会の人たちが八七年に見学に行ったのが、この相模原市の組織――白石は福島青い芝の会を始めた人だったが全国の会長になって神奈川にやってきて、相模原でこの会を作り活動した――が運営する「シャローム」。この原稿の時点では「自立生活センター（仮称）」を建設したいと語り、その「近くに居住部分（個室）を設け［…］ます。そして、ここは独立した生活を目ざす訓練の場であるので、あくまでも通過施設とします」（白石［1984b:259］）とされる。「通過施設」「移行の場」であることをこの時期にも強調する人たちがいた。ただ、条件次第ではその流動性は弱まる。実際に八王子自立ホームがそうなったことが後に指摘されることになる。そしてこの時にはまだできていなかったシャロームは八二年に運動が始まり、八六年に開設。その翌年に虹の会が見学に行ったということになる。

もう一つ、ケア付住宅に関わったのは「札幌いちご会」で、その代表の小山内美智子の文章もこの本にある（小山内［1984］）。この会が運動して、八六年にできたのが「北海道営重度身体障害者ケア付住宅」だった。こうして、八王子、相模原、札幌とこの時期あった試みは、横浜市にもう一つ「ふれあい生活の家」があるが、この本、というよりこの時期のこの流れの中に集められている。

そして国立療養所から出てきた筋ジストロフィーの人たちによるケア付住宅として、八七年四月に「ありのまま舎」が開設される。八王子、相模原、札幌も開設にずいぶんの労力と時間が費やされたが、それでも施設は公営だった。それに対してありのまま舎は、「福祉ホーム」という制度は使いつつ、民間の、莫大な労力と知恵と時間を使って作られた。それが国立療養所体制に対するこの時点での代案とされたということにもなる。しかし、それは、費やされたものの大きさのわりには…、と思うところがある。そしてそれは、ありのまま舎に力を注いだ山田富也自身が言うことでもある。

なぜそうなったのか。そのことについていくらかを言うことができるように思う。そしてそれは、福嶋や高野が面したと柳原が記した困難について、そしてそこから完全に逃れることなどできないにしてもいくらかを減らす手だてについて言うことにもなるはずである。それはたぶん、ひどく単純な、言うまでもないような答である。しかしその単純なところになかなか行かないその事情はすこし複雑であり、ケア付住宅やその周りに配置された現実や言説もその停滞の一部である。このことを示せると思う。

3　八〇年代

1　書いている場所、再々

二人について書く前、第3章で主に六〇年代の国立療養所に関わる話をかなり長く書いたのだが、それが七〇年代の体制にどのようにつながったのかについて、それが八〇年代の高野・福嶋には使えないものであったことについて、覚え書のようなものを書く。

ずいぶん長くはなっているのだが、本来はもっとずっときちんと調べられ書かれるべきことだ。だが、そんな仕事が現われないからこんなものでも必要だと考える。そしてそれは、現在ほとんど気づかれておらず言われることのない亀裂、対立、不在の「筋」を言うことでもある。立派な人たちがいて、立派な行ないがなされた。例えばスモンといった社会が与えた薬害に苦しむ人を救おうという人たちがいて実践があった。それは今、たんに知られないか、あるいは賞賛される。ただ、その道筋があったことにおいてかえって困難になったことがあった。同時に、ゆえに、別の道が現れた。そのことを書いておかないと、もうすぐ、まったく消えてしまうだろう。そんなことを思って書いている。

同時に、ためらうところはある。一つそれは、立派な活動家としてではないが、私が一方の側に、別の本で書いたところでは「造反」を基本的には支持する側にいたからだ。すると、記述は自然に偏ることにはなりそうだ。ただ、そういう場所取りをしたことがないとそもそも起こったことを知らず、そのできごとの文脈を初めは理解できず、書けないということがある。また、いたからかえって、その場が様々にたいしたことがないものであったことを知っているということがあり、抑制的であることができるところもある。また、「研究倫理」としても、かえって自覚的・自制的になろうとはする。

ためらうのはまた一つ、現在から過去を裁断してしまうところがあるからだ。以前書いた精神医療に関わる領域については言えないことだが、別の道と述べたものは、いま結局はその道を行くしかなかったのだと言えると私は考えている。それは後知恵だと、先人の苦労を無視する行ないだと思えなくもない。そしてさらに一つ、かつてあった亀裂・対立は、いまはずっと緩いものになっていて、そして私はそのことが基本的にはよいことであると思ってもいる。ただ、みながこれから仲よくやっていくためにも、あったことはあったこととして記しておく意味はあると考える。

それで、他に書く人がいないから、そして書く価値がないとは思えないから、そのごくごく粗い筋だけを、書いておくことになる。

2 石川左門

一九六〇年代の施策の誕生・発展について、家族の会、その全国組織、筋ジストロフィーであれば日本筋ジストロフィー協会が大きな役割を果たしたことをみた。国立療養所の経営者でもある医療者たちもまたそれを賞賛した。そうして、医学者・経営者と家族は互いに手を携えあって、讃えあって、ともに政治に働きかけ、政治家の理解をえて、施策を進め、進めさせてきた。

ただ、筋ジストロフィーの関係者の一時期に限れば、その動きは一様なものではなかった。日本筋ジストロフィー協会（日筋協、六四年発足）と東京進行性筋萎縮症協会（東筋協、六四年発足）との対立があった。前者の役員を務め後者の会長だった石川左門は、前者の全国組織の役員を解任され、東筋協は日筋協から離脱する。

石川左門（一九二七～二〇一六）は石川正一の父親。正一は一九五五年十一月生、デュシェンヌ型の筋ジストロフィーの人で、七九年六月に二三歳七ヵ月で亡くなった。著書に『たとえぼくに明日はなくとも——車椅子の上の十七才の青春』（石川［1973］）、正一の亡くなった後に出た共著書に石川・石川［1982］。正一は、その本によって、そして左門が語り続けたことによって、とくにそのキリスト教の信仰によって、一部の人たちに記憶されることになった。左門は、正一の死後、東京都日野市に住まい、活動を続けた。

私の勤め先関係の人たちが石川に二〇〇九年にインタビューをした記録（石川［2009］）があったが、そのままになっていた。「許可が得られれば引用することがあるかもしれない」と以前（『現代思想』二〇一六年二月号）記したが、その年の一月六日に亡くなったことを後で知った。もっと早くに手続きがとられるとよかったと思う。その時の記録から左門が他の文章などでも公表している部分を引く。本人によって書かれたものは多くないが、それでもかなりの数はある。

組織内部での対立は、実際にはしばしば起こることだが、その多くは内部の一部にしか知られない。ただ、ときに外部からも知られることがある。次に対立には、じつにくだらない成分の割合の方がたいがい高い。しかし常にそれだけ、というわけではない。そして、くだらなくそして醜くもある対立のなかで、喧嘩のため言いがかりのための素材という契機も含みつつ、論点としては重要な論点が現われ、まれにではあるが研ぎ澄まされることもないではない。

そしてもちろん、対立は多く、双方からはまったく別に見える。左門がいたのと別の側、日筋協の側からは違うことが言えるのではあるだろう。二つの団体の機関誌等の資料を丁寧に追えば、また、他方の側からも話を聞けるのであれば聞けば、かなりのことがわかるのではないかと思う。ここでもきちんとした研究がなされるとよいと思う。ただ対立があったのは事実であり。私はまずそのこと言い、何が争点になったのかを示す。

結核患者が抗生物質の開発によって、短期で社会復帰ができるようになった。結核病棟でどんどん退院患者が増えてきた。そうすると空きベッドができた。その空きベッドをどう埋めるかということになる［…］筋ジスの施設づくりを［…］一年という、とても普段の普通の運動じゃ考えられないような短期でもって対応をしてくれたということになる。そこで、我々も血の通った行政官がいるものだと思ったのですね。喜びをもって、子どもを、延命効果がでるというようなことをもって、どんどん入れた。

入れてみたところがですね、入れた後どんな生活をしているのかと思って、親御さんたちが顔を出すとですね、どんな様子かというと、小さな小さな声でもって、看護師さんやお医者さんに聞こえないような声で、気を遣いながら、「お父ちゃん一緒に帰って。お母ちゃんおうちに帰りたい。」みたいな、そこから初めて子どもの幸せって何？　一分でも一秒でも子どもの延命を期待することだけが幸せなのか。本当に子どもは短くてもいいんだし、生まれてきてよかったと思えるようなそういう生活、そんなんだったりこんなんだったりとってても最大な願いというのは、できれば家族一員として最後まで生きて終わりたい。それが子どもの本音だということが分かったわけです。［…］

東京だけがですね［…］子どもが生まれてきてよかったというの生活を実現するためには、何でもかんでもとにかく延命効果を期待するだけの施設の生活・施設づくりであっていいのだろうか、むしろ［…］条件が整えれば、最後の最後まで子どもが家庭の一員として送れるような運動こそが本来の子供の幸せを考える運動じゃないかということがあってですね。東京の場合には、国がお子さんを引き取るようなことだけの運動はしなかったですね。

そうしたところがですね、大問題になってしまう、全国組織の中で。というのはですね、設備と医者がついた。すると、その翌年は出来た予算の額をいかに増やすかということが、第二の運動の目標となる。ところが東京は［…］子どもを引き取って、とりあえず頑張るところまで頑張ろうということで、末期の難病を気にする子どもでも、とにかく人間らしい生活をできるようなそういう生活の保障を地域の中で考えることも、一つの大きな大きな親としてのなすべき課題じゃないだろうか。

それからもう一つは、地域の中で運動しているときに、一様に遺伝に対する知識がないために「聞き取れず」という人は、非常に多かった。だから、必要な人には遺伝に対するＰＲをしなければならない。遺伝の問題について会報に出した。

そのようなことがあって、全国の日本筋ジストロフィー協会から五年間にわたって、全国総会の除名処分になった。東京の人たちが選出したのは俺たちだからね、俺たちが選んだ代表を全国総会で除名することは東京を除名処分することだ、東京を奪還すると言って、私についてきてくれたのです。(石川［2009］)

対立点・論点は幾つもある。一つは、筋ジストロフィーも型によっては遺伝するのだが、このことを公表したり告知したりすることを巡ってのものだった。この主題については、ずっと後に貝谷・日本筋ジストロフィー協会編［2001］が出されることにもなる。このことについても誰かまとめてくれるとよいと思う。

一つ、すくなくともこの時期、そしてその後も長く、病院・施設を出ること自宅に住み続けることは、命が短くなることといっしょになっている。さらにさきの告知の問題も伴う。そこで石川たちは「死生学」の方に行く。書籍としては『死と向かいあう看護』(大段・石川・土橋［1974］)、『死と直面する』(石川他［1992］)がある。『生死の語り行い・2――私の良い死を見つめる本 etc.』(［201708］)で死を「見つめる」「直視する」本を並べ紹介した。そこには、見つめると何かが見えるのかわかるのか?という些かの悪意が籠っている。ただ石川たちは、「死は恐くない」といったことを「教える」アルフォンス・デーケン――彼が七一年の十二月に上智大学の土手を散歩していて死生学を思いついた時のことを記している部分(デーケン［1995:75-76］)も引用した――らの姿勢とは異なる。そのことにおいて、ここにも対立・分岐が生じた。★31 すくなくともこんなことを踏まえた議論はしてほしいと思う――しかしされていない――のだが、これもここではおく。

そして病院・施設でなく在宅・地域で、と言う。しかしそれは全国組織から受け入れられることはなかったという。それは当然のことだ。子どもを入れるための施設を求め、その施設に子どもを入れるために作られた組織を、出るためのものとして使うのは難しい。

すこしも不思議なことではない。重症心身障害児、精神障害者の会は、実質的には親の会かそれに近いものだったが、施設・病院を増やそうとした。それはまったく切実な思いに発するものであってきた。遺族となって直接の利害を有しなくなっても――歴史ある組織の役員を長く務める役員には遺族がかなりの割合で含まれる――かつての自分たちのことを考えれば、別のことを言うのはためらわれる。「精神」の方では、「造反」の余波もあり病院をよしとしない部分も家族会に現われ、それが活動を停滞させたとその中心にいた人が過去を振り返りもする――そのことも記述されていない（271頁）。それでも八〇年代、「地域で／へ」という潮流は否定されないものにはなる。ただ実質的にそう大きくは変わらない。さらに左門たちがことを起こしたのは施設が渇望された時期のことだ。石川家の場合は、正一もいちど国立療養所徳島病院に入院し、親たちも近くに移住することを考えたという。ただ正一は入院生活を続けるのは耐えられないと思い、結局自宅に戻る。左門はその思いを引き取ることになるのだが、それでも六〇年代、ただ個人でなく、東京の組織が「地域」を言ったこと、左門たちに同調したことの方が不思議なぐらいだ。その組織は全国組織から（すくなくともいっとき）離れる。

それで、東京でどんな地域運動をするのかということだけに全力投球できるようになったのです。つまり、全国運動の負担から解放されたわけです。そのときに何をしたかというと、巡回検診それから通院検診、それから宿泊検診、それから病院への出前サービスとしての訪問検診。この検診事業、具体的なサービス事業をした。（石川［2009］）

日野市医師会や三鷹市医師会といった医師会の協力も得て検診が行なわれる（cf. 池上［1980］、三鷹市医師会［1987］）。七一年度から巡回検診が東京都委託事業に指定され、会の財政基盤にもなったという。それ以前、正一が亡くなるまで、彼の「在宅ケア」を行なうチームがあった。検診は訪問にもつながる。そうした活動を行なったのは後の「難病看護」「在宅看護」に、その先駆者として関わり、中心人物となる川村佐和子、木下安子といった人たちだ。社会学者では山手茂が関わった（川村・木下・山手［1975］、山手・木下［1976］等）。当時のことを記した本がいくらかあり、その後には在宅看護についての数多くの教科書・概説書の類の編者や監修者になる。

そしてその人たちは、すくなくともその時、また志としてはその後も、「革新」、「社会派」の側にいる。例えば川村は薬害スモンの研究や被害者の運動と関わる（cf. 川村編［2008］他）。看護師たちは、少なくともその初期、おおいに働いた。在宅看護、難病看護は発展しただろう。ただ、石川の家には正一の母・左門の妻がいて、左門は勤めを辞めて支援・運動に専念する人になり、さらにそれを囲む人たちがチームで支援した。今でも訪問看護はおおむねそのような仕事である。その拡大・充実をおおいに主張するのではあるが、なされるのはその枠内のことである。そしてその人たちは、その後、二〇〇〇年前から長く「医療的ケア」を（家族については許容しつつ、それ以外は）看護の職とし続けることを強く主張し続けたのでもある。そしてその時、その人たちは学界業界の実力者であり、官庁にも影響力があったから、その主張には実力が伴ったのでもある。

こうして、左門たちが「地域」を主張し、それに手を貸した人たちがいて、作られた体制があるのだが、それは例えば一九八〇年代になって高野や福嶋が国立療養所を出て暮らそうとした時、使えるものではなかった。むしろそれを困難にする面をもっていた。

左門はその後どうしたか。「街づくり」の運動を行ない、続けることになる（石川［1990］等）。そこで、政府からの金をいくらかでも引き出して費用にあてようとすれば、法に規定される法人・事業所となることだ。いくつかの法定施設を作り、運営することになる。と同時に、「医療・福祉の需要のすべてを、行政責任による社会資源の量的拡大に期待することは、単なる幻想を追うことにしかすぎない」（石川［1981］）とも言う。市民自らが負担し拠出する、互助的な活動が志向されることになる。しかし現実にはそれ（だけ）ではやっていけない、だから、法定施設・法定事業も委託され行なう。こうして、日本でやはり八〇年代に盛んになった「市民活動」に落ち着くことになる。

3　山田富也の文章から

仙台の西多賀病院に入院した山田兄弟のことを以前紹介した（68頁）。三人兄弟の三人ともデュシェンヌ型の筋ジストロフィー、長兄の寛之（一九四七～八〇）はその病院が受け入れた最初の筋ジストロフィー者だった。次兄の秀人（四九～八三）に続き、二人の兄が入所した六〇年の八年後、六四年の制度化の四年後、三男の山田富也（五二～二〇一〇）は一九六八年に西多賀病院に入所する。その人は多くの本を書く（山田［1975］［1978］［1983］［1985］［1989］［1990］［1999］［2005］［2009］、共著に山田・寛仁親王・沢地久枝・斎藤武［1995］、山田・白江浩［2002］）が、以下は九九年の本から。六〇年代が概観されるとともに、施設は家族がやっていくためのものであり、本人たちもそれをわかっていたことが記される。

筋ジス運動は、両親たちの切なる思いから始まった。治療法がない。日々障害の度合いは増し、家族の負担は限りなく大きくなっていくことを、親たちは予感した。どの親もわが子を一人病院に置くことは、つらく悲しく身を割かれる思いだったに違いない。

それでも、そうしなければ家族が崩壊する、生活が成り立たなくなる、との危機感は強かったのだろう。入院しているほとんどの仲間はそのことを理解しようとしていただろう。恨むことではなく、ただひたすらにその日その日を必死に生きていこうとしていたと思う。明日に何かを求めることより、今日を生きることのほうが重要で、確かな人生がそこにあったから。

そんな私たちの思いとは少し違ったところで、私たちのために私の両親を含む親たちが動きだしていた。／昭和三十九（一九六四）年三月「全国進行性筋萎縮症親の会」は発足した。あてもなく歩きだした頃のことを思うと感慨深いことだったと思う。

その三か月後には、「全国重症心身障害児を守る会」がスタートした。こうしてそれまでばらばらに苦しんでいた人々にも、同じ悩みを共通の土俵で語れる心の安らぎが得られる場が生まれた。まったく何もなかった筋ジス政策から、新たな段階に入ったのだ。

親の会の動きは早かった。国会、厚生省への陳情などが行われ、厚生省はすぐに検討に入ったといわれる。なかなか国会議員と直接会えず、トイレで待ち構えて陳情したという話も聞いた。

その結果として「進行性筋萎縮症児対策要綱」がいち早く作成された。今では考えられないほど早い対応であったと思う。それほどに親たちの思いは切実で、動きは機敏だった。私の両親をはじめ若い人々が多かったせいだろうか。とにかく、対策がとられることになった。／その手始めに行われたことは、昭和三十九（一九六四）年から四十五（一九七〇）年までの七年間をかけて、国立療養所に二千二十床の病床を整備することだった。その先駆的施設として千葉の国立療養所下志津病院と仙台の国立療養所西多賀病院の二つ、それぞれ二十床のベッドが用意された。昭和五十五（一九八〇）年度には二千五百床の専門病床が二十七の国立療養所において整備された。／国民病といわれた結核が徐々に下火になり、その空きベッドが筋ジス病棟に割り当てられるようになったのだ。／現在では、実際にはおおむね八割以上のベッドが利用されているようだ。(山田［1999:163-165］)

「私たちの思いとは少し違ったところで、私たちのために…親たちが」と言う「少し違ったところ」が何であるかはここでは具体的に書かれてはいないが、基本的には肯定的に、受容の方向で書かれている。様々を省けばこんなまとめ方になるだろう。ただそのもっと以前、山田が二三歳の年の最初の本では別のことも書かれる。


国立療養所西多賀病院は、進行性筋ジストロフィー症の患者を、全国に先がけて、初めて入院させた病院です。／それまでは、どこの病院も、筋ジスの患者を受け入れてはくれませんでした。

誰だって、病人を受け入れてくれない病院の話を聞けば、なぜだろうと疑問に思い、そんな馬鹿なことがあっていいものかと言うでしょう。しかし、ほんの少し前までは、わたしたちの仲間はそういう扱いを受けていたのです。受け入れない理由を聞けばもっと驚くでしょう。／「入院したからといって、病気が全快し、退院していける可能性のない患者は、病院としては受け入れられない」／［…］進行性筋ジストロフィー症は、現代の医学では治る可能性のない病気だし、治療方法も確立していないから、病院に入っても無駄だと言われているのと同じです。

むかしは、不治の病と考えられていた結核やライ病は、病院がちゃんと受け入れてくれましたが、あれは、病院に入院するのではなく、療養所で隔離して療養にあたらせるのが目的でした。療養所として受け入れていたのです。では、筋ジスの患者にも療養所をといっても、進行性筋ジストロフィー症は、結核やライ病と比較して、患者の数も少ないと考えられていましたし、はっきりした一つの病気とは認められていませんでした。
進行性筋ジストロフィー症という病名が一般に使われ始めたのは、日本では、昭和三十七年頃からです。それまでは、この病気は、原因もわからず、治療法もなく、病名さえついていなかったのです。だから、独立したこの病気のための療養所をと望むのは、とうてい無理な話でした。［…］
結核やライ病は、伝染性の病気と考えられていましたから、健康な人たちは、自分たちに移るのを恐れて、療養所に隔離したのでしょう。その処置は正しいに違いありませんが、進行性筋ジストロフィー症が、他人には移らない病気であり、患者も少ない、そして不治の病で、社会復帰ができないからといって、療養所に受け入れられなかったのは、いま考えて、まことにおかしなやり方だったと批判されても仕方がないでしょう。／結核は、医療の飛躍的な進歩、画期的な特効薬の発見によって、比較的簡単に治療でき、全快して、社会復帰もできる病気になりました。［…］全国の結核の療養所の病床はあまっています。／そうした事情もあり、いま全国に、進行性筋ジストロフィー症の患者を受け入れる指定病院は、二十数個所ありますが、その一部が、元の結核療養所であり、結核患者のいなくなった病棟を持っている病院です。
筋ジスにおかされた病人を受け入れてくれる病院もでき、国からの援助も受けられるようになりましたが、それでもやはりこの病気が、依然として、不治の病であり、治療方法も発見されていず、原因もつかめないという暗い事情に変わりはありません。全快して、退院できる病気ではないのです。／入院した患者の多くは、丈夫な筋肉を取り戻し、自分の足で歩いて、正面玄関から退院するのではなく、霊柩車に乗って退院していきます。／発病の原因も解明されず、治療方法もないまま、病院のベッドに横たわり、病気への嫌悪と恐怖と闘いながら、退院のあてもなく、毎日を送っているのが筋ジスの患者なのです。（山田［1975:29-31］）

まず当初病院が受け入れなかったことが批判される。たしかに、治療され回復するのでなくとも、身体の状態の維持に医療が必要であれば、さらにその医療が病院で提供される（しかない）ものなら病院でということにはなる。筋ジストロフィーにもそれが必要なことはあるだろう。ただここで山田は暮らせる場所が与えられないでいたことが不満であり、それは筋ジストロフィーがよく知られていなかったからでもあり、またなおらない病気だからだめだとされているのだと言う。そして結核やハンセン病療養者の収容は（治療でなく）「社会防衛」のためだがそれはそれでよいのだとも言う。

なおる病気改善される障害が施策の対象とされ優先されていたのは事実だ。実際富也の兄二人の時にも、病院もその理由でだめだということになっていて、そして代わりと近藤が考えた福祉施設もその同じ理由で無理だとなった。ただそれが「重心」の子たちの収容も含めて変わっていく。それは結局、伝染しないとしても、「社会防衛」のためにということではなかったか。そしてさきに引いた山田［1999］はそのこと、家族のための収容であることを述べている。となると、対応が遅れたが、対応はなされたという話に収斂しそうでもある。

ただ山田の鬱屈はそれで終わらない。国立療養所が受け入れなかったことを批判した後、国立療養所が受け入れたことに理があったのか、あるのかと問う。

国民病といわれた結核が徐々に下火になり、その空きベッドが筋ジス病棟に割り当てられるようになったのだ。／現在では、実際にはおおむね八割以上のベッドが利用されているようだ。／だが、実際に整備は全国を八ブロックに分け、一ブロック一病院の整備を目標に行われていったようだが、私たち筋ジス患者をどのようにしていこうかといった、明確な方針はなかった。「収容」することがすべてだった。／病院には専門家もおらず、それぞれの地域に点在する専門医に協力をお願いしながら、入院生活が始まった。そのことにみられるように、施策は場当たり的だった。当時の筋ジス政策がいかに実のないものであるかを証明している。

治療法がないのだから仕方ない、という人がいるが、だからこそ時間をいかに有効に使うのかが一人ひとりに求められていることを知っていてほしかった。／重症心身障害児［…］と筋ジスは国立療養所に受け入れ、児童福祉の体系のなかで位置づけられることになったわけだが、国立療養所政策もまた、大きな波のなかで揺れ動いた。とにかくそこに入ればいいんだといったところで進んでいたが、なぜ国立療養所なのかといった問いには今も答えてはいない。

今では、とても考えられないようなことが当時行われた。たとえば、アキレス腱を切って、無理に動かされたり、必要以上に無理な負担をかけた訓練が行われた。結局、筋ジスに対してどのようにしてよいのかわからなかったのだ。

医療施設を福祉施設として位置づけ、その活用を図るとのことだが、医療施設と福祉施設とは、その求められている役割は違うし、そこに働くスタッフの体制も設備も違う。

筋ジスはほぼ九〇％が国立療養所に入り、重心は六〇％が国立療養所に入り、ほかは民間の施設に入っていった。／その先駆けとなったのが、国立療養所西多賀病院だった［…］。体系がどうであれ、親たちにとっては、家庭崩壊が回避され、しかも子どもたちには寂しさを紛らわす、昼間のにぎわいがあり、医師、看護婦さんが側にいてくれる場が得られたことで大きな役割を果たしていることは事実だ。（山田［1975:165-166］）

こうして、二一歳の時に西多賀病院から出た山田は、最後には療養所を肯定するのではある。しかしその直前では国立療養所での受け入れのあり方が懐疑され批判される。それに対して肯定する人たちは、たぶん、とくに初期には様々な問題があったが種々努力して次第によくなったと応えるのだろう。だがそのように言えるのか。

4　ありのまま舎、各種『車椅子の青春』他

山田たちが入院した仙台の西多賀病院は、筋ジストロフィーの子たちを受け入れた先駆的な病院であったこともあり、病棟を作り経営した人たち、働く人たちは、その後に続いた多くに比べて、すくなくともその当初、熱心であった――それはよくあることであり、メディアで紹介される時には専らそうしたところが紹介され、残りの普通のところは、知られないことが普通だ。結核病棟とは別にその病棟の自治会が作られ、そして機能したことも紹介した。そんな活動があることによって、他の療養所でのことなども知ることができたし、いっしょに活動することもできた。そんなことがどこでも起こったわけではないことを後で紹介する（384頁）。そして学生が入ってきた。以前（二〇一七年七月号）、「僕なんかのところに集まってきた学生がいて、それが運動の最初のきっかけだった」、「そのとき僕のところに来ていたのは革マルだった」という富也の文章を引いた。これも大学が近くにあったりなかったりでだいぶ違ってくる。高野や福嶋がいた千葉の病院にも学生は訪れて、それで気持ちが変わったところがあった。そんなことは何もなかったところもある。

六九年、筋ジス病棟患者自治会「西友会」結成。七一年、「地域福祉研究会仙台」設立。これは施設の外にいる人たちも関わるものだった。この時期各地に小さなサークルのようなものがあったのは仙台に限らないようだ。例えば富山では「青空の会」といった名称のものがあって、福祉職の人たちなども入っており、その会員が大阪から楠敏雄（全国障害者解放運動連絡会議＝全障連、cf. 立岩編［2014］）を呼

んだりといったことがあったことを平井誠一から聞いた（平井［2018］）。また、福島で福島県青い芝の会の活動を始めることになる白石清春・橋本広芳も仙台の地域福祉研究会のことを聞き、山田富也らに会いに行ったという（白石・橋本［2018］）。

七四年に富也が、七五年に次兄の秀人が退院している（寛之は生涯を病院で過ごした）。そして七四年、この地域福祉研究会仙台は「進行性筋萎縮症連絡会」に改名される。そして七五年、任意団体「ありのまま舎」が設立される。七〇年代の二冊の本の見ても、これらが組織が異なりつつ連続したものであることがわかる。まず、既に紹介したので書誌情報は略すが、七一年の詩集『車椅子の青春——一生に一度の願い　詩集』は仙台市・西多賀病院西友会編集委員会編、発行は西友会。この七一年の詩集がもとになった『車椅子の青春——進行性筋ジストロフィー症者の訴え』は国立西多賀病院詩集編集委員会編となっていて、七五年にエール出版社から出る。

そして七五年の『詩集　続車椅子の青春——進行性筋ジストロフィー者（児）の叫び』は進行性筋萎縮症連絡会地域福祉研究会「仙台」詩集編集委員会編・発行。これは二年後、『車椅子・残酷な青春——進行性筋ジストロフィー症者たちの詩文集』（ありのまま舎編［1977］）となる。ちなみにここには「孤独の詩」という、「僅かに残された私の人生の時間の中で／私は何を支えに生きていけばいいのだろうか／誰一人として信じられず／希望も夢も目的もないというのに」と終わる、ただ暗い高野の詩（高野［197704］）もある。

（七一年地域福祉研究会結成というありのまま舎のサイトの情報とはずれるが、七二年四月）私達の続けている運動体の前身が誕生した。それまでの患者自身だけでかたまっていたサークル的組織とは異なり、一般の人達を含んだ形で社会に働きかけをする集りに変って出発したのだ。／朝の起床から食事・用便まで何一つ自分だけでは用をたせない進行性筋萎縮症（進行性筋ジストロフィー症）患者と普通の健常者はどこで結びつくのか、どこの接点（つながり）を見出せば同次元で思考できるのか、また行動できるのか、私達は初期にこんな議論を幾度も続けた。

そんな中から具体的な行為として最初に詩集『車椅子の青春』を自費出版していった。／その後、詩集は版を重ね『続・車椅子の青春』を刊行するまでに至った。／この時点までは私達の数々の社会に対する運動は、着実に成果をあげることができた。

『続・車椅子の青春』は全国に散在している患者から詩の寄稿という形で協力をもらい、また私達自らも筋ジス患児・者を被写体とした写真パネルを持ち歩き、患者への理解をと写真展を開催して行動を起こしていった。

運動の一環として筋ジス患者施設を訪れ意見の交換をしたこともある。／しかし、およそこの五年間にわたる私達の行為は何を残したのであろうか。／結果は、あげた運動の成果と同時に社会の中に存在するいろいろな問題をあらためて認識することしかなかったのである。／それは、収容施設に起きる患者と医療従事者とのトラブル、在宅患者の経済的問題・介護者の問題、また医療の不備という問題、数えあげればきりがないほどである。／特に経済的な問題は患者一人の問題として収拾せず周りにも必ず影響を及ぼしている。（ありのまま舎編［1977:185-186］「あとがき」、著者名なし）

まず悲惨であることが繰り返し示される。この本のカバー裏には「進行性筋ジストロフィー症とは」とあり、「進行性筋萎縮症（筋ジストロフィー）という病気をご存知でしょうか。全身の筋肉が萎縮し、ついには余病を併発して死に至るという病気です。この病気の八割をしめる型の内、悪性のディシャンヌ型は幼児に発病し、進行も早く一五～一六才で死亡いたします。良性でも一〇才前後で車椅子の生活になり、二〇才前後でこれまた死亡するという悲惨な病気で、全国にはこの病気で苦しむ仲間が二万〜三万人もいるといわれています」と記されている。治療法はそれから五〇年ほど過ぎた今でも見出されていない――素人の私にはどこに困難があるのかは皆目わからない――ようなのだが、それでも始められてはいる。、その必要を訴えるために、出版物や映画で悲惨を知らせることには一定の成果があがったのではある。それだけでなく、生活・経済の問題は、すでに今の引用にもあるようにあげられている。ではその問題と、出版や映画とはどのように関わるのか。必ずしも分明ではない。ただその活動は続けられる。

多数の本が出されている（本書460頁、HPから関連情報にリンク）。「車椅子の青春」は再三用いられ、七〇年代のものに続き、『新・車椅子の青春』（ありのまま舎編［1984］）、『車椅子の青春2002――難病患者たちの魂の詩　詩集』（ありのまま舎編［2002］）が出される。柳澤壽男（柳澤についての新刊に岡田・浦辻編［2018］）が監督した『ぼくのなかの夜と朝』（七一年）に不満があったこともあって自分たちが製作した映画『車椅子の青春』は七七年、『続・車椅子の青春（忘れられた一日）』が八一年、等。

文芸路線は続く。詩人（天沢退二郎）や作家（澤地久枝）や皇族（寛仁親王）が協力する。例えば『車椅子の青春2002』の題字と表紙絵は石坂浩二、巻頭詩は森繁久彌。八六年以降「ありのまま記録大賞」を毎年選定し、文章や詩を集めた本、大賞を受賞した本が刊行される（一覧はHP）。募集の対象、応募する人たちは筋ジストロフィーの人たちだけでなくなる――それは広く公募し選定しようというからには当然のことでもある。『2002』について。

車椅子の青春／約三十年前のことだ。／ちょうど、詩集『車椅子の青春』を出版した頃がそうだった。十代、二十代の若さで、次々に同病の仲間がこの世から去っていく。病院生活で感じた、現実への憤りにも似た思いがこの詩集の編集という行動に私を走らせていた。／病気になってしまうことは誰のせいでもない。そのことに疑問を感じた訳ではなく、どうして、他の病気のように治療法が研究されてないのかということへの疑問だった。たくさんの人が罹る病気の治療法の研究は、一挙にたくさんの人の生命を救えるだろう。効率的なことなのかもしれない。しかし、だとすれば、例えば筋ジスのように絶対数が少ない病気はいつまで経ってもその対象からはずされ続け救われないことになる。現実に、患者数が多くない「珍しい病気」は、名前がつけられたぐらいのもので、ほとんど治療法の確立はされていない。

そしてその哀しい現実は三十年経った今でもほとんど変わっていない。今、再び詩集を出すことで世に訴えたいと強く思う。当事者しか感じられない思い、当事者だから書ける作品は、たくさんの人の心に直接訴えてくれることと確信している。（山田［2009:98-99］、初出は二〇〇一年四月）

筋ジストロフィーだけでなく他の「難病」についても原因究明・治療法の開発のために、というのはたしかに一つのもっともな理由づけではあろう。ただ、詩や手記の類を集め、理解したかったり共感できる人たちがそれを読むという構図から何が起こるか。そして、筋ジストロフィーの人たちに書き手は限られないから、その本たちは、だんだんと、ただ暗いというものではなくなる。明るくはなっていくのだが、しかしそれはいったい何をしているのかよくはわからなくなってもいくということでもある。実際そのことは、真面目に作品を選考しようとしている詩人や作家である選者、そして主催するありのまま舎の人たちにも感じられたのかもしれない。この賞の選考・授与、刊行は終わりになる。

一九九九年には「ありのまま自立大賞」を選考し授与することが始まる。文芸ではなく、生きている人を表彰しようというのだ。私が本等で言及したことのある人としては、二〇〇〇年に福島智（盲ろう）が大賞を、二〇〇二年に鎌田竹司（ＡＬＳ）が奨励賞を受賞している。みな賞をもらってよい人たちである。しかし、賞をあげてそれでどうなのだということだ。

5 ケア付住宅に向かったこと

字を書いても本を出しても、賞をあげても、もらっても、生活はできない。そんなことは誰もがわかっている。しかしその出版に際しての気持ちは、そこに（も）あったことはさきにみた。出版や映画によってわかりたい人にはわかってもらったとして、物理的に暮しをどうしていくかということになる。富也たちには、病院を出た時には、親の家があった。それがなくなるのは、もっと後、八一年頃のようだ。『「北の国から」を観る』という短文より。

二十一年間続いていたテレビドラマ「北の国から」が先日の放送を以て終了した。／［…］放送され始めた頃、私はそれまでの家族を失い、実家の裏にある家へと引越し、介護に慣れていない学生ボランティアと共に薄暗い部屋でそれを観ていた。時同じく、活動を共にしていた学生たちは卒業の時を迎え、各々の道へと進み、私は日々の介護者の確保に必死にならなければならなかった。／生活環境が急に変わり、それまで考えなくてもよかったことだけに追われる生活は、心身共に私を追い込んだ。空しく寂しかった。初めての挫折だった。（山田［2009:170-171］、初出は二〇〇二年九月★32）

家族を失った後の富也の生活は、学生のボランティアで始まった。それ以前、一九七〇年の前から大学生や大学を中退した人たちが関係したこと、「新左翼」の党派が介在したこともあることを示す文章を引用した（330頁）。党派の関わりはその後もあったが、他方では、革命を言う空虚さや、言われるようなことは決して起こらないだろう争いに嫌気のさした人たちが関わった。当時の社会運動のそのままの延長というより、挫折や失望から発して関わった人たちの方が多いかもしれない[★33]。そしてそれで金を得ようという人は少ない。相手がもっていないから求めようもない。それがやがていくらかは変わっていく。相手に金がないのは変わらないが、別のところに支出を求めいくらかが実現する。ならそれでよいのか。そのことをどう考えるかは長らくその人たちにわだかまることになる。私が考えるとどうなるかについては立岩・堀田［2012］に述べた。私の見解は［201206］で述べ、別の立場からの立論を堀田義太郎が行なっている（堀田［2012a］［2012b］）。

　支援される側にも同じ問いはある。だが、支援する人は抜けようと思えば抜けられるとしても、他方はそうもいかない。どうしてやっていくか。筋ジストロフィー協会はあるが、それはこのような必要には応える組織でないことは述べた。むろん、社会の理解を得て活動していく組織にとって、一つだけの全国組織とは仲良くやっていくのは、やっていくしかないのは、当然のことだ。だからもちろん——ときに施設にいる側と、いさせる側とは違うことを言っている、言っているようにしか読めない部分もありながら——仲よくはやっていくのである[★34]。ではあるが、役には立たない。

　そこで、「ケア付住宅」としての「ありのまま舎」を作る。その運動は八四年に始まり、八七年に開所する。そしてそういうものを作ろうという行ないは当時、各所にあった。八〇年代の経過、多くはごく短い多数の文献については、［199010］、第二版（増補改訂版）・第三版には収録されていない［199010b］——そのためHPに全文を収録——に記した。

　動きはまず東京にあった。神奈川県から拡がっていった青い芝の路線とはだいぶ異なったところに位置していた東京青い芝の会が、七三年に東京都に要求、七六年に調査費が計上され、十八回の検討会を経て七八年に報告書、それを受けて建設営委員会設置、八一年七月に「八王子自立ホーム」開所。当初は職員一名が一日約一二時間の間介助を行なった。

その動きに一定の拡がりがあったことは、いくつかの媒体の他、仲村・板山編［1984］、三ツ木編［1988］という冊の本から知ることができる。八一年の国際障害者年を迎えるに際し、七九年の養護学校義務化に反対した勢力との対立関係を緩め、実施できなかった障害者実態調査を実施しようとした厚生省の役人がよびかけた研究会があった。それに応じた人・組織と、ケア付住宅の方に行った人・組織はかなり重なる。二冊の本はこの研究会から生まれたのでもあり、その研究会が媒体となった面もあるだろう。

非常にマイナーなその歴史をいくらか聞いたことのある人は、ケア付住宅を求めたのが、会長だった横塚晃一が亡くなったことも契機に、いっときその小さな流れのまん中に入ってきた（そしてまた出ていくことになる）東京青い芝の路線であることを知っている。それは、年金による所得保障を主張し（八五年に実現・408頁）、介助の極小化を主張した。ただそれらは、その人たち（のなかのさらに少ない人たち）にとっては強い信条だったが、むろんみながそうなのではない。この時期に政治から金を出させる可能性のある一つの方策として選ばれた。税金ですべてをまかなうことは期待できない、だから、地域で、自分たちで、という石川左門の路線はそれと遠くない。それが望ましいというのでなくても、それしかないと思えば、それを選ぶことになる。

東京と対立して糾弾路線を行ったとされる――実際そういうところはあった――神奈川の青い芝の会の中にもケア付住宅の運動はあった。横浜では、神奈川青い芝の矢田龍司らが中心となり、七九年三月、「ふれあいの会」を結成、同年七月作業所の運営を始め、八二年には障害者地域活動ホーム・ふれあいの家を設立、作業所をここに移すとともに、そこを地域との交流の場所にしようと試みる。

「問題解決の途を選ばない」といった勇ましい綱領を作った横田弘にしても、「地域」ではそうした場、ただし「作業」に重きを置かない作業所は運営したりする。他に金がでる制度はないからだ。ただ、そこは毎日寝泊まりする場ではない。家庭に問題が生じ生活する場がなくなっても作業所はそれに対応しきれない。そこで横浜では「ふれあい生活の家」建設の運動を行う（室津茂美［1988］）。その運動と運営に深く関わった室津滋樹（八七年にインタビューしている）は後にグループホーム学会の会長も務める。横塚晃一らとともに『さようならＣＰ』の上映会に出かけ、観客の反応にひどく憤り、その憤りが『母よ！殺すな』（横塚［1975→2010:155-157］）に記されている人でもある。

そして神奈川にもう一つ、相模原市に「シャローム」が作られる。全国青い芝の活動のために福島から神奈川に移り住み、いっとき東京青い芝の会と近いところにいて「再建委員会」の委員長だった白石清春が全国組織から離れ、八〇年六月に「脳性マヒ者が地域で生きる会」を結成、所得保障連絡会議に参加して所得保障確立の運動を進めるとともに、会独自の活動として、地域作業所「くえびこ」を八二年四月に開所し、運営を始めた。そして八二年からケア付住宅の建設に取り組み、八六年に実現させる。次の生活へのステップという位置づけで、養護学校を卒業した世代を中心とした人達が入居し生活を始めた（白石［1984b］［1988］、八七年にインタビュー→白石・橋本［2018］）。

そして北海道・札幌では小山内らの「札幌いちご会」が動いた。この運動を中心になって進めた小山内は入居の抽選にもれて、入れなかった。筋ジストロフィーの人であった鹿野靖明（一九五九〜二〇〇二）は、七二年から一五歳までを国立療養所八雲病院、そこを出てケア付住宅の運動に関わり、補欠ではあったが入居できた。しかしその生活は満足のゆくものでなく（鹿野［1987］）、結局そこから出て暮らした――その生活を追ったのが『夜バナ』（渡辺［2003］）、他に鹿野を看取った人の文章に荒川［2003］。

国の政策としては「福祉ホーム」が八五年に制度化される。その制度を使ったのが愛知県の「ゆたかホーム」（定員二五名、ゆたか福祉会について後藤［2015］）、熊本県の「りんどう荘」（二〇名）、そしてもう一つが仙台の「ありのまま舎」（二〇名）だった（山田［1987］［1988］）。さらに、九一年には難病ホスピス建設運動を始め、九四年、重度障害者・難病ホスピス「太白ありのまま舎」開所（当時の制度としては身体障害者療護施設、現在は障害者支援施設、cf. 日野原他編［1997］、西脇［2001］）。

膨大な労力が払われ、数十人の人が暮らせる場所ができた。ただ労力に比して得たものは大きくはなかったと、あえて、言おうと思う。最初から数人が集まってあるいは隣り合わせに住む形態を否定する必要はない。後に、いったん「ケア」の部分は別制度とした時、また長い介助時間を必要とはしない（がなにかしらの支援はあった方がよい）知的障害の人などに、あらたに建物を立てるのではなく既存のアパート等の建物を利用するかたちで「グループホーム」はおおいに拡がってゆく。それはときに住み心地のよいものでありうる。しかし、身体的には重く介助が長く必要な人にとっては、集住によって介助を減らすという手は有効ではなかった。少なすぎて役に立たない、ならば増やせばよいのだとすると、今度はその場合には、集まって住むことによる効率性もないということになる。

ただ、この八〇年代、福嶋あき江は、死後に出版された本には出てこないのだが、自らが暮らし始めた埼玉にケア付住宅をと考え、相模原市に見学に出かけたりする。それは彼女の死によって中断するのだが、ではもっと生きたら、それは実現したか。それはよい案であったか。たぶんそうではなかった。これも後知恵ではある。だが、時間が経ったから言えるということはある。次項から、八七年の福嶋の死の前後のこと、そしてそれから三十年も経って、二〇一六年から一七年に起こったことについて記す。

福嶋は八一年に米国に行って、戻って、八三年二月に埼玉（現さいたま）市で暮らし始めた。それを支援する「虹の会」があった——別途本格的に調べてもらうことを期待してその機関誌『にじ』（の写し）をそろえた。結局、その人は長くは生きられず、八七年七月に亡くなってしまった。それで、始まったことがいったん終わった。

福嶋の死後、同年十一月、柳原和子が編集を担当した『二十歳・もっと生きたい』（福嶋［1987］）が出版される。その本では病院にいた時のことが書かれ、米国に行ったことが記される。病院でのことは基本的に否定的に、米国へのことは前向きに語られる。ただそこでも一つ長く書かれているのは、米国にいっしょに行った武田恵津子との難しさだ。武田は高野を取材した番組を見て看護婦になろうと思った人で、映画『僕のなかの夜と朝』の上映会で高野に会って下志津病院に赴任した。石川正一のものも読んだ。なにか人生を見いだそうとしてその仕事に入ったような、たぶん優しくて繊細な人だった。福嶋は、自分で決めて指図できなかったこと等を反省する。★35 武田は遠慮してしまったこと等を反省する。★36 養護学校の教諭で福嶋の渡米を支援した伊藤璋嘉が、余裕のある介助の体制を組めなかったことを反省する。★37

本で福嶋が書いた部分からわかるのは渡米前の福嶋の生活と米国でのことだが、本の終わりの方に編者の柳原の文章が付されていて、退院後の福嶋とそして高野岳志の困難が示されている。

　きちんと整頓された2DKのアパートの扉に［虹の会］の表札がかかっていました。／人と人の架け橋、障害者と健常者の間にかかる虹の架け橋。／三島典子、野口君江さんらと生みだした、彼女の自立生活の場。それからも、藤本千里さん、戸塚薫さんらの支援を得て創り出した夢の空間。／しかし、心配した通り、彼女の表情からは〈夢〉を実現しようとした、成田での少女の笑顔が消えていました。／自立生活も、現実の壁の前で萎縮しかけていたのでしょうか。／「日本で、アメリカと同じようにはできない。私自身、アメリカのやり方では、日本に根づいた自立生活を広げられないのでは、って迷いもあって」／芯の強い彼女です。愚痴らしきことは一切口にしません。しかし、私はそうした建て前の笑顔の奥に、彼女の武田恵津子さんとのアメリカ体験、高野岳志君や加藤裕二さんの体験した人間関係の亀裂と同質の、深い傷を感じとりました。（柳原［1987:198-199］）

柳原は千葉市で暮らし始めた高野岳志についても暗い。どこに暗い話を語るその意図があったのかよくわからない。その時に高野は亡くなっていて、福嶋も亡くなった。だからその困難を書けたのかもしれない。そしてノンフィクションのライター——後に自ら癌にかかり、癌からの生還者のことを書いた本で知られた——として実際のところを書こうとしたということだろう。そして暗い現実は現実ではあった。病院での苦難の後、外国行きに期待し、自立に向かうが、そんなに前向きに運ぶわけではない。それはその通りなのだ。

その後は、困難・摩擦・コンフリクト…は、介助される人たちする人たち、研究者たち、種々の人たちによって書き継がれていく。生活、もっと具体的には、介助する／されることを巡る困難を言う。それは明らかに大切なことだ。そして既に、それに対する処方は、ここでは註に落とした三者の文章におおむね出てもいる。つまり、抜き差しならないものになってしまうその度合いを減らすことである。いや抜き差しならないものも人と人との関係にあっては大切ではないかと言う人がいるかもしれない。その人には、大丈夫だと、ここでいくらか減らしたとしても抜き差しならないものはいくらでも人生に残っていると答えることになる。

それでここから読み取れるものはだいたい終わる。ただ、ではどうしたらよいのか。「あまりにも冷たい福祉制度」（福嶋）をもっとよくすればよい、というのもまた正解だ。ただもう少し具体的に、あるいはもう少し広く、ことに対してどのような「構え」をとるかも含め、当時とその後を見られたらよいと思う。それは、その本ではわからない。というか、わからないようにできている。美しい話、他方で同時に現実にある困難、悲しい話、人びとはそうしたものを取り出し、書こうとし、また読もうとする。あるいは、それでは前向きでないとなると、具体的に目指すもの、目指すものを象徴するものが目指される。それは具体的には建物であったりする。そうするとその活動は理解され、称賛され、いくらか寄付が集まったりする。そういうことでよいのか、よかったのかである。

千葉の病院では自治会が機能していた。職員にも理解のある人がいた。外からやってくる人がいた。ボランティアはどの施設でも受け入れるが、そこにやってきた大学生は米国の動向などを知っていて、そんな人たちから教わった。国際障害者年もあった一九八一年、米国に行った。その八一年を迎え、いくらか障害者団体となかよくなって実態調査を実施したいと思った官僚が画策した研究会があって、米国行きが報じられたりしていくらか知られた福嶋もそこに関わったはずだ。たぶんそこで仕入れた知識がケア付住宅だった。それを作ったら（作ってもらったら）よいのではないかと思われた。

虹の会の予算は、会員の年額二千円の会費とお茶の販売やバザーの売り上げからなっていて、会員の多くは女性の大学生だった。埼玉県なりと交渉し、ケア付住宅を作らせるのは、その小さな組織の力量・交渉力を考えたとき、非現実的なもので、実現の可能性はほぼなかったと私は思う。ただ制度がないなかで、仮に住宅ができれば、その住宅においてはケアはきっと（いくらかは）存在するようになり、それで数人の人は生きられるかもしれない。その意味では、そういう要求の仕方ぐらいしか思いつかないというのもわかるようには思える。福嶋はボランティアの学生に学校を休ませてボランティアに来てもらうのはよくないことだと考え、昼は、同じ家屋に住む数人の生活保護の他人介護加算を合わせ、「専従」の人に一〇万円を払った。とくに「共同性」を志向したわけでなく、そうした暮らしがもっと安定すればよいと思ったのだろうし、その延長上にケア付住宅はあったのだろう。それでそれが実現した相模原などに見学には出かけたりするのだが、その計画はたいして進まない。

他では進んだと言えるか。できたところはある。ただ、東京でも神奈川でも、長い検討期間を経て、できたのは一つだけだった。それは仙台のありのまま舎についても、鹿野靖明（『夜バナ』）が関わった札幌についてもそうだった。そのことをもってそれは失敗だったと言いたいのではない。誤解されたくないのだが、集まって住むこと自体が誤っていると言いたいのでもない。

ただごくごく限られている力を、そちらの方に、というかそれを構想というより想像することに向けざるをえないことが少し悲しいと思う。集まって住むことによって人手を効率的に使うことができ費用が節約できる。実際にそれがうまく機能するなら――実際にはなかなかそれは難しいし実際難しかったのではあるが――反対する理由はない。ただ、そうして節約することを、説得のために語り、さらに自らの信条として信じ語ること、そのたしかにわかりやすい一点に目標を集中することによって、人びとの理解を得て善意を集める、うまくいくと一つできる、そのような方向、構えがよかったのかである。そんなふうに福嶋が考えあぐねていたとはあまり思われない。ただ、このままではうまくないとは思っていた。思っているあいだに亡くなってしまった。

どうもうまくないことは感じられていたようだ。途中から、埼玉大学の学生だった佐藤一成が会に関わるようになり、事務局長にもなる（佐藤［1986］等）。福嶋が亡くなった後、佐藤の「臨時総会を終えて」（『にじ』掲載）より。「「学生がかわるがわる関わり、地域に根づいていかない。一体何をやろうとしているのか見えない…。」そんな悩みを、福嶋さんを含む誰もが抱いていた。／今年度［…］役員組織は大改革され、〝これからだ〟と一同意気込んでいたし、福嶋さんも今年度の役員体制、改革に大きな期待を寄せていた。しかしその矢先に亡くなり、虹の会としてはカウンターパンチをくらったという感があった」。そして亡くなってからだいぶ経ってからの回顧。

あき江さんが倒れる三日くらい前に、二人で話をした。／これまでの虹の会は、自分がやりたかったものではなかったと、彼女は言っていた。／介助を「人質」に取られていた彼女は、当時の学生の役員に何も言わなかっただけだ。／いや、言うことがないという自分を演じていただけだよ。／いや、もっと正確に言えば、悩む事は演じられても、それを現実に移す事は、彼女にはできなかっただけだ」。「その時は、介助といえばほぼ全てが（昼間のパートを除いて）女子学生のボランティア（泊まり込み）であった。自分〔佐藤〕の母校である埼玉大学や衛生短期大学の学生が中心になって介助をしていた。［…］そのボランティアの集まりが、すなわち虹の会、といった感じであったと思う。（佐藤［2001］）

亡くなった日のこと。

あき江さんは、福祉課との交渉でやっと手に入れた吸引器を押し入れの上段しまい込んでいた。その理由は「こんなものがボランティアの目につくところにあったらみんなが怖がって来なくなっちゃうよ」というものであった。／介助をボラでやっていた時代である。「障害者問題を一緒に考え解決するために行動しよう」と声をかける前に、そのハードルをう〜んと低くして、「介助ボラに来ませんか」と言わねばならなかった時代だ（今も変わっていない気がするが）。その挙句に吸引器が見つからず、痰が詰まった状態で彼女は病院に運ばれたのだ。（佐藤［1996］）★38

養護学校の教諭で福嶋に関わりがありその渡米を支援する「福嶋あき江と歩む会」の代表を務めた——そしてその支援について反省していた（↓註37・412頁）——伊藤璋嘉が、福嶋が生前少しずつ書いていた原稿を使った本の出版の話を進め、出版され、さらにそれが同じ題のテレビドラマになり、亡くなった翌年の八八年八月に放映される。出演は沢口靖子、阿部寛、他。機関紙のほうには否定的なことは出てこない——機関紙というものはたいがいそういうものだ——が、本について相談もなく、提供した原稿も返してもらえない、テレビドラマ化には反対したのにと、佐藤たちは憤り、反発する。

亡くなったしばらくはまだケア付住宅は言われてはいる。しかし次第に言われなくなる。借りていた場所は使い続けるが、一時的な体験入居のための場所にしたことが八七年十一月から八八年一月の『にじ』に書かれている。最初に使ったのは杉浦秀俊、二人めが佐竹保宏。その入居中に福嶋の本のことが報じられ、その時に佐竹は電話対応に追われたという。彼は筋ジストロフィーの人で、そして社会学を専攻する埼玉大学の大学院生で、教員の山崎敬一と共著の論文（山崎・佐竹・保坂［1993］）があり、山崎による追悼の文章（山崎［1993］）があり、同じ雑誌に二つの文章（佐竹［1993a］［1993b］）が収録されている。

もう一人、筋ジストロフィーの人では工藤伸一がいる。八九年に旧国立療養所東埼玉病院を出る。その生命・生活は、途中気管切開などもありつつ、続き、虹の会の会長を勤め続けている。相模原での事件の後『東京新聞』の埼玉県版に虹の会を取材した記事が連載されるのだが、工藤は次のように紹介される。

工藤は蓮田市の筋ジス病棟にいた。「なぜ他人の力まで使って外で暮らすのか」。福嶋を否定する半面、迷いもあった。／入院生活は九歳から。数年後には車いす生活となり、十九歳で電動車いすに。若い患者が多い病棟は「学生寮のような雰囲気」。こっそり成人雑誌を買ったり酒を飲んだり、一種の「青春」があった。だが苦痛だったのは、自由にトイレに行けないこと。趣味の油絵も決まった時間だけ。日常すべてに制約があった。／八八年、病棟の交流会で同会のボランティアと知り合ったことから、埼玉大四年だった佐藤が定期的に会いに来るようになり、気持ちが動いた。「病院にいればそれなりに生活できるが、ずっと環境は変わらない。だったら死んでもいい。思い切って外に出たい」。翌年七月、二十四歳で現在のアパートに移った。／病気は現在も進行中だ。自発呼吸が弱まり〇二年に気管を切開。旅行中に呼吸器のバッテリーが切れ、冷や汗をかいたこともある。それでも工藤は、佐藤らとの映画館通いを毎週続けている。「(生命の) 保障はなくても自分の責任で、自分の意思で決められる。それだけで自由を感じる」。この夏、工藤の一人暮らしは二十八年目に突入した。(谷岡［2016］)

その記事でも、虹の会の会員たちが「スーパー猛毒ちんどん」という名のバンドをやっていることが紹介される。ＨＰでもその風体はわかるし、近年から現在にいたる機関紙もそんな感じのものだ。その九〇年代から現在に至るまでは、誰か調べたい人がいたら調べてもらう。私は、もし了承してくれるのであれば、工藤に話をしてもらうことはするかもしれない。「都会」は他に比べたら制度などいくらかよいと思われているかもしれないが、実際にはそうでもない。千葉、神奈川、埼玉は厳しい地域でもあった。古くから組織があるところでかえって動きがとりにくいということもある。そして私は九〇年以後、各地のことをほぼまったく知らないできた。このたび、しりとりのようにすこし調べることになって、八七年に一度終わったと思ったことが続いていることを知った。

福嶋自身が、自分のスタイルではこれから立ち行かないと思いながら、それでもなにかせねばと思ってケア付住宅などを、そう自信がないままだと思うが、思ってはみているうちに亡くなった。そのしばらく前から関わるようになった佐藤たちが、本を出し、さきの新聞記事では「お涙ちょうだい」(と受け止められた)と紹介されるテレビドラマにするという伊藤(たち)の福嶋の弔い方が気にいらないというあたりから、その前から、変わっていく。そして、福嶋が筋ジストロフィーだったからという単純なつながりもあったと思うが、さきにほぼ名前だけあげた人が続いた。具体的には、役所の窓口まで行って、取るものを取ってくるという手で押していくことをためらわなくなっていく。むろんそれはいつもうまくいくわけではない。ただ、ここでは既に、みなの理解を得てやっていくというかまえではなくなっている。言うことは言う、それで理解されたらそれはそれでよいが、今わかられなくても引いたり和らげたりはしないというふうにやっていく。だからというわけではないにしても、虹の会の人たちは、だんだんと仕事を自分たちが生活できる金をとれる仕事にしていく。

福嶋の死を受けて、次の展開をはかっていくこの時期は二〇〇〇年の公的介護保険が始まる前の十数年ということになる。「(少子)高齢化」が言われ心配され、財源の有限性が顧慮・考慮され、「互助」や「共助」が言われる。「市民社会」がそのような意味で期待される。集まって住んで費用を少なくしようという方向はそれと親和的である。ただそれは結局「箱」になり、「法人」などが経営することになる。介護保険による供給とその供給主体もそんなものになった。そんなことを自覚することはなかっただろうが、福嶋はそんな空間にいて苦労した。その空間や、そこでの苦労やためらいに苛立った人たちが、別の流儀を作っていった。だからあったのは、当初思っていた福嶋の死後の空白ではなく、連続性がありつつの変化であったと考える。ただそれだけをここでは述べておく。

8　止まって過ぎたこと

他方で、おおかたのところではなにもないまま、一九八〇年代からでも約三〇年、収容の初めからなら約五〇年という時間が過ぎた。その間に何があったか、むしろなかったか、それはどんな事情のもとでなのか。それもまたこれから調べる（調べてほしい）ことになる。以下にあげるのはまったく個別の、一つの例であるだけだ。連載で取り上げ、序で紹介した古込和宏（一九七二〜）のことを記す。やはり筋ジストロフィーの人だ。というより、ここはその人たちだけを取り出して書いている。もちろん人によるが、文章を書いたり語ったりができてそれが残っていたり、聞けば話してくれることがある。関係の書籍もある程度は集まった。その全般を紹介する紙数はないからリストだけを掲載し（454頁）ＨＰで紹介する。

そうした人たちで、すぐに施設へという人は減っているはずだ。しかし子どもの時に入った人がいて、人工呼吸器の普及などもあり寿命が伸びてきたこともあって、入ってそのまま三十年、四十年といった時が経つ人たちがいる。その施設は全国にあって、そう目立つところにあるわけではない。そうして、おおむね静かにその時間が過ぎた。何が時を止めているのか。

まず予め私たちが知っていることがある。

一つ、子どもにせよ配偶者にせよ親にせよ家族にそこにいてもらって、そのことでなんとか私（たち）が暮らせており、裨益しており、それ以外の現実的な可能性が見出せないとき、そのよしあしは別として、それを変えようとは言えず、言われると聞きたくないと思い、ときにそれを言う人を憎んでさえしまう、そしてなかにはそんな自分のことを辛いと思う人もいる。静かなまま過ぎて行ってほしいと思うことがある。相模原での事件の後にもそんなことがあった。しかし、現実はたしかにそんなものなのだが、その「リアル」によって可能なことが妨げられているとすればそれはよくないと、それが現実を膠着したままにしてしまうと、『相模原障害者殺傷事件』（立岩・杉田［2017］）でも述べた。ここで、どこまでの人が「脱施設」できるかとか、全部ができるのかとか、そんなことはよい。そんな話をする必要はない、出たくて出られる人がいたらそれを妨げず、認めればよいというだけのことだ。

以上が「私たち」が思っていることとためらっていることについてだ。ただこのことは調べなくてもわかっていることだ。この度調べてわかったことがある。重症心身障害児や筋ジストロフィーの人たちの「受け皿」が生成し、維持されてきた。その枠、体制とそれを作り維持してきたものについて第3章に記し、第4章で補足した。そこには立派な人たちの真剣な思いと実践が関わっている。子を思い、社会の理解を求めるとともに、社会の行く末を考える。その人たちのある部分は社会に対して批判的・革新的なところから出発するが、その貢献と功績によって、やがて責任ある役を得たり職に着いたりする。すると、さらに社会の、予算の有限性を心配することになったりする。自分たちの研究や施設や自分たちの職種の収入はしばしばその心配の範囲から除外するのだが――結果、配分のあり方が変わってきてしまうし、結果、安くあげるためになされているとされていることが安くなっていない可能性もあるのだが――心配したりする。ある（例えば「難病」の）世界では崇められている人が例えば水俣病に関わる部分では強い非難の対象になるといった、事情がわからないと不思議なことも起こった。

4　三十年後

1　金沢で・～二〇〇三

二〇一七年十月に（旧）国立療養所医王病院を出て金沢市内で暮らし始めた古込のことを最初は匿名で紹介した（『現代思想』二〇一六年四月号）、そしてその後名前を出してよくなってからは、名前を記してその文章他に幾度か言及した（08頁）。詳しくは坂野《ばんの》久美――京都市にある（旧）国立療養所宇多野病院もときに使いつつ基本は在宅で、立命館大学を卒業して障害学生他の支援をするＮＰＯを経営している佐藤謙について坂野［2018］――が調べて長いものを書くことになったから（まず坂野［2019］）、そちらに譲る。古込の退院の企画をすこし見知ることがあった私は、これまで書いてきたことを想起しながら、少しのことを述べる。古込のことに最初に触れたのと国立療養所のことを書き出した時とは重なる。前者が後者を促したわけではなく、その逆でもない。ただ連載を書いている時、それに併行して退院の企て、準備があった。何冊かの本を読み、また古込のことを知った私は、どこが同じでどこが違うのだろうと思った。二〇一七年十二月に坂野が、一八年一月に私がインタビューした（古込［201712］［201801］）。二月、「障害と人権全国弁護士ネット」主催の集会があり、そこで関係者各位に気を使った報告（古込［201803］）がなされてもいる。これはＨＰで読める。

古込は一九七二年生まれ。五歳の時に筋ジストロフィーと診断された。普通学校に一年通う。だんだん歩行が困難になり、転倒を繰り返すようになり、国立療養所医王病院に入院。入院した時には小児病棟、一年経って空きが出て、筋ジス病棟に移った。

彼が振り返るところでは、病棟の状況はだんだんと厳しくなったという。二〇歳超えて生きられるようになり、「重度化すればケアの方も病院の方で病棟職員の負担が重くなっていくわけで、医療管理ばっかりで、だんだん患者の方に手が回らなくなっていった」と言う。そうなのだろう。ただ、経営がきつくなり、人手がかけられないとは施設側の人も言うことではあるが、筋ジストロフィーに限っては一人あたりの予算はそうわるくはないはずだと言う人もいる。病院・施設によってはこの部門の「あがり」を他に回しているという話を聞いたこともある。実際に提供され本人が得ているものが少ないことは確実に言えると思うが、たんに一人にかけられている費用をみた時に他での暮らしに比べ実際に安くなっているかには疑わしいところがある。そうした微妙なところに、六〇年代から七〇年代にかけてできあがっていった体制が関わっていると考える。困難だが実証研究が必要なところだ。

ただ、その病棟に住んでいる本人にとっては、理由などはともかく、退屈なのが問題でありさらに痛く辛いのが問題だ。病院を出るための情報収集・交信の行動を始めたのは、二〇一二年、死ぬかと思った容態になり手術を受けたのがきっかけだったと言うが、三〇歳頃、だから二〇〇二年前後には「なんでここにおるんやろう、出たい出たいというのはあった。あったけど方法がわからなかった」（古込[201801]）。とりわけ筋ジス病棟のようなところで、何か別様に生活をと思え、さらにそれを実現するためには「つて」が必要だ。そこには地域や時期で違いがある。どのようにして情報を、たんなる情報でなく有用な情報を得たのか、誰の協力を得られたのか。入院者にまったく限らない。人はどのように何を知り、誰を知るようになるか。

古込に金沢で話を聞いた同じ時に富山で、全国障害者解放運動連絡会議（全障連）でそして地元で長く活動してきた平井誠一（一九五三〜）に聞いた（平井[2018]）。金沢や富山で、平井の全障連他での活動、そして今回の古込の企てにも協力してきた田中啓一（五四〜）に話を聞いた（田中［2018］）。翌月、福島県郡山で、講演のついでに講演に呼んでくれた白石清春（五〇〜）・橋本広芳（五〇〜）に聞いた。そして、りぼん社から書籍をいただいたついでに小林敏昭（五一〜、396頁）に聞いた。

人が知ったり知り合ったりする経緯は幾つかある。（いっときはかなりの多くの）大学に「部落研究会」「障害者問題研究会」といった、むやみに「問題」といった言葉を冠した「研究会」があって、それで関わりが始まったという人がいる。

また地域に「地域福祉研究会」といったサークルのようなものがあって、そこからという人たちがいる（362頁）。今でもそんなものはたくさんあるのだろうが、そうした集まりに参加する普通に「福祉の仕事」に就いている人の一部にいっとき意外に造反的な気分があったことがあった。例えばそんな場で原一男が神奈川青い芝の会の人たちを撮った『さようならＣＰ』（七二年）といった映画が知らされたりすることがあったようだ。

富山にもまた福島にも「地域福祉研究会」という名前の集まりがあったそうだ。仙台の山田兄弟はそうした組織を病院の中から作り、そこに病院外の人が参加した。福島の会の会員であった白石清春や橋本広芳（福島青い芝の会）は、そこで仙台の山田たちのことを知って訪ねて行ったという。ただ、病院外の人たちも含めて組織化した山田の場合の方が例外的で、施設にずっといる人の場合にはこの経路はない。大学生他のボランティアはたいがいのどこでも受け入れるが、仙台の山田たちや千葉の高野や福嶋の場合のようにその人たちが別の社会や生活の形についての知識・情報をもちときに煽動しに来るかといえば、それもまたいつでもどこでもとはならない。

そして、山田兄弟の時にはあり、高野・福嶋の時にもあった自治会の活動、自治会間の交流もだんだんと厳しくなっていった。病院の外で暮らすといった「話は、ネットがない限り、入ってこないし噂でも入ってこないし。例えば私が小学生の頃って、大阪の他の病院の筋ジス病棟と、自治会同士が年賀状で交流があったり、自治会で作った新聞を送ったりしてたけど、そういう活動もだんだん下火になっていく。[…]自治会はあったけど、他の病院、他の病院の筋ジス病棟の自治会の交流はなかった」(古込[201801])。

要因として状態の重度化もあげられる。ただ、仙台の西多賀病院や千葉の下志津病院は、最初に筋ジストロフィーの人たちを受け入れた施設であり、その当時においては、それなりに真剣に対応しようとしたように見える。それに続く多くの施設は、国の要請によってまた自らの組織のために、減っていく結核療養者の代わりに、新たな人たちを受け入れたのだ。個々の違いは(かなり大きく)あるようだが、多くは普通の病院であり、その長はどこからかやってきた医師である。自ら発信し、人を受け入れ、知られるのはほとんど常に「ましな」施設である。自らが目立つことが積極的な活動に甲斐を感じることにもつながり、そこでは互いを強める循環が生まれるが、なければなにも起こらない。たいがいは少数だからこそ目立つ。目立たないほうが普通であり、そこでは静かな時間が流れる。

八〇年代が終わり、九〇年代が終わる。日本で普通にPCが使えるようになったのは一九八〇年代の半ばから後半のことだと思う。その頃から「パソコン通信」はあったが、インターネットが実用的なものになったのは一九九〇年代の後半になる。古込のいた病院でもその頃からだんだん、障害基礎年金の何か月か分を払って購入する人が出てきた。ネットは患者会が交渉し病院がつないだ。古込は長く囲碁をしてきたが(そしてとても強いのだが)、碁石をもつのがだんだんと難しくなり、PC・ネットで、と思った。ただ年金が振り込まれる通帳を自分で管理していなかった。行政からの情報機器の補助でPCを導入し使い出したのは二〇〇三年、三一歳の時だった。

ただ、それ以前からも『一日も早く』――「なおるように」ということで、協会の標語のようだ――

という日本筋ジストロフィー協会の雑誌は送られてきていた（親が入会すると本人にも送られてくるらしい）が、そこにも役に立つ情報はなかった。多くの人は在宅生活をしているが、その人たちについては家族が介助などしているから、それを期待できない人にとっては、その人たちについての書きものは自分に役に立たない。またネットを使うようになってから協会関係のMLに入ったが、同じ理由でやはり使えなかったという。

『夜バナ』（渡辺一史［2003］）は読んだという。ただそれを読んで、古込はこんなのはやってられないと思う。おもしろい話・本であることと、そうして生きていける、生きていくことに役立つこととは違う。古込の反応はまったく当然の反応だ。

こうして、どのようにして外とつながるか／つながれないかは、時と場所によって異なる。そしてもう一つ重要なのは、情報が得られるようになったとして、役に立たない情報は役には立たないということだ。古込が役に立つ情報を得られるようになるにはずいぶんの時間がかかった。

2　金沢で・二〇一五～

なんとかなるかもと思えたのは二〇一五年、私が彼のことを聞く前年のことになる。その経緯については坂野が書くだろう（坂野［2019］）。何を知ったか、何が役立ったかについても書くだろうから、略す。ただ結局それはなんであったか、簡単になら言える。簡単すぎて書くことがないほどだ。ただ、病院・施設に関わるより以前のできごとをこれまで辿ってきて、それとの差異が見えてくる時、わかること書くことがあるようにも思う。

何が変わったか。一番単純で、結局一番大きいのは、制度、とくに介助に関わる制度が使えることがわかり、使い方がわかり、その実際の利用に関わる支援を得られたということである。川口有美子（著書に川口［2009］［2014］）他とフェイスブックで知り合ったこと、そこからものを知っている人・動かせる人と繋がっていったことが事態を変えた。そしてそれから何年も経った後、制度としては、現在では障害者総合支援法という法律に規定されている「重度訪問介護派遣事業」（「重訪」と略される）を、それまで金沢市では使われていなかったが、弁護士の協力もあって使えるようになった。同時に、その派遣の事業を行う事業所が地域にあるか、自分で作る必要がある。自ら求人雑誌などで求人・選考した人を基本的には自分で管理する（ようになる）がその人たちの登録先として用意された事業所を使うという方法もある。情報他を提供し活動を支援する組織があって――ヘルパー登録を受ける団体としての「全国ホームヘルパー広域自薦登録協会」、運動体としては「全国障害者介護保障協議会」――結局古込はそこ（の前者）の支援を得た。また金沢市が（古込の場合には終日の）重度訪問のヘルパー派遣をその市（そして石川県内）では初めて認めるに際しては弁護士が協力した。国の制度が使われていない地域があるというのは理解しにくいところがあるが、実際にはそうだ。そして前にみた虹の会が行なっている仕事・事業の一部もこの制度の事業であり、それを使い進めることによって自らの組織を展開してきた。

この制度の利用、この制度を使った生活を広めている人たち、その組織は、戦術的には狡猾といってよいほどだが、その主張・活動の構図そのものはまったく説明を要しない、なんの深みもない単純なものだ。そして弱点も多々ある。大きな制度ではないし、そうよくできた制度でもない。普遍的な制度が一気にできた方がよかったというのはもっともだ。法律に規定されたものではあるが、個別に折衝して利用時間が決まっていくものであり、そもそも担当者がそんな制度を知らないことも多い。利用できるはずの人の多くも知らない。ただ、その状況がいくらかずつ変わって、広がってきた。今ある公的介護保険のような大きな制度と比較した時、それは、使えるものではある。『生の技法』の第三版（安積他

［2012］）でいくらか説明を足したが、その説明をもっと丁寧にしておけばよかったと今は思っている。私はその制度で働こうという人の研修の講師を年に何度かしていて、二時間弱でこの制度に至るいきさつ他を話している（それを再録したものとして［201803］[★39]）。

立派な人たちが相談して作ったものはもっとずっと制限的なものだった。有限性について。その前の時代でいろいろと活躍した人は、結局、有限性を気にする。他方、この制度を広め使ってきた人たちは、為政者の側にいたのでなかったから、そんなことをわざわざ心配することがなかった。「責任のある」場にいなかった人たちだからこそ、立派な人たちでないからできたというところもある。それは制度の全体を考える、社会を先読みすることに意味がないということではない。私にしても、それはそれとして大切だと思ってきたから、考えて書いてきた。むろん、政策参画の意味もまったく否定されない。ただその運動は既存のものとは別の系列のものだったということだ。そしてここで「理解を得る」という方向をとらなかったことが重要だと私は考える。どこにいるのかわからない「人びと」の理解がなければならない、とは考えなかった。多く、議会を動かすより行政の担当部署（の係の人）を動かす方が労力は少なくてすむ。さらに近年は法律家の協力が効果的であることが多かった。

二つが別々にあってきた。といっても、とくに利用者が医療と切れない限り、その関係の人たちや組織と縁を切るというわけにはいかず、その関係の偉い人たちや現場の人たちとずいぶん丁重に接してきたのではある。ただ、基本的には別の系列であってきたし、所謂「医療的ケア」から誰を除外するかしないかといった争いにおいては、対立が生じた。看護の側が自分たちだけの仕事にとどめようとし、別の側はそれでどうして暮らしていけるのかと反対したという、たいへんわかりやすい、しかし長い争いがあった。

もし対立がなかったら、もっと制度も知られ使われただろうかと考えたこともなくはない。さすがにこれからはいくらか変わっていくだろうとは思う。ただ、いくらかの差異さらに対立は当面なくならないだろう。とすると、理屈を言うという場面も含め、考えたり言ったり抗議するといったことは当面は続いていくことになる。

3　懸念について

こうした仕掛けが使えなければ、古込の病院後の生活は不可能だった。それが作られ広げられてきたことが可能にした。それに尽きるといえば尽きる。だが、他に抵抗はあった。そしてそこにもまた、過去と共通する部分がある。まだ書かない方がよいところもあるから、ここはさらに簡単にする。

同じだと思ったのは、親（父親）が言ったらしいことだった。高野の父はこれは支援者による「そそのかし」だとする（303頁）。これは特定の思想の持ち主による煽動である。そしてその人たちは途中で投げ出し逃げ出すかもしれない。そうしたら困るのは本人である。整理するとこんなふうになる。

それはまったくの言いがかりとは言えない。まず、支援する側は、本人が決めた場合にそれを実現しようとするものの、中立ではない。さらに勧めている、さらに「そそのかし」ていると言えなくはない。そのことに問題はないと考える。その論証はここでは省く。

次に、「手を引いてしまう」という懸念である。可能性としてはある。その可能性もあり、その現実も、私は意外に少ないという感触をもっているが、ないわけではないと思う。

まず一つ、このことについて私は無責任であってよい（あった方がよいこと）を述べてきた（『ALS』等）。責任をとれないと思うから、言わない（そそのかさない）。すると、関わることは責任を負える（と思う）ほど堅固な人だけになり、そんな人は少なく、すると負担を負う人の負担はさらに重くなり、負えると思う人の数は少なくなり…、といった循環が起こる。そしてそのことによって事態が変わらず困るのは本人だ。だから、無責任にでも出ればよい言えばよい。そんなことを述べてきた。

ただそんなことを言っても、親は納得しないだろう。結局、放棄されてしまう可能性があるということではないかと言うだろう。その反問にどう応じるか。

その放棄される／されないという差異がどこから来ているかである。この種の病院は――今病院・施設全般はいっときしか居られないものになってきているのだが――「終生」を保障するものとしてある。他方、その病院を出てしまうと、生活はより不安定になる。その差は制度の差、即物的には金のかけ方の違いである。そしてそれは一つに、一方の終生を保障する制度の側の人・組織、そしてそれと金を出すことに関わる官庁との関係に関わる力と、他方のそれと別の「地域」の側にある力の差による。とすると、後者を強くするのがよい、二者の力の差をなくすのがよいということになる。そしてそれは可能である。そして、さきほど紹介した制度は、その方向に作用するものではある。それが機能すれば、背負ってしまうことによる暗さ、辛さは、すくなくともいくらかは減る。責任を負わされることによってかえって責任から逃れてしまうことが減る。それはまだ実現されていないとなれば、親の心配にはもっともなところがやはり残る。ただ、ようやくそんなに心配しなくてよいようになってきた、個別の人が離れていっても生活が続けられるようになっていると答えることができる。

すると残るもう一つは、医療の必要である。これも高野の父親（たち）が言ったことだ。病院にいればいざという時に対応してくれるから安全だというのである。たしかに脳性麻痺といった障害に比して筋ジストロフィーには脆いところがある。そしてしばしば、むしろとても頻繁に、それが心配だと医療者たちも言う。それが外出の制約等々の理由にもされる。そしてそれはたんなるいい訳だとも言い切れないこともなくはなく、制約の理由にしている人たちも自らそれを信じていることにしているところが厄介なところだ。

それに対置されてきたのは、(他からの勧めはあったにせよ、最終的には)「本人の決定」ということになる。「冒険」であり、「リスクを侵す自由」でありさらには「愚行権」であったりする。さきの『東京新聞』の工藤伸一についての記事もそういう筋になっていた。「死んでもいい」「自分の責任」でということになる。だがまず、本人は死にたくはない。だから、しまいには自身の希望・決定で押し切るしかないとしても、まずは、病院外での生活の安全が得られることである。そしてそれも、完全にとはいかないとしても――そして病院のなかにも完全に、はないのだ――可能なことだ。高野はぎりぎりまで生きられたと言う。福嶋は、吸引ができれば――もちろんそれは可能であったはずだ――もっと生きられたかもしれない。そして古込は、心配はされたのだが、病院を出てからこれまで、なんとかなっている。こうした例示は例示ではあり、具体的な検討は必要になる。ただ、病院と同等のあるいはそれよりよい対応は可能である。そして、いったん出た人についても、当然、必要なときには対応することだ。いざ施設に「戻る」となったら、後回しにされるのではないか、順番待ちの最後に置かれるのではないかという心配は、私も、ずっと以前から聞いてきたことではある。ただ「待ち」を少なくするためにも外に住むことを進めたらよいし、もちろん、一度出たからといってそこで対応しないこと――そうした可能性を考えて、出る側の人(たち)がずいぶんな気遣いをすることが実際にはよくあるのだが――が正当化されるはずはない。

4　別の懸念について

他方、基本的にはその人の「地域移行」を支持し支援しようという(はずの)側においても様々が起こる。じつにそれは様々なのだが、ここではそのうちの一つについて。

一九七〇年代、制度がないなかで、運動を担ってきた人たちがいて、支えてきた人たちがいる。それはとてもたいへんなことだったのだが、熱い思いでやってきた。その思いがすくなくともある部分を支えてきたのではある。関係の直接性に関わる記憶もある。そしてそれで今も続いている。そこに、「事業」についての、金を計算しやりとりすることについて肯定しきれない感じが残り、さらに「拝金主義」の懸念がくすぶり、時に表出されることがある。私は、専門家による専門性の主張なるものが、常に経済的な地位の向上といっしょであったのに比べた時、自分たちの仕事に金が払われてよいのかという提起・自問がなされたのは立派なことであったと思っている。その上で考えてきた。長く議論があったことは知っているし、だから考えてきたのでもある。

有償の仕事にすることは正当化される。そのことを巡っていちおうのことは考えたつもりではあり、『差異と平等』所収の「無償／有償」（［201206］）などで幾度も言ってきた。それは二つの理由によって正当化される。私としては私ができる道筋でそれを言う。一つに、ボランティアでは実際にまわらないからということであり、それが現実には大きい。例えば富山市に五人ほど「自立」する障害者がいた時期があったという。その数であれば、なんとかなったかもしれない。だがその数が何倍かになったらどうかということだ。ただもう一つ、別のことを言うこともできる。暮らせることは権利であり、権利を実現するのは人々の義務であるとするなら、そしてその義務を介助といった直接的な行為の義務とすることを、それは困難また適切でないと考えて、しないなら、人々の生産物の一部を税というかたちで供出し、働く人に渡すという方法が取られることになるというものだ。そして運動の主張を辿ってみると、このような主張もたしかになされている。それは正当で正統な主張であると考える。それを取り下げる必要はないと考える。「公的介護保障」という主張は、一つに現実の必要から発してはいるがそれだけでなく、以上のような要素が含まれていることを確認できる。

ただそれで十分か。専ら金目的でという人がいてよくない、そういう人が増えてしまうと言われるかもしれない。

しかし有償の仕組みはまず、そういう動機ではない人を除外するものではない。気持ちがさきにあってという人やその気持ちを否定しない。むしろその人が、生活に困らず、その活動に従事することを容易にする。かつてあったのは、配偶者（妻）に食べさせてもらいながら運動家が運動するというものだった。それはいつもできるわけではない。理解ある配偶者がいる少数の人しかできない。それよりもその気持ちのある多くの人が参加できるはずである。そしてまた、その人は得た金を使うこともできる。さらにどうしてもいらないなら、返却することも不可能ではない。

それでも、「金めあて」でという人はいる、それは困るとさらに言われるかもしれない。それが金さえ得られればよく、まじめでまともな仕事をしないから困るということであれば、そんなことはたしかにありうるし、それはよくないことであることを認める。ただそのうえで、ならば仕事の待遇をむしろよくすることだと私は応じることになる。志のないもの、仕事をまともにしない人を除外できるほど、条件をよくすることだとする。なかで気持ちのある人に働いてもらえるように、誰でも応募してきた人を採用するしかないという状況にするのではなく、気持ちがある人を残せるようにした方がよいということだ。

働いている人にとってその条件はすこしもよくないから、その「営利心」は仕事や関係を害するほどひどいことにはなっていない。むしろ余裕をもたせた方がよいというのが答だと述べた。こう考えていくと、わだかまっているのは別のところに対してではないか。つまり問題は、経営、企業や法人、その経営者、自らの待遇を自ら差配できる人たちにあるということではないか。そこに問題は起こりうるし、実際いくらも問題は起こってきた。その極端な例が『精神病院体制の終わり』で取り上げた京都・十全会病院だった。それに比べれば、「重度訪問（重訪）」は、介護保険に比べてもずっと、金になる事業ではない。ただ、それでも、利益を得ることはできる。その全般がいけないとは言わないとしても、利益が優先され、利益が多く一部に流れすぎているということ自体も含め、よくないと判断できる場合はある。これまで社会福祉法人や医療法人にも同じことが起こったように、利益を保持・拡大しようという動きは出てくるし、それがここに起こらないなどとは、どうしたって言えない。だからそれは防いだ方がよい。

私の知っているさきにあげた組織は、全国での生活を拡大するために、かなり柔軟に対応してきた。このたびの古込についてであれば、古込が面接して採用したのはまず四名だったが、それ以外に全国で生じる様々な「困難事例」の現場に派遣されてきた人が初期に派遣された（インタビューとして姜愛蘭［2018］、現在は非公開）。その費用を組織がもってきた。ある人について得た収入を別の人のために使うのが問題であるなら問題であるとされるだろうか。しかしそこに問題はないはずである。そのことを確認したうえで、会計は、場合によっては人件費の部分も含めて、公開され、そのことによってまた時には別の方法も加えて、監視・規制したほうがよいとは言える。

そしてこれは、じつはここまで述べてきたことにつながっている。つまり、いったん、さきにできてしまった部分が自分たちを維持しようとする。そのことによってもたらされるべき変化が起こりにくくなってしまう。それが精神病院で起こってきたことを述べたのが『精神病院体制の終わり』であり、他でも、どこでもそれは起こっている。そしてそれが、できた体制に割ってはいり、別のものを示そうという側にも起こらない保障はない。だから、それは（精神）病院の経営、経営を巡る制度が点検されねばならないのと同じく、点検されるべきである。

以上のように、私は全国各地の運動の先人たちに説明でき、申し開きができると思う。ただ、今すっきり仕事しているように見えるその動きが、相当の苦労を経て定まってきたものだということをさらに示した方がよいかもしれない。

一九八〇年代から九〇年代に「共助」といった言葉が現れたことをさきに述べた。運動の側にもそれに乗ろうとしたことがあった。八六年だったか、私も中西正司が「有償ボランティア団体」の先駆とされていた「神戸ライフケアー協会」を見学するのに介助者としてついていったことがあるはずだ。そうした流れに対して、一つには安上がり福祉への加担だ、行政の責任の放棄に手を貸すことになるという反応があった。使われているのはきまり文句ではあるが、筋として間違っているわけではない。それを受けて、代わりに、出させるものは政府にきちんと出させることをはっきりさせた。金を出すのは政府であり財源は税であるとした。その制度を作ること、改善させることとともに、その金を使うのは、まず生活する自分（たち）であり、自分たちが関与できる組織であるのがよいとした。その限りにおいて、働き手は公務員である必要はないということになった。

その後、社会福祉業界の介助の仕事は、無償と有償の仕事の間をとったような仕事というのではなく、普通の仕事（のなかで賃金の高くない）仕事になっていった。つまり、介助という行ないの一部を保険料を使った仕事にしつつ、残りの広大な部分をほぼ家族だけが想定されている無償の人の仕事として残したのである。そして、その前者の部分について、既存の法人・会社がそれを経営することになっていった。時間単価は介護保険の方がずっと高いから、事業所に残る額はこちらの方が多いが、他の部分では、障害者の運動から発して展開されてきたものも、そう違うようには見えないことになる。だが違いはある。そうして辿って示されてきた道は、基本的に七〇年代の苦闘を引き継ぐ行ないである。そして一方では、より大きな制度にのみこまれそうな状況は変わっていない。これからどうなっていくかを見ていく必要はある。他方、経営として成り立っている部分もあり、そこには種々の利害が入り込むこともある。これからどうなっていくか。他方、現在に至るまで、なかに何があったのか外から見ても（そしてたぶん中にいた人たちも）わからないような対立、摩擦も含めて、いろいろなことがあった。その過程のいくらかは書いてきたつもりだが、その苦労をさらにもっと具体的に書いた方がよい。その仕事は本書では行なえない。

本書で述べたことの一つは、六〇年代から用意されできあがっていった体制が動きを困難にしたことだった。それは、戦後の一時期、この国の一部に起こったことでしかない。ただ、この国のことを見ても、もっと広い世界を見ても、資源・財源の限界の認識のもと、医療他の専門職・施設が幅を効かせ、それを人間主義が取り囲むという構図は強められている――例えば二〇一七年、米国でのＭＮＤ（運動ニューロン疾患）関係の国際会議を見聞してもそのことを感じた[★40]。そしてその構図は、その生起が忘却されることによって、意識されないものになっている。同時に、別の流れの存在、その間の境界や差異、生じている摩擦・対立も、いちいち取り上げて確認せねばならないような仕儀になっている。点描でもなんでも、しないよりしておいてよいと考える。

★註

★01　りぼん社で『そよ風のように街に出よう』を編集・発行してきた小林敏昭は、一九五一年生、七〇年大阪大学法学部入学、八年在籍して退学。山下幸子と高橋淳が（主には雑誌のことについて）聞いた小林［2017］がある。おおむね関西の「支援者」たちとそのグループについて山下［2008］。私が聞いたインタビューとして小林［2018］。学生運動に関わり、いったん抜けて、のちにりぼん社の仕事につながる活動に関わることになった。

★02　モンテカルロ国際テレビ祭ゴールデンニンフ賞（最優秀作品賞）受賞。日本テレフィルム技術賞奨励賞受賞（撮影）。

★03　その作品と人についての本に岡田秀則・浦辻宏昌編［2018］。鈴木一誌の講演に鈴木［2012］。二〇一二年にアテネ・フランセ文化センターで「柳沢寿男　福祉ドキュメンタリーの世界」という企画があり、鈴木の講演はその時のもの。その企画で上演された『夜明け前の子どもたち』（一九七二）『ぼくのなかの夜と朝』（七一）『甘えることは許されない』（七五）『そっちやない、こっちや』（八二）『風とゆききし』（八九）が「福祉五部作」と呼ばれるという。

五部作最初の『夜明け前の子どもたち』は東京の島田療育園と並んで挙げられる西日本で最初の重症心身障害児施設びわこ学園を撮った映画だった。「重症心身障害児なんて見たことも会ったこともないんです。見にいきましょうというんで、行きました。尼崎というところに行ったんですけども、鉄格子のなかにいるんですよ。お母さんがお昼ご飯をもって入りますと、むしゃぶりついて食べる。お母さんが外へ出て鍵をかけようとすると、母親に抱きついて、踏んだり蹴ったりする。これが重症心身障害児、とても人間ではございませんという感じでした。その人間でないものを教育する。療育をする。先生に「療育ってなんですか」と聞いたら、「そりゃあ、理論的にはわかっているけど、現場で試して当たっているかどうかわからない。だから学園を作って療育するんだ」というので、そうか、これはまたすごい、でも、この子が明日どうなるかということもわからないのに映画を撮るわけにはいかないとも思った。それでも映画を撮ってくれというので、やみくもに撮っていたんですが、ある日近所に流れている川がありまして、その川から石を運んできて学園の裏庭にプールを作ることになった。土を盛って礎石にして、その上にコンクリートを張りプールを作る、そういう作業をですね、ボランティアが約七〇人と、重症心身障害児が八、九人ぐらい、保母さん、看護婦さんみんな協力して作ろうとなりました。重症心身障害児にとってはまったく新しい経験です。そういう経験のなかで、働き方が見事だというよりないほど良く働く、すこしずつ子供たちが変わってくる。療育ってこういうことだなと［…］」（柳沢［1993］）

「夜明け前の子どもたち」が題に入っている本に「全障研新書」として刊行されている田中［1974］があり、二〇〇六年にその復刻版が出されている。

★04　三本目の『甘えることは許されない』は西多賀ワークキャンパス――「西多賀にできた民間で初めての、重度身体障害者の収容授産施設」（近藤［1996:67］）――を撮っている。

「最後のほうに、小林君という下半身がマヒした青年が登場します。この青年の、毎朝二時間の日課を捉えたシーンは、柳沢監督について話すときに取りあげずにはいられない、日本映画史に残る屈指の名シーンだと思います。小林君はみんなより二時間も早く起きる。なにをするのか、寝間着から作業着に着替えるんです。［…］キャメラは、それをえんえんと捉えます。［…］

小林君は、自力で服をきちんと着て、みんなといっしょに朝食をとる。ここに小林君のアイデンティティ、人間の尊厳があるわけです。ここに、「手伝いがあれば五分ですむ作業なのに、彼はひとりで二時間費やす」というナレーションが入ります。［…］「補助を付けてあげられないのか」との非難ともとれる。ただ、そのいっぽうで、小林君が、汗を流し苦悶の表情を浮かべながら必死でズボンをはく、そのすがたからは生きることの崇高さが立ちのぼってきます。告発と描写が背中合わせに貼りついている。手伝いがないからこそ、小林君は二時間も苦心するのですが、それゆえ、何気ない行為の積み重ねが人間の尊厳を形成していくようすをくっきりと捉えてしまう。」（鈴木［2012］）

八〇年代的障害学・障害者運動的には介助してもらって短くすむことなら短くすませるのがよいという話につきるのだが、この話はそれとしてわからないではない。『ぼくのなかの夜と朝』の後、柳沢は西多賀病院院長の近藤文雄に協力し筋ジストロフィーの研究所を作る活動に関わったこと、そしてそれは、田中角栄の失脚などもあってうまくいかなかったことは述べた（139頁）。写真集でも近藤は「時間を浪費することは惜しいことです。一日でも早く専門の研究所を作って国民の期待にこたえて欲しいと思います」（近藤［1971:105］）と述べている。高野や福嶋、筋ジストロフィー病棟の自治会もその運動を知り、それに参与したことは後でも紹介する。

★05 「私が下志津に赴任したのは、卒業二年前に、たまたま『僕のなかの夜と朝』の上映会に行って、会場で高野君に会い、彼が下志津にいることを知ったのがきっかけです。

何か自分の生きていく手がかり、足がかりをつかみたかった。高野君や石川正一君は、そのための実存的なきっかけでした。／上映会場の壇上で挨拶したのが、あの高野君であることを確認して、何か言わなければと彼の前に一歩踏み出した瞬間、口をついて出てきたのは、「まだ生きていたのですか」という言葉でした。（筋ジス患者さんの寿命は、およそ二〇歳と理解していたので、もう亡くなっていらっしゃると思っていたからです）」（武田［1987:173-174］）

★06 別の本では寛仁親王の質問に答えて次のように話している。

「一番最初に僕が手がけたのは、全国の患者から集めた遺稿集とか、詩集の『車椅子の青春』なんだけれども、それは単純明快、僕の仲間の声を詩集にしようということです。次が映画の『車椅子の青春』で、映画をつくって筋ジスを理解してもらいたいということが第一で、それと患者自身で映画をつくりたいという思いがあった。

なぜかというと、僕らはいつも撮られる側で、自分たちで映画を作る何年か前に西多賀病院にいた時に『ぼくの中の夜と朝』という、僕らを撮りにきた映画があった。被写体になる患者も一緒になってつくろうという映画だったんだけれども、結局は監督やらカメラマンが自分たちの思いだけで動かすわけです。それで僕が怒って喧嘩になったことがある。そんなこともあって、映画というのは自分でつくらなければいけないないなという思いと、実はそのとき僕が大好きでたまらなかった保母さんがカメラマンと結婚していなくなってしまったことがあるんです。「いつかは見返してやるぞ。こいつよりいいカメラマンを使って、いい映画を絶対つくるぞ」という思いも半分あった（笑）。現に『車椅子の青春』は『キネマ旬報』に載ったり、一九七八年の赤十字映画祭で長編部門最優秀賞をもらったりしたから、ほら見たことかという気持ちも内心ありました。とはいうものの、根底はあくまで筋ジスの実態を知らしめていくんだということです。それが映画です。」（山田他［1995:67-68］）

★07　なかで一部に知られているのは『さようならＣＰ』の上映運動だった。「シナリオ」として疾走プロダクション［1972］。ここに収録された文章のうち、公刊された本の中に再録されていて読めるものは最首悟［1972→2010］。多くの人は、例えば白石清春は、脳性まひの登場人物が発する言葉もわからず、全体としてなんだかわからなかったと、それでもあるいはだから、衝撃的だったと言う（白石・橋本［2019］→青木他［2019］）。この映画の関西での上映運動については定藤［2111］。

★08　七五年版の第一刷では「忍耐力が弱い」となっているが誤植。

★09　この小説は七九年に映画化された。主演したのは山田富也の兄の山田秀人（cf. 山田秀人［1983］）。

★10　本人やその周囲の人たちが病について書くものは、そのできごとを特異な体験として描くことが当然に多い。実際に起こったこと起こっていることは深刻であり、ときにそれで亡くなることもある。それを見越して、闘病とそれまでの人生が描かれたりする。それはこの国では「闘病記」と呼ばれる領域を作っている。またとくに病と闘ったりはしないが、自らの一生や半生を語るといったものがある。

時間がいかほどかあること、時間を費やせること等、いくらかの条件があることが語ること書くことを可能にする。

★11　この年は私が当時勤めていた千葉大学の文学部社会学科の学生が東京都と立川市と町田市、八王子市の自立生活センターに社会調査実習に出かけた年でもあった。その報告書に収録された調査の後の座談会の記録より。Aさんが高橋修。

「石井　立川のスタッフのAさんに会って、初めて障害者の人に圧倒されました。自分たちが八人でインタビューに行って、一対八で、一が勝つんですよ。[…]

上條　[…]立川に行くと、Aさんが電話でがーっと話していて、どこか行政の人と話してたみたいだけど、ちょっと間が空くと電話で話して。「部下のことをさん付けで呼んでやがる、なってねえ」とか言って、また電話して。こわい人だなあと思った（笑）」（上條・石井他［1994］）。

★12　宇多野病院は京都の（旧）国立療養所で、下志津病院と同様筋ジストロフィー者を受け入れ、隣接する養護学校も作られた。その著書等を紹介した西谷裕（187頁）が院長をしていた病院でもあり、私の勤め先の大学院の大学院生が関わったALSの人がいっとき入院したこともある。古込が言及しているのは、その「療養介護事業所で、看護師三人が入所者の男女三人に暴言を浴びせるなど虐待行為が計四件あったとして、市は二八日、同事業所に対し、障害者総合支援法に基づく改善勧告を出し、新たな入所者の受け入れを同日から三カ月間停止する行政処分を行った」（『京都新聞』二〇一七年三月二八日）という事件。

★13　高野でもSさんのことでもないが、一つありうるのは成年後見人が付いているといった場合だ。二〇一六年、この制度を推進しようという法律を作る動きに（多くはない）人々が反対した。法律は通ってしまったが、問題の所在はいくらか知らせるようになった。私もいくらか関わり、二〇一六年の障害学国際セミナーは「法的能力（障害者権利条約第十二条）と成年後見制度」をテーマとして開催され、その報告書（渡辺克典編［2016］）が刊行された。そこに収録されている私の報告は［201609c］。

この制度にしても、後見人はそこまでの権限は有していない。基本的には経済行為に限られる——昨年の推進法案提出の際には、医療同意等にも後見を拡大しようという方向が示され、それは反対もあって実現はしなかった。ただ経済行為について後見が入っているとなると、退院・退所後の生活は難しくはなるだろうし、実際そのような事例があることを昨年の反対運動の関係でも聞いた。他方で、退院には誰かの同意がいるといったのと同様の、後見人が認めないと退院できないといった誤解があるのかもしれない。実際、入所者の書いた文章の公開を後見人を認めないので見せられない、といったことがあった——もちろん後見人はそんな権限をもってはいない。実際にどんな具合になっているのか。調べるとよいと思う。そして同時に、後見制度とは別の手を考えることだ（［201710］）。

★14　一九八六年発足のヒューマンケア協会の立ち上げに関わりその活動の中心にいてきた人の著書に中西正司［2014］。その前年の八五年、日本自立生活センター（ＪＣＩＬ）が設立される。その運営に関わってきた人が（それ以前を）振り返る本に矢吹文敏［2014］、矢吹、小泉浩子、渡邉琢が参加している本に尾上浩二他［2016］。

★15　福嶋［198303］は『筋ジストロフィー症への挑戦』（山田［1983］）に再録されている。その本には「季刊誌『ありのまま』の中の、全国から集められた患者のおもいを紹介することにより、患者の願いや苦しみ、生活の様子をわかっていただけるのではないかと思い、抜粋しました」（山田［1983:141］）とある。初出は書かれていない。かつて私は『ありのまま』のいくつを読んだはずで（手許にはない）、その時のメモによればそれは八三年三月刊行の一五号掲載の文章のはずだ。それで福嶋［198303］とした。「共同生活ハウス」が始まったのが八三年二月だから、開始直後ということになる。

なお『筋ジストロフィー症への挑戦』の一九年後、『難病生活と仲間たち』（山田・白江［2002］）が出版された。白江によると山田から『筋ジストロフイー症への挑戦』の全面改訂にあたっての協力を依頼されて始めたが、「結果的には、前作の面影はわずかに見られるぐらいで、改訂というより、全面書き直しということになってしまった。／全く新しい本になってしまった」（白江［2002:322］）という。

『筋ジストロフィー症への挑戦』第七章が「筋ジストロフィー症への九人の挑戦」。志風忠義「入院生活十周年の節目に」、福嶋あき江「地域での生活を始めて」（HP全文収録）、栗原マキ子「患難は忍耐を忍耐は練達」、井上和久「国際障害者年に」、阿部恭嗣「一四回目の冬」、高野岳志「生と死と人生と」（HP全文収録）、山田寛之「筋ジストロフィー病棟の断面」、山田秀人「劇映画『さよならの日日』の患者を演じて」、山田富也「同志」。これは各々の文章をそのまま再録。ただ初出の情報がないことは右記。『難病生活と仲間たち』の第三章が「筋ジストロフィー患者として生きる」で、こちらは、白江が書いた各々についての文章の後、本人の文章を収録している。阿部恭嗣、中島英一、佐々木文夫、岡村隆税、高野岳志、丸山聖人、勝矢光信、中澤利江、大山敬司、小関譲治の十人に各々一節があてられている。『挑戦』に収録されている阿部（著書に阿部［2010］）と高野の文章は題名が変えられた上で再録されている。福嶋の文章は収録されていない。白江自身に交流があった人を二〇〇二年の本では取り上げたという事情によるものと思う。

★16　伊藤・大山［2013(7)］で子宮摘出や異性介助に関わる講演や文章があげられている。その一つは見形信子［2007］。見形は一九六九年埼玉県生、ウェルドニッヒ・ホフマン病、国立療養所東埼玉病院を九七年に退所。二〇〇一年に「自立生活センターくれぱす」、「ぴあ・ぱれっと」を設立。また、福嶋［1987］も、頁数の記載が少し違うが、あげられている。手術（207・269頁）は「不良な子孫」の発生予防のためだけに行なわれたのではない。

★17 「西多賀療養所では、中学生まではベッドスクールという分校形態がとられていました。ベッドスクールに在学していない患者も皆協力して年に一度文化祭を行い、私達は自費出版の詩集をはじめ、自分で作製した七宝焼やぬいぐるみを売ったりしたものです。また、ちょうど同じころできた患者自治会(昭和四五年発足)では、全国の筋ジス病棟の所在地や研究機関の予算などを模造紙に書き、病気の実態を訴えたりしました。これは、私達患者自らが社会に対して訴えた最初のもので、これを契機に、病院の内部にとどまらず、外部に対してち働きかけることを知りました。このように、患者自身が何かしようとすると、職員達にも協力したいという姿勢が生まれ、自然にコミュニケーションがとれ、動けない者だけが集まった病棟であっても、明るさが出てきました。」(山田[1983:84-85]→山田・白江[2002:86])

山田[1983]の第四章「病院生活で気づいたこと」は山田・白江の第二章「筋ジストロフィー患者の社会生活」の第一節「病院生活で気づいたこと」にほぼそのまま再録されている。

★18 (三笠宮)寛仁親王(一九四六〜二〇一二)の活動・生涯について工藤美代子[2013]。「ハンディキャップスキー」(の指導)にも関わった(寛仁親王[1985])。

★19 障害者運動と新左翼の党派との関係の一端については第6章註12・442頁。

★20 ダスキンの社会貢献活動。当初の名称は「ミスタードーナツ障害者リーダー米国留学派遣」。ダスキンはミスタードーナツの日本国内における運営会社。派遣は一九八一年が第一期で、以後ずっと継続されていく。それで留学した多くの人が雑誌に渡米の記録を残している。その一部についてはこちらのサイトの「ダスキン障害者リーダー育成海外研修派遣事業」にいくつか挙げている。例えば第三期・八三年に安積遊歩(純子)と石川准。安積[1990][1993]にその時のことが書かれて(話されて)いる。また安積たちと作った『生の技法』自体が安積と石川がこの研修で出会ったことに一つのきっかけがあった。八四年・第四期に樋口恵子（町田ヒューマンネットワーク、樋口［1998］）。書籍としては他に『あめりかガラガラ異邦人』（松兼功［1987］）、筋ジストロフィー者のものでは九五年・一五期の貝谷嘉洋の本に『魚になれた日――筋ジストロフィー青年のバークレイ留学記』（貝谷［1999］）。この時期、そうした動きを取材して出された本として『あすに挑む――障害者と欧米社会』（ＮＨＫ取材班［1982］）。他にその時期に出された米国の運動家の講演記録などがいくつかあって、『生の技法』で紹介している。

★21　柳原和子（一九五〇～二〇〇八）。「一九九七年がんに罹り、奇跡的な生還を遂げ、以後は患者学、医療過誤などの問題に取り組むが、二〇〇四年再発し、二〇〇八年死去」（Wikepedia）とある。『がん患者学』（柳原［2000→2004］）で広く知られた。これは文庫版では『がん患者学Ⅰ』『Ⅱ』。『Ⅲ』になったのは柳原［2002］。再発後について書かれたのが柳原［2005］。

高野を取材したものに柳原［1983］。福嶋を知ったきっかけについては以下。

「私が福嶋あき江さんに出会ったのは、彼女の原稿の終幕に描かれた成田空港の送迎デッキでした。今から六年前になります。より正確にいうなら、彼女について知ったのは、西伊豆の海岸です。夏の終わり、人の姿も失せた砂浜で、何気なく散歩中に拾った新聞。泥にまみれた切れ端に、大きな写真入りの記事が載っていました。〈筋ジス少女、アメリカでの自立生活研修の旅を終え、その成果を日本で。帰国後は二人の女性と浦和市で共同生活〉――記事の要旨です。行間には〈けなげな少女の車椅子アメリカの旅、旅の間彼女を支えつづけた介助の武田恵津子さんの献身的な心。障害を克服して勇気ある挑戦、それをとりまく人びとの暖かい善意、励まし〉を称賛する、美談記事に特有の明るさが溢れていました。／しかし、すでに指先だけしか動かなくなった重度の障害をもつ彼女です。かろうじて電動車椅子のハンドル操作だけが可能な状態だと書いてあります。」（柳原［1987:187］）

『がん患者学』の「献辞――あとがきにかえて」より。

「故福嶋あき江／故高野岳志　進行性筋ジストロフィーという不治の病でありながら、生涯を病院に収容されているのは生きながらにして死んでいるようなものだ、と果敢にもボランティアとともに一年間あまりをかけたアメリカ横断旅行とその後の自立を成し遂げ、医療の予測をはるかに越えて生きた、あなたたちの試みが私の裏づけだった。福嶋あき江さんの死後、私が協力し、完成した本は『二十歳、もっと生きたい』」（柳原［2000:589-590］）。

柳原に取材し、柳原の死後出版された本に収録されている二〇〇〇年の講演では以下。

「薬害エイズという事件がありました。患者であった彼らが、私の友人として教えてくれたことのひとつは「生きるために何でもやれ」ということ。［…］私ががんになったとき、彼らが最も大きな力になってくれました。「病気になったらあらゆることをやれ」と。代替療法が何であるかもよく分かっていないなかで、「何でもやっている人が長生きしている」と言う、彼らの言葉を信じました。

そして、筋ジストロフィーの少年少女らの、苦しくても自分が生きようという生命力があったら長生きできるんだっていう、これらふたつを私の実証に変えようと思ったんです」（工藤編［2012:36-37］）。

★22　佐藤（一九六六〜）について、「虹の会」を取材した谷岡聖史による記事にはこうある。

「高校時代はモヒカン刈りのパンク少年だった佐藤。一九八五年に埼玉大に入学し、障害者運動史を学んだ。同級生の誘いで通い始めた当時の同会は、全身の筋肉が萎縮していく筋ジストロフィーに侵されながら、同大近くで一人暮らしを始めた福嶋あき江（故人）を介助するボランティアの女子学生の集まりだった。

福嶋は介助を受けるだけの障害者ではなかった。施設から出て自立生活を目指す「闘う障害者」だった。初めて話し込んだ大学三年の夏。「会をただのボランティア団体じゃなく、運動にしたい」。熱っぽくそう語った福嶋は、その数日後、たんが詰まり二十九歳で急逝。「言い残されたような気分になった」。

佐藤が同会を引っ張るようになったのはそれからだ。／死去の翌年に福嶋の人生をドラマ化したテレビ番組は、単純な「お涙ちょうだい」の物語だった。「本当は嫌な奴（やつ）も世間知らずな奴もいるのに『障害者は勇気をくれる。前向きだ』って。うそつけと思う」。バンドの奇抜さには、そんな障害者イメージへの反感が込められている」（谷岡［2016］）。

テレビドラマは、福嶋が亡くなり、著書が刊行されたその翌年、八八年八月に放映された、24時間テレビの中の、著書と同じ題の『二十歳　もっと生きたい』。出演は沢口靖子、阿部寛、他。このドラマのこと福嶋の著書のことを巡っても対立が生じたことについては佐藤［1996］。記事にあるバンドについては虹の会HP。

★23　わらじの会編［2010］［2012］。

★24　八七年十一月、福嶋に関わったボランティア一〇〇人の文章、そして福嶋の文章・写真が収録された文集『拓きそして生きる』ができた。それが作られること、できたこと、そしてその広告が『にじ』に掲載される。佐藤の手許にもかつてはあったが、見当たらないという。人にあげたりしているうちに、何冊もあったはずのものがいつのまにか無くなっている。そんなことがよくある。持っている人がいたら、どこかで見かけた人がいたら、お知らせください。

ちなみにこの時期、八〇年代の後半、私たちは、ここに名前の出ている人としては、磯部、板山、小山内、白石、高嶺にインタビューをしている。ただ、その記録の多くが残っていない。たいへん恥ずかしいことだ。

★25　生活保護他人介護加算について、［199905］。

★26　「川口に「障害者」の生きる場を作る会」が七四年に結成され、対行政交渉を続ける。七七年十二月「しらゆりの家」開所。しかし、運動側との約束を反故にし、社会福祉法人「まりも会」に委託したこと等に反発。「私達は既存の施設を一〇名に減少させただけの『重度障害者』隔離収容施設『しらゆりの家』を断じて許すことはできません」(『全障連』五、七八年四月)。運動の記録として「障害者」の生きる場をつくる会［1976?］。

★27　この本の続篇として『続自立生活への道――障害者福祉の新しい展開』(三ツ木編［1988］)がある。編者は東京都心身障害者福祉センター職能科長(→放送大学)の三ツ木任一。仲村優一・板山賢治の監修となっている。ケア付住宅については磯部・今岡・寺田［1988］。三ツ木は「自立生活問題研究全国集会」(一九八九～)に関わった。わりあい長く続いたが、専門家主導という批判がやがてなされ、自立生活「問題」とはなんだ、という言われ方もされて、それはなくなった。現在は毎年「障害者政策研究集会」が開催されている。私は三ツ木から声をかけられて調査に加わり、調査報告書(赤塚他［1998］)を書いたことがある。

★28　ただ「接続の技法――介助する人をどこに置くか」(［199010b］)は初版にだけあった章で、それに代えて書かれた「私が決め、社会が支える、のを当事者が支える――介助システム論」(［199505］)には［199010b］にあったいくつかの文献があげられていない。本書の文献表の頁からその文献表を含む全文にリンクさせているのでそこからご覧になれる。

★29　障害基礎年金の制度がなぜ成立したのかと考えると、かなり難しい。髙阪［2016］［2017］を継いで髙阪［2018］がその謎に取り組んだ。その論を私はどのように受け止めるかについては別稿を用意する。

★30　「当時、全国青い芝の代表は横塚晃一さんだった。福島で最初に始めたのは白石清春さんと橋本広芳さん。そのころ、橋本さんも白石さんもすごく過激でね。施設へ行って、ベッドの周りに棚があって鉄格子みたいになってると、「おまえら、こんなところに入りたいと思うのか」ってすごい剣幕でどなったりしがみついたりして。二度とこないように立入り禁止になったりして。怒り狂って。悲しみのあまりにね。私たちの目の前で、ご飯に味噌汁とおかずと薬と水をかけて、ごちゃごちゃに混ぜたのを口につっこまれたりしているんだよ、私達の同窓生がさ。あまりにも悲しみが高まるよね。「おまえら、こんなのめしだと思うのか」ってつかみかかってどなるのよね。

白石さんはその後、青い芝の活動のために秋田に移り住んで、青い芝の事務所のある神奈川と往復してた、福島にもしょっちゅう来てたけど。七九年には白石さんが全国の代表になったんだ。橋本さんは白石さんの女房役でね。」（安積［1990:30 → 2012:47-48］）

白石は二〇一一年の大震災の時には「被災地障がい者支援センターふくしま」の代表を務めた。そのことを『現代思想』に寄せた文章として白石［2013］。その「女房役」であり続けてきた橋本はこの本では福島の「うつみねの会」について書いている（橋本［1984］）。そして白石・橋本について語った安積は所属をうつみねの会として安積［1984］を書いている。だからこの本の著者は、東京青い芝関係が五、福島青い芝の会――その初期の活動について土屋葉［2007］――関係が三。さらに実態調査には結局反対の立場をとった障害連関係者も、所属「東京都清瀬療護園」となっている（後に清瀬療護園を出る）太田修平、そして所属障害連で宮尾修、合わせて二、他に高野・福嶋・小山内、もう一人がハワイ自立生活センターの高嶺豊で、計十四人。

他は福祉の専門職・大学教員で、東京都心身障害者福祉センターが三ツ木任一を含め二、国立身体障害者リハビリテーションセンター、東京都立小岩養護学校、神奈川県民生部、日本大学、そして既に名前が出た人含め厚生省社会局二、日本社会事業大学三。

★31　「大人も子供もなくて、ともに人生に終わりがあるということで、ともに共有しあって、上下関係でなくて、一生懸命勉強していきましょうというような呼びかけなら、まだいいですよ。死を見る側から言っているのですよ。カソリックでは神父がイエス＝キリストの代理人なんですよ。神の代理人ですよ。死ぬときには最期のお導きの儀式があるんです。その時は、神父はキリストの代理になっちゃった。だから死を教えるという言い方が、彼の場合には、本当に問題にならなかった。我々にとっては、死を経験して生きてきた人は誰もいない。それを死を教えるというのは傲慢な話だと。それで、私の方の立場を共有する人が多く残って、デーケン先生が出て行っちゃって。」（石川［2009］）

★32　続きは以下。「二十一歳で病院を出て以来数年間、仲間の詩を集めて出版した詩集はたくさんの方に支持され、ドキュメント映画・劇映画を撮って賞をもらう等、何をやっても自分の思う以上の結果を残すことができた。私の人生で一番自信に満ちていた時期だったと思う。／それが一転し、傲慢だったであろう自分は打ちのめされた。その苦悩から抜け出すきっかけを作ってくれたのは、聖書であり、温かい人々の思いに他ならなかった。「感謝」という気持ちを初めて持つことができ、それは、私に生きる力を与えてくれたように思う。」（山田［2009:142-143］）

★33　小林敏昭については註01。大賀重太郎も小林と同じ五一年生、七〇年神戸大学入学、退学。二〇一二年逝去。全障連他の活動に関わり、長く東京で裏方の仕事をずっとしてきた。阪神淡路大震災の時、東京から兵庫に戻って活動した。『大震災の生存学』（天田・渡辺編［2015］）が出て——私の担当した章の題は「田舎はなくなるまで田舎は生き延びる」［2015l1c］——その中で彼といっしょに兵庫で仕事をした野崎泰伸の文章（野崎［2015］）に大賀のことが書かれている。また同じ本に収録されている佐藤恵の文章（大賀はO氏になっている）やその著書（佐藤［2011］［2015］）にも、佐藤も関わった調査を報告する他の何冊かの本にも出てくる。

やはり全障連で活動してきた富山の平井誠一（五三年生、インタビューに平井［2018］）とともに活動してきた田中誠一は五四年生、金沢工業大学に七五年に入学。金沢大学にあったり自らの大学で作ったサークル、研究会から関わりが始まる（田中［2018］）。

★34　例えば次のような記述。

「「全国進行性筋萎縮症親の会」のその頃の運動はきわめて活発で、国会・厚生省のほか関係団体への陳情、要望を繰り返し、多くの問題が進展した。結成の翌年には外国の団体との関係を充実することから、名称も「日本筋ジストロフィー協会」と改めた。／この頃の研究体制はほとんどとられておらず、とにかく「収容」だけしようということだった。／しかし、多くの方々の努力によって、筋ジスが少しずつではあったが、全国の人々に知られるようになっていった。私が映画づくりを始めるきっかけともなった、映画『ぼくの中の夜と朝』も全国で上映されていたし、研究所づくりの署名集めも盛んに行われていったようだ。

その結果として建設された研究所は、「国立精神・神経センター」として現在も筋ジスの研究が行われているが、筋ジスだけにこだわる日本筋ジストロフイー協会の運動にはいささか違和感があった。

私たち三兄弟（ありのまま舎）の願いは筋ジスだけではなく、筋ジスと同様の状況におかれている難病患者とともに歩むことだった。そして、その小さな声を多くの人々に知ってもらうことだった。そうしたスタンスの違いはあるが、日本筋ジストロフイー協会の行動には敬意を表したい。」（山田［1999:163-167］）

自分たちは筋ジストロフィーだけのことを考えているのではない。そのことに差異を見出しつつ――筋ジストロフィーだけが研究対象ではないという研究所設立の経緯がもっと世俗的なものであるらしいことは以前述べた――ここでは、基本的には、協会に肯定的である。

★35　「アメリカから帰国する飛行機の中、成田空港で、私たちはお互いに口もきかない、顔も見たくない関係になってしまっていました。／［…］／アメリカ行きの計画を立てた頃、同行介助を申し出てくれた恵津子は、私には神のような存在でした。旅の終わりには、きっと家族よりも、もっと深い理解と愛情で結ばれているだろうと、大きすぎる期待を抱いていました。／しかし、〈関係を保ちたい〉という意志が、結果的にはよくなかったのかもしれません。／〈こんなことを言ったらどう思うだろうか〉／〈こんなことしたら負担ではないだろうか〉／恵津子に対し、私は終始、彼女の心中を探っていたようです。／自信のない私は、何をするにも、その決定を人に委ねようとします。私はアメリカでの行動、生活のすべてを、恵津子に頼ってきました。恵津子は私より経験も豊かであり、自信に満ちていると、思いこんでいたのです。／アメリカ行きを望んだ私自身が受け身になっては、船長のいない船のようなものです。」（福嶋［1987:164-165］）

★36「私たちが亀裂を起こした理由は、障害の有無ではなく、性格のちがいが大きかったと思います。お互いが決して譲歩しなかった。それと、私に休みがなかったことでしょうね。／私の提案で、介助を雇って交代制にしてからは、事態はほんの少し好転したような気もします。／［…］／私自身、自分が介助者なのか、保護者なのか、友だちなのか、わかっていませんでした。そういう意味でも、職業として割り切っていたほうがよかったのかもしれない。中途半端な善意は、かえってお互いを傷つけるばかりになってしまうのではないでしょうか。／誰もが不完全なんですが、最後はこれだけは言ってはいけないと、言葉を飲みこむのに必死でした。二人だけで向き合ってしまって、磨きすぎた鏡を前にしているみたいで。」（武田［1987:181］）

★37「二人が「歩む会」の予算を懸念しての気遣いに私は甘えました。一方、恵津子を休養させ、自身の研修時間確保のため［…］有料ヘルパーの現地雇備の準備を進めましたが、交替ヘルパー派遣の機を私は失しました。病棟の勤務体制は一日何交替かで、単独二四時間勤務、それも連続ということはありません。恵津子の身心の疲れは必至です。ボストンのあき江から「恵津子は、独り夜空の星を眺めています」と伝えてきました。［…］恵津子から「渡辺さんを代りに直ぐ送ってください」と切迫した国際電話です。――翌日になって「帰国まで二人で扶け合って頑張ります」と明るい声。私の全身を冷たい汗が流れました。／出発前、交替ヘルパー派遣を確約しながら、人数、派遣先、期間など、具体的なプランをきちんとしなかった杜撰な計画と勇断のなさから生じたもので、重い負目となっています。」（伊藤［1987:220-221］）

★38　八七年九月の『虹』の「事務局日誌から」の記述では、七月十二日午後、ボランティア二人とラオックスに行き、ニチイに寄って八時過ぎ帰宅。「外出中よりのどに何か引っかかる感じがあったが、更に状況が悪く、吸引器を準備させ、横になろうと体を横にしたところで、ひどく苦しんだ。友人の田中令子さんが民主診療所に往診依頼したがつながらず、すぐ救急車を呼んだが、呼吸停止、意識無くなる。／四～五分後救急車到着。三〇分人工呼吸の末、蘇生。しかし意識は戻らず…診療の後三愛病院（救急病院）に運ばれ、集中治療室入院となる（午後一〇時頃）」。

★39　第1章50頁にいくつか疾患・障害別でないネットワークのこと等、というよりその関係の本をいくつか紹介した。「公的介護」の獲得に際して弁護士たちがかなり関わっている。『障害者の介護保障訴訟とは何か！』（藤岡毅・長岡健太郎［2013］）、『支援を得てわたしらしく生きる！――二四時間ヘルパー介護を実現させる障害者・難病者・弁護士たち』（介護保障を考える弁護士と障害者の会全国ネット編［2016］）。多くは裁判にまでなることはないが、裁判もなくはない。和歌山での原告側の勝利の訴訟の資料に『ALS訴訟』（井上英夫監修［2016］）。他に役に立つ本として、『在宅人工呼吸器ポケットマニュアル』（川口・小長谷編［2009→2016］）。ここに私は「人工呼吸器の決定?-」（［200908］［201606］）を書いている。「生命倫理的」なことを書く（ことを求められている）ようなところでも、そんな主題については長いものをもう書いているから、そちらに委ねて、何が実際に使えるかを伝えようとしてきた。

過去には『How to 介護保障――障害者・高齢者の豊かな一人暮らしを支える制度』（自立生活情報センター編［1996］）が出された。現在は市販されている書籍とは別の形態で情報提供をしている。他に現代書館には『How to 生活保護』（東京ソーシャルワーク［1996］、以後介護保険対応版［2000］、「自立支援」対応版［2005］、二〇〇七年以降はほぼ毎年改訂版が出ている）があって、この手の本としては先駆的であったとともに、実際に役に立つ。生活保護については本が一冊あるとちょうどよく、読者もいるのだろうが、介助に関わるその都度の制度を書籍にしていくのは難しいかもしれない。だいたいのところについては各所でその存在を知らせ、あとはHPでというやり方がよいように思うようになった。いくらかのことはしている。NPO法人「ゆに」が作った「重度訪問介護研修」の報告書（ゆに［2018］）に、講義の記録として「重訪、なにそれ？」（［201803］）。HPにも掲載。そしてたしかにこの約二十年、本格的にはおおよそこの十年、使う人たちは増えてきた。ただ依然として、多くの「窓口」において、また看護職やケア・マネジメントをする人たちにおいて、知られておらず、伝えられておらず、使われていない。それは多くの部分についてはたんなる無知に発することであり、であるからその無知を取り除き、たんに進めていけばよいことではあって、それで十分とも思われる。そのことを機会があれば、その度に幾度も繰り返して書いてきたし、これからも書いていくだろう。そして既にその歴史を辿ってよい時期にも来ている。かなり以前作ったものとして大野直之他［1994］。

★40　そこでの報告はHasegawa et. al.［2017］。そこで私たちは、Gudion Sigurdsson（アイスランド）、Conny Van der Mejiden（オランダ）、Danny Reviers（ベルギー）にインタビューを行なった。その日本語訳をHPに掲載している（Sigurdsson［2017］、Mejiden［2017］、Reviers［2017］）。

第6章　その傍にあったこと・予描2

1　六三年・花田春兆の不満

前章では、第3章・第4章で記述してきた空間のなかで、そしてそこを出て苦労して、八〇年代の初めに亡くなった人のことを書いた。そしてそれからさらにずっと、三十年以上の時間を経て、偶々知った一人の人について述べた。別の流れがそれを可能にしたし、六〇年代からできていった体制はそれを困難にしている。そのようにもまとめられるし、まずはただこんなことがあったとだけ言いたいのでもある。

本章では、別の流れから来る仕組みとして今あるものに繋がるような動きがその時々にあったことを示す。ただ、その中身を示すのではない。その仕事は誰かがするだろう。ここではいくつかの事項、いくつかの事件を列挙だけする。

まず、多くの人たちが称賛するなかで、一九六三年当時、水上勉の「拝啓」（129頁）他に数少なく批判的なのが脳性まひ者で同人誌『しののめ』を主催していた花田春兆（一九二五～二〇一七）だった。[★01]

「切捨て卸免のヒューマニズム」では、『婦人公論』の座談会での水上勉氏の発言に触れましたが、その原稿が印刷所でもたもたしている間に、当の水上氏は、条件によっては重度障害の新生児に安楽死を与える生命審議会の設置に救いを求めようという座談会の発言から、鮮かに転進(?)して、重症児をなんとしても生かしていこうとする親の立場からの発言を、「拝啓・池田総理大臣殿」として『中央公論』に公開し、翌月の同誌に総理の代理の黒金官房長官の「拝復・水上勉殿」を書かせ、間髪を入れず、その「拝啓」を巻頭に載せた評論集『日本の壁』を出版して了ったのです。(花田[1963b])

座談会(石川他[1963])と、それを批判する「切捨て卸免のヒューマニズム」(花田[1963a])は『相模原障害者殺傷事件』第2章「障害者殺しと抵抗の系譜」で紹介している([201610→201701b:55-62])。花田は、同人誌『しののめ』に比して大手の出版業界の動きが早いことを嘆いた後、座談会での発言からの転身(転進)にあきれ、有名人ゆえにその発言が注目されることを嘆く。そしてその書簡の文章が、『日本の壁』(水上[1963b])所収の他の文章に比しても、水上にしてはできのよい文章でないことを言い(私もそう思い、そのことを「系譜」にも記した)、水上が死んでも相続税を払わねばならないから金が(二分脊椎の)娘には残らないことを言う。「拝啓」についてはそれで終わり、島田療育園――水上の訪問記が水上[1963c]――になかなか職員が集まらないことを日本人の宗教心が少ないことに求めている大臣に対し、人を集めるのが大臣の務めだろうと言い、女性週刊誌『J』掲載の女性脳性まひ者の手記(『週刊女性』に載ったその文章が実は花田が書いた文章であることもやはり述べた★02)に対する批判に反論する。批判といってもそんなところなのではある。

そしてこの時期、「重心」の施設への支出が始まり、また国立療養所が受け入れるようになる。ただ、施設の使いまわしだけが目指されたのではない。新しい施設が構想された。

厚生大臣の私的諮問機関として「学識経験者」十七人からなる「心身障害者の村（コロニー）懇談会」が六五年に設置され、同年十二月に「心身障害者のためのコロニー設置についての意見」（答申、心身障害者の村（コロニー）懇談会［1965］）が発表される。それを受けて七一年に知的障害児の施設「国立のぞみ園」が開設された。それは、一九世紀から二〇世紀にかけて欧米諸国で作られた巨大なものに比べればさほどでもないが、大きな施設ではあった。

懇談会のメンバーを列挙する。座長葛西嘉資（社会福祉事業振興会長）、副座長牧賢一（全社協事務局次長）。そして秋山ちえ子（評論家）、井深大（ソニー社長）、菅修（国立秩父学園長）、糸賀一雄（近江学園長）、登丸福寿（コロニーはるな郷長）、仲野好雄（育成会専務理事）、関根真一（国立武蔵療養所長）、富田忠良（国立箱根療養所長）、小林提樹（島田療育園長）、小池文英（整肢療護園長）、三木安正（東大教授）、宮崎達（国立国府台病院長）、菅野重道（国立精神衛生研究所精神薄弱部長）、浜野規矩雄（藤楓協会理事長）。

その報告を受けて七一年に知的障害児の施設「国立のぞみの園」が開設される。重心、筋ジストロフィー、国立療養所を巡る動きと時期が重なっているだけではない。この時期の動きに関わっている人が懇談会のメンバーになっている。島田療育園の小林提樹がいる。びわこ学園（他）の糸賀一雄がいる。呼ばれて出ないわけにもいかなかったということかもしれない。そこで糸賀は大規模施設には反対する気持ちを強くしていったという（船本［2018］）。そして国立療養所・国立病院の関係者がたくさんいる。精神障害者のための国立療養所である武蔵療養所についてはそこでの生活療法を巡る争いについて『造反有理』で紹介した。小池文英についても本書でふれた（149頁）。そして、秋山ちえ子も伴淳三郎・森繁久彌らとともに「あゆみの箱」（214頁）の活動にも関わり活躍した人だった。★03 井深大には『0歳からの母親作戦』（井深［1979］）、『幼稚園では遅すぎる』（井深［1998］）といった著作が多数ある。戦前は軍の病院だった箱根療養所は唯一の脊髄損傷者等のための施設（180頁）。整肢療護園といったこの国で先駆的な施設の長もいる。★04

そしてこのコロニー構想についても花田は批判している。ただその批判は施設全般に対するものではない。

作らないよりはいい。この事実と現段階での必要性の強いのは認めるね。だがどうせ作るのなら、キチンとしたスケールとビジョンを持ったものでなくてはならない筈だ。だから文句をつけておくんだがね。第一、作る動機だよ。また有名人のチカラ一つで左右されている事実。どうも後味が悪い［…］

水上〔勉〕・秋山〔ちえ子〕・伴〔淳三郎〕の三氏らに突上げられた橋本〔登美三郎〕官房長官の鶴の一声で具体化への運びになったらしいが、本当に必要性があるものなら無名人の陳情によってだって作らなければならない筈だし、予算がないものなら誰が言おうが出来ない筈だよ」／「それがすぐ出て来るから不思議さ。それにあの三氏は熱心かもしれないが、身障者自身でもなければ、この問題のエキスパートでもない。まして橋本長官においてをやだ。（花田［1965:34-35→2015］）

ここは始まりの部分。全文は立岩編［2015］に収録した。花田は施設を作ることには賛成する。親の会他の建設要求に対してそれは国家の義務だと言えないと厚生省が応じたことを捉え、当時構想された専門の部署まで設置された「国民休暇村」といったものを作るのはむしろ義務でないが、こちらは責務のはずだとする。そして近くに小さいものをたくさん作った方がよいこと、医療設備・機器に金をかけることはないこと、北浦がありがたいこととしてあげていた森繁久彌、伴淳三郎、秋山ちえ子らの「あゆみの箱」の運動、有名ではあるが見識があるわけでない人たちの発言が大きく取り上げられることに不満を述べる。国立への移管によって二重に退職金が発生することへの疑問、等を言う。これらが架空対談のなかで語られる（花田［1965］）。

またこの懇談会と別に、「社会開発懇談会」の六五年の「中間報告」（社会開発懇談会［1965］）でもコロニー建設が言われる。ただ、この報告で言われる「社会開発」は単純に経済成長を志向するといったものではないこと、そしてこのことと社会の中での施設の意味といった議論も必要であることを言うだけにしておく。[★05]

俳人・文人である花田はおおねねそんな韜晦の立場をとり続け、誰からもそう嫌われることなく、一九八〇年には国際障害者年推進日本協議会（現・日本障害者協議会）副代表を務めるなど、業界内的には知られる人にもなり、長生きして、二〇一七年に亡くなった。ただ、まずこの時期、彼は不快であり、その不快が聞かれないことが不快なのだ。いろいろな不満が語られるが、善意の大きな声があがると、ことが自分たちの前を通過して、するすると決まっていくこと、その周りに起こっている暗いこと厄介なことは無視されること、これらのみなが気にいらないようだ。そしてその不快はほぼ知られず、ことは進んだ。

3　横田弘の批判

あれも言われこれも言われる、架空対談形式で話が連ねられる花田の文章に比べ、その十年後の横田弘[★06]の批判ははっきりはしている。

一九六〇年、日本の人民がある程度目を開こうとした安保改定阻止の運動を恐れた国家は、所得倍増計画なる幻想を人民にふりまき、その幻想だけを追い求めていった人びとは、自分の周囲から幻想に追いつけないものを排除しようとし始める。作家の水上勉氏が当時の首相に宛てた「拝啓総理大臣殿」という一文こそ形は違え、ナチス・ドイツに障害者抹殺の口実を与えた父親の運動と全く一致するものなのである。これを受けた国家は、一九六五年社会開発懇談会が、①心身障害者は近時その数を増加しており、障害者は多く貧困に属しているので、リハビリテーションを早期におこなって社会復帰を促進せよ。／②社会で暮らすことのむずかしい精薄については、コロニーに隔離せよ。と答申し、これを基として全国コロニー網の拡充、徹底した社会からの隔離政策・肉体的抹殺へと方向づけていった。

彼らは口を開けば生命の尊重と言い、身体障害者の福祉を叫ぶ。だからこそコロニーは必要なのだと言う。しかし現実に立って眺めた場合、コロニーなるものが実は「うば捨て山」の発想と全く同じであり、しかも、公立でありながら、民間が請け負うという最も安上りなやり方で行なわれる棄民政策にしかすぎないのである。

先にあげた作家の水上勉氏が次のような言葉を語っているのを私たちは注目しなければならない。

「今の日本では、奇形児が生まれた場合、病院は白シーツに包んでその子をすぐ、きれいな花園に持って行ってくれればいい。その奇形の児を太陽に向ける施設があればいいがそんなものは日本にない。いまの日本では生かしておいたら辛い。親も子も……」

「私は、生命審議会を作ってもらって、そこへ相談に行けば、子どもの実状や家庭の事情を審査し、生死を決定するという風にしてほしいのです。」

「白いシーツに包んで花園へ」なんという恐しい言葉だろう。白いシーツに包むということは。花園へ運ぶということは。身体障害者は生きるな、生きてはいけない、という健全者の論理を見事に美化したものなのである。私たちは白いシーツという言葉の意味を確認し、それを根底からくつがえさなければならない。(横田［1974:36-38 → 1979 → 2015:60-61］)

「今の日本では…」の引用は、幾度か紹介・引用した『婦人公論』での座談会における水上の発言の一部。それに対する花田の文章が、様々を言っており、幾つかは愚痴に聞こえるのに対して、ここで言われることははっきりしている。この時期以降について、後の人たちのある部分は、このような語り口で、つまり「体制」の問題として捉えることになる。社会・国家・体制…の都合によって政策が遂行されていると言う。社会保障・社会福祉政策を「懐柔策」であると捉える捉え方はより以前からあるのだが、より積極的な介入策として捉える。近代・資本制・経済優先の社会にとって機能的であるというのである。人を働かせるために、その人が世話している手間のかかる人を施設に入れ、そのことによって世話する仕事から離れた人を別の仕事で働かせたという私自身がそのように考える人たちの側にいてきた。ただどこまでそのように言えるのか。これはいくらか理論的な問題であり、そして実証の難しい問題でもある。だから私は、考えて議論を建て直していく必要があると思ってきた。[★07]また横田は、前に見てきた人たちのなかでは最も社会についてものを言った白木博次と逆のことを言いながら、両者は似ているようにも思える。社会が護られるべきだとされる、あるいは、護られるべきだとされているとされる。大きくは同じ筋の話になっているその上で、一方はその方向でものを言い、他方はそれを告発する。その違いだけだろうか。というかその違いをどう見るか。このことについては最後の節で述べる。

もう一つ、横田は敵意を感じている。そして、母親による脳性まひの子どもの殺害に対する減刑嘆願運動があった時、横田たちがまず実際に具体的に向かいあったのは、障害児の親の会だった。その様子は『我が子、葦船に乗せて』（河口［1982:160-167］）等に描かれている。双方、殺してならないことについては一致している。ここでまず批判は、敵意が発せられる場所に向かうのではなかった。そして結局ぶつかるのは施設のことについてであり、その話が続き、最後まで平行線になる。これをどう引き取るか。これも最後に引き継ぐ。

4　七〇年からの府中・八二年の島田

本章は何が起こったかを書くのではない。交差しないこと、関わりがあるのに関わりがないことを書く。横田がさきの文書を書くすこし前、一九七〇年に府中療育センター闘争が始まる。九〇年にこの闘争に簡略にではあるがふれることができたのはよかった（［199010→201212:272-275］）。後に（九九年）東京都知事であった石原慎太郎がそこを訪問した時に「この人たちに人格はあるのか」と言ったことが一部で記憶されているその施設で、処遇の改善等を求め、都庁前にテントを張っての闘争が行なわれた。それを担った人の幾人かは後に施設を出て、「公的介護保障」等を求める運動を続けた。そこで当人や支援者が何をし何を言ったか、どのような対応がされたかされなかったのか、知られてよい。横塚晃一も「われわれの手で小さな施設を」と言うのだから（横塚［1971］）、それほど分岐は明確ではないとも言えるし、「われわれの手で」という差異は小さくはないとも言える。[★08] たかだか十年ほどの間に何が起こったのか。その争いの当人たちによって書かれたものがあり、研究論文も出てはいる。[★09] ただまだ私はなにかわかった気がしない。

その私に限っていえば、もっと単純に知らないこと忘れていることがある。一九七〇年代の終わりから八〇年代は私がもう大学生などをしていて障害者運動にもいくらかの関わりはあったはずなのだが、私が知っていたのは宇都宮病院での事件（報道が始まるのは八四年）ぐらいのものだった。加えて文字によっていくらか知ったものが島田療育園（現在の島田療育センター）に起こった八二年の「脱走事件」他のできごとであり、府中療育センター闘争を紹介したのと同じ文章で莊田［1983］等の文献をあげ紹介はしている（［199010→201212:333］註08）が、それ以降、注意を払ってくれた人はいないようだ。そして島田療育園の活動、そこへの公的支援を求める水上勉の公開書簡とその後の動きをもって六〇年代の社会福祉の前進を語るという伝統に大きな変化はない。それで相模原での事件についての本でも再度紹介したのでもある（［201610→201701b:70-73］）。

ずっと施設に起こってきた問題は、一つに労働条件を巡るもので、小林提樹がそのことに心を痛めたことは書いた。自分たちの処遇改善を当然に求める労働組合他との関係に疲弊し、愛の心が足りないなどと嘆いて、小林は施設の長を退く（260頁）。ただこの種の争いは、労働条件がわずかずつでもよくなっていくにつれ、ゆっくりとではあるが。そう大きなものではなくなる。府中療育センター事件、島田療育園での「脱走」は入所者の処遇の問題に発する。本で全文掲載すると予告したビラはＨＰに収録した（島田療育園を告発する障害者七人委員会［1982］）。それは、共闘して居住の場・同時に職場を護ろうとしてきた日患同盟、全医労といった流れとはいささか異なるものであり、その関係の書きものにも出てこない。そして事件の本にも記したように、経営者の苦労話や経営者を称賛する文献にも出てこない。そのできごとに関わった石田圭二他に二〇一七年にインタビューをすることができた（石田他［2017］）。その事件については別に記すつもりだ。ただ、基本的にはごくまっとうなことが言われた。そしてそこで言われたことの多くは今も、残念ながら、有効であることがわかる。施設への批判はなにか苦しいものではないことがわかるはずである。

六三年に花田が愚痴を言い、七〇年代になると横田がもっとはっきり批判した審議会を経て決まった

「のぞみの園」は七一年に開園した。ここでも争議が起こる。労働組合ができたのは七四年（評価部心理判定員の解雇に端を発するとされる）。七六年の一時金減額に対する闘争が威力業務妨害にあたるとして裁判になる。治療訓練ボイコット闘争といったこともなされる。[★09] それらについて、なにか事態を混乱させ、それを長引かせようという破壊的勢力による策動があったのだという見方の全部を否定するつもりは私にはない。府中の事件にも「解体」といった標語を掲げる人たちがたしかに関わってはいる。ただ三つは言う。一つ、「コロニー解体」といった勇ましい標語を掲げたりすることについて、ときに言っていることに不分明なところはあるが、しかし、そのことをもって全体が間違っているとはやはり言えないということだ。[★10] 一つ、もっともな主張の部分があることは認めた上で、変革のための具体的方法、何を敵とするかといったことを巡る内ゲバといった名が与えられる消耗で不毛な争いがあったのは事実であり、[★11] もう一つ、そうした不要な争い他を迷惑に思った人たちはそうした「引き回し」を批判し、そこから逃れようとしたということだ。[★12]

　島田療育園の八二年の事件については組織・党派の関与はなかったようだ。ただ施設内で『さようならCP』といった映画の上映会などしたり自分たちも映画を作ってみたりした職員たちがいて、脱走した人はその人たちとの関わりがあった。その脳性まひの女性の入所者の家出を支持し支援した人たちの側のものを見る限りにおいては、その事件は、出たいし、出ることに支障のない人が、出られなかった、出ることを妨げられたというできごとである。阻まれ、そのことに理屈が付され、また具体的な力が介在している。そしてその理屈や手続きには法解釈上の問題も見出され、そしてそれでも裁判はうまくいかないといったことが起こったようだ。代理人とされる人が拒み、それが通る。今でもたくさん起こっていることがここでも起こる。そしてそうした流れと別の流れにあって、しかし、正義・権利、そして愛によって献身した人たちは、そうした事件について何も言わないし書かない。ここにも断絶が作られることによって、流れが作られる。すると、ものを調べず知らない人たちはそれが歴史だと思ってしまう。単純にそれはよくないから、調べて書く必要がある[★13]。

　そしてことはもうひとつ複雑だ。というのも、島田にせよ府中にせよ、そこでは当初雑多な人が収容されたがゆえにものを言う人たちもいて、そこから問題は生じたのだった。だがそのものを言う人たちの中には、その主張を進めそして貫いて、施設を出る人たちがいる。島田については、小林が辞任した後、長く天下り先のようになったその施設がうまく機能しなくなっていったと聞いたことがある。そのことが脱走にも関わる。先出の石田らへのインタビューによれば、施設の機能不全が憂慮され、より仕事のできる施設長への交代があり、体制の建て直しが図られ、「重心」と言えず別の施設の方でよいとされた人はそこから身体障害者の施設（当時の法律では療護施設）に移されていったという。脱走しそして施設に連れ戻された人も、別の施設（当時の療護施設）に移ったという。それは本人の希望でもあり、その人の暮らしはよくなったという。

　こうして、ものを言う人たちがその施設には少なくなっていく。種々の施設に同様のことが起こる。施設の自治会やそのネットワーク、例えば「療護施設自治会ネットワーク」に人材が少なくなる。その困難について、ずいぶん以前から、幾度も聞いてきた。施設が、いっときごく部分的に騒がしいこともあったところでも、だんだんと静かになっていくのには、こんな事情がある。

　もちろん、だからといって、出られるし出たい人が出ていくのは当然のことであって、それを止めることはできない――そのことを認めた上で、ではどのようにものを言い変えていくのかという課題がある。静かになっていくところもあり、そして最初からなにも起こらない施設・組織がある。思想を点検し考察すること、それと現場との距離を測りながら、ほとんど言葉のない空間を見ていくこと、しかしそれでも言葉があって言葉が伴った動きがありその消去・忘却の動きがあるなら、それを再度言葉にすること、そのいずれについても私たちはたいしたことができていないと思う。

それにしても、「地域移行」は当たり前の言葉になった。実際あった施設化と脱施設化を巡る言説と実践とについてはさほどのことは知られ語られていないと言うと、そんなことにどれほどの意味があるのか、現実には緩慢な「地域移行」があってきたというだけのことではないかと問われる。脱施設は、いつのまにか（ということがこの領域ではたいへん多いのだが）「潮流」とされ、当然のこととされる。他方、そんなに現実は変わっていない、数えようによっては施設やそこに暮らす人の数は増えている。その現状はそれに対する様々な方策についてはいろいろと言われている。つまり、正しいが困難であること、困難だが正しいこと、それだけのことであってわざわざ歴史など記述するまでもないようにも見える。

私はそれは違うと考える。

5 復唱＋

1 現実の形

まず述べてきたのは、無知や断絶があること、斑（まだら）になっていることだった。それも一つや二つではなかった。それには事情があり、そしてそれがもたらす効果があった。具体的な史実はこれからさらにいくらでも収集され整理されるべきだが、まずそのことを示した。良い人だと思われていた人（たち）が実は悪い人（たち）だったという筋の話をしたいわけではない。ただこの壁は崩してしまった方がよい。

互いに肯定しあいながら、現実ができていった。もちろんそうしてようやく作っていったということではあるのだが、その均一な感じはすこし驚いてしまうほどのものだった。本書は、作り上げられ維持されるその様を追うことを専らしてきたが、その様は、別のものを見ないか気付かないか、気付かないようにふるまうことによって作られた。「障害者対策」が始まりかけの一九六三年、水上勉が教科書でも言及される「公開書簡」を書いたのと同じ時に、障害をもって生まれた子を死なせることを語ったこと、花田春兆がその水上に不平を言っていること、これらは知られていない。七〇年、府中療育センターで闘争が起こった。それは学生運動他で騒がしかった一時期、比較的大きなメディアが取り上げて知られたこともあるが、すぐに消えていった。七三年、椿、その後、井形らが水俣病について採った立場のことは、関わったある人たちの一部には知られるが、この医（学）者たちが本業とする「難病」の領域には伝わってないか、あるいは、あの立派な先生たちが悪いことをしているはずはない、という始末のされ方であっただろうと思う。八二年、重心の施設の先駆であった島田療育での脱走事件があったこと、本人が連れ戻され、支援した人たちがかなり長くその人と会うことができないといった状態が続いたことは、その間のごく一部がいっとき知られたとしても、消えた。そうして立派な歴史が残った。そのこと、これらと別に肯定的な空間が張られたこと自体を言うのが本書の目的だった。第3章でその動きをみた。そして、第5章では別の動きがあったことをみた。その人たちは、早く亡くなってしまい、そのことによってその動きもまた忘れられることにもなった。また実は自分が育ったその外側にあった騒動のことは知らず、社会の理解を求めて動かねばならないと思い、かえって苦労したのでもある。しかしそれでも、閉じられた空間の外で動きは起こったし、今も起こっている。

まず第一に、こうした布置・配置をわかることだ。ごく少ない人に記憶されている事件を覚えておこうといったことを言いたいのではない。小さなやっかいごとはいくらでも起こっている。しかしそれを受け取ってしまうと、ことは大きくなり、せっかく作ったよいものを、よいかどうも定かでないが今あるものを潰乱してしまうという恐れがあって、そのままにする。実際、さきにあげた幾つかの事件は、それが「おおごと」になってしまったできごとであり、多くはもっと手前で止まってしまう。

2　元にあるものについて

とすると、そこにはたんなる惰性があるということか。ただそうした内閉や遮蔽は、たしかにいつのまにか起こっていることもあり、なにか騒ぎが起こって面倒なことがあるとその因縁や怨念がさらに混ざって、起こる部分もあったのではあるが、それでも、第二に、社会や人についての見立ては見立てとして、思想は思想として、構えは構えとして見ておく必要がある。その構えの違いといったものがやはりあると思えるから、そしてそれが現実を萎縮させてしまってきたし、今もそうだと考えるからだ。

本書に出てきた人の多くは、人は生かされるべきであるという立場を維持している。それは、その立場をよしとするなら、このところで別のことを言う人たちよりよほどましである。★14 ただ、公害が大きな問題として浮上したというその時期の社会状況もあり、また人によってはその「責任ある立場」から判断せざるをえないのだと思ってしまったということもあり、一つ、社会の将来を心配し、資源の有限性を念慮している。その場所から医療と福祉の必要を言う。それは予算をもってくるために人を説得するための方便だと捉えられているとは必ずしも言えず、本当にその危機を信じているようだった。人口が増えすぎるという話があり、その後、いつのまにか「少子高齢化」による（生産）人口減少の危機が語られるのだが、そのいつのまにか不可思議に変化していく時間の流れを通して、心配は続く。そして、それが背景にあることによって、有限な資源については良識的に使うべきだという話になる。有限性は、ごく大括りに言えば、まったくの間違いというわけではない。ただ、それで人々がこれから困窮に向かうという具体的な根拠はじつはない。ただ信じてられてしまっている。そしてそうした懸念は、たんにぼんやりとした世間話として語られるのではなく、政策に関与している人に存在してしまっている。それが、微妙ではあるがはっきりとした流れの違いをもたらす。そこはやはり、大きな争いの場だ。とすると、ここにものを考えて言う場はあるということだ。この体制・大勢に抗しようとすれば、一つには、たとえ困難が生じるとしても、非生産的なもの・負担のかかる部分を捨ててならないと言うことだ。それが一番基本的な答、答があるべき場所なのではあるだろう。しかし、そんなに悲愴になる必要が実はないのであれば、すなおに、実際には困難は存在しないと、言えるのであれば、言えばよい。私は言えると考えており、そのことを種々の水準で言う必要があるということだ。それは本書の仕事ではないが、必要なことだ（cf.［200809:chap.3］［201301］）。

もう一つは人について。そこにも悲惨の感覚がある。「重心」の人は、脳性まひの人は、ホープレスな人だと言うのである。臨床にいてよく知っている人もいれば、組織の管理的な立場にいるなどして、おそらくはそうでもないという種類の人たちもいる。「現実」に即するから暗いのだろうとも思えるが、実際には、その場に長くいてきた人に、かえってそう暗くはない人がかなりの数いると思う。糸賀一雄の後を継いで「重症児」についてたくさんの本を書いた高谷清もそんな人だと思う。そうした場に働く看護師にも仕事をよい仕事として続けている人たちがいる（窪田［2017］、書籍化したものが［2019］）。とするとたんに現場にいるから、というわけでもない。繰り返すが、反対に明るくなる必要もない。しかし、例えば「重症心身障害児（者）」についてどのように人は暗くなる必要があるのか。考えられる要素を分けて取り出して考えてみようと、もう一冊（［201811］）の方で言った。そしてすくなくとも本人に即した時にはだが、暗くなることはないと述べた。いったん暗くなると、悲惨から発する善意を呼び出すことになる。それに花田の不快も関係はしているのだろうと思う。暗い方角にも、その反転としての明るい方向にも簡単に決めるなということである。そして横田が感じているのも、そうした人々の暗さ、敵意だ。それは一つに、できないことに対する失望や苛立ちから来ているが、それだけでなく、自分の異形が人々からそう見られているという感覚に発するだろう。だが、考えてみよう、というのがその本で記したことだ。暗さや敵意が向けられているものを腑分けし分解していこうということだった。

とするとまず、先に記したことを受け入れてもらえるのであれば、「できないこと」については、すくなくとも社会に困難をもたらすようなことではない。それに比して、異形に関わる嫌悪や反感のほうがまだ厄介かもしれない。ただ、それに対しては、「そう思ってしまうこと自体を非難はしないとしよう。しかしそれは自分たちのことでなく、あなた方の心性の問題であって、それを私たちに対して攻撃的に表出してよいなどといったことはないのだ」と言うしかない。そして、集められ、たいがいは閉鎖されたなかにいて、ときに人が見るときには横たわって並んでいるといった仕掛けは、その暗い感覚を増長するものではないか。

この危機についての感覚、暗い存在だと思ってしまうところから発すると、そのなかで自分たちはがんばっているという話になる。すると、困難ななかでいっしょにがんばっているのだから文句を言うな、という筋の話になる。私には、例えば府中療育センターでの問題の無視のされ方にはそんなところがあるように思える。私は、じつは悪い人たちが悪いことをしたのだ、とは言わないことにしようと思う。その人たちは真面目であり良心的であると私は捉える。しかし、別にがんばってもらう必要はない。

「体制」を維持し成長させるために、と横田は言った。考えてみれば、白木も同じようなことを言っている。なおるようになると経済によい効果があるかもしれない。ただ、たぶん、なおすことが難しい人たちをなおそうとたくさん努力をしたところで、さほどの実質的な効果はないはずだ。それより、そのために失うものをよく見ることだ――「なおすことについて」（［200107］、［201811］に再録）。経済や生産は大切だが、どれほど大切であるかを、身を引いてみればよいということだ。しかしそんな簡単なことができにくくなっている。その施設はそもそもなおすための施設だということになっており、そこにいる人、そして責任者となっている人はそんな職業の人であったりするからだ。それで、なおす希望があるとされ、やってみてうまくかいかないと、あきらめる。その場に放置されるに近くなってしまう。

このように考えを進めていけば、微妙なところ、微妙であるがはっきりしていることを言える。この言い方に矛盾はない。差異ははっきりあるのだが、微妙になっている。その微妙なところ、曖昧にされているところを、はっきりさせることが必要だ。わざわざそんなことをする必要があると私は考える。だから、やはり、もう一つの本でも再度呼びかけたように（［201811:64ff］）、例えば障害をなおすことを巡る歴史が辿られる必要はある。辿っていくことを介して、種々の制限が致し方ないとされること、他方で急ぎでことを前に進めようとすることを、その切迫は真面目に信じられている場合、たんなる言い訳としか思われない場合もあるのだが、緩めることができる。

3　変更を進める

第三に、こうして冷静になったうえで、起こってきた個々のこと、今存在している事態を見て、手を考えること、というか、今動いている流れを支持することができる。

本章でほんのわずかずつ取り上げてきた人たちは、しばしば、「わがまま」を言っていると言われた。言われないにしても、そのように思われている。あるいは、無視される。他方で、わがままだと思わないし思いたくもないが、しかし、それでその人の文句が通ったとして、そこを出てきても、私の方では引き受けきれないという重い感じがある。だが、話がこじれていって厄介なことになっていったことがあったとしても、まず求められ訴えられたのは、単純でそして正当なことだった。そしてどうしようもないことでもなかった。

「事件」が起こると、非現実的な極端な主張がなされるとされ、それゆえにそれは却下されたり無視されたりしてよいとされる。だが、それは、府中療育センター闘争についても、八二年に起こったことについても、違う。本書では第5章第1節（307頁）に少し書いたが、多くの施設・病院でなされていることはまったく普通に間違っているということだ。求められているのは、とても具体的なことで、例えば排泄したい時に排泄したいとか、人に会いたい時に会いたいとか、外出したいときに外出したいとか、そんなことだ。さらにはここは私にとって気持ちのよいところではないから引っ越ししたいといったことだ。そのことについて、施設・病院の側の人の予算の「持ち出し」がない場合でも、それが妨げられることがある。それに対するときに、障害者権利条約であるとか、障害者差別解消法に違反しているからだめだというような話をする必要は本来はない。既にある規範に違反しており、法にてらして違法な行ないであるということだ。むしろ問題は、それがそのように受け取られていないということだ。それは原理としてはまずはまったく単純である。出たい人を出さないとすれば、不当な監禁であり、拘束である、おかしい、ということだ。それを言うことは簡単だ。

しかしその簡単なことの実現が困難になっている。かつては子どものための施設であって、未成年であるから制約されてよいとされ、それがそのまま日常を作ったという面はあるだろう。しかしそんな経緯があったとしても、それはせいぜいが惰性でそうなっているというだけのことだ。ただ、役所と経営者（である医療者）とその施設にお世話になっている家族（組織）はそのような方向に働かない。悲惨から発し、自らを肯定し、支えあっている関係が続いている。制度・施設を始める時、必要でもあり有効であった連携が、そのまま、桎梏となっている。

施設の側には本来権限がない、あるはずがないということがわからないようだ。考えればわかるのだが、考えなくてもすむように思ってしまっているらしい。それでも、それに理由があるのかとなれば、なにかは言われる。一つに規則だからと言う。それは一番多く言われるが、もちろんそれでは理由にはならない。なぜその規則が必要なのか。一つに、人手がいないので、だ。後述する。一つには、本人のためであり、そのなかには、安全、医療の必要があるとされる。これも理由にはならない。説明しよう。

私はパターナリズムが肯定されるものであることを述べてきた（［199908］［200203］［200801］、いずれも立岩編［2016b］に収録）。しかしそれは、今なされている制限がなされてよいということではない。私は医療者に救命の義務があることを認めるし、本人の意思の表明の前に、その表明がなくとも、救命の行為はなされてよいと述べてきた。さらに、つねにその本人の表明に即するべきでもないことも述べてきた（［200809］［200903］［201708］、立岩・有馬［2012］）。それでも、この安楽死・尊厳死の問題はたしかに難しい問題ではあり、だからわざわざ考えて本に書いてもきたのだ。それに比して、ここで本人のもとに存在している事情はずっと簡単なものだ。人は、生きたいのであり、長く生きたいし、気持ちよく生きたい。長さと「質」とがいつも相伴うとはならないとしても、それでも、生命を賭してとか、そんなにがんばらなくとも、長く、そして気持ちよく生きるというその両者を両立させることは、多くの場合に可能だ。

結局、多くは本人の周囲の都合による。「本人のため」というのは多く、それを言わないようにするための言葉であり、ならば正直に人手が足りない、などと言った方がまだよい。そして次に、それは基本的には、変更可能であり、実現可能である。よくないのは、すべての人がここを出られるのだろうかと問うて、自問して、それは無理だろうと自らに答えて、何も言えなくなり、それで終わらせてしまう

こと、まったく同じ現実が続くことだ。★15

今は、ここの施設の、この陣容、この人数ではできないことは認めるとしよう。しかしその事実を認めたとしても、まずは、その外から人が入ってくることを認めればよい。つまり病院にヘルパーが来るといったことだ。すると、医療と福祉と、制度が重複して使われることになってしまうといったことを言う人がいるが、その重複がよくないのは、同一の行ないについて二重に払われるといった場合であって、そうでなければもちろん問題はない。するとあとは、よそから（不衛生な）人がやってくるという「衛生上の理由」だけだが、それはどうとでもなる。そして実際、徐々にではあるが制度も、いくらかその方向に動いてもいる。それをさらに進めればよい。すくなくとも妨げてはならない。じゃまをしなければよいだけのことだ。拒絶する権利は誰にもない。車椅子への移乗は「当院」の職員だけの仕事であるとした上で、人手がそろわずできないから病室から出られないという（09頁）。それがおかしなことであることもわかられていないなら、それはとてもよくない。

私たちは「出ること」について書いてきた。ただ記述してきたのではなく、それを勧めてきた。その立場は変わらない。ただ、それは、私たちが書いてきたものを知っているのであれば誤解はないはずだが、「在宅」を支持してきたということではない。家族といたくないのであれば、家族といなくてもよい。家族といっしょにいたいが、あるいは家族といっしょにいたいからこそ、家族の世話を得たくないのであれば、その家族と一緒の場所で、家族から世話されずにすむようにすればよい。場所を変えることがどうしても必要だとも思わない。屋根が付いていて雨露をしのげるのは、やはりそうでないよりよほどよい。今いる場を宿のように、屋根のように使えればよい。その屋根の下に慣れてしまって、そこから移るのがおっくうになった人もいる。当然のことだ。とすると、その屋根の下のままで、もっとよい暮しができればよいということになる。

そしてその移動、「地域移行」を支援することになっている「相談支援」が以前より機能しなくなっているとさえ言えることも『精神病院体制の終わり』（[201510]、第3章「地域移行・相談支援」）で述べた。[★16]ここにも事情はあるが、その事情をわかった上で、それをもっと機能するものにすることはできる。

今、病院はむしろ人を早く出したがっているし実際出してしまうというのはある部分の事実である。ただそうでもなく、比べれば、採算のとれている部分があって、その仕組みが持続している――どこまで事実か知らないが、筋ジストロフィー病棟の「あがり」を他の部門にまわしているところがあると聞いたことがある。政府の金を自らの制度・施設のなかに取り込み、そこに多くの資源が流れる状態、他に行かない状態を維持することによって、他の場や他の様式で暮らすことが困難にされてきた。精神病院の業界団体が政治と良好な関係を維持していることは『精神病院体制の終わり』で述べた。本書で記されたのは、また別種の人・組織と政治・行政との――その関係者たちにとっては良好な――関係でもある。代わりに、同じだけのを仕事をするなら、どんな場であろうと、どんな職種の人に対してであろうと、同じだけを払うことである。また技術を習得し安全に行なえるのであれば、職種・資格による制限をしないことである。これはまず、同じ嵩の財源の使い方を変えるということだから、財政に影響しない。もちろんそれだけでは必要に足りない。増やすことになる。それでも、間違って人が心配するように、社会の土台が揺らぐといったことにはならない。

流動とその一部である滞留を止めることは誰にもできない。現実には止められているのだが、止められるべきではない。引っ越したり、またもう一度引っ越ししたりして、戻ってきたければだが、戻ったりする。それが可能なように人を補助する人がどこでもその仕事ができるようにする。箱はどこの箱でも、屋根はどこの屋根でもかまわない。どちらでも可能にする。看護や医療が例えばアパートという箱で必要なら、そこで得られればよい――それは意外なほど可能だ。今の病室にヘルパーが必要なら、入れるようにすればよい。結果、四人部屋、六人部屋の居住性能はよいとは言えないから、やがてそこは繁盛しなくなるかもしれないが、それはそれでよい。それを進めるその流れは、『生の技法』ではいくらか書いたが、第5章3節7（376頁）・4節2（386頁）でわずかにそして中途半端にふれた以外、本書で描くことはなかった。ただ、実際主張され、いくらかは実現されていることだ。別途報告する。というより、ここでも私は、そんな仕事を、してもらいたいと願っている。

註

★01　花田と花田が主宰した同人誌『しののめ』について荒井裕樹［2011］。花田［2000］では日本で最初の養護学校だった光明養護学校はだいぶよい学校であったというその記憶が記される。その学校は、花田がことわっているように金持ちの子どもの学校ということではなったのだろう。ただ、その学校・施設に通わせようというする親の力・余裕・意志が、ある人がまずその学校や施設に入ったことを説明しているように思われる（263頁）。

★02　荒井・立岩・臼井［2016］でも荒井がそのことを話している。

★03　著書は多いが社会福祉の活動に関わるものとして秋山［1976］［1985］等。

★04　整肢療護園と小池文英については本書149・197頁。コロニーはるな郷を創設した登丸福寿について登丸寿一［2009］、大塚良一［2015］。このたびのもう一冊（［201811］）ですこしだけ言及した国立身体障害センターでの出来事について鈴木雅子［2012］（cf. 鈴木［2003］）。

★05　中間報告にもふれ日本での「社会開発」概念の出現について杉田菜穂［2015］。建設が決定され、できたのが「国立のぞみの園」だった。その歴史について遠藤浩［2014］、NHKのインタビューに応えたものに遠藤［2015］。他に船本淑恵［2017］［2018］、また相沢譲治［2015］。

★06　再刊された横田［2015］に収録された「解説」が［201506］。本として、荒井・立岩・臼井［2016］、荒井［2017］。立岩編［2016］。

★07　別に論じ結論を出すために、いくつかのをことを述べておく。

人を働かせるために、その人が世話している手間のかかる人を施設に入れ、そのことによって世話する仕事から離れた人を別の仕事で働かせたという見方がある。私自身がそのように考える人たちの側にいてきた。人を働かせるために施設があったという理解は精神病院についてもあった。［201510］では、そこでは——別の点では二人は意見を異にするからだ——中山宏太郎の説を引くかたちで高木俊介がそのことを述べていることを紹介した。ただどこまでそのように言えるのか。

似たような心性の人たちから、同じような構図で、別のことが言われたことがあったことを想起しよう。つまりフェミニズムの側から、女性を専業主婦にさせておくことによって、働かせてその分を安くあげることがなされてきたという把握があった。

普通に考えればこの二つの理解は対立するように思われる。いずれが正しいのか。こんな単純な問いにもはっきりした答が出ていると思われない。それはよくない。そんなこと思い、考えようとした。『私的所有論』に、現実を肯定する流れと比べた時、「どちらかと言えば、異を唱えてきた人達の方が何かを言っているだろうと私は感じてきたし、この本を書いてみた今、あらためてそう感じてもいる。ただ、両者のいずれにも満足できなかった。ずっと両者のその間にあったと思う。これは嫌われる立場である。しかし私はそのようにしか考えられなかった」（［199709→201305:48-49］）という箇所がある。

社会全体の生産、その増大、最大化にとってという基準が一つにある。とした場合に、専業主婦が一人で一人ないし二人の子を（そして親や配偶者を）世話するというやり方が非生産的だと言える場合はあるだろう。「規模の経済」が働かず、「ケア」の仕事を別の人にゆだねることによって他の「専門的な」仕事に就くこと続けることができる場合があるだろう。よって「女性の登用」「女性参画」に積極的になることはおおいにありうる。このように考える限りでは、主婦を家庭内にとどめておくよりも外に出した方がよさそうだ、つまりさきの二つでは前者の方が当たっているように思われる。

ただ、どんな質の労働・生産が求められているかということも関わるが、常に労働が不足しており、求められてきたと考える必要もない。私が書いてきたのは、長い期間においてむしろ労働力に余剰があったと見る方が妥当だと、とするとその余剰を吸収する装置として専業主婦体制があるとも捉えられるということだった。

そして次に、本人、家族、世話することを職業にする人の暮らし向きのこと。世話される本人たちが、さまざまないきさつを経て――それをいくらか描こうとしている――いくつかの国に比べれば生きて暮らせている点でわるくないとしても、「普通の人」に比べるならその暮らしはよくない、このことは間違いなく言える。そしてその分周囲の者たちが不当な利得を得ていると言える。

他方、子育て――もちろん主婦がそれだけをしているというのではない、論者がもっぱら子育てのことを（すくなくともいっとき）話題にしていたからそれに合わせて限っただけのことである――に限った場合に主婦がつねに「搾取」されているとは言えない（[199403]）。

では労働者についてはどうか。長年かけて以前よりは待遇がましになった看護・医療系の人たちについてはいくらか別のことが言えるとして、割に合った待遇は得られておらず、その分他の人たちが（不当な）利得を得ているとも捉えられる。またそうして種々の人たちが得られなかった部分が、意図的だったと言えるかどうかは別に、「成長」の方にまわされた可能性もある。

そして、本人たち自身を生産できる人にすること。これは、横田が言及した答申でもはっきり言明された意図された。ただこれも費用と効果を見たときにどうか。そして誰にとっての費用と効果か。さらに実質的な効果がさほどなくともその時代によって支持され、その時代を作っていったと捉えることもできる。

こうして少しだけでもみると、問題はどうしてもそこそこには複雑である。なのにたいして考えられていない。むしろ、話は近年さらに心情・心性の問題として語られてしまっている。それはよくないと考える。そこで［199403］を書き、その約十年後［200311b］で家族に即せば言えるだろうと思うその見取り図を描いた。これらはいずれも『家族性分業論前哨』（立岩・村上［2011］）に収録された。さらにもっときちんと書いた方がよいと思い、二〇〇五年に「家族・性・市場」という題が当初ついた『現代思想』での連載（［200510-］）——本書もその一部から作られている——が始まったのでもある。

★08　また映画『さようならＣＰ』の上映会レポート（横塚の本に収録されている）を書いている——「須佐での体験がもたらしたものは一体何であったのか？　それは未だ言葉となり得ず、ただ渾沌と私の中に存在している。ただただあれがどうしようもない現実の健全者の姿なんだな、という思いである」（横塚［1975 → 2007:157］）——青い芝の会神奈川県連合会の支援者であった室津滋樹は、やがて神奈川県でグループホームを始め——私たちは一九八〇年代後半にそこに聞き取りに行ったことがある——後にグループホーム学会の代表も務める。例えばそんなことをどう受け取るか、このようなことからどのように言っていくかだ。実際に批判した側もわりあい穏健なことを言っているではないかという話になるだろうか。また、批判した（する）側は施設を「全否定」したがそれは愚かであったといった落ちになるだろうか。そんなことではないと私は考える。言論と活動とを辿っていって、施策とその変遷を見ていくことで、そのことを示せると考えている。

★09　センター闘争に関わった人たちの本に三井［2006］、新田編［2009］、新田［2012］。二〇一二年までの関連書籍は立岩［2012］に集めた。新田勲（達）についての研究書に深田［2013］。闘争についての研究論文・資料として廣野［2013a］［2013b］。

そしてもう一つ。最初に紹介した時にも「革新（都政）」の側の人たちがこの運動に冷たかったことは述べた。府中療育センターと同じ敷地には都立神経病院と七二年に開設された神経科学総合研究所があり、この開設は薬害スモンに関わりがあった（木下［1978:85-86］等）。神経病院と研究所で、「難病看護」の初期の活動を担い、そして長くその中心にいた木下安子、川村佐和子といった人たちが活動した。しかしその関連の書きものにいくらかある府中療育センターについて言及した部分には例えばこの「闘争」への言及はない（中島［1975］、木下［1978］等）。こうしたことがしばしばある。そしてそれはその後の、障害者・病者の生にいくらかのそしてよくない影響を与えたと私は考えている。だからその空白の具合も含めて書いていこうと、本書を書いているのでもある。

★10　「関西障害者解放委員会」の機関紙は『コロニー解体』というものだが、直接にのぞみの園（高崎コロニー）での闘争に関わった名称のものではないようだ。私の手元には（たぶん）その第三号しかない（一九七六年）。その「関西障害者解放委員会結成宣言」には次のようにある。

「今また、あの巨大コロニーにわれわれの仲間が次々と隔離収容されつつあるのだ。／すべての「障害者」諸君。／我々はもう黙っていてはならない。「障害者」殺しを許してはならない。われわれは「障害者」に対する差別を徹底糾弾する。われわれは「障害者」の基本的人権を奪還する。われわれは、コロニーを解体する。われわれは日本帝國主義を打倒する。諸君、差別に屈従し、同情にすがっている時代は終った。／立ち上がろう。そして闘おう。」（関西「障害者」解放委員会［1971］）

コロニー裁判に関する記事のある機関紙に『全厚生秩父学園組合ニュース』があった（寄贈されたも

の、目次をHP掲載、ちなみに秩父学園長も社会開発懇談会のメンバー）。また『コロニー闘争勝利に向けて――コロニー裁判闘争報告・資料集1』（国立コロニー福祉労働問題研究会［1980］）といったものも寄贈された資料にあった。こうした機関紙の類を、その評価は後ですればよいのだから、まずは集められるだけ集めておこうと思っている。あったことをまったく無視するのがよいとは思われない。諸党派の主張の差異等には関心がない。資本主義や国家権力や帝国主義を頻繁に持ち出すことは、ある時期には当たり前のことであり、またすぐ後の別の時期になると何を言っているのかということになってしまった。しかし「体制」の問題として施設を、政策を捉えることは、基本的にはまちがっていないと考える。ただそれはそう単純に言えないことであり、言われてきたことに言葉を足したりする必要があるはずである。そしてそれと、先述したもっと現場に近いところにある業界の利害に規定される部分とをどのように分けて組み合わせるか。それは理論的な課題である。それとともに、この課題についてどれほど立派なものであったかはともかくとして一定の言論と行動の蓄積があったのだから、やはりそれはそれとして見ておくべきだということになる。

★11　「海保さんと連帯しコロニー裁判を闘う会」の報告が、「全障連（全国障害者解放運動連絡会議）九州ブロック」のHPに掲載されている。全障連九州ブロックは、「革命的労働者協会」についてのウィキペディア情報ではその「傘下の公然団体」と記されている。その二〇〇四年の集会報告は以下のように、いかにもの言葉使いで、記されている。「全国、各地で闘っておられる「病者」・障害者の皆さん！［…］私たちは太宰府市内において、〈「支援費制度」攻撃粉砕—太宰府市差別行政糾弾！　保安処分攻撃粉砕—保安処分施設建設阻止！　戦時障害者抹殺攻撃粉砕！　障害者解放！3・14総決起集会〉を開催しました。／「支援費制度」導入−上限設定の攻撃は、「障害者」の闘いをノーマライゼーションの名の下に融和主義的にからめとり、新たな隔離・抹殺−戦時「障害者」抹殺に踏み込んでいく攻撃に他なりません。／「支援費制度」導入に対する融和主義勢力と厚生労働省の結託を許さず、「支援費制度」導入－上限設定攻撃を粉砕しよう。／イラク出兵－戦争－ファシズムへの突撃と対決し、全国の闘う「障害者」・「病者」・労働者の階級的な団結をうち固め、「脳死・臓器移植」「受精卵診断」「安楽死（尊厳死）」など優生思想を本質とする戦時「障害者」抹殺攻撃を粉砕しよう！／ノーマライゼーション攻撃を突破し、融和主義勢力の敵対を許さず、差別糾弾闘争を復権し、戦闘的全障連建設をかちとり、「障害者」差別からの解放をかちとろう！／私たちは、闘う障害者に対して国家権力と一体となって襲撃する木元グループをはじめ、あらゆる差別－敵対－介入を許さず闘い抜きます。」

木元グループは、やはりウィキペディア他の情報によると、解放派が様々に分かれたその一つであるらしい（から、その派のそのグループと敵対するグループによる報告ということらしい）。ただ現在ほぼ活動を停止している全国組織としての全障連と他の地域組織については特定の党派が強い影響力を有するということはない（cf. 註12）。また弁護士の大谷恭子はこの時の「治療訓練ボイコット闘争」を肯定的に記している大谷［2014］。「上限設定攻撃」他については立岩・小林編［2005］。

★12　「関西障害者解放委員会」に革共同中核派が関係したことをそこで活動した楠敏雄（cf. 岸田［2017］）が著書に記している。

「華青闘の告発を受けて、早くから入管闘争として取り組みを開始し、狭山闘争にも積極的に取り組んでいた革共同中核派が、当時龍谷大学にいた私と仲間数名の「障害者」に関わりつつ、彼らの医療戦線の医師や看護学生をも加えて、七一年春に「障害者」解放運動の組織作りに着手し、その年の一〇月三日、私たちとともに関西「障害者」解放委員会の結成をかちとったのです。／［…］組織の性格としては、中核派の指導を受けてはいましたが、あくまで大衆組織であり、他党派やノンセクトの人たちの参加をも積極的に呼びかけるという独自性が確認され、慎重な組織運営が行われました。／ところが、七一年一二月に起きた革マル派による中核派の二名のメンバーへの非道な虐殺と、七二年五月の沖縄闘争における「敗北」は、中核派の危機感とあせりを強めることとなり、大衆運動に対する方針を急激に転換することとなりました。すなわち、七二年に入ると彼らは、S支援闘争と荒木裁判闘争については一応中心軸としながらも、沖縄・入管・狭山・三里塚などの政治闘争を闘うことを優先させ、「障害者」への日常的働きかけよりも、これらの政治課題を重要視するようになってきたのです。また、「障害者解放戦線も革マルセン滅をかかげるべきだ」とか「白ヘルメットをかぶって中核派の集会に結集すべきだ」といった主張にみられるように、教条的セクト的対応をも強めてきました。さらに［…］」（楠［1982:26-28］、関連する記述の全体は立岩編［2014］に収録。

★13　私は、必要だとは思ったが、一九九〇年の後長くなにほどのことをしなかった。ただ、身体障害者療護施設、グループホーム、一人暮らしの人各一〇名の人の生活を調査し比較した——一定の数の人に同じ質問をしてその結果を並べて検討するといった調査に関わったのはこの時だけだ——調査報告書（赤塚他［1998］）には関わった。その原稿の大部分は私が担当した。そこで比較する際の当然の留意点も述べている。そこでは「適応的選好形成」（cf.［200401］）と呼ばれるようなことがしばしば起こる。つまり、他に現実的な可能性がない時には「これで（ここで）よい」とすることがよく起こる。それ以前に、知らないところと知っているところを比較する（比較させられる）というのは妙なことでもある。と同時に、比較とはしばしばそうした妙な行ないでもある。誰でも知っているこうしたことが、満足度調査のような類の調査ではしばしば看過される。それはよくない。そのことを書き、結果を記した。

施設・病院の歴史についていくらかを記すことは、精神医療・精神病院（全般をというよりはその「あり方」）を批判した動きをとりあげた『造反有理』（［201312］）で再開された。そこでロボトミーなどを行なった病院他に起こったことについてすこし記した（匿名の人からの年賀状（年賀葉書）に「歴史に残る北全病院の病院長比田勝孝昭は未だ存命。精神科医として千葉県芝山町の［…］病院にて現役」とあり、住所も記されてあった――北全病院ロボトミー訴訟（札幌ロボトミー事件）については［201312:163-168］。次に、日本で最大の病院・施設であってきた京都・十全会病院がおおいに批判・非難されたにもかかわらず繁盛を続けたその事情について『精神病院体制の終わり』（［201511］）で書いた。そこにも記したように精神病院については研究が現われ始めている。本書は、それより前から、まず国立療養所を主な場として記している。ただ精神病院・精神医療との関係もある。精神障害者のための国立療養所がある。『造反有理』に出てくる武蔵療養所（現在の国立精神・神経医療研究センター）はその一つで、都立松沢病院とともにあげられる。そしてそこにできた研究所やその設立に関わった秋元波留夫（『造反有理』にたくさん出てくる）も難病政策の初期にいくらかねじれた関係でつながっていることを述べた。

★14　ではこの国に住んできた人たちは、他と比べて、不幸であるのか。不幸ではあったかもしれないが、生きられてきたのはよかった。もっと簡単に手放されてきた地域はあり、それを支える思想があってきた。すると簡単に死ぬことになりやすい。生命倫理学・政治哲学における障害（者）の取り扱いのよくなさについてはこのたびのもう一冊の本（［201811］）にも書いた。

★15　施設についてはっきりと言いにくい中で、自らの否定的な経験がある人たちまた現実的な可能性がある人たちがはっきりしたことを語った。事件を特集した『現代思想』二〇一六年一〇月号では尾上［2016］と熊谷［2016］。脳性まひで、「リハビリテーション」を施設やあるいはキャンプでさせられて、よいことのなかった経験が描かれた。事件を受けた集会では知的障害の本人たちの組織「ピープルファースト」の人たちなどに施設についてはっきりしたことを語る人たちがいた。大切なことは、そうした発言を、「本人だから言える、が私は」と聞いて、黙してしまわないようにすることだ。

★16　白杉眞［2012］［2013］［2018］で介護派遣事業の「あがり」でかろうじてなんとか相談支援を成り立たせていること他、自立生活センターでの相談支援の現況（とすこし歴史）が描かれている。［201511］でも文献にあげた萩原浩史［2012］［2014］［2015］［2016］は博士論文となり、それがもとになった書籍が刊行予定（萩原［2019］）。精神障害の領域での相談支援がうまくいかない様子とその歴史的経緯を含む事情が示されている。

Ⅲ

1　アーカイヴィング

『生存学の企て――障老病異と共に暮らす世界へ』（立命館大学生存学研究センター編［2016］）でコラムの一つを私が担当した（［201603c］）。「アーカイヴィング」という題のもので、それをそのまま収録する。

物事を考えること自体は、みんな各自勝手に考えればよい。ただ、その考えるための材料が、今までそんなにたくさん生産されてこなかった。「センター」ではこれまで出版されてきた病気や障害、老いなどについての刊行物を、単純に出版年別に、並べる仕事をしている。

そして一冊ずつのファイル（ページ）を作る、HPにアップし、事項別や人別や組織別のページに関連する文献を並べ、それぞれのページにジャンプできるようにしている。例えば筋ジストロフィーの本を集め、その文献リスト（のページ）を作り、そのページから個々の本のページに行けるようにしている。本を分類して書架に並べるといったことも考えたが、どんな分類法をとっても、うまくないところは残る。この方法をとれば、ある分野にどんな本があるかわかると同時に、その現物を書架から取り出すことができる。そして単純に発行年順に並べられているのを見ると、ざっと流行り廃りがわかるということがある。例えば、いっときあった「科学技術批判」というものはあれはいったいどうなったのだろうという疑問が生ずることがある。それはそれで研究の一つの主題になる。

他に、手間をなかなかかけられないということもあり、集められているものはわずかなのだが、いくらかの雑誌・機関誌を集めてファイリングし、なかには書誌情報をデータベース化したり、その中のさらにわずかについては全文を入力したり、画像ファイルにしたりしている。

医学の研究書は医学部の図書館に行けばいいし、社会福祉学についてもそうだ。しかし、どちらからも外れる本もかなりの量ある。そういったものはできるだけなくならないうちに集めておこうと思っている。学術的に立派な本だけがいるわけではない。記録・証言としてとっておく必要がある。そういうものを捨ててもらっては困る。しかし現状では多くの図書館が捨てている――私たちが古本として（たいがいごく安価に）購入するもののなかに図書館の処分品がけっこう混じっている。

国会図書館にはあるとしても、そこまでの手間をかけるのは、とても面倒だ。そして出版社から刊行されたものでないものも多い。わざわざ国会図書館に納品するという人・組織もまたそう多くはない。図書館、資料室にはどこにもないものもけっこうある。捨てられそうなものを、あるいはどこでも集められていないものを、集めておく必要がある。

人文社会系の「センター」がある物理的な空間を有することの大きな、唯一と言ってよいかしれない機能はそこにあると思う。そしてその情報を公開する。

文部省の科学研究費のような外部資金がとれている何年かの間だけというのでは意味がない。やめないこと、続けることに決定的な意義がある。それは、簡単になくならないはずの恒常的な組織、そして「学術」をもって社会に貢献する組織、そしてなにがしかの金をその貢献に投ずることのできる組織としての大学ができる事業だと考える。

そのためには一定の知識が必要な場合がある。例えばビラには「年」はいらない。ビラに「何月何日どこどこで集会」とあったら、年はそれが出たその年のことに決まっているのだから、年などわざわざビラに書き入れたら、むしろまぬけなビラになってしまう。当然書いてないことが多い。だが後になって、それがいつのことかわかった方がよい、のだが書いてないということになる。すると何かと照らしあわせて発行時期を特定する必要がある。それにはその領域を研究する人がふさわしい。またその人のためにもなる。だが、いつもそんな人がいるとは限らず、今のところ未整理のものが箱詰めになっているのだが、資料自体は貴重なものだし、いつかは、と思ってとっておくことになる。

そういう場所が、いくつか、すくなくとも一つは必要だと思う。そんなことを思って、文献・資料を集めていることを知らせてきたこともあって、この数年の間にもずいぶんの人たちから資料をいただいている。その内容、その事情についてはHPに記載している。ここではごく簡単に。尾上浩二（DPI日本会議、障害者運動・政策関連資料）、広田伊蘇夫（精神科医、二〇〇一年逝去、精神医療関連の書籍・専門誌）、福永年久（兵庫青い芝の会、障害者運動関連の資料貸与）、椎木章（大阪の学校教諭、大阪の障害者運動関連資料）、吉川勇一（元ベトナムに平和を市民連合事務局長、二〇一五年逝去、ベ平連に関係した人たちの書籍等）、星野征光（精神科医、精神科医たちの社会運動関連資料）、寺本晃久（東京で知的障害者他の支援、「ピープルファースト」他関係資料）、他。さらに現在（二〇一六年一月）現在、二人の方（の関係者）から申し入れをいただいている。

そしてその収集の必要の度合いは高まっている。状況は困難になりつつ、しかしそれを今のうちにという気持ちも大きくなっていると思う。例えば、戦後、一九七〇年代頃までを体験した人は今、七〇代、八〇代といった年になっている。亡くなった方もいる。それとともに無くなっていくものがある。実際、遺族が廃棄しようとしているのだが勿体なくて、と寄贈の申し出をいただくこともある。

以上は文字になっているもののことだ。むろん文字になっていないものもたくさんある。それの記録をとっておくのも、より面倒だが、やっておかねばならないことだ。紙は捨てられ焼かれなければ残る。しかし人の記憶の中にしかないものは、その人が生きている間に聞くしかない。

だからより急がねばならないことがあるのだが、自分（たち）が行なったことに対する後悔や、それを語らないという矜持があって、空白になってきた部分もある。ただ今の時期はすこし回顧的になっている時期でもある。かつてのひりひりする感じが少しなくなる。黙っていることで筋を通そうという人の中にも、それでは最低伝わってよいものも伝わらないだろうと、すこし考えを変える人もいる。そんな変化も感じる。できるし、できるうちにやっておこうということだ。

この文章を書いたのが二〇一六年のはじめ。その後寄贈の申し出はいくつもあった。二〇一八年には、長く『そよ風のように街に出よう』を出してきたりぼん社の小林敏昭さん（396頁）から書籍等をいただいた。また尾上浩二さん（445頁）の連絡をいただき、一九九〇年代に政策関連他の膨大な資料を注文に応じて配送するというとても地味でしかし重要な活動をしていた「障害者総合情報ネットワーク」（cf.［199212］）が蓄積し整理した情報の「もと」の全体を寄贈していただいた（これに関わった鎌田真和さんへのインタビューとして鎌田［2018］）。これらについていくらでも書けるが、書けるから、ここにはもう書かない。以下、本書に関わる部分について、本のリストだけを置く。

2　筋ジストロフィー関連／ありのまま舎関連

筋ジストロフィーについてたくさんの本がある。この障害・病気の人たち、とくにデュシェンヌ型の人たちは、とくに過去、一九七〇年代まで、短命であり、多くは十代の後半や二十代の前半に亡くなった。字を覚えてから例えば十年ほどの間文章を書くことができ、書くことに力を注ぐ人もいた。死が書き手に意識され、読み手はそれを読む。『たとえぼくに明日はなくとも――車椅子の上の一七才の青春』（石川正一［1973］）、『隣り合せの悲しみ――死を見つめながら生きる筋ジストロフィー症者の青春記』（山田富也［1975］）といった本がある。石川は早くに亡くなったが父が活動を続けた（350頁）。山田はなかでは長く生きて活発に活動した（356頁）。

一九八〇年代になると、やはり型による差は大きいのだが、より長く生きられるようになっていく。心臓の動きが弱くなっていくことへの対応は今でも困難だが、人工呼吸器が使われるようになり、呼吸はできるようになった。実業家になった人が書いた本などもある。「在宅療養」がより容易になっていった。ただ、多くの人たちは、というかかつていったん入った人たちの多くは施設・病院にいる。長生きできるようになった分、その時間をかつて国立療養所であった病院－施設で暮らしている。そこで暮らし、ものを書いた人もいるし、その人やその人の書いたものを知って、生というものの何たるかをそこから感じいって、それを本に書く医師もいたりすることを述べた（238頁）。それはまったくその通りであるとして、その手前で、この人たちがどのようにして病院－施設で暮らすようになり、今もさほどは変わらないのはどういう経緯でなのかという問いはある。それは、ここで私が問いとしている、身体を社会がどのように配置し、どのように遇しているのかという問いの一部である。

ライターが筋ジストロフィーの人を取材した、多くの研究者の書いたものよりよほど優れた著作に『こんな夜更けにバナナかよ――筋ジス・鹿野靖明とボランティアたち』（渡辺一史［2003］、その紹介として［200305］）があるが、その本に出てくる鹿野も、周囲の人たちが亡くなっていく病院での経験を語っていた。

手記の類については、多くの場合、仕組み・制度は、知らされ出会うものとして書かれる。経験者は、多くは一人の、それまでは知らなかった経験者である。出会い、そして不満を感じる者として存在する。それによって制度の面倒さを知ることはできる。ただ多くの読者は、既に自分や自分の関係者のこととして、制度や手続きの面倒さ自体は知っているから、そこはそう役に立つわけではない。そしてその面倒なものが作られ維持されている経緯はわからない。実際にどのようにして使うのがよいかもわかることは多くない。むろん、そもそも手記等がそんな用のために書かれることはない。使える知識を得るためには別の媒体が必要になることがある。そしてネットが使えさえすればなんとかなるというものでもない。古込（08頁）についてもそうした経緯があったことを本書で少し（387頁）、そして坂野［2019］が記している。

　難病について関連の組織の紹介が載っている本もかなりある。ただそれを読むだけでは、やはりそう多くのことはわからない。組織は自助的な活動をし、そして政府に対して研究と医療に関わる予算を要求し、うまくいっているところではそれがいくらかは実現している。それはそのとおりで間違いではないが、そのような要求をしていくその枠組がどうして作られたのか、それをどう評価するかという主題があり、その主題のためにはあるものをあるだけ集めて来る必要がある。私にはそれはできない。目についたわずかなものを挙げている。未見だが、『この子らの救いを求めて』（川崎菊一［1966］）等初期の日本筋ジストロフィー協会の運動を担った人のものもある。

　そして六〇年代から七〇年代にかけての病院やそこから出ようとする動きが書かれたものが見出される。仙台の「ありのまま舎」から出された本がある。ありのまま舎は有名になった。それは多くの人の協力を得て、莫大な労力を注入して、「グループホーム」を作った。その努力は立派だったと思うが、私には素晴らしい力の使い方としてその営みがどうだったかと思うところがある。そして、単行書は少ないが、一九八〇年代の初めに国立療養所を出て「自立生活」を始めた人の書きものがある。しかしそれを始めた人たちは亡くなってしまう。私はそれらを八〇年代の終わりに知って本の文献にはあげたが、それ以来そのような動きについて書かれたものはない。それですこし再開した（第5章）。救済・収容に関わった人たちの、ここ数年の間に知ることになった書き物があり、『現代思想』連載ではそれを紹介した。医療、医療施設に関わってきた医師が回顧した書物として西谷裕［1994］［2006］（京都・宇多野病院）、近藤文雄［1996］（仙台・西多賀病院）等があった。他に福永秀敏の著書をあげた。また連載

（→本書）で長く使っている『国立療養史』全四巻、『国立療養所における重心・筋ジス病棟のあゆみ』（あゆみ編集委員会編［1993］）がある。今ならもっと慎重になるものなのかもしれないのだが、それらには経営者・科学者たちの素直な感慨が表出されている。ここでは医学書の類は基本的にはあげない。だが、その意味がなくはないと思ったから、いくつかはあげた。

近年は電子書籍でアマゾン（他）で販売といったかたちも多く現れている。以下にもそうしたものが含まれている。としたとき、書籍とHPやブログとの境は、本来区別の意味などないのだが、曖昧になる。外延は常にはっきりしない。しかしリストなど所詮そんなものだ。ないよりあった方かよいなら作ればよいと思って作っている、あるいは作ってもらっている。以下九五冊。

◇仙台市・西多賀病院西友会編集委員会編　197101　『車椅子の青春――一生に一度の願い　詩集』
◇鳥海悦郎・堰合儀男・今野正広　197102　『車椅子の眼――筋ジストロフィー症の子どもの誌文と写真集』
◇石川正一　197307　『たとえぼくに明日はなくとも――車椅子の上の17才の青春』
◇石坂直行　1973　『ヨーロッパ車いすひとり旅』
◇大段智亮・石川左門・土橋洋一　197405　『死と向かいあう看護』
◇国立西多賀病院詩集編集委員会編　1975　『車椅子の青春――進行性筋ジストロフィー症者の訴え』
◇武井ちえ子　197505　『厚ちゃんの靴音――筋ジストロフィー症の子を育てて』
◇山田富也　197509　『隣り合せの悲しみ――死を見つめながら生きる筋ジストロフィー症者の青春記』
◇鳥海悦郎・平山一夫・長谷川清・高橋幸則　197612　『存在――筋ジストロフィー症の仲間たち』
◇ありのまま舎編　197704　『車椅子・残酷な青春――進行性筋ジストロフィー症者たちの詩文集』

◇医学研究振興財団　197704　『筋ジストロフィー症を攻める』
◇菅崎進・石田皎編　197801　『苦しみの雲を越えて――ある筋ジストロフィー症児の人生記録』
◇山田富也　197809　『さよならの日日――友情、恋、そして死…難病と闘った少年の青春』
◇池上洋通　198007　『燃えさかれいのちの火』
◇橋本一俊・橋本日那子　198107　『オスカーをたのむよ――筋ジストロフィーで逝った19才の青春』
◇石川正一・石川左門　198212　『めぐり逢うべき誰かのために――明日なき生命の詩』
◇山田富也　198311　『筋ジストロフィー症への挑戦』
◇ありのまま舎編　1984　『新・車椅子の青春』
◇難波紘一・難波幸矢　198504　『この生命燃えつきるまで――筋ジストロフィーと闘う高校教師と妻の〝生命讃歌〟』
◇宮脇輝子　198506　『僕はあきらめない――筋ジストロフィー症と闘った青春』
◇山田富也　198508　『愛ふり返る時――難病患者・生命を賭けた10年の記録』
◇祖父江逸郎・西谷裕編　19850925　『筋ジストロフィー症の臨床』
◇ありのまま舎編　198710　『命の日めくり――第2回ありのまま記録大賞受賞作品集全国の障害者の詩とノンフィクション』
◇福嶋あき江　198711　『二十歳もっと生きたい』
◇ありのまま舎編　198903　『私のパートナーその名は〝情熱〟――第4回ありのまま大賞受賞作品集』
◇浜田けい子　198903　『風色にそまるキャンバス――筋ジストロフィーと闘いつづける画家・大塚晴康の物語』
◇山田富也　198911　『透明な明日に向かって』

◇厚生省精神・神経研究委託費筋ジストロフィー研究連絡協議会　199003　『筋ジストロフィーはここまでわかった』
◇山田富也　199004　『こころの勲章』
◇五十嵐仁之助　199004　『一万日のあぐら――筋ジストロフィーに負けないで』
◇小川陽子　199212　『わたしのノンフィクション28　ぼくたちは池田先生をわすれない――筋ジスとたたかいながら塾をつづけた池田浩己さんの記録』
◇栗原征史　199209　『神さまに質問――筋ジストロフィーを生きたぼくの19年』
◇轟木敏秀　1993　『光彩』
◇Krog, Evald　1993＝199405　大熊由紀子監修・片岡豊訳『クローさんの愉快な苦労話――デンマーク式自立生活はこうして誕生した』
◇西谷裕　1994　『神経学のフィールドにて』
◇中谷昭子　199504　『太ちゃんと私――筋ジストロフィーに負けないで！』
◇轟木敏秀　199507　『光彩――輝き続けるために（電子書籍版）』
◇山田富也・寛仁親王・沢地久枝・斎藤武　199512　『いのちの時間』
◇近藤文雄　199611　『先生、ぼくの病気いつ治るの――障害者と生きて四十年』＊
◇高内鎮夫　199612　『まなざし――筋ジストロフィー病棟の仲間たち高内鎮夫写真集』
◇日野原重明・山田富也・西脇智子編　199707　『希望とともに生きて――難病ホスピス開設にいたる「ありのまま舎」のあゆみ』
◇春山満　199710　『どないしましょ、この寿命――医療・福祉ビジネスで快進撃を遂げる車イス社長・逆転の発想』

◇松木栄二　199805『明日に向ってアクセス！─筋ジス青年と「アクセス・北九州」の仲間達』
◇春山満　199807『いいわけするな！』
◇野崎耕二　199808『きょうも一日ありがとう──母とともに筋ジストロフィーの画家15年間の愛の記録』
◇山田富也　199903『全身うごかず──筋ジスの施設長をめぐるふれあいの軌跡』
◇栗原征史　199907『命の詩に心のVサイン──筋ジストロフィーを生きたぼくの26年』
◇福永秀敏　199908『難病と生きる』
◇貝谷嘉洋　199910『魚になれた日──筋ジストロフィー青年のバークレイ留学記』
◇土屋竜一　199912『出会いはたからもの』
◇横田喜久江　200001『筋ジスに負けるな、茂！』
◇春山満　200008『僕にできないこと。僕にしかできないこと。』
◇石坂直行・日比野正己　200010『石坂直行旅行・福祉著作集──障害者の海外旅行・福祉文化・福祉のまちづくりの情報』
◇西谷裕　2000『わが国の難病医療・福祉の歩み』
◇厚生省精神・神経研究委託費筋ジストロフィー研究連絡協議会　200001『筋ジストロフィーはここまでわかった part2』
◇菊池和子　200103『しんちゃん──筋ジストロフィーの慎大郎君の日々』
◇貝谷久宣・日本筋ジストロフィー協会編　200104『遺伝子医療と生命倫理』
◇河原仁志編　200104『筋ジストロフィーってなあに？』
◇早野香寿代　200104『筋ジストロフィーを抱えてそれでも私は生きる、ありのままに…。──父ちゃん、母ちゃん、香寿代は頑張っちょるけん！』
◇山田富也・白江浩　200202　『難病生活と仲間たち――生命の輝きと尊さを』
◇ありのまま舎編　200202　『車椅子の青春 2002 ――難病患者たちの魂の詩詩集』
◇坂間弘康の作品とあゆむ会編　200208　『ぼくのまちへ――筋ジストロフィー症の障害をこえて坂間弘康画集』
◇貝谷嘉洋　200301　『ジョイスティック車で大陸を駆ける――障害あっても移動しやすい未来を』
◇千頭一郎　200302　『筋ジストロフィーの高校生、宇宙を学ぶ』
◇渡辺一史　200303　『こんな夜更けにバナナかよ――筋ジス・鹿野靖明とボランティアたち』
◇ありのまま舎編　200403　『いのちを語る手記集』
◇馬場清　200405　『障害をもつ人びととバリアフリー旅行――石坂直行の思想と実践』
◇澤田真智子　200405　『筋ジストロフィーの女性オーセの輝き――福祉の国デンマーク体当たり研修記』
◇清水哲男　200406　『死亡退院――生きがいも夢も病棟にある』
◇鈴木進二　200407　『筋肉の崩壊と常に闘う男！――進行性筋ジストロフィーなんて怖くない』
◇福永秀敏　200408　『病む人に学ぶ』
◇ありのまま舎編　200506　『愛と孤独と詩――限られた生命の世界で　難病生活34年・孤高の人生山本秀人遺稿集』
◇柏養弁論部編　200508　『弁論は青春だ！――柏崎養護学校筋ジス高等部と弁論大会』
◇山田富也　200509　『筋ジス患者の証言「生きるたたかいを放棄しなかった人びと」――逝きし者の想影』

◇原敏夫　200509　『二十歳までに心満ちてよ――筋ジス症の子とともに』
◇河合正嗣・河合範章・高沢亜美　200512　『伴走者――僕たち筋ジストロフィー兄弟が画家になるまで』
◇沢田俊子　200512　『ぼく、がんばったんだよ――筋ジストロフィーの少年の旅』
◇岩崎航　200608　『五行歌集　青の航』
◇西谷裕　200610　『難病治療と巡礼の旅』＊
◇佐藤順子　200701　『ひまわりが咲いたよ――筋ジストロフィーの息子と共に生きて』
◇信田滋弘　200705　『介助犬にもどりたい！ロッキーとぼくの1500日――難病の筋ジストロフィーの青年（21歳）と愛犬の闘病記録』
◇清水哲男　200706　『決してあきらめないあきらめさせない――障害者、難病患者の日常を克明に追いかけたドキュメント』
◇菊池和子　200805　『二十歳になりました――筋ジストロフィーの慎太郎君の日々　II』
◇ありのまま舎編　200807　『魂しずめの詩――逝きし人々のアルバム』
◇山田富也　200902　『聖芯源流――難病と共に生きる風景』
◇福永秀敏　200907　『病と人の生き方と』
◇蔭山武史　201004　『難病飛行――頭は正常、体は異常。』
◇阿部恭嗣著／竹之内裕文編　201010　『七転び八起き寝たきりいのちの証し――クチマウスで綴る筋ジス・自立生活20年』
◇福永秀敏　201107　『病と老いの物語』
◇菊池和子　201204　『命の限り――筋ジストロフィーの青年と家族』

◇春山満・宮内修・春山哲朗　201205　『若者よ、だまされるな！――一番弟子とドラ息子の運命も変えた。カリスマ車いす社長魂のメッセージ』
◇春山満　201306　『僕はそれでも生き抜いた』
◇岩崎航　201307　『点滴ポール生き抜くという旗印――岩崎航詩集』
◇辻友紀子　201311　『またきょうもみつけた』
◇大塚健　201407　『難病で寝たきりでも「他力本願」で年間50億円稼ぐ！』
◇春山由子　201505　『仲が良かったのは、難病のおかげ』
◇岩崎航　201511　『日付の大きいカレンダー――岩崎航エッセイ集』

ありのまま舎関連（再掲含む、十五）

◇ありのまま舎編　197704　『車椅子・残酷な青春――進行性筋ジストロフィー症者たちの詩文集』
◇ありのまま舎編　1984　『新・車椅子の青春』
◇ありのまま舎編　198710　『命の日めくり――第2回ありのまま記録大賞受賞作品集全国の障害者の詩とノンフィクション』
◇ありのまま舎編　198903　『私のパートナーその名は〝情熱〟――第4回ありのまま大賞受賞作品集』
◇山田富也・寛仁親王・沢地久枝・斎藤武　199512　『いのちの時間』
◇日野原重明・山田富也・西脇智子編　199707　『希望とともに生きて――難病ホスピス開設にいたる「ありのまま舎」のあゆみ』
◇山田富也　199903　『全身うごかず――筋ジスの施設長をめぐるふれあいの軌跡』

◇山田富也・白江浩　200202『難病生活と仲間たち――生命の輝きと尊さを』
◇ありのまま舎編　200202『車椅子の青春2002――難病患者たちの魂の詩詩集』
◇ありのまま舎編　200403『いのちを語る手記集』
◇ありのまま舎編　200506『愛と孤独と詩――限られた生命の世界で　難病生活34年・孤高の人生山本秀人遺稿集』
◇山田富也　200509『筋ジス患者の証言「生きるたたかいを放棄しなかった人びと」――逝きし者の想影』
◇ありのまま舎編　200807『魂しずめの詩――逝きし人々のアルバム』
◇山田富也　200902『聖芯源流――難病と共に生きる風景』
◇阿部恭嗣著／竹之内裕文編　201010『七転び八起き寝たきりいのちの証し――クチマウスで綴る筋ジス・自立生活20年』

3　難病本／ＡＬＳ本

行政語としての難病、そしてそこからいくらか広げ、行政範疇としての難病に入ることが望まれているものも少しだけ含め、まず七七冊（出版年順）をたんに並べた（ＨＰ上には疾患・障害別リスト有）――種々の難病の人たちを取材した本に『難病カルテ』（蒔田備憲［2014］）。サリドマイドについて二三冊、スモンについて二〇冊は別掲（第2章註06・07、54頁）。また筋ジストロフィーは前掲、ＡＬＳ関連は後に並べる。もちろんもっとずっとたくさんあるはずだ。教えていただいたり、さらに寄贈していただけたらたいへんありがたい。そして以下のリストは、さきに記した（454頁）媒体をどういうものに限るかというだけでなく、「そもそも難病って?」([201410])という決めようのない(そして決める必要もない)問題があるから、そもそも以下のようなものであるべき必然性などなにもない。ただ繰り返すが、それでもあってよいということはある。

行政用語ではない難病とは、まず死に至るような厄介な病気である。数からいっても、深刻さからいっても、がんは最大の「難病」ということになる。そして実際これまで書かれ出されてきたもので最も多いのはがんに関わるものだ。その他にも様々があるが、生死に関わるものが多い。そしてそれに対して種々の治療法があるとされるから、それを説く本がたくさん出る。「難病に克つ」といった類のものである(そういった類の本はまったくきりがなく、また多くは金を払う気にもなれないので、買っていない)。

がんでも胃がんその他は平凡な病気ともなるから、そこから外れることもある。希少性という性格が付与される。そこには一九七〇年代の制度としての難病の始まりがいくらか関係しているかもしれない。がんでも、とくに若い女性の骨肉腫や白血病にはやはり難病という位置が与えられる。

多くの書きものにおいて読者を多数獲得するといったことは想定されてはいない。ただ、薄命であること、悲しいことについての社会的需要は常に一定あるから、なくなることはないだろう。そういった需要に呼応し、ときに売れるものがある。例えば脊髄小脳変性症の人の書いたものとして『1リットルの涙――難病と闘い続ける少女亜也の日記』(木藤[1986→2002])がたくさん売れ、コミックにもなり、それで脊髄小脳変性症も知られたのだと言う。またその前、例えば重症筋無力症(MG)について、『瞳に涙が光っていたら――クリーゼとたたかう青春の詩』(北川ひとみ[1975])、『母さんより早く死にたい――愛の詩』(水村一美[1976])といった本があった。スモン、筋ジストロフィー関係以外でもっと前に出たものとして確認できたのは『父ちゃんのポーが聞こえる――則子・その愛と死』(松本則子[1971])。著者は一九七〇年に二一歳で亡くなったハンチントン病の人(最初は進行性筋萎縮症の診断)。

同年東宝で映画化もされる。「難病」という語は見当たらない。父親による「まえがき」には「業病」の語はある。

それが、だいぶ時が経ってのことだが、同じ重症筋無力症でも、『I'm "MG"――重症筋無力症とほぼ日記』（わたなべすがこ［2007］）、『しあわせ難病生活――それでも私は恋をする』（大橋グレース愛喜恵［2014］）といった本になってくる。脊髄性筋萎縮症（SMA）の人のものでは『まぁ空気でも吸って――人と社会：人工呼吸器の風がつなぐもの』（海老原宏美・海老原けえ子［2015］）、等。悲しげなものから前向きのものに変わってくる。あるいはいくらか脱力した感じのものになる。実際の変化はきっとそれほどでもないのだろう。言葉使いの流行の変化という部分はあるだろう。ただ、表に現れる言説の変化も含め、それはそれとしてまず押えておく必要がある。

そうして集められるものを集め、数を並べていくといくらか傾向のようなものが見えることもあり、いくらかのその変化が追えることがある。私はそんなことを幾度かやってみた。『自閉症連続体の時代』（立岩［201408］）では一九八八年から二〇一四年までに出た九五冊を一覧にした。その前、『ALS』（立岩［200411］）にそれまでに出ていた本のたいがいを（HPも含め）あげた。それにあげなかったものを調べたら、書籍としては、刊行前に出された四冊と刊行後に出された本三一冊、計三五冊あった（本の第二版が出るなら、その時にそれらを加える）。他に舩後靖彦［2013］等々、本や雑誌に収録されたもの、紙に印刷されたものでないものがたくさんある。

ALS（筋萎縮性側索硬化症）の人たちのものにあったのはまずは共通性――直面する出来事・問いの共通性――だった。そしてそのうえでの分岐を見ていくことになった。それは生死の「選択」に関わる。それは生命倫理学の主題でもあり、また学の主題であろうとなかろうと見ておいた方がよいことであったから調べて書いた。

その本の後の十二年の間に変化があったか。そう大きくは変わっていない。むしろ変化のなさがわかるということもある。ただ、いつのまにか障害者のための制度が使われることがいくらか普通になった。それは手記の類を見てもよくはわからない。『ALS』を書いた前後から徐々の動きがあり、いくつか関連の文献も出てきているといった具合になっている。最近のものとして、『支援を得てわたしらしく生きる！――二四時間ヘルパー介護を実現させる障害者・難病者・弁護士たち』（介護保障を考える弁護士と障害者の会全国ネット編［2016］）がある。そしてそれ以前から起こっていたのは、障害や疾病の名前による集まりというのでなく、例えば人工呼吸器を使っている人たちの集まりが形成され（ベンチレーター使用者ネットワーク編［2005］）、出生前診断他に関心をもつ人たちの「神経筋疾患ネットワーク（しんきんネット）」といった集まりができる。それは本からの知識というより、関わりがわりあい長くなり、いろいろと知ること、いくらか様子がわかることがあって言えるところがある。そしてそれとまったく同時に、悲しみの変わらなさと、以前より淡白で清々しいかもしれない死への態度の表出がある。

現在の方に延ばしていくとそんな経緯がある。そしてそれ以前に現われ維持されている体制がある。それが現在に関わる。だからそれもそれとして見ておく必要がある。そう思って、本書でいくらかを記しているのは筋ジストロフィーに関わるできごとだ。

◇松本則子　197101『父ちゃんのポーが聞こえる――則子・その愛と死』（ハンチントン病）
◇北川ひとみ　197505『瞳に涙が光っていたら――クリーゼとたたかう青春の詩』（重症筋無力症（MG））
◇水村一美　197600『母さんより早く死にたい――愛の詩』（重症筋無力症（MG））

◇三木敬子　197909　『重症筋無力症　詩集』（重症筋無力症（MG））
◇浅貝秀　198002　『天国へとどけ・14才の絶筆――浅貝秀遺稿集』（全身性エリテマトーデス）
◇岡田真美　198210　『もっと生きたい！』（溶血性貧血）
◇日吉敬　198306　『笑いたくても笑えなかった――ある重症筋無力症の記録』（重症筋無力症（MG））
◇水村一美著／水巻中正編　198311　『母さんより早く死にたい』（重症筋無力症（MG））
◇佐藤エミ子　198511　『木馬の足音』（膠原病）
◇木藤亜也　198602　『1リットルの涙――難病と闘い続ける少女亜也の日記』（脊髄小脳変性症）
◇今井米子　198602　『筋無力症を乗り越えて』（重症筋無力症（MG））
◇江崎雪子　198911　『きっと明日（あした）は――雪子、二十年の闘病記』→200209　ポプラ社、私の生き方文庫（重症筋無力症（MG））
◇安積遊歩　199311　『癒しのセクシー・トリップ――わたしは車イスの私が好き！』（骨形成不全症）
◇立石郁雄　199410　『雷はいやだ』（脊髄性筋萎縮症（SMA）～ウエルドニッヒ・ホフマン病）
◇一柳明　199410　『再生不良性貧血からの生還』（再発性多発軟骨炎）
◇ Wexler, Alice　1995　Mapping Fate: A Memoir of Family, Riskand Genetic Research, University of California Press ＝ 200309　武藤香織・額賀淑郎訳、『ウェクスラー家の選択――遺伝子診断と向きあった家族』（ハンチントン病）
◇小沢由美／ありのまま舎編　199507　『いつかの未来は夏の中』（脊髄性筋萎縮症（SMA）～ウエルドニッヒ・ホフマン病）
◇児玉容子　199606　『やっくんの瞳――難病の息子とともに十五年』（脊髄性筋萎縮症（SMA）～ウエルドニッヒ・ホフマン病）

◇長濱晴子　199608『患者になってみえる看護――難病が教えてくれたこと』（重症筋無力症（ＭＧ））

◇浅田修一・大澤恒保　199809『ことばだけではさびしすぎる』（フォン・ヒッペル・リンドウ病（Von Hippel-Lindau disease:VHL））

◇鈴木照代　199811『闘病日記難病と共に生きて――サルコイドーシスに学ぶ』（サルコイドーシス）

◇大澤恒保　199904『ひとりのひとを哀しむならば』（フォン・ヒッペル・リンドウ病（Von Hippel-Lindau disease:VHL））

◇阿部次郎　199909『ギランバレー症候群と闘った日々――完全四肢麻痺からの生還』（ギラン・バレー症候群）

◇安積遊歩　199909『車椅子からの宣戦布告――私がしあわせであるために私は政治的になる』（骨形成不全症）

◇上田賢次　200001『命の地平線――車椅子のシンガーソングライター』（脊髄性筋萎縮症（ＳＭＡ）～ウエルドニッヒ・ホフマン病）

◇河合美佐・島田一恵　200012『絵手紙　うまれてきてよかった』（多発性硬化症（Multiple Sclerosis:MS））

◇谷田明　200103『有りの侭に――難病患者が綴った自分史』（脊髄小脳変性症）

◇上田賢次　200110『うさぎになった男』（脊髄性筋萎縮症（ＳＭＡ）～ウエルドニッヒ・ホフマン病）

◇阿南慈子　200111『ありがとう、あなたへ』（多発性硬化症（Multiple Sclerosis:MS））

◇ＭＳキャビン　200112『多発性硬化症完全ブック』（多発性硬化症（Multiple Sclerosis:MS））

◇髙谷修　200112『病気の隣にやさしさがある――重症筋無力症を治療しながら生きて三十年』（重症筋無力症（ＭＧ））

◇吉川みき　200204　『病床からのIN MY LIFE』（重症筋無力症（ＭＧ））
◇内田敬子　200302　『鳥が鳴いてる　私の代わりにもっと泣いて――難病「神経線維腫症Ⅱ型」と闘った21歳の青春』（神経線維腫症）
◇田丸務　200305　『生かされて――ギラン・バレー症候群からの生還』（ギラン・バレー症候群）
◇柳澤桂子　200303　『患者の孤独――心の通う医師を求めて』（シャイドレーガー症候群→周期性嘔吐症候群）
◇朝霧裕　200407　『命いっぱいに、恋――車いすのラブソング』（脊髄性筋萎縮症（ＳＭＡ）〜ウエルドニッヒ・ホフマン病）
◇麓紀佐　200412　『もう一度ドラと歩きたい――シャイドレーガー症候群と言われて』（シャイドレーガー症候群）
◇大澤恒保　200508　『つながって』（フォン・ヒッペル・リンドウ病（Von Hippel-Lindau disease:VHL））
◇梅邑貫　200510　『ラスト・バースデー』（脊髄小脳変性症）
◇ＭＳエッセイ広報事務局　200603　『ＭＳ多発性硬化症とともに生きる――エッセイ集』（多発性硬化症（Multiple Sclerosis:MS））
◇堀切和雅　200606　『娘よ、ゆっくり大きくなりなさい――ミトコンドリア病の子と生きる』（ミトコンドリア病）
◇木藤亜也・木藤潮香　200612　『お手本なしの人生――『1リットルの涙』亜也の詩（うた）』（脊髄小脳変性症）
◇サルコイドーシス友の会編　200708　『明日にむかって――サルコイドーシス友の会20周年記念誌』（サルコイドーシス）

◇わたなべすがこ　200712『I'm“MG”――重症筋無力症とほほ日記』（重症筋無力症（ＭＧ））
◇橋本正浩・橋本春美　200712『ギラン・バレー症候群からの生還』（ギラン・バレー症候群）
◇中井まり　200801『命耀ける毎日』（ムコ多糖症）
◇村松正男　200806『妻へ、私は貴女に何ができますか――アミロイドーシス・骨髄腫との闘い』（アミロイドーシス・骨髄腫）
◇伊藤弘美　200808『ルビーの絆――難病・アミロイドーシスとの闘い』（アミロイドーシス・骨髄腫）
◇速水基視子　200905『難病（やまい）と視覚障害（ハンディ）と宝物』（クローン病を発症。1985年網膜色素変性症）
◇田中大介　200906『大航海途中神経難病ＳＣＤと向き合って』（脊髄小脳変性症）
◇木藤潮香　200910『ふところ「1リットルの涙」母子物語』（脊髄小脳変性症）
◇内藤佐和子　200910『難病東大生』（多発性硬化症（Multiple Sclerosis:MS））
◇李清美　200912『私はマイノリティあなたは？――難病をもつ「在日」自立「障害」者』（アーノルド・キアリ奇形）
◇岩井和彦　200912『視覚障害あるがままにLet it be――夢は情報バリアフリー』（スティーブンス・ジョンソン症候群（ＳＪＳ））
◇安積遊歩　201001『いのちに贈る超自立論――すべてのからだは百点満点』（骨形成不全症）
◇林家こん平　201003『チャランポラン闘病記―多発性硬化症との泣き笑い２０００日』（多発性硬化症（MultipleSclerosis:MS））
◇朝霧裕　201004『車いすの歌姫――一度の命を抱きしめて』（脊髄性筋萎縮症（ＳＭＡ）～ウエルドニッヒ・ホフマン病）

◇武岡洋治　201010『打たれた傷によって――環境失明超克の地平』（スティーブンス・ジョンソン症候群（SJS））

◇あげは美樹　201012『難病あげは――800万人に1人の病を生きる力に変えて』（全身性エリテマトーデス（SLE）、特発性血小板減少性紫斑病（ITP））

◇中岡亜希　201102『死なないでいること、生きるということ――希少難病　遠位型ミオパチーとともに』（遠位型ミオパチー）

◇堀利和　201105『共生社会論――障がい者が解く「共生の遺伝子」説』（スティーブンス・ジョンソン症候群（SJS））

◇織田友理子　201109『心さえ負けなければ、大丈夫』（遠位型ミオパチー）

◇合田佳久　201112『べっちょない　VS．重症ギラン・バレー』（ギラン・バレー症候群）

◇三井節子　201203『大切なもの――「重症筋無力症」との闘病生活を支えてくれた人たち』（重症筋無力症（MG））

◇金山めぐみ　201204『命――闘病で学んだいちばん大切なこと』（もやもや病）

◇金山裕樹 201204『道――自分の限界を超える能力』（もやもや病）

◇佐藤仙務　201212『働く、ということ――十九歳で社長になった重度障がい者の物語』→2014『寝たきりだけど社長やってます』（脊髄性筋萎縮症（SMA）～ウエルドニッヒ・ホフマン病）

◇悠那　201303『このままでは死ねない線維筋痛症――あなたはこの病名を聞いたことがありますか？』（線維筋痛症）

◇米本浩二　201304『みぞれふる空――脊髄小脳変性症と家族の2000日』（脊髄小脳変性症）

◇さとうみゆき　201306『なんびょうにっき』（成人スティル病）

◇田坂真理　201311『全然大丈夫じゃない！』（視神経脊髄炎（Neuromyelitis Optica:NMO））
◇矢吹文敏　201403『ねじれた輪ゴム――山形編』（骨形成不全症）
◇蒔田備憲　201403『難病カルテ――患者たちのいま』
◇大橋グレース愛喜恵　201406『しあわせ難病生活――それでも私は恋をする』（シェーグレン症候群・重症筋無力症（ＭＧ）・多発性硬化症（Multiple Sclerosis:MS））
◇朝霧裕　201406『バリアフリーのその先へ！――車いすの３・11』（脊髄性筋萎縮症（ＳＭＡ）〜ウェルドニッヒ・ホフマン病）
◇海老原宏美・海老原けえ子　201509『まぁ、空気でも吸って――人と社会：人工呼吸器の風がつなぐもの』（脊髄性筋萎縮症（ＳＭＡ）〜ウエルドニッヒ・ホフマン病）
◇H.T.　201606『一寸先は病み』（重症筋無力症（ＭＧ））

次に、『ＡＬＳ――不動の身体と息する機械』（［200411］）の後に出た本を三一冊、『ＡＬＳ』の文献表に出てこない本を四冊。

◇犬飼享　200005『空翔ぶベッド――難病ＡＬＳと共に生きる』
◇長谷部みどり　200102『風にのせて伝えよう』
◇村山芳子　200202『ごまめの歯ぎしり――青い空と白い雲そしてＡＬＳの私』
◇岡崎和也　200406『絹子の想い出のために』
◇鈴木康之　200412『奇蹟を信じた一、一七〇〇日の介護――筋萎縮性側索硬化症と闘った妻の記録』
◇並木和枝　20050『温かい支えに包まれて死をみてた――筋萎縮性側索硬化症（ＡＬＳ）闘病記』

◇小平光子　200511　『ひとすじの涙　おじいちゃん頑張れ』
◇岡田仁志　200603　『言葉を失った母を見つめて――ALSとの闘い』
◇長谷川進　200605　『心に翼を――あるALS患者の記録』
◇佐々木公一　200606　『やさしさの連鎖――難病ALSと生きる』
◇瀧内美佳　200607　『母の音色――ALS（筋萎縮性側索硬化症）との二年六カ月』
◇東京都立大学管弦楽団第十九期一同編　200611　『本当は生きたい！――山口衛の足跡』
◇山崎摩耶　200611　『マドンナの首飾り――橋本みさお、ALSという生き方』
◇「生きる力」編集委員会編　200611　『生きる力――神経難病ALS患者たちからのメッセージ』
◇京都新聞社編　200703　『折れない葦――医療と福祉のはざまで生きる』
◇松井由美子　200806　『命の道しるべ――笑顔をありがとう』
◇舩後靖彦・寮美千子　20080805　『しあわせの王様――全身麻痺のALSを生きる舩後靖彦の挑戦』
◇岡本美代子著／朝西真沙編　20091128　『いてほしい――眼で書かれた詩歌集』
◇川口有美子　200912　『逝かない身体――ALS的日常を生きる』
◇近藤清彦　201001　『公立八鹿病院ALS在宅ケア文献集（1990-2009）』
◇牛久保結紀　201007　『支えられて――ALS療養者になって』
◇篠沢秀夫　201008　『命尽くるとも――「古代の心」で難病ALSと闘う』
◇高橋謙治　201011　『難病ALS（筋萎縮性側索硬化症）――在宅介護7年間の彼方』
◇青木理　201112　『トラオ――徳田虎雄不随の病院王』
◇小平光子　201204　『今言える、ありがとう』、文芸社
◇舩後靖彦・金子礼　201207　『三つ子になった雲――難病とたたかった子どもの物語』

◇川崎晃一　201301『絆——進行性神経難病ALSとの共生を模索する一内科医の手記』
◇たかおまゆみ　201302『わたしは目で話します——文字盤で伝える難病ALSのことそして言葉の力』
◇日垣隆　201305『ルポ脳生——難病ALSと闘う人々』
◇藤田正裕　201311『99％ありがとう——ALSにも奪えないもの』
◇小平光子　201312『「この足でもう一度歩きたかった」——夫に捧げる歌集』、文芸社
◇ワット隆子　201402『ワットさんのALS物語——ALS（筋萎縮性側索硬化症）の夫と歩んだ二二〇〇日』
◇川口有美子　201412『末期を超えて——ALSとすべての難病にかかわる人たちへ』
◇長尾義明　201509『難病ALSを生きる——足で描いたALS患者の絵』
◇小平光子　201601『難病ALSの夫を見守って』

あとがき

「序」で当初考えていた題と副題が入れ代わることになったことを記した。「生政治」は副題の方に使われている。私は、生政治というものは、こういうふうに、つまり本書に記したように、凡庸に作動するものだと考えている。その凡庸な動きをひとつずつ、一度ずつは記述せねばならないと思って、結局ずいぶん長くなった本書を書いた。そのもとになった『現代思想』の連載はたいへん長くなってしまっている。この雑誌にはずっと以前、蓮實重彦の「マキシム・デュカンあるいは凡庸な芸術家の肖像」という連載があって（単行本化されて蓮實［1988→1995→2015］）、いったいこの人はいつまでこういう話を延々と続けていくのだろうと思ったことがあるのだが、それよりも長くなってしまっていて、呆れていた自らが呆れられる側になってしまった。

二〇〇五年から始まった『現代思想』の連載（?）のうち、「生の現代のために　1～2」が連載九七～九八回（二〇一四年三月～四月号）、「3～24」が連載一一二～一三六回（二〇一五年六月～二〇一七年八月号）まで。その中には本書には使っていない部分がある。そして連載一四五～一四八回（二〇一八年五月号～八月号）の四回分が第4章2節、第5章3節になった。

この間の別の回は、『精神病院体制の終わり——認知症の時代に』（［2015ll］）、『わらじ医者の来た道

——民主的医療現代史』（早川・立岩・西沢［2015］）、そしてこの一一月に出版された『不如意の身体——病障害とある社会』（［201811］）となった。また連載を休んで書いた「七・二六殺傷事件後に」（［201609b］）、「七・二六殺傷事件後に　2」（［201610］）と連載一二八回「生の現代のために（番外篇）」（［201512］）は、改稿の上『相模原障害者殺傷事件——優生思想とヘイトクライム』（立岩・杉田［2017］）の私の担当分となった。また連載第一二九回「『相模原障害者殺傷事件』補遺」（［201701］）の一部は第4章第1節に使った。構成・順序はかなり変更し、新たに書き足した部分がある。

資料を集めているし、寄贈の申し出もあって、集まってきている。人に話をうかがっている。そうして集めることについては、本書では最後に短い文章を再録しただけだ（448頁）。また、本書では第1章に少しだけ書いた「学問上の位置づけ」といった部分、連載には書いた部分も、本書では略している。また本書を読んでいただくうえでは少し役立つかも置いた第2章のような構図は、もう何枚かある。仕事は終わらない。

本書で、というよりもう一冊の本で幾度か愚痴っぽく書いているのは、二十年前とか、こういう仕事がおもしろいからやりませんかと記した様々が、その時間が経ってまだそのままになっている、それで再度呼びかけますといった話だ（［201810:67］）。他の人たちと仕事をするのは面倒なことでもあるが、しかし一人では無理なのははっきりしている。本書もまた、なにかをまとめた本というよりは、呼びかける本だ。ほぼ偶々のことだが、いま私（たち）は大学院で働いていて（立命館大学大学院先端総合学術研究科）、そして研究センター（生存学研究センター）もやっている。今はなんとか研究費も得ている（↓）。そこにやってきて、人々がやってきたことを、ときには自分（たち）がやってきたことを調べたりまとめたりすること、文字にすることを歓迎している。さきにいくつか本のリストを置いた。こういう本を私がこれから読むことはまずないだろう。読んでくれる、さらに探してくれる人、論文や本にしてくれる人を探している。

好事家になることは、人生の時間の使い方としてわるくない。きちんとした蒐集家は、なにか大きなことを言いたがる人物の多くよりよほどよい。ただ、『現代思想』にさせてもらった、そして今も続いている、数年にわたった連載は、生き死ににの実際にもすこし関わっている。昨年あたりから、京都・大阪・兵庫で、旧国立療養所から出たいし出られる人が出られるようにしようとする動きがあって、私もその動きに少し関わってもいる。十二月二十四日には日本自立生活センター（ＪＣＩＬ）が主催して、私たちのセンターも関係するシンポジウムが開催される。そうしたことごとに間に合わせようと思ってこの本を作った。連載に書いた文章をただ並べればよいかと最初は思ったのだがそんなことはなかった。苦労した。それでもたいへん不格好なものなってしまったが、あと何年もかけて、何倍の厚さの、誰が買ってくれるかわからない本にするよりよいと思って、作業をいったん終わらせた。

本書は科学研究費研究「病者障害者運動史研究――生の現在までを辿り未来を構想する」（基盤B、二〇一七～二〇一九年度、本書183・282頁）の成果でもあります。『現代思想』連載の担当・栗原一樹さんと本書の編集を担当してくださった青土社の瑞田卓翔さんに感謝いたします。

二〇一八年十一月

立岩真也

立岩真也（たていわ・しんや）
1960年生まれ。立命館大学大学院先端総合学術研究科教授。社会学専攻。単著に『私的所有論』（勁草書房、1997／第2版、生活書院、2013）、『弱くある自由へ　自己決定・介護・生死の技術』（青土社、2000）、『自由の平等　簡単で別な姿の世界』（岩波書店、2004）、『ALS　不動の身体と息する機械』（医学書院、2004）、『希望について』（青土社、2006）、『良い死』（筑摩書房、2008）、『唯の生』（筑摩書房、2009）、『人間の条件　そんなものない』（理論社、2010／増補新版、新曜社、2018）、『造反有理　精神医療現代史へ』（青土社、2013）、『自閉症連続体の時代』（みすず書房、2014）、『精神病院体制の終わり　認知症の時代に』（青土社、2015）、『不如意の身体　病障害とある社会』（青土社、2018）など。共著に『税を直す』（村上慎司・橋口昌治、青土社、2009）、『ベーシックインカム　分配する最小国家の可能性』（齋藤拓、青土社、2010）、『差異と平等　障害とケア／有償と無償』（堀田義太郎、青土社、2012）、『わらじ医者の来た道　民主的医療現代史』（早川一光・西沢いづみ、青土社、2015）、『相模原障害者殺傷事件　優生思想とヘイトクライム』（杉田俊介、青土社、2017）ほか。

病者障害者の戦後

生政治史点描

2018年12月14日　第1刷印刷
2018年12月20日　第1刷発行

著者——立岩真也

発行者——清水一人
発行所——青土社
東京都千代田区神田神保町1-29 市瀬ビル　〒101-0051
［電話］03-3291-9831（編集）　03-3294-7829（営業）
［振替］00190-7-192955
印刷・製本——双文社印刷

装幀——水戸部功

ISBN978-4-7917-7120-2 C0030　Printed in Japan

■文献表(著者名アルファベット順)

※ http://www.arsvi.com（「生存学」で検索）→「★書名」にはこの文献表に対応するページがあり、そこから、著者や本の価格等についての情報が得られる。オンライン書店から本を買うこともできる。ホームページで全文を読める※を付した文章へのリンクもある。本書の電子書籍では本文・註・文献表の各々の文献から直接、当該の文献についての、あるいは全文収録のページにリンクされている。
※本文・註における文献表示、文献表の書式は、基本的には「ソシオロゴス方式」を使っているが、一部については変則的になっている(序・10頁)。
※〈　〉内の数字は、本書でその文献が言及されている頁数を表わす。

阿部 次郎　1999 『ギランバレー症候群と闘った日々——完全四肢麻痺からの生還』，文芸社〈466〉
阿部 恭嗣　2007-2008 『やすぐす君の心象風景アラカルト』 ※〈70〉
阿部 恭嗣 著／竹之内 裕文 編　2010 『七転び八起き寝たきりいのちの証し——クチマウスで綴る筋ジス・自立生活 20 年』，新教出版社〈70, 403, 459, 461〉
阿部 幸泰　1984 『重い障害のある子どもへの援助のために——重症心身障害児教育入門』，阿部幸泰〈144〉
————　2012 『重い障害のある子どもへの援助のために——重症心身障害児教育入門　改訂版』，阿部幸泰〈144〉
あげは 美樹　2010 『難病あげは—— 800 万人に 1 人の病を生きる力に変えて』，アスペクト〈469〉
合田 佳久　2011 『べっちょない　ＶＳ．重症ギラン・バレー』，文芸社〈469〉
相澤 譲治　2015 「大規模障害者収容施設コロニー成立の歴史的背景」，『神戸学院総合リハビリテーション研究』10-2:1-23〈436〉
赤塚 光子・佐々木 葉子・杉原 素子・立岩 真也・田中 晃・名川 勝・林 裕信・三ツ木 任一　1998 『療護施設・グループホーム・一人暮し——脳性マヒ者の 3 つの暮し方』，放送大学三ツ木研究室〈408, 443〉
秋元 波留夫　1976 「国立療養所再編成の一環としての精神療養所への転換」，国立療養所史研究会編［1976b:39-47］〈74, 77, 81-82〉
秋山 ちえ子　1976 『町かどの福祉』，柏樹社〈347, 436〉
————　1985 『われら人間コンサート』，暮しの手帖社〈436〉
秋山 和明　1984 「移動」，仲村・板山編［1984:126-146］〈347〉

天田 城介　2005- 「井形昭弘」，http://www.arsvi.com/w/ia04.htm〈238〉
天田 城介・渡辺 克典 編　2015 『大震災の生存学』，青弓社〈410〉
阿南 慈子　2001 『ありがとう、あなたへ』，思文閣出版〈466〉
青井 節郎・沼田 正二　1976 「統合こぼれ話」，国立療養所史研究会編［1976a:11-13］〈184〉
青木 千帆子・瀬山 紀子・田中 恵美子・立岩 真也・土屋 葉　2019 『（題名未定）』〈400〉
青木 純一　2011 「患者運動の存立基盤を探る――戦中から戦後にいたる日本患者同盟の動きを中心に」，『専修大学社会科学年報』45:3-14　※〈184〉
青木 理　2011 『トラオ――徳田虎雄 不随の病院王』，小学館→ 201311　小学館文庫〈193, 471〉
荒井 良　1970 『貴への手紙――サリドマイド児成長の記録』，日本ＹＭＣＡ同盟出版部〈53〉
荒井 裕樹　2011 『障害と文学――「しののめ」から「青い芝の会」へ』，現代書館〈436, 437〉
――――　2017 『差別されている自覚はあるか――横田弘と青い芝の会「行動綱領」』，現代書館〈268〉
荒井 裕樹・立岩 真也・臼井 正樹　2016 「横田弘　その思想と障害を巡って」，『ヒューマンサービス研究』6:22-53（神奈川県立保健福祉大学）→立岩編［2015］〈268, 436, 437〉
荒川 麻弥子　2003 「人工呼吸器を装着し「単身在宅生活」の奇跡を実現――筋ジスと闘い生き抜いた鹿野靖明さんを看取って」，『難病と在宅ケア』9-2(2003-5):4-6〈70, 370〉
蘭 由岐子　2004 『「病いの経験」を聞き取る――ハンセン病者のライフヒストリー』，皓星社〈186〉
ありのまま舎 編　1977 『車椅子・残酷な青春――進行性筋ジストロフィー症者たちの詩文集』，エール出版社〈363-364, 455, 460〉
――――　1984 『新・車椅子の青春』，ありのまま舎〈365, 455, 460〉
――――　1987 『命の日めくり――第２回ありのまま記録大賞受賞作品集 全国の障害者の詩とノンフィクション』，エール出版社〈455, 460〉
――――　1989 『私のパートナーその名は“情熱”――第４回ありのまま大賞受賞作品集』，エフエー出版〈455, 460〉
――――　2002 『車椅子の青春 2002 ――難病患者たちの魂の詩 詩集』，ありのまま舎〈365, 458, 461〉
――――　2004 『いのちを語る手記集』，ありのまま舎〈458, 461〉
――――　2005 『愛と孤独と詩――限られた生命の世界で　難病生活 34 年・孤高の人生 山本秀人遺稿集』，ありのまま舎〈69, 72, 458, 461〉
――――　2008 『魂しずめの詩――逝きし人々のアルバム』，ありのまま舎〈459, 461〉
有吉 玲子　2013 『腎臓病と人工透析の現代史――「選択」を強いられる患者たち』，生活書院〈58, 59, 211, 273〉

有薗 真代　2014 「脱施設化は新の解放を意味するのか」，内藤・山北編［2014:228-240］〈186〉
――――　2017 『ハンセン病療養所を生きる――隔離壁を砦に』，世界思想社〈187〉
浅田 修一・大澤 恒保　19980930 『ことばだけではさびしすぎる』，ぼっと舎〈466〉
浅貝 秀　1980 『天国へとどけ・14才の絶筆――浅貝秀遺稿集』，恒友出版〈465〉
朝霧 裕　2004 『命いっぱいに，恋――車いすのラブソング』，水曜社〈467〉
――――　2010 『車いすの歌姫――一度の命を抱きしめて』，ベストセラーズ〈468〉
――――　2014 『バリアフリーのその先へ！――車いすの 3・11』，岩波書店〈470〉
朝日訴訟運動史編纂委員会 編　1971 『朝日訴訟運動史』，草土文化〈182〉
朝日訴訟記念事業実行委員会 編　2004 『人間裁判――朝日茂の手記』，大月書店〈182〉
安積 純子　1984 「性と結婚」，仲村・板山編［1984:208-218］〈409〉
――――　1990 「＜私＞へ――三〇年について」，安積・岡原・尾中・立岩［1990:19-56］〈404, 408-409〉
安積 遊歩　1993 『癒しのセクシー・トリップ――わたしは車イスの私が好き！』，太郎次郎社〈404〉
――――　1999 『車椅子からの宣戦布告――私がしあわせであるために私は政治的になる』，太郎次郎社〈466〉
――――　2010 『いのちに贈る超自立論――すべてのからだは百点満点』，太郎次郎社エディタス〈468〉
安積 純子・尾中 文哉・岡原 正幸・立岩 真也　1990 『生の技法――家と施設を出て暮らす障害者の社会学』，藤原書店〈→ 2012〉
――――　1995 『生の技法――家と施設を出て暮らす障害者の社会学　第２版』，藤原書店〈→ 2012〉
――――　2012 『生の技法――家と施設を出て暮らす障害者の社会学　第３版』，生活書院・文庫版〈51, 267, 321, 404〉
浅見 昇吾 編　2013 『死ぬ意味と生きる意味――難病の現場から見る終末医療と命のあり方』，上智大学出版
淡路 剛久　1981 『スモン事件と法』，有斐閣〈55〉
あゆみ編集委員会　1993 「編集後記」，あゆみ編集委員会編［1993:211］〈159, 454〉
あゆみ編集委員会 編　1993 『国立療養所における重心・筋ジス病棟のあゆみ』，第一法規出版〈65, 67, 156, 454〉
あゆみの箱　2011?「募金活動の始まり」　※〈270, 271〉
馬場 清　2004 『障害をもつ人びととバリアフリー旅行――石坂直行の思想と実践』，明石書店〈179, 458〉
バクバクの会／聞き手：立岩真也　2011-2012 「人工呼吸器をつけた子の親の会

＜バクバクの会＞の成り立ちと現在　第一部・第二部」,『季刊福祉労働』133:8-31, 134:8-31〈○〉
坂東 克彦　2000　『新潟水俣病の三十年――ある弁護士の回想』, ＮＨＫ出版〈273〉
坂野 久美　2018　「筋ジストロフィー患者が大学に行くということ――立命館大学の事例をめぐって」,『Core Ethics』14:223-235　※〈382〉
――――　2019　「(執筆中)」〈382, 386〉
尾藤 廣喜　2009　「じゃ、社会っていうのはなんのためにあるのか」, 立岩・岡本・尾藤[2009]〈273〉
千葉大学社会学研究室　1994　『障害者という場所――自立生活から社会を見る(1993年度社会調査実習報告書)』　※
千頭 一郎　2003　『筋ジストロフィーの高校生、宇宙を学ぶ』, 岩波ジュニア新書〈458〉
知本 茂治　1993　『九階東病棟にて――ねたきりおじさんのパソコン日記』, メディカ出版〈238〉
デーケン, アルフォンス(Deeken, Alfons)　1995　「新しい死の文化の創造をめぐって」, デーケン・飯塚編[1995:75-98]〈353〉
デーケン, アルフォンス・飯塚 眞之 編　1995　『新しい死の文化をめざして』, 春秋社
ドクターズマガジン編　2003　『日本の名医30人の肖像』, 阪急コミュニケーションズ〈237-238, 239, 274-275〉
Driedger, Diane　1988　The Last Civil Rights Movement, Hurst & Company, London ; St.Martin's Press, New York ＝ 2000　長瀬 修 訳,『国際的障害者運動の誕生――障害者インターナショナル・ＤＰＩ』, エンパワメント研究所, 発売：筒井書房〈445〉
海老原 宏美・海老原 けえ子　2015　『まぁ、空気でも吸って――人と社会：人工呼吸器の風がつなぐもの』, 現代書館〈51, 463, 470〉
江草 安彦・末 光茂　1980　「重症心身障害児施設の現状と問題点」,『リハビリテーション研究』34(1980-7)　※〈188〉
遠藤 浩　2014　「国立コロニー開設に至る道のり」,『国立のぞみの園10周年記念紀要』　※〈437〉
――――　2015　「「コロニー」が果たした役割」, ＮＨＫ戦後史証言プロジェクト日本人は何をめざしてきたのか・２０１５年度「未来への選択」　※〈437〉
衛藤 幹子　1993　『医療の政策過程と受益者――難病対策にみる患者組織の政策参加』, 信山社〈61, 215, 219〉
――――　2017　『政治学の批判的構想――ジェンダーからの接近』, 法政大学出版局〈178〉
江崎 雪子　1989　『きっと明日(あした)は――雪子、二十年の闘病記』, ポプラ社〈465〉
藤木 英雄・木田 盈四郎 編　1974　『薬品公害と裁判――サリドマイド事件の記録から』, 東京大学出版会〈54〉

藤本 義一　1974 『生きいそぎの記』，講談社→ 1978　講談社文庫〈271〉
――――　2001 『川島雄三、サヨナラだけが人生だ』，河出書房新社〈271〉
藤岡 毅・長岡 健太郎　2013 『障害者の介護保障訴訟とは何か！――支援を得て当たり前に生きるために』，現代書館〈413〉
藤野 豊　2001 『「いのち」の近代史「民族浄化」の名のもとに迫害されたハンセン病患者』，かもがわ出版〈187〉
藤田 正裕　2013 『９９％ありがとう――ＡＬＳにも奪えないもの』，ポプラ社〈472〉
藤原 陽子　1967 『おばこ天使――ある青春・重症児と共に生きる』，文芸市場社〈214, 260〉
深田 耕一郎　2013 『福祉と贈与――全身性障害者・新田勲と介護者たち』，生活書院〈278, 466〉
福井 恒美　1975 『僕は太陽が待てなかった――スモンと闘い力尽きた青年の手記』，日東館出版〈55〉
福永 秀敏　1999 『難病と生きる』，春苑堂出版〈457〉
――――　2002 「推薦のことば」，石川玲他編［2002］　※〈202〉
――――　2004 『病む人に学ぶ』，日総研出版〈238, 458〉
――――　2009 『病と人の生き方と』，南方新社〈459〉
――――　2011 『病と老いの物語』，南方新社〈459〉
福岡県スモンの会 編　1978 『ひとりで歩きたい』，西日本新聞社〈55〉
福嶋 あき江　198303 「地域での生活を始めて」，『ありのまま』15 → 1983　山田［1983:146-151］〈338, 402〉
――――　198401 「時間の重さ」，岸田・金編［1984:180-193］〈330, 338-340〉
――――　198412 「共同生活ハウスでの実践をとおして」，仲村・板山編［1984:268-278］〈332, 338-340〉
――――　198711 『二十歳もっと生きたい』，草思社〈302, 317-335, 372, 403, 411-412, 455〉
麓 紀佐　2004 『もう一度ドラと歩きたい――シャイドレーガー症候群と言われて』，草思社〈467〉
船橋 裕晶　2016 「精神障害者の立場からみた相模原障害者殺傷事件」，『現代思想』44-19(2016-10):180-184〈195〉
舩後 靖彦　2013 「社会組織における障害者論(序説)――その立場と実証」，浅見編［2013:19-72］〈463〉
舩後 靖彦・金子 礼　2012 『三つ子になった雲――難病とたたかった子どもの物語』，日本地域社会研究所〈471〉
舩後 靖彦・寮 美千子　2008 『しあわせの王様――全身麻痺のＡＬＳを生きる舩後靖彦の挑戦』，小学館〈471〉
船本 淑恵　2017 「社会開発政策とコロニー政策」，權他編［2017］〈437〉
――――　2018 「糸賀一男のコロニー論に関する考察」，『大阪大谷大学紀要』52:191-203　※〈417, 437〉
古込 和宏　201603a「長期入院患者の生き辛さと苦悩、自己の存在と生存を懸け

て」 ※〈280〉
――――　201603b「互いに殺し合う存在」 ※〈280〉
――――　201603c「発病から入院」 ※〈280〉
――――　201603d「小学生の頃の入院生活」 ※〈280〉
――――　201603e「誰にも明かせない胸の内」 ※〈280〉
――――　201609 「病院からの発信」 ※〈281〉
――――　201610 「地域移行に際し医王病院と新潟病院の副院長宛て挨拶としての紹介文」 ※〈281〉
――――　201702 「「この問題」」 ※〈281〉
――――　201703 「皆様へ」 ※〈281〉
――――　201704a「伴走者とともに」 ※〈281〉
――――　201704b「Re: 素朴な疑問」, [inclusive society:0865] ※〈308-309〉
――――　201712 インタビュー 2017/12/30 聞き手：坂野久美，於：石川県金沢市〈382〉
――――　201801 インタビュー 2018/01/30 聞き手：立岩真也，於：石川県金沢市〈9, 382-385〉
――――　201803 「あたり前の生活を取りに行く」，障害と人権全国弁護士ネットシンポジウム in 金沢 ※〈382〉
二見 妙子　2017 『インクルーシブ教育の源流――一九七〇年代の豊中市における原学級保障運動』，現代書館〈36, 267〉
下司孝之 2013『戦後医学生運動史・年表』 ※〈272〉
後藤 弘子 編　1999 『少年非行と子どもたち』，明石書店
後藤 正彦　1976 「患者自治会の活動の一端」，国立療養所史研究会編［1976a:508-510］〈97-98, 100-101〉
後藤 基行・安藤 道人　2015 「精神衛生法下における同意入院・医療扶助入院の研究――神奈川県立公文書館所蔵一次行政文書の分析」，『季刊家計経済研究』108:60-73〈53〉
後藤 強　2015 「「共同作業所づくり運動」とゆたか福祉会」，障害学研究会中部部会編［2015］〈371〉
後藤 康之・千葉 聡・筑丸 志津子・宇野 克明　2003 『がん治療――サリドマイドの適応と警鐘』，日本工業新聞社〈54〉
H.T.　2016 『一寸先は病み』，Kindle〈470〉
萩原 浩史　2012 「精神障害者と相談支援――精神障害者地域生活支援センターの事業化の経緯に着目して」，『Core Ethics』8:317-327 ※〈445〉
――――　2014 「障害者施策の変遷と相談支援・1996年～2000年」，『Core Ethics』10:179-190 ※〈445〉
――――　2015 「障害者分野におけるケアマネジメント導入をめぐる迷走と諸問題・1995年～2006年」，『Core Ethics』11:159-170 ※〈445〉
――――　2016 「三障害ワンストップをめぐる相談支援体制の再編――大阪市の場合」，『Core Ethics』12:275-286 ※〈445〉
――――　2019 『（未定）』〈53, 445〉

浜 六郎・坂口 啓子・別府 宏圀 編　1999 『くすりのチェックは命のチェック――第１回医薬ビジランスセミナー報告集』，医薬ビジランスセンターJIP，発売：日本評論者
浜 義雄　1976 「国立療養所松籟荘」，国立療養所史研究会編［1976a:51-53］〈108〉
浜田 けい子　1989 『風色にそまるキャンバス――筋ジストロフィーと闘いつづける画家・大塚晴康の物語』，ペップ出版〈455〉
花田 春兆　1963a「切捨御免のヒューマニズム」，『しののめ』50→1968　花田［1968:14-23］→立岩編［2015］〈416〉
――――　1963b「お任せしましょう水上さん」，『しののめ』51→1968　花田［1968:78-85］→立岩編［2015］〈416〉
――――　1965 「うきしま」，『しののめ』57→1968　花田［1968:33-44］→立岩編［2015］〈418-419〉
――――　1968 『身障問題の出発』，しののめ発行所，しののめ叢書７
――――　2000 『雲へのぼる坂道――車イスからみた昭和史』，中央法規出版〈436〉
原 敏夫　2005 『二十歳までに心満ちてよ――筋ジス症の子とともに』，講談社〈459〉
原 嘉彦　1988 「国立病院・療養所の再編成・「合理化」と労働組合運動」，『立命館経済学』37-4・5:430-452〈184〉
原田 正純　1995 『裁かれるのは誰か』，世織書房〈273〉
――――　2007 『豊かさと棄民たち――水俣学事始め』，岩波書店，双書時代のカルテ〈32〉
春山 満　1997 『どないしましょ、この寿命――医療・福祉ビジネスで快進撃を遂げる車イス社長・逆転の発想』，エイチアンドアイ〈456〉
――――　1998 『いいわけするな！』，講談社〈457〉
――――　2000 『僕にできないこと。僕にしかできないこと。』，幻冬舎〈457〉
――――　2013 『僕はそれでも生き抜いた』，実業之日本社〈460〉
春山 満・宮内 修・春山 哲朗　2012 『若者よ、だまされるな！――一番弟子とドラ息子の運命も変えた。カリスマ車いす社長魂のメッセージ』，週刊住宅新聞社〈460〉
春山 由子　2015 『仲が良かったのは、難病のおかげ』，講談社〈460〉
長谷部 みどり　2001 『風にのせて伝えよう』，無明舎出版〈470〉
長谷川 進　2006 『心に翼を――あるＡＬＳ患者の記録』，日本プランニングセンター〈471〉
Hasegawa, Yui; Masuda, Hideaki; Nishida, Miki; Kirihara, Naoyuki; Kawaguchi, Yumiko; Tateiwa, Shinya　2017 "Achieving Independent Lives for People with ALS Connected to Artificial Respirators through the Process of Accepting Care from Non-Family Members", The 28th International Symposium on ALS/MND, The Westin Boston Waterfront, Boston〈414〉
橋本 広芳　1984 「地方における取り組み――うつみねの会」，仲村・板山編［1984:279-285］〈409〉

橋本 一俊・橋本 日那子　1981 『オスカーをたのむよ――筋ジストロフィーで逝った19才の青春』，新声社〈455〉
橋本 正浩・橋本 春美　2007 『ギラン・バレー症候群からの生還』，文芸社〈468〉
蓮實 重彦　1988 『凡庸な芸術家の肖像――マクシム・デュ・カン論，青土社→1995　ちくま学芸文庫→2015　講談社文芸文庫〈473〉
畠山 辰夫　1976a「宮城病院小児病棟のはじまり」，国立療養所史研究会編［1976a:521］〈189-190〉
――――　1976b「国立玉浦療養所の発足」，国立療養所史研究会編［1976a:630-631］〈163〉
畠山 辰夫・半沢 健　1976 「国立療養所の中の学校――病弱教育のあしあと」，国立療養所史研究会編［1976a:517-549］〈120, 131, 189, 190〉
鳩飼 きい子　2001 『不思議の薬――サリドマイドの話』，潮出版社〈54〉
早川 一光・立岩 真也・西沢 いづみ　2015 『わらじ医者の来た道――民主的医療現代史』，青土社〈187, 243, 473〉
速水 基視子　2009 『難病(やまい)と視覚障害(ハンディ)と宝物』，文芸社〈468〉
早野 香寿代　2001 『筋ジストロフィーを抱えてそれでも私は生きる、ありのままに…。――父ちゃん、母ちゃん、香寿代は頑張っちょるけん！』，素朴社〈458〉
林家 こん平　2010 『チャランポラン闘病記―多発性硬化症との泣き笑い2000日』，講談社〈468〉
日比野 登　2002 『美濃部都政の福祉政策――都制・特別区制改革にむけて』，日本経済評論社〈276〉
日垣 隆　2013 『ルポ 脳生――難病ＡＬＳと闘う人々』，「ガッキィファイター」編集室 Kindel〈472〉
東出 明　1983 「京都守る会の歩みはじめ」，全国重症心身障害児(者)を守る会編［1983:133-138］　※〈192〉
樋口 恵子　1998 『エンジョイ自立生活――障害を最高の恵みとして』，現代書館〈405〉
比企 員馬　1976 「福島療養所の想い出」，国立療養所史研究会編［1976a:623-629］〈102-103〉
姫野 孝雄・北場 勉・寺脇 隆夫　2014 『日本患者同盟および朝日訴訟関係文書資料の目録作成とその概要把握』，社会事業研究所2012・13年度研究報告　※〈90〉
日野原 重明・山田 富也・西脇 智子 編　1997 『希望とともに生きて――難病ホスピス開設にいたる「ありのまま舎」のあゆみ』，中央法規出版〈371, 456, 460〉
平井 誠一　2017　インタビュー 2017/12/30　聞き手：立岩真也，於：富山県富山市〈9, 363, 383, 410〉
平沢 正夫　1965 『あざらしっ子――薬禍はこうしてあなたを襲う』，三一書房〈54〉
――――　1971 『ママ、テレビを消して――サリドマイド　母と子の記録』，祥伝社〈54〉
廣野 俊輔　2013a「府中療育センター闘争をめぐる新聞報道」，『福祉社会科学』

1:49-90(大分大学大学院福祉社会科学研究科)　※〈440〉
―――― 2013b「府中療育センター闘争の背景――なぜ，この施設で闘争は起こったのか」，『福祉社会科学』2:33-55(大分大学大学院福祉社会科学研究科)　※〈440〉
廣川 和花　2011『近代日本のハンセン病問題と地域社会』，大阪大学出版会〈34〉
日吉 敬　1983『笑いたくても笑えなかった――ある重症筋無力症の記録』，草思社〈465〉
宝月 誠編　1986『薬害の社会学』，世界思想社〈54〉
本沢 二郎　2002『霞が関の犯罪――「お上社会」腐蝕の構造』，リベルタ出版〈53〉
本間 康二　2017　インタビュー　2017/09/15　聞き手：立岩真也　於：東京〈269〉
堀 智久　2006「重症児の親の陳情運動とその背景」『社会福祉学』42-2(78):31-44〈189〉
―――― 2014『障害学のアイデンティティ――日本における障害者運動の歴史から』，生活書院〈189, 446〉
堀切 和雅　2006『娘よ、ゆっくり大きくなりなさい――ミトコンドリア病の子と生きる』，集英社〈467〉
堀内 啓子　2006『難病患者福祉の形成――膠原病系疾患患者を通して』，時潮社〈182〉
保坂 武雄・阿部 幸泰　1976「重症心身障害児(者)の医療」，国立療養所史研究会編[1976a:254-272]〈120, 130, 144-150, 153-154, 173, 197〉
星 三枝子　1977『春は残酷である――スモン患者の点字手記』，毎日新聞社〈55〉
細渕 富夫　2009「重症心身障害児療育史研究――重症児キャンペーンとおばこ天使」、科学研究費2008年度研究成果報告書　※〈278〉
細渕 富夫・飯塚 希世　2010「重症心身障害児の療育史研究(2)――"おばこ天使"の集団就職 その１」，『埼玉大学紀要 教育学部』60-1:27-34　※〈278〉
―――― 2011「重症心身障害児の療育史研究(3)―"おばこ天使"の集団就職 その２」，『埼玉大学紀要 教育学部』60-2:29-43　※〈278〉
堀田 義太郎　2012a「ケアと市場」，立岩・堀田[2012:175-205]〈368〉
―――― 2012b「ケアの有償化論と格差・排除――分配パラダイム・制度主義の意義と限界」，立岩・堀田[2012:207-252]〈368〉
李 清美　2009『私はマイノリティあなたは？――難病をもつ「在日」自立「障害」者』，現代書館〈468〉
市田 良彦・石井 暎禧　2010『聞書き〈ブント〉一代』，世界書院〈273〉
市野川 容孝・立岩 真也　1998「障害者運動から見えてくるもの」(対談)，『現代思想』26-2(1998-2):258-285→立岩[2000:119-174]〈111, 186〉
市野川 容孝 編　2002『生命倫理とは何か』，平凡社
一柳 明　1994『再生不良性貧血からの生還』，同時代社〈465〉
井深 大　1979『０歳からの母親作戦』，ごま書房〈417〉
―――― 1998『幼稚園では遅すぎる』，ごま書房〈417〉
医学研究振興財団　1977『筋ジストロフィー症を攻める』，医学研究振興財団〈200, 455〉

医学界新聞　2005　「尊厳死っ、てなに？　尊厳死をめぐる論点が確認される」，『医学界新聞』2635　※〈239〉
医学研究振興財団　1977　『筋ジストロフィー症を攻める』，医学研究振興財団〈200, 455〉
五十嵐 仁之助　1990　『一万日のあぐら――筋ジストロフィーに負けないで』，一休社〈456〉
井形 昭弘　1983　「筋萎縮性疾患の診かた考えかた」，祖父江編［1983101-122］
―――　1988　「水俣病の医学」，『日本医事新報』〈238〉
―――　1993　「知本さんの戦友として」，知本［1993:3-7］〈238〉
井形 昭弘・荒木 淑郎・岡島 透 他　1988　「水俣病」（座談会），『日本医事新報』〈238〉
飯田 進　2003　『青い鳥はいなかった――薬害をめぐる一人の親のモノローグ』，不二出版〈54, 55〉
猪飼 周平　2010　『病院の世紀の理論』，有斐閣〈53〉
池上 洋通　1980　『燃えさかれいのちの火』，自治体研究社〈455〉
「生きる力」編集委員会編　2006　『生きる力――神経難病ＡＬＳ患者たちからのメッセージ』，岩波書店〈355, 471〉
今田 高俊 編　2003　『産業化と環境共生』（講座・社会変動 ２），ミネルヴァ書房
今井 米子　1986　『筋無力症を乗り越えて』，長崎出版〈273, 465〉
今岡 秀蔵　1984　「介助・援助――介護からの解放」，仲村・板山編［1984:86-96］〈347〉
稲場 雅紀・山田 真・立岩 真也　2008　『流儀』，生活書院〈270, 274〉
井上 英夫 監修　2015　『朝日訴訟』（現代日本生存権問題資料集成５），すいれん舎〈182〉
―――　2016　『ＡＬＳ訴訟』（現代日本生存権問題資料集成５），すいれん舎〈413〉
井上 尚英　2011　『緑の天使――ＳＭＯＮ研究の思い出』，海鳥社〈177〉
井上 満　1993　「筋ジストロフィー症の歩み」，あゆみ編集委員会編［1993:8-20］〈172〉
乾 死乃生・木下 安子 編　1985　『難病と保健活動』，医学書院〈276〉
犬飼 享　2000　『空翔ぶベッド――難病ＡＬＳと共に生きる』，信毎書籍印刷〈470〉
石田 圭二　1982　「重度障害者は意志なき人間か――島田療育園その後」，『福祉労働』16:103-109〈264〉
―――　2017　インタビュー　2017/06/22　聞き手：立岩真也，於：東京都多摩市〈264, 423〉
石井 良平　1976　「重症心身障害児（者）」，国立療養所史研究会編［1976a:256］〈147〉
石川 文之進　2004　「白木博次先生追悼原稿」　※〈243〉
石川 玲 他 編　2002　『筋ジストロフィーのリハビリテーション』，医歯薬出版

石川 左門　1981　「これからの医療・福祉――患者の立場から」，『ジュリスト総合特集』24〈356〉
――――　1990　『ささえあう暮らしとまちづくり――地域ケアを担った市民グループの活動記録』，萌文社〈355〉
――――　2009　インタビュー　2009/07/19　於：東京〈350-354, 409-410〉
石川 左門 ほか　1992　『死と直面する――“死”をとらえ直すことによって，新しい“生”が見えてくる』，致知出版社〈353〉
石川 正一　1973　『たとえぼくに明日はなくとも――車椅子の上の 17 才の青春』，立風書房〈71, 350, 454〉
石川 正一・石川 左門　1982　『めぐり逢うべき誰かのために――明日なき生命の詩』，立風書房〈179, 350, 455〉
石川 達三・戸川 エマ・小林 提樹・水上 勉・仁木 悦子　1963　「誌上裁判　奇形児は殺されるべきか」，『婦人公論』48-2:124-131 →立岩編［2015］〈129, 416, 421〉
石坂 直行　1973　『ヨーロッパ車いすひとり旅』，日本放送出版会〈179, 454〉
石坂 直行・日比野 正己　2000　『石坂直行旅行・福祉著作集――障害者の海外旅行・福祉文化・福祉のまちづくりの情報』，HM研究所，福祉のまちづくり関連の先駆的文献シリーズ〈179, 457〉
磯 春樹 編　2010　『ここまで』　※〈279〉
磯部 真教　1984　「自立生活とは」，仲村優一・板山賢治（編）『自立生活への道』: 29-35〈347〉
磯部 真教・今岡 秀蔵・寺田 純一　1988　「ケア付き住宅七年間の実践――東京都八王子自立ホーム」，三ツ木編［1988:202-216］〈408〉
板山 賢治　1984　「おわりに」，仲村・板山編［1984:315-317］〈345〉
――――　1997　『すべては出会いからはじまった――福祉半世紀の証言』，エンパワメント研究所〈345〉
伊藤 弘美　2008　『ルビーの絆――難病・アミロイドーシスとの闘い』，山梨ふるさと文庫〈468〉
伊藤 佳世子　2008a「筋ジストロフィー患者の医療的世界」，『現代思想』36-3〈66〉
――――　2008b「障害者の地域生活移行を考える――居住支援の視点からのアプローチ」，障害学会第 5 回大会〈179〉
――――　2009　「24 時間介護の必要な長期療養の重度障害者の退院支援とケアホーム構想について」，さくら会［2009］　※〈304〉
――――　2010　「長期療養病棟の課題――筋ジストロフィー病棟について」，『Core Ethics』6:25-36　※〈66〉
伊藤 佳世子・大山 良子　2013　「おうちにかえろう―― 30 年暮らした病院から地域に帰ったふたりの歩き方　1 ～ 13」，『かんかん！――看護師のための web マガジン』　※〈66, 68, 403〉
伊藤 佳世子・田中 正洋　2007　「筋ジストロフィーの「脱ターミナル化」に向けて――筋ジストロフィー患者の国立病院機構筋ジス病棟の生活と自立生活の比較から」，障害学会第 4 回大会報告　於：立命館大学　※〈179〉
伊東 光晴・篠原 一・松下 圭一・宮本 憲一 編　1973　『岩波講座現代都市政策X

——都市社会と人間』，岩波書店
伊藤 智樹　2010　「英雄になりきれぬままに——パーキンソン病を生きる物語と、いまだそこにある苦しみについて」，『社会学評論』241: 52-68　※〈445〉
————　2013　『ピア・サポートの社会学——ＡＬＳ、認知症介護、依存症、自死遺児、犯罪被害者の物語を聴く』，晃洋書房〈445〉
伊藤 俊子　1988　「在宅ケアにおける福祉課題」，島内・川村編［1988:203-231］〈258〉
伊藤 璋嘉　1987　「あとがき」，福嶋［1987:211-222］〈332, 412-413〉
糸賀 一雄　2003　『この子らを世の光に——近江学園二十年の願い』，日本放送出版協会〈268〉
糸賀一雄生誕 100 年記念事業実行委員会研究事業部会 編　2014　『糸賀一雄生誕 100 年記念論文集——生きることが光になる』，糸賀一雄生誕 100 年記念事業実行委員会〈268〉
岩井 和彦　2009　『視覚障害あるがままに Let it be ——夢は情報バリアフリー』，文理閣〈468〉
岩崎 航　2006　『五行歌集　青の航』，自費出版〈459〉
————　2013　『点滴ポール 生き抜くという旗印——岩崎航詩集』，ナナロク社〈460〉
————　2015　『日付の大きいカレンダー——岩崎航エッセイ集』，ナナロク社〈460〉
岩田 真朔　1976　「松籟荘の精神療養所への転換の経緯」，国立療養所史研究会編［1976c:565］〈107-108, 151〉
岩手スモンの会　2000　『岩手スモン運動誌　失われた時の叫び——薬害スモンとの闘いとその軌跡』，岩手スモンの会〈55〉
泉 博　1996　『空前の薬害訴訟——「スモンの教訓」から何を学ぶか』，丸ノ内出版〈55〉
人工呼吸器をつけた子の親の会＜バクバクの会＞　2010　「対談「『医療的ケア』が繋ぐもの」——バクバクの会のこれまでの活動について」　※〈266〉
自立生活情報センター 編　1996　『How to 介護保障——障害者・高齢者の豊かな一人暮らしを支える制度』，現代書館〈414〉
自立生活センター・立川　1999　『高橋修と共に過ごした日々——高橋修さん追悼文集』，自立生活センター・立川〈306〉
————　2000　『ともに生きる地域社会をめざして——ＣＩＬ・立川 10 周年記念誌』，自立生活センター・立川〈305-306〉
鄭 喜慶　2012　「韓国における障碍人運動の現代史——当事者主義の形成過程」，日本ＡＬＳ協会の動向を中心に」，立命館大学大学院先端総合学術研究科 2011 年度博士論文〈466〉
実川 悠太 編／羽賀 しげ子・小林 茂　1990　『グラフィック・ドキュメント スモン』，日本評論社〈55〉
城 鐵男　1993　「筋ジス病棟開設の回顧」，あゆみ編集委員会編［1993:56-58］〈193-194〉

蔭山 武史　2010 『難病飛行――頭は正常、体は異常。』，牧歌舎〈459〉
介護保障を考える弁護士と障害者の会全国ネット 編　2016 『支援を得てわたしらしく生きる！―― 24時間ヘルパー介護を実現させる障害者・難病者・弁護士たち』，山吹書店，発売：ＪＲＣ〈413, 464〉
貝谷 久宣・日本筋ジストロフィー協会 編　2001 『遺伝子医療と生命倫理』，日本評論社〈353, 457〉
貝谷 嘉洋　1999 『魚になれた日――筋ジストロフィー青年のバークレイ留学記』，講談社〈405, 457〉
――――　2003 『ジョイスティック車で大陸を駆ける――障害あっても移動しやすい未来を』，日本評論社〈458〉
柿沼 肇　1998 「生存権保障の運動と「長宏(おさひろし)」――「朝日訴訟文庫」開設に寄せて」，『しんぶん赤旗』1998-11-17　※〈182〉
鎌田 真和　2018 インタビュー　2018/10/06　聞き手：櫻井吾史　於：京都・立命館大学〈451〉
上條 達雄・石井 雅章 他　1994 「座談会――調査を終えて」，千葉大学社会学研究室[1994]　※〈401〉
神山 南海男・松家 豊　1976 「国立療養所と進行性筋ジストロフィー症対策について(国立徳島療養所を中心とした場合)」，国立療養所史研究会編[1976a:279-281]〈142-143, 168-170〉
亀山 忠典 他 編　1977 『薬害スモン』，大月書店〈55〉
姜 愛蘭　2018 インタビュー　聞き手：立岩真也，於：金沢〈394〉
金澤 一郎　2012 「わが国の難病政策について」，『脳と発達』44:185-189(第53回日本小児神経学会総会・基調講演)　※〈53〉
金山 めぐみ　2012 『命――闘病で学んだいちばん大切なこと』，「ガッキィファイター」編集室〈469〉
金山 裕樹 2012 『道――自分の限界を超える能力』, デジカル＋インプレス〈469〉
関西「障害者」解放委員会　1971 「関西障害者解放委員会結成宣言」〈440〉
菅崎 進・石田 皎 編　1978 『苦しみの雲を越えて――ある筋ジストロフィー症児の人生記録』，慶應義塾大学出版会〈455〉
柏養弁論部 編　2005 『弁論は青春だ！――柏崎養護学校筋ジス高等部と弁論大会』，本の森〈458〉
加藤 尚武 他 編　2008 『応用倫理学事典』，丸善
加藤 一郎・椿 忠雄・森島 昭夫　1986 「医学と裁判――水俣病の因果関係認定をめぐって」，『ジュリスト』866:58-73〈230〉
加藤 伸勝　1996 『地域精神医療の曙――京都岩倉村における実践』, 金芳堂〈34〉
加藤 裕二　2013 「理事長ごあいさつ」，『社会福祉法人オリーブの樹 オリーブハウスＨＰ』　※〈315〉
――――　2014 「オリーブハウス３０周年に思うこと」，『社会福祉法人オリーブの樹 オリーブハウスＨＰ』　※〈315〉
葛城 貞三　2011 「滋賀難病連運動の困難期――滋賀腎協の離脱と滋賀県行政との対立」『Core Ethics』7:51-62　※〈270〉

――――　2018　『(題名未定)』，生活書院〈212, 217, 270〉
河端 二男　1993　「20年余の回想」，あゆみ編集委員会編[1983:66-69]〈127, 193〉
河端 静子　2002　「推薦のことば」，石川玲他編[2002]　※〈128, 192-193〉
河原 仁志 編　2001　『筋ジストロフィーってなあに？』，診断と治療社〈457〉
河口 栄二　1982　『我が子、葦船に乗せて』，新潮社〈422〉
川口 有美子　2009　『逝かない身体――ＡＬＳ的日常を生きる』，医学書院〈387, 471〉
――――　2013　「ＡＬＳの人工呼吸療法を巡る葛藤――ＡＬＳ／ＭＮＤ国際同盟・日本ＡＬＳ協会の動向を中心に」，立命館大学大学院先端総合学術研究科2012年度博士論文〈445, 446〉
――――　2014　『末期を超えて――ＡＬＳとすべての難病にかかわる人たちへ』，青土社〈387, 445, 472〉
川口 有美子・小長谷 百絵 編　2009　『在宅人工呼吸器ポケットマニュアル――暮らしと支援の実際』，医歯薬出版〈413〉
――――　2016　『在宅人工呼吸器ポケットマニュアル――暮らしと支援の実際 第2版』，医歯薬出版〈413〉
河合 正嗣・河合 範章・高沢 亜美　2005　『伴走者――僕たち筋ジストロフィー兄弟が画家になるまで』，新風舎〈459〉
河合 美佐・島田 一恵　2000　『絵手紙　うまれてきてよかった』，柘植書房新社〈466〉
川合 亮三　1975　『筋肉はどこへ行った』，刊々堂出版〈228〉
――――　1987　『新訂版　筋肉はどこへ行った』，静山社〈228〉
川上 美由紀　1981　『わたしは負けない――サリドマイド少女のひたむきな青春』，角川書店〈54〉
川上 武 編　2002　『戦後日本病人史』，農村漁村文化協会〈23〉
川村 佐和子　1974　「難病と福祉」，『ジュリスト臨時増刊』572:321-326〈276〉
――――　1979　『難病に取り組む女性たち――在宅ケアの創造』，勁草書房〈276〉
――――　1990　『訪問介護の手引』，中央法規〈276〉
――――　1994　『現場発想の看護研究――その視点と方法』，日本看護協会出版会〈254〉
――――　2007　「研究と実践活動」，川村編[2007:1-14]〈275〉
川村 佐和子・星 旦二　1986　「難病への取組み」，『ジュリスト総合特集』444〈276〉
川村 佐和子・川口 有美子　2008　「難病ケアの系譜――スモンから在宅人工呼吸療法まで」，『現代思想』36-3(2008-3):171-191 →川口[2014:183-227]〈254, 276, 355, 445, 455〉
川村 佐和子・木下 安子・別府 宏圀・宇尾野 公義　1978　『難病患者の在宅ケア』，医学書院〈251, 276〉
川村 佐和子 編　1993　『難病患者のケア』，出版研〈276〉
――――　1994a　『筋・神経系難病の在宅看護――医療依存度が高い人々に対する看護』，日本プランニングセンター〈276〉

――――　1994b 『在宅介護福祉論』，誠信書房，社会福祉専門職ライブラリー・介護福祉士編〈276〉
――――　1998 『在宅介護福祉論　第２版』，誠信書房〈276, 278〉
――――　2007a『在宅看護論』，放送大学教育振興会 ; 改訂版〈276〉
――――　2007b『基礎看護学　看護研究』（ナーシング・グラフィカ１９），メディカ出版〈276〉
川村 佐和子・木下 安子・山手 茂 編　1975 『難病患者とともに』，亜紀書房〈201, 256, 276, 355〉
川村 佐和子・松尾 ミヨ子・志自岐 康子 編　2004 『看護学概論』（ナーシング・グラフィカ１　基礎看護学１），メディカ出版〈276〉
川村 佐和子・松尾 ミヨ子・志自岐 康子　2004 『基礎看護学』（ナーシング・グラフィカ 16），メディカ出版〈276〉
川村 佐和子・志自岐 康子・城生 弘美 編　2004 『基礎看護学――ヘルスアセスメント』（ナーシング・グラフィカ１７），メディカ出版〈276〉
川野 宇宏　2018 「難病法の制定と現在の難病対策について」，『医療と社会』28-1:17-26〈197〉
河野 康徳　1984a「自立生活を考える手がかり――全身性障害者の状況と課題」，仲村・板山編［1984:1-26］〈346〉
――――　1984b「フォーカス・アパート」，仲村・板山編［1984:305-314］〈346-347〉
川崎 愛　2011 「『らい予防法』に当事者団体はどう向き合ってきたか――制定、廃止、国賠訴訟における闘い」，『流通経済大学社会学部論叢』22-1　※〈187〉
――――　2012 「ハンセン病療養所におけるニュース発行――アメリカ・カービル「スター」と「全療協ニュース」」，『流通経済大学社会学部論叢』22-2:51-63　※〈187〉
――――　2015 「患者運動と政策の関係――ハンセン病、結核の比較を通して」，『流通経済大学社会学部論叢』26-1:99-115　※〈187〉
川崎 菊一　1966 『この子らの救いを求めて――私の手記』，日本筋ジストロフィー協会〈125〉
川崎 晃一　2013 『絆――進行性神経難病ＡＬＳとの共生を模索する一内科医の手記』，海鳥社〈471〉
川瀬 清 他 編　1980 『ノーモアスモン――スモンの恒久対策の確立と薬害根絶のために』，新日本医学出版社〈55〉
栢森 良二　1997 『サリドマイド物語』，医歯薬出版〈54〉
――――　2013『サリドマイドと医療の軌跡』，西村書店〈54〉
川俣 修壽　2010 『サリドマイド事件全史』，緑風出版〈54〉
川俣 修壽 編　2016 『サリドマイド事件日誌　１～４』，緑風出版〈54〉
菊池 和子　2001 『しんちゃん――筋ジストロフィーの慎大郎君の日々』，草土文化〈457〉
――――　2008 『二十歳になりました――筋ジストロフィーの慎太郎君の日々〈2〉』，子どもの未来社〈459〉
――――　2012 『命の限り――筋ジストロフィーの青年と家族』，現代写真研究

所出版局〈460〉
金 満里　1995 「新版あとがき」，金・岸田編［1995］〈318〉
金 満里・岸田 美智子 編　1995 『新版 私は女』，長征社
木村 格　2009 「病院の創立７０周年を迎えるとき」，『みやぎ』22　※〈190〉
水村 一美　1976 『母さんより早く死にたい――愛の詩』，竹書房〈462, 464〉
水村 一美 著／水巻 中正 編　1983 『母さんより早く死にたい』，竹書房〈465〉
木下 安子　1978 『在宅看護への出発――権利としての看護』，勁草書房〈254, 275, 276, 440〉
――――　1992 『素顔のノーマリゼーション――福祉が生きる国デンマーク・スウェーデン』，ビネバル出版〈276〉
木下 安子 編　1986 『生をたたかう人と看護――ある病院のターミナルケア』，桐書房〈276〉
――――　1997 『忘れられない患者さん』，桐書房〈276〉
木下 安子・在宅ケア研究会 編　1989 『ホームヘルパーは“在宅福祉”の要――家庭奉仕員の専門技術と事例集』，萌文社〈276〉
――――　1991 『続 ホームヘルパーは“在宅福祉”の要――十か年戦略とホームヘルパー』，萌文社〈276〉
桐原 尚之　2016 「〝役に立たない〟危険な人間〟二つの苦しみ――精神障害者の立場から捉えた津久井やまゆり園事件」，『現代思想』44-19(2016-10):174-179〈195〉
岸田 美智子・金 満里 編　1984 『私は女』，長征社
岸田 典子　2017 「関西における障害者解放運動をけん引したある盲人の青年期――楠敏雄を運動へ導いた盲学校の経験」，『Core Ethics』13〈442〉
岸中 健一　2015 「「福祉指導員」として」，ＮＨＫ戦後史証言プロジェクト日本人は何をめざしてきたのか・２０１５年度「未来への選択」　※〈276〉
北川 ひとみ　1975 『瞳に涙が光っていたら――クリーゼとたたかう青春の詩』，立風書房〈462, 464〉
北村 健太郎　2014 『日本の血友病者の歴史――他者歓待・社会参加・抗議運動』，生活書院〈190, 445, 446〉
北中 淳子　2014 「書評：立岩真也著『造反有理――精神医療現代史へ』」，『こころの科学』176:97〈178〉
北浦 雅子　1966 『悲しみと愛と救いと――重症心身障害児を持つ母の記録』，佼成出版社〈126〉
――――　1983 「この子たちは生きている」，全国重症心身障害児(者)を守る会編［1983:10-24］〈127, 191-192, 213〉
――――　1993 「「最も弱い者の命を守る」原点に立って――重症児の三〇年をふりかえる」，あゆみ編集委員会編［1993:59-65］〈113-114, 124, 132, 135〉
木藤 亜也　1986 『１リットルの涙――難病と闘い続ける少女亜也の日記』，エフエー出版〈462, 465〉
木藤 亜也・木藤 潮香　2006 『お手本なしの人生――『1リットルの涙』亜也の詩(うた)』，小学館〈467〉

木藤 潮香　2009　『ふところ「1リットルの涙」母子物語』，エムオン・エンタテインメント〈468〉
小林 提樹　1954　「精神薄弱兒(ママ)の発見」，『公衆衛生』:9-14〈190〉
――――　1960　『どうしましょう――問題児の精神衛生のための問と答』，医学出版社〈190〉
――――　1972　「★」〈268〉
――――　1983　「障害者に愛と医療を捧げて」，八幡・小林・田中・市川[1983:53-120]〈190〉
――――　1991　「序」，小林編[1991:xiii-xviii]〈260〉
小林 提樹 編　1991　『大人になった障害児――長期予後の追跡から』，メヂカルフレンド社
小林 敏昭　1981　「攻めに生きる――高野岳志と共同生活者たち」，『そよ風のように街に出よう』9:38-43〈283, 295, 299, 300, 302-303, 307-308, 310-313〉
――――　1985　「サヨナラ、高野岳志」，『そよ風のように街に出よう』22:35〈283, 316〉
――――　2017　「『そよ風のように街に出よう』の三八年――障害者問題の根底を問い続けて」(聞き手／山下 幸子・高橋 淳)，『支援』7〈396〉
――――　2018　インタビュー　2018/02/27，於：東大阪・りぼん社〈397〉
小平 光子　2005　『ひとすじの涙　おじいちゃん頑張れ』，新風舎〈470〉
――――　2012　『今言える、ありがとう』，文芸社〈471〉
――――　2013　『「この足でもう一度歩きたかった」――夫に捧げる歌集』，文芸社〈472〉
――――　2016　『難病ＡＬＳの夫を見守って』，文芸社〈472〉
児玉 容子　1996　『やっくんの瞳――難病の息子とともに十五年』，岩波書店〈465〉
古賀 照男　1999　「スモン被害者として」，浜・坂口・別府編[1999:68-69]〈270〉
小池 文英・保田 良彦　1966　『脳性麻痺の治療：機能訓練の実技：リハビリテーション』，医道の日本社〈198〉
小泉 義之　2007a「＜難病と倫理＞研究会配布資料・補足資料」，難病と倫理研究会第1回京都セミナー　※〈178〉
――――　2007b「＜難病と倫理＞研究会発表」，難病と倫理研究会第1回京都セミナー　※〈178〉
国立コロニー福祉労働問題研究会　1980　『コロニー闘争勝利に向けて――コロニー裁判闘争報告・資料集1』〈441〉
国立西多賀病院詩集編集委員会 編　1975　『車椅子の青春――進行性筋ジストロフィー症者の訴え』，エール出版社〈71, 291-292, 363, 454〉
国立療養所九州病院筋ジス病棟患者自治会「あゆみ会」編　1977　『走ってみたいぼくらの青春』，患者自治会「あゆみ会」〈180〉
国立療養所山陽荘　1976　「国立埴生療養所廃止のいきさつ」，国立療養所史研究会編[1976c:573-574]〈93-94〉
国立療養所史研究会 編　1975　『国立療養所史(らい編)』，厚生省医務局国立療

養所課〈5, 64, 67, 110〉
――――　1976a『国立療養所史（結核編）』，厚生省医務局国立療養所課〈5, 64, 67〉
――――　1976b『国立療養所史（精神編）』，厚生省医務局国立療養所課〈5, 64, 67〉
――――　1976c『国立療養所史（総括編）』，厚生省医務局国立療養所課〈5, 64, 67, 76, 77, 80, 83-84, 89, 95, 165, 172-173, 180〉
国立療養所下志津病院進行性筋萎縮症患者自治会志向会記念詩文集「翼を求めて」編集委員会 編　1982　『記念詩文集　翼を求めて』，志向会〈180〉
――――　1984　『記念詩文集　翼を求めて　第二版』，宮崎障害者生活センター〈180〉
近藤 文雄　1971　「進行性筋ジストロフィー」，鳥海他［1971:103-106］〈296, 399〉
――――　1993　「筋ジスと障害児の夜明け」，あゆみ編集委員会編［1993:8-12］〈68, 118-119, 125, 131, 134, 138, 152-153, 163, 164〉
――――　1996　『先生、ぼくの病気いつ治るの――障害者と生きて四十年』，中央公論社〈118, 120-122, 131-132, 134, 136-138, 159, 164, 190, 192, 398, 453, 456〉
近藤 清彦　2010　『公立八鹿病院ＡＬＳ在宅ケア文献集（1990-2009）』，非売品〈471〉
近藤 喜代太郎　2007　『医療が悲鳴をあげている――あなたの命はどうなるか』，西村書店〈224〉
近藤 喜代太郎 他　1988　「筋ジストロフィーの施設ケアの便益性（予報）」，厚生省精神・神経疾患研究　筋ジストロフィー症の遺伝、疫学、臨床および治療開発に関する研究班（班長：西谷裕）［1988:5-8］〈158, 221-223〉
金野 大　2015　「NICU 入院児の在宅移行を促進する「新生児特定集中治療室退院調整加算」の導入契機となった懇談会議事録の検証――在宅移行を見据えた議論の不足とその帰結について」，『立命館人間科学研究』32: 5-68　※〈○〉
――――　2017　「障害児家族介護者の施設型レスパイトサービス利用困難体験の分析――対処法が示唆する派遣型サービスへの着目」，『立命館人間科学研究』35:1-16　※〈○〉
――――　2017　「医療的ケア児に対するレスパイトを目的とした訪問看護の検討」『Core Ethics』13:49-60　※〈○〉
厚生省　1964　「進行性筋萎縮症児対策要綱」〈141〉
厚生省医務局編　1955　『国立病院十年の歩み』，厚生省医務局〈80, 180〉
厚生省精神・神経疾患研究　筋ジストロフィー症の遺伝、疫学、臨床および治療開発に関する研究班（班長：西谷裕）　1988　『厚生省精神・神経疾患研究筋ジストロフィー症の遺伝，疫学，臨床および治療開発に関する研究　昭和 62 年度研究報告書』〈158〉
厚生省精神・神経研究委託費筋ジストロフィー研究連絡協議会　1990　『筋ジストロフィーはここまでわかった』，医学書院〈456〉
――――　2000　『筋ジストロフィーはここまでわかった part 2』，医学書院〈457〉
厚生省心身障害研究（山田憲吾班長）　1983　『進行性筋ジストロフィー症の成因

と治療に関する臨床的研究——昭和47年〜昭和53年研究業績』
Krog, Evald　1993 = 1994　大熊由紀子監修・片岡豊訳，『クローさんの愉快な苦労話——デンマーク式自立生活はこうして誕生した』，ぶどう社〈456〉
窪田 好恵　2014　「重症心身障害児施設の黎明期——島田療育園の創設と法制化」，『Core Ethics』10:73-83　※〈191〉
————　2015　「全国重症心身障害児(者)を守る会の発足と活動の背景」，『Core Ethics』11:59-70　※〈126〉
————　2017　「重度心身障害児者施設の歴史的背景と看護のありよう——くらしの中で福祉職と協働する看護の再定義」，立命館大学大学院先端総合学術研究科2018年度博士論文〈429〉
————　2019　『(題名未定)』〈429〉
工藤 美代子　2013　『悪童殿下——怒って愛して闘って　寛仁親王の波乱万丈』，幻冬舎〈404〉
工藤 玲子 編　2012　『柳原和子もうひとつの「遺言」——がん患者に贈る言葉と知恵』，マーブルトロン，発売：中央公論新社〈406〉
熊谷 晋一郎　2016　「事件の後で」，『現代思想』44-19(2016-10):63-69〈444〉
呉 秀三・樫田 五郎／訳・解説：金川 英雄　2012　『現代語訳　精神病者私宅監置の歴史』，医学書院〈34〉
栗原 征史　1992　『神さまに質問——筋ジストロフィーを生きたぼくの19年』，ファラオ企画〈456〉
————　1999　『命の詩に心のVサイン——筋ジストロフィーを生きたぼくの26年』，ラテール出版局　〈457〉
黒田 浩一郎 編　2001　『医療社会学のフロンティア——現代医療と社会』，世界思想社
黒金 泰美　1963　「拝復水上勉様——総理にかわり、『拝啓池田総理大臣殿』に応える」，『中央公論』1963-7:84-89 →立岩編［2015］〈129〉
黒丸 正四郎・小西 輝夫　1954「幼年分裂病について」，『精神神経学雑誌』56:641-642〈191〉
楠 敏雄　1982　『「障害者」解放とは何か——「障害者」として生きることと解放運動』，柘植書房〈442-443〉
權 順浩・船本 淑恵・鵜沼 憲晴 編　2017　『社会福祉研究のこころざし』，法律文化社
京都新聞社 編　2007　『折れない葦——医療と福祉のはざまで生きる』，京都新聞出版センター〈471〉
前田 勝敏　1976　「日本医療団療養所の国立移管——地方の小療養所長の回想」，国立療養所史研究会編［1976c:163-166］〈75, 79〉
前田 こう一　1982　『難病の海に虹の橋を——立ちあがる人工腎透析者・難病者たち』，労働経済社〈211〉
前田 拓也　2009　『介助現場の社会学——身体障害者の自立生活と介助者のリアリティ』，生活書院〈445〉
蒔田 備憲　2014　『難病カルテ——患者たちのいま』，生活書院〈470〉

増山 元三郎 編　1971 『サリドマイド――科学者の証言』，東京大学出版会〈54〉
的場 智子　2001 「現代日本における患者団体の社会学的研究」，奈良女子大学博士論文〈445〉
松田 勝　1976 「山下松風園統合」，国立療養所史研究会編[1976a:7-8]〈181, 183〉
松井 由美子　2008 『命の道しるべ――笑顔をありがとう』，真光社印刷（私家版）〈471〉
松兼 功　1987 『あめりかガラガラ異邦人』，日本ＹＭＣＡ同盟出版部〈405〉
松木 栄二　1998 『明日に向ってアクセス！――筋ジス青年と「アクセス・北九州」の仲間達』，向陽舎〈457〉
松本 則子　1971 『父ちゃんのポーが聞こえる――則子・その愛と死』，立風書房〈462, 464〉
松永 真純　2001 「兵庫県「不幸な子どもの生まれない運動」と障害者の生」，『大阪人権博物館紀要』5:109-126 →立岩・定藤編[2005]〈36〉
松永 正訓　2014 「日本最初の自立障害者・高野岳志「ある生の記録」」 ※〈301〉
松山 善三・高峰 秀子　1981 『典子は，今』，潮出版社〈54〉
Mejiden, Conny Van der　2017 インタビュー　2017/12/07　聞き手：立岩真也他，於：ボストン〈414〉
見形 信子　2007 基調講演，障害者でもいいいっしょセミナー，於：札幌市視聴覚障害者センター　※〈403〉
三木 敬子　1979 『重症筋無力症　詩集』，青磁社〈465〉
湊 治郎　1976 「重症心身障害児収容施設今後のあり方」，国立療養所史研究会編[1976a:268-272]〈173-175〉
湊 治郎 著／沖縄愛楽園 編　1967 『ハンセン氏病診断の手引』，琉球政府厚生局医務部〈198〉
湊 治郎・浅倉 次男　1976 「進行性筋萎縮症児（者）の医療」，国立療養所史研究会編[1976a:276-297]〈19, 130, 135, 140-142, 153, 155, 157, 158, 164, 166-168, 192〉
三鷹市医師会　1987 『難病 ――難病検診の意義とその役割』，有斐閣出版サービス〈355〉
三枝 三七子　2013 『よかたい先生――水俣から世界を見続けた医師 原田正純』，学研教育出版〈273〉
三井 絹子　2006 『抵抗の証　私は人形じゃない』，「三井絹子60年のあゆみ」編集委員会ライフステーションワンステップかたつむり，発売：千書房〈277, 440〉
――――　2015 「私は人形じゃない」，ＮＨＫ戦後史証言プロジェクト「日本人は何をめざしてきたのか」・2015年度「未来への選択」 ※〈276, 277〉
――――　2018 「みんながわかる　しょうがいしゃのれきし――しせつのじったい、ふちゅうりょういくせんたーとうそう、そしてちいきに」，多摩市市民企画講座「しょうがいしゃが差別されない街をめざして」 ※〈254, 256-257, 277〉
三井 節子　2012 『大切なもの――「重症筋無力症」との闘病生活を支えてくれた人たち』，弘報印刷自費出版センター〈469〉

三ツ木 任一 編　1988 『続自立生活への道――障害者福祉の新しい展開』，全国社会福祉協議会，仲村優一・板山賢治監修〈369, 408〉
三脇 康生　2000 「精神医療の再政治化のために」，杉村他編訳[2000:131-217]〈25〉
宮城県立西多賀支援学校　2013 「宮城県立西多賀支援学校の沿革」※〈25, 195〉
宮本 真左彦　1981 『サリドマイド禍の人びと――重い歳月のなかから』，筑摩書房〈54〉
宮脇 輝子　1985 『僕はあきらめない――筋ジストロフィー症と闘った青春』，桐原書店〈455〉
三好 和夫　1977 「筋ジストロフィー症の臨床」，医学研究振興財団[1977:9-56]〈200〉
水原 孝　1997 「押し黙っているばかりの最初の出会い」，日野原・山田・西脇編[1997:51]〈287-288〉
水上 勉　1963a「拝啓池田総理大臣殿」，『中央公論』1963年6月号，pp.124-134→水上[1963:7-29]，立岩編[2015]〈125, 129, 160, 415〉
――――　1963b『日本の壁』，光風社〈416〉
――――　1963c「島田療育園」を尋ねて――重症心身障害の子らに灯を」（特別ルポ），『婦人倶楽部』1963-8:198-202→立岩編[2015]〈129, 416〉
――――　1971 「序」，鳥海他[1971:1]〈294-295〉
――――　1980 『生きる日々――障害の子と父の断章』，ぶどう社〈194〉
水野 茎子　1969『詩集 哀しみの目に灯を――スモン病の夫をはげまし、たたかいつづけた妻の叫び』，講談社〈54〉
――――　1970 『静かなる闘いの日々――スモン病の夫とともに歩んだ六年』，朝日新聞出版〈54〉
水野 祥太郎　1983 「小池文英君をしのんで」，『総合リハビリテーション』11-9:766-767〈197〉
森田竹次遺稿集刊行委員会編　1987 『全患協斗争史』，私家版〈185〉
森山 治　2004 「東京都における保健・医療・福祉政策――重症心身障害児施策の成立過程についての考察(その１)」，『人文論究』73:97-112(北海道教育大学函館人文学会）※〈188, 252, 253, 255, 275-276〉
――――　2005 「東京都における重症心身障害児施策」，『人文論究』74:43-61(北海道教育大学函館人文学会）※〈188, 275〉
――――　2006 「美濃部都政下における都立病院政策と白木構想の影響」，『人文論究』75:1-14(北海道教育大学函館人文学会）※〈275〉
ＭＳキャビン　2001 『多発性硬化症完全ブック』，ＭＳキャビン〈466〉
ＭＳエッセイ広報事務局　20060331 『ＭＳ多発性硬化症とともに生きる――エッセイ集』，医学書院出版サービス〈467〉
村松 正男　2008 『妻へ、私は貴女に何ができますか――アミロイドーシス・骨髄腫との闘い』，文芸社〈468〉
村山 芳子　2002 『ごまめの歯ぎしり――青い空と白い雲 そしてＡＬＳの私』，

私家版(自費出版)〈470〉
室津 茂美　1988　「グループホームの実践を通して——ふれあい生活の家」，三ツ木編[1988:57-75]〈370〉
明神 もと子　2015　『どんなに障害が重くとも—— 1960 年代・島田療育園の挑戦』，大月書店〈279〉
長濱 晴子　1996　『患者になってみえる看護——難病が教えてくれたこと』，医学書院〈465〉
長畑 正道　1993　「重症児問題の 30 年を振り返って」，第 30 回全国肢体不自由字児療育研究大会基調講演〈253〉
長井 盛至　1976　「かくして得た国立移管への勝利」，国立療養所史研究会編[1976b:162-163]〈78, 79〉
長野 準　1993　「重症心身障害児(者)病棟を開設して 20 年の回想」，あゆみ編集委員会編[1993:21-23]〈132, 165-166〉
長尾 和宏　2016　「井形昭弘先生の訃報」，『Dr. 和の町医者日記』　※〈240-241〉
長尾 義明　2015　『難病ＡＬＳを生きる——足で描いたＡＬＳ患者の絵』，エミール出版〈472〉
長島愛生園入園者自治会 編　1982　『隔絶の里程』，日本文教出版〈185〉
内藤 直樹・山北 輝裕 編　2014　『社会的包摂／排除の人類学——開発・難民・福祉』，昭和堂〈186〉
内藤 佐和子　2009　『難病東大生』，サンマーク出版〈468〉
中井 まり　2008　『命耀ける毎日』，青志社〈468〉
中島 初恵　1975　「東京都の難病問題と難病対策」，川村・木下・山手編[1975:62-75]〈256, 440〉
中嶋 理　2015　「府中療育センター闘争　２０年早かった主張」 ＮＨＫ戦後史証言プロジェクト「日本人は何をめざしてきたのか」・2015 年度「未来への選択」※〈252, 275〉
中嶋 俊郎　1976　「廃止統合」，国立療養所史研究会編[1976a:13-22]〈184〉
中島 敏夫　1993　「"思い出"」，あゆみ編集委員会編[1993:45-47]〈162〉
中村 治　2013　『洛北岩倉と精神医療——精神病者患者家族的看護の伝統の形成と消失』，世界思想社〈34〉
中村 京亮　1976　「国立療養所の統廃合、とくに全国最初のケースを回想する」，国立療養所史研究会編[1976c:560-562]〈163〉
中村 京亮・三野原 愛道・瀬川 二郎→大蔵大臣　1960　「陳情書」→国立療養所史研究会編[1976c:563-564]〈91-92〉
————　1972　「序文」，『国立療養所福岡東病院五周年記念誌』→国立療養所史研究会編[1976c:560-561]〈92〉
仲村 優一・板山 賢治 編　1984　『自立生活への道』，全国社会福祉協議会〈343, 369〉
中西 正司　2014　『自立生活運動史——社会変革の戦略と戦術』，現代書館〈402〉
中岡 亜希　2011　『死なないでいること、生きるということ——希少難病　遠位型ミオパチーとともに』，学習研究社〈468〉

中谷 昭子　1995 『太ちゃんと私――筋ジストロフィーに負けないで！』，海鳥社〈456〉
並木 和枝　2005 『温かい支えに包まれて死をみてた――筋萎縮性側索硬化症（ＡＬＳ）闘病記』，西多摩新聞出版センター（私家版）〈470〉
難波 紘一・難波 幸矢　1985 『この生命燃えつきるまで――筋ジストロフィーと闘う高校教師と妻の“生命讃歌”』，キリスト新聞社〈455〉
成瀬 昇　1976 「重心児病棟創立時のこどもども」，国立療養所史研究会編［1976a:256-257］〈147〉
ＮＨＫ取材班　1982 『あすに挑む――障害者と欧米社会』，日本放送出版会〈405〉
日本ＡＬＳ協会　編　1987 『いのち燃やさん』，静山社〈228〉
日本患者同盟四〇年史編集委員会 編　1991 『日本患者同盟四〇年の軌跡』，法律文化社〈90〉
日本患者・家族団体協議会（ＪＰＣ）　1986 「結成宣言」 ※〈216〉
日本難病・疾病団体協議会（ＪＰＡ）　2005 「日本難病・疾病団体協議会の結成にあたって」 ※〈217〉
（財）日本宗教連盟シンポジウム実行委員会編　2010 『「尊厳死法制化」の問題点を考える』，日本宗教連盟第４回宗教と生命倫理シンポジウム報告書
（一般社団法人）日本遊技関連事業協会　n.d. 「日本初の重症心身障害児施設「島田療育センター」を支えた人々」 ※〈191〉
新潟水俣病未認定患者を守る会　1982 「公開質問状」，新潟水俣病未認定患者を守る会［1983］→弦巻編［2014-］〈235〉
――――　1983 『新潟水俣病　第２集――認定審査会の実態を曝露する→弦巻編［2014-］ ※〈235〉
西谷 裕　1989 「おわりに」，厚生省精神・神経疾患研究筋ジストロフィー症の遺伝、疫学、臨床および治療開発に関する研究班［1989］〈231〉
――――　1994 『神経学のフィールドにて』，近代文芸社〈187, 453, 456〉
――――　2000 『わが国の難病医療・福祉の歩み』 ※〈187, 457〉
――――　2006 『難病治療と巡礼の旅』，誠信書房〈60, 115, 187-188, 453, 459〉
――――　2015 インタビュー　2015/06/29　聞き手：長谷川唯　於：京都〈187〉
西脇 順三郎 他　1997 『最終講義』，実業之日本社〈199〉
西脇 智子　2001 「難病ホスピス創設に至る患者運動史調査の再考」，『実践女子大学生活科学部紀要』38:124-128〈371〉
新田 勲　2012 『愛雪――ある全身性重度障害者のいのちの物語』，第三書館〈278〉
新田 勲・立岩 真也　2009 「立岩真也氏との対話」，新田勲編［2009:124-148］『足文字は叫ぶ！――全身性障害のいのちの保障を』，現代書館〈277, 440〉
新田 勲 編　2009 『足文字は叫ぶ！――全身性障害のいのちの保障を』，現代書館〈277, 440〉
新田 絹子（三井 絹子）　1972 「わたしたちは人形じゃない――新田絹子さんの手記」，『朝日ジャーナル』1972.11.17〈255〉

信田 滋弘　2007 『介助犬にもどりたい！ ロッキーとぼくの1500日――難病の筋ジストロフィーの青年(21歳)と愛犬の闘病記録』，小学館〈459〉
野田 洋典　2002 『あゆみの箱』，ＫＴＣ中央出版〈270〉
野口 裕二・大村 英昭 編　2001 『臨床社会学の実践』，有斐閣
野島 元雄　1990 「山田憲吾先生を偲ぶ」，『リハビリテーション医学』27-2:75〈198-199〉
野崎 耕二　1998 『きょうも一日ありがとう――母とともに筋ジストロフィーの画家15年間の愛の記録』，主婦と生活社〈457〉
野崎 泰伸　2015 「阪神・淡路大震災での障害者支援が提起するもの」，天田・渡辺編［2015:84-102］〈410〉
Nussbaum, Martha C.　2006　Frontiers of Justice: Disability, Nationality, Species Membership, Harvard University Press ＝ 2012　神島裕子訳，『正義のフロンティア――障碍者・外国人・動物という境界を越えて』，法政大学出版局〈251〉
大林 道子　1989 『助産婦の戦後』，勁草書房〈21〉
織田 友理子　2011 『心さえ負けなければ、大丈夫』，鳳書院〈469〉
大段 智亮・石川 左門・土橋 洋一　1974 『死と向かいあう看護』，川島書店〈353, 454〉
小川 恭一　2016 「兵庫県立こども病院誕生当時のこと」，『兵庫県立こども病院移転記念誌』，兵庫県立こども病院，p.17　※〈5, 36〉
小川 陽子　1992 『わたしのノンフィクション28　ぼくたちは池田先生をわすれない――筋ジスとたたかいながら塾をつづけた池田浩己さんの記録』，偕成社〈456〉
小倉 襄二　1955 『医療保障と結核問題――一九五四年度における入退院基準・看護制限反対をめぐる日本患者同盟の運動を中心として』，『人文学』(同志社大学)19:94-113　※〈184〉
大橋 グレース 愛喜恵　2014 『しあわせ難病生活――それでも私は恋をする』，竹書房〈463, 470〉
岡田 英己子　2002 「戦後東京の重度障害者政策と障害者権利運動に見る女性の役割(1) ――身体障害者療護施設の設立経緯を通して」，『東京都立大学人文学報』329:1-46〈188〉
岡田 秀則・浦辻 宏昌 編　2018 『そっちやない、こっちや――映画監督・柳澤壽男の世界』，新宿書房〈397〉
岡田 仁志　2006 『言葉を失った母を見つめて――ＡＬＳとの闘い』，文芸社〈471〉
岡田 真美　1982 『もっと生きたい！』，日本テレビ放送網株式会社〈465〉
岡原 正幸　1990 「コンフリクトへの自由――介助関係の模索」，安積他［1990→1995→2012］〈445〉
岡本 美代子 著／朝西 真沙 編　2009 『いてほしい――眼で書かれた詩歌集』，綜合印刷出版〈471〉
岡村 青　1988 『脳性マヒ者と生きる――大仏空の生涯』，三一書房〈194〉
岡野 孝信　2011 『なかまと共に――医療労働組合運動をすすめる12章』，本の

泉社
岡野 孝信・岡部 義秀 編　2016 『地域医療の未来を創る—住民と医療労働者の協同』，旬報社
岡崎 英彦　1978 『障害児と共に三十年——施設の医師として』，医療図書出版社〈209, 269〉
岡崎 和也　2004 『絹子の想い出のために』，文芸社〈470〉
冲中 重雄　1965 『医師と患者』，東京大学出版会〈199〉
————　1974 「いわゆる難病の診断基準と問題点」，『内科』33-2 →冲中［1978: 213-215］〈199-200〉
————　1978 『医師の心』，東京大学出版会〈199〉
尾中文哉　1990 「施設の外で生きる——福祉の空間からの脱出」，安積他［1990 → 2012:158-191］〈321〉
大野 直之・立岩 真也・豊田 昭知・頓所 浩行・野口 俊彦・増留 俊樹　1994 「自立生活センターに対する公的助成」，第 6 回自立生活問題研究全国集会実行委員会『第 6 回自立生活問題研究全国集会資料集』〈414〉
大野 更紗　2011 『困ってるひと』，ポプラ社〈52〉
————　2013 「「難病」と社会政策——当事者のまなざしから」，浅見編［2013］〈52〉
————　2014a『シャバはつらいよ』，ポプラ社〈52〉
————　2014b「難病対策と研究医——「専門家」はどう生きてきたか」，『現代思想』42-13:32-36〈52〉
尾上 浩二　2016 「相模原障害者虐殺事件を生み出した社会　その根底的な変革を」，『現代思想』44-19(2016-10):70-77〈444〉
尾上 浩二・熊谷 晋一郎・大野 更紗・小泉 浩子・矢吹 文敏・渡邉 琢・日本自立生活センター (JCIL) 編　2016 『障害者運動のバトンをつなぐ——いま、あらためて地域で生きていくために』，生活書院〈402〉
長 宏　1978 『患者運動』，勁草書房〈181, 203〉
大澤 恒保　1999 『ひとりのひとを哀しむならば』，河出書房新社〈466〉
————　2005 『つながって』，ミッドナイトプレス〈467〉
大谷 藤郎　1975 「あとがき」，国立療養所史研究会編［1975:134-135］〈178〉
————　1976 「あとがき」，国立療養所史研究会編［1976c:731-732］〈64〉
————　1982 『一樹の蔭』，日本医事新報社〈178〉
————　1993 「はじめに」，あゆみ編集委員会編［1993:8-20］〈172, 195-196〉
————　1996 『らい予防法廃止の歴史——愛は打ち克ち、城壁崩れ落ちぬ』，勁草書房〈178〉
大谷 恭子　2014 『共生社会へのリーガルベース——差別とたたかう現場から』，現代書館〈442〉
大塚 健　2014 『難病で寝たきりでも「他力本願」で年間 50 億円稼ぐ！』，彩図社〈460〉
大塚 良一　2015 「日本のコロニー政策とベーテル——福祉活動家が目指したコロニー・ベーテル」，『東京成徳短期大学紀要』48　※〈436〉

大山 良子・伊藤 佳世子・河原 仁志・高阪 静子・林 典子・田中 環　2009 「長期療養の重度障害者の地域移行における支援方法の検討――筋ジストロフィー患者の地域移行事例から」，障害学会第６回大会報告，於：立命館大学朱雀キャンパス〈179〉
小沢 由美／ありのまま舎 編　1995 『いつかの未来は夏の中』，七賢出版〈465〉
立命館大学生存学研究センター 編　2016 『生存学の企て――障老病異と共に暮らす世界へ」，生活書院〈56, 179, 448〉
Reviers, Danny　2017　インタビュー　2017/12/08　聞き手：立岩真也他　於：ボストン〈414〉
定藤 邦子　2011 『関西障害者運動の現代史――大阪青い芝の会を中心に』，生活書院〈400, 466〉
最首 悟　1972 「みられることをとおしてみるものへ」，疾走プロダクション［1972］→最首［2010:277-283］〈400〉
――――　1995 「私たちは何をめざすのか」『平成六年度障害福祉関係者研修報告書』障害福祉報告書通算第５集，三重県飯南多気福祉事務所→ 1998 「星子と場」，最首［1998:301-343］〈179-180〉
――――　1998 『星子が居る――言葉なく語りかける重複障害者の娘との 20 年』，世織書房
――――　2007 「水俣病と現代社会を考える――水俣の五〇年」，最首・丹波編［2007］〈274〉
――――　2010 『「痞」という病いからの―水俣誌々パート２』，どうぶつ社〈〇〉
最首 悟・丹波 博紀 編　2007 『水俣五〇年――ひろがる「水俣」の思い』，作品社
埼玉新聞社 編　2013 『医務服を着た郵便局長３代記――ハンセン病国立療養所栗生楽泉園とともに』，埼玉新聞社〈111〉
斎藤 恒　1996 『新潟水俣病』，毎日新聞社〈229-230〉
坂口 亮　1983 「静かな勇士　小池文英先生」，『総合リハビリテーション』11-9:767　※〈197〉
坂井 めぐみ　2018a 「戦時期日本における脊髄戦傷／脊髄損傷の医療史――整形外科と軍陣医療の接点」，『日本医史学雑誌』64-1:35-48〈180〉
――――　2018b 「日本における脊髄損傷医療の歴史的研究――脊髄損傷『患者』の生成と変容」，立命館大学大学院先端総合学術研究科2018年度博士論文〈180〉
酒井 美和　2019 「（未発表）」〈53〉
坂井 律子　2013 『いのちを選ぶ社会――出生前診断のいま』，ＮＨＫ出版〈35〉
坂間弘康の作品とあゆむ会 編　2002 『ぼくのまちへ――筋ジストロフィー症の障害をこえて 坂間弘康画集』，クリエイツかもがわ〈458〉
坂本 久直・高野 哲夫 編　1975 『裁かれる製薬企業――第２・第３のスモンを許すな』，汐文社〈55〉
坂田 勝彦　2012 『ハンセン病者の生活史――隔離経験を生きるということ』，青弓社，191p.〈186〉
さくら会　2009 『重度障害者等包括支援を利用した持続可能なＡＬＳ在宅療養生活支援モデルの実証的研究』，平成 20 年度厚生労働省障害者保健福祉推進事

業障害者自立支援調査研究プロジェクト
サンケイ新聞東大取材班　1978　『ドキュメント東大精神病棟』，光風社書店〈244〉
サルコイドーシス友の会 編　2007　『明日にむかって――サルコイドーシス友の会 20 周年記念誌』，中日出版社〈467〉
佐々木 公一　2006　『やさしさの連鎖――難病ＡＬＳと生きる』，ひとなる書房，239p.　※ als. n02.〈471〉
笹瀬 博次　1976　「養護学校とのかかわり」，国立療養所史研究会編［1976a:283-285］〈164-167〉
佐竹 保宏　1993a「「理解」と「意味」――社会学的アプローチ」，『現代社会理論研究』3:7-11 ※〈377〉
――――　1993b「相互作用秩序の分析可能性――「フレーム」と「エスノ・メソッド」」，『現代社会理論研究』3:13-35〈377〉
佐藤 エミ子　1985　『木馬の足音』，桐原書店〈217, 465〉
佐藤 一成　1986　「虹の会って何だろうって考えてみました　１～３」，『にじ』20:2-3, 21:2-3, 22:2-3〈376〉
――――　1996　「あき江さんが死んだ」，『にじ』→ 2012-2013　『スーパー猛毒ちんどんコンポーザーさとうの日記』　※〈317, 336, 377, 407〉
――――　2001　「（題名不詳）」→ 2016　「こっからまた１５年がたった。」，『スーパー猛毒ちんどんコンポーザーさとうの日記』　※〈317, 336, 376〉
――――　2017　インタビュー 2017/06/23　聞き手：立岩真也，於：さいたま市・虹の会事務所〈339〉
佐藤 仙務　2012　『働く、ということ―――十九歳で社長になった重度障がい者の物語』，彩図社〈469〉
佐藤 純一　2001　「抗生物質という神話」，黒田編［2001:082-110］〈181〉
佐藤 順子　20071　『ひまわりが咲いたよ――筋ジストロフィーの息子と共に生きて』，文芸社ビジュアルアート〈459〉
佐藤 恵　2010　『自立と支援の社会学――阪神大震災とボランティア』，東信堂〈410〉
――――　2015　「被災障害者支援の復興市民活動――阪神・淡路大震災と東日本大震災での障害者の生とその支援」，天田・渡辺編［2015:64-83］〈410〉
佐藤 幹夫　2018　『評伝 島成郎』，筑摩書房〈35〉
さとう みゆき　2013　『なんびょうにっき』，大洋図書〈469〉
澤田 真智子　2004　『筋ジストロフィーの女性オーセの輝き――福祉の国デンマーク体当たり研修記』，文芸社〈458〉
沢田 俊子　2005　『ぼく、がんばったんだよ――筋ジストロフィーの少年の旅』，汐文社〈459〉
「政治家橋本龍太郎」編集委員会 編　2012　『61 人が書き残す政治家橋本龍太郎』，文藝春秋企画出版部〈199〉
整枝療護園　2012　『整枝療護園のあゆみ』　※〈197〉
関 礼子　2003　『新潟水俣病をめぐる制度・表象・地域』，東信堂〈273〉

関礼子ゼミナール 編　2016　『阿賀の記憶、阿賀からの語り――語り部たちの新潟水俣病』，新泉社〈273〉
Selby, Philip　1974　Health in 1980-1990: A Predictive Study Based on an International Inquiry,　S. Karger Pub. = 1976　若松 栄一 監修　『医療の未来像』，国際看護交流協会 メヂカルフレンド社〈181〉
仙台市・西多賀病院西友会編集委員会 編　1971　『車椅子の青春――一生に一度の願い　詩集』，西友会〈71, 291-292, 363, 454〉
社会保険審議会　1970　「医療保険制度の根本的改正について」〈176〉
社会開発懇談会　1965　「中間報告」〈419〉
志鳥 栄八郎　1976　『冬の旅――音楽評論家のスモン闘病記』，朝日新聞社〈55〉
鹿野 靖明　1987　「ケア付住宅の住みごこち」，『はげみ』196(1987-10・11):22-24〈70, 370〉
島田療育園を告発する障害者七人委員会　1982　「抗議書」　※〈268, 279, 423〉
島村 喜久治　1976a「総説」，国立療養所史研究会編［1976a:1-4］〈89-90〉
――――　1976b「東京療養所と清瀬病院の統合」，国立療養所史研究会編［1976a:9-11］〈183-184〉
――――　1976c「患者自治会の活動」，国立療養所史研究会編［1976a:506-515］〈93, 96-97, 99-102〉
島内 節　川村 佐和子 編　1986　『在宅ケア――その基盤づくりと発展への方法論』，文光堂〈276〉
――――　1988　『在宅ケア――基盤づくりと発展への方法論　増補版』，文光堂〈276〉
清水 哲男　2004　『死亡退院――生きがいも夢も病棟にある』，南日本新聞社〈70, 275, 458〉
――――　2007　『決してあきらめないあきらめさせない――障害者、難病患者の日常を克明に追いかけたドキュメント』，道出版〈275, 459〉
進行性筋萎縮症連絡会地域福祉研究会「仙台」詩集編集委員会 編・発行　1975『詩集 続　車椅子の青春 進行性筋ジストロフィー者(児)の叫び』〈72, 363〉
篠田 實(実)　1976　「重心、筋ジス」，国立療養所史研究会編［1976a:255-256］〈146-147, 157〉
――――　1993　「20年の回想」，あゆみ編集委員会編［1993:41-44］〈157〉
篠原 眞紀子　2018　「恵那地方の障害児者地域生活運動――生活綴方と人々が織り成す現代史」，立命館大学大学院先端総合学術研究科 2018年度博士学位論文〈36, 269, 466〉
篠沢 秀夫　2010　『命尽くるとも――「古代の心」で難病ＡＬＳと闘う』，文藝春〈193, 471〉
心身障害者の村(コロニー)懇談会　1965　「心身障害者のためのコロニー設置についての意見」(答申)〈417〉
白江 浩　2002　「筋ジストロフィー患者として生きる」，山田・白江［2002:129-319］〈283, 299-301, 305, 314, 316, 403〉
白石 清春　1984a「所得保障――脳性マヒ者をはじめとする幼い時からの障害者

の所得保障制度の確立をめざして」，仲村・板山編［1984:36-50］〈347〉
――――　1984b「地域で生きていくことをもとめて――脳性マヒ者が地域で生きる会」，仲村・板山編［1984:246-259］〈347〉
――――　1988　「自立生活のワンステップとしてのケア付住宅――脳性マヒ者が地域で生きる会」，三ツ木編［1988:188-201］〈370〉
――――　2013　「ＪＤＦ被災地障がい者支援センターふくしまでの活動報告と今後の福島の新生に対する提案」，『現代思想』41-3(2013-3):104-115〈409〉
白石 清春・橋本 広芳　2018　インタビュー　2018/03/16　聞き手：立岩真也，於：福島県郡山市〈363, 370, 400〉
白杉 眞　2012　「訪問介護事業所の運営の実情と課題」，『Core Ethics』8:233　※〈445〉
――――　2013　「自立生活センターの自立支援と相談支援事業」，『Core Ethics』9:93-103　※〈445〉
――――　2018　自立生活運動が相談支援に及ぼした影響――ピアカウンセリングをめぐる動きに注目する」，『Core Ethics』14　※〈445〉
白井 のり子 2006　『典子 44 歳　いま伝えたい――「典子は、今」あれから 25 年』，光文社〈54〉
白木 博次　1971　「美濃部都政下における医療の現状と将来像――わが国における医学と医療の荒廃への危機との関連で」，『都政』1971-5:31-72　※〈245-247, 249, 255〉
――――　1972　「環境破壊から健康破壊へ――水俣病はいまや一地域病ではない」，『世界』322(1972-9):173-184〈247-249〉
――――　1973a「医学と医療――重症心身障害の考え方との関連において」，『思想』549(1973-3):408-422〈247〉
――――　1973b「市民の健康――環境汚染による健康崩壊への危機」，伊東他編［1973:269-304］〈247〉
――――　1973c「自治体(東京都を中心に)の医療行政の基本的背景」，『ジュリスト臨時増刊』548〈247, 255〉
――――　1975　「重症心身障害総論――胎児性水俣病とその周辺を中心に」，『神経研究の進歩』19(2), p205-214, 1975-04〈249〉
――――　1978　「はしがき」，川村・木下・別府・宇尾野［1978:1-3］〈251〉
――――　1998　『冒される日本人の脳――ある神経病理学者の遺言』，藤原書店〈244〉
――――　2001　『全身病――しのびよる脳・内分泌系・免疫系汚染』，藤原書店〈244〉
白木 博次・佐野 圭司・椿 忠雄　1968　『脳を守ろう』，岩波新書〈244〉
白木博次糾弾共闘会議　1975　『白木糾弾――東大脳研教授白木博次の犯罪性を暴く』〈244〉
疾走プロダクション　1972　『シナリオ さようならＣＰ』，疾走プロダクション〈400〉
荘田 智彦　1983　『同行者たち――「重症児施設」島田療護園の二十年』，千書房

〈279, 423〉
障害学研究会中部部会 編　2015 『愛知の障害者運動——実践者たちが語る』，現代書館
「障害者」の生きる場をつくる会　1976? 『川口市に生きる場をつくる運動——「障害者」が自ら創り、自ら運営する！』〈408〉
Sigurdsson, Gudion　2017　インタビュー　2017/12/07　聞き手：立岩真也他　於：ボストン〈414〉
祖父江 逸郎　1992 『臨床の視点』，名古屋大学出版会〈273〉
————　2001 『臨床の心得』，医歯薬出版〈273〉
————　2009 『長寿を科学する』，岩波新書〈273〉
————　2011 『天寿を生きる』，角川書店〈273〉
————　2013 『軍医が見た戦艦大和——一期一会の奇跡』，角川書店〈273〉
————　2015 『一期一会——サイエンスの大海のなかで』，文芸社〈273〉
祖父江 逸郎 編　1983 『神経疾患——その診かたの実際』，ライフ・サイエンス・センター〈273〉
祖父江 逸郎・西谷 裕 編　1985 『筋ジストロフィー症の臨床』，医歯薬出版〈273, 455〉
祖父江 逸郎 監修／井形 昭弘・大谷 明・金川 克子・上田 敏・折茂 肇 編　2003 『長寿科学事典』，医学書院〈273〉
園田 直　1968 「園田厚生大臣訓示要旨」→国立療養所史研究会編［1976c:414-418］〈86〉
Stephens, Trent and Brynner, Rock　2001　Dark Remedy: The Impact of Thalidomide and its Revivalas a Vital Medicine, Perseus Books Group ＝ 2001　本間 徳子 訳 『神と悪魔の薬サリドマイド』，日経ＢＰ社〈54〉
須加 美明　1998 「介護専門職としての責任と原則」，川村編［1998:6-25］〈278〉
杉林 ちひろ　2011 「日本の医療労働運動——ナースウェーブを中心に」，『季刊北海学園大学経済論集』58-4:13-30　※〈185〉
杉本 健郎・立岩 真也(聞き手)　2010 「「医療的ケア」が繋ぐもの」，『現代思想』38-3(2010-3):52-81〈266〉
杉村 昌昭・三脇 康生・村澤 真保呂 編訳　2000 『精神の管理社会をどう超えるか？——制度論的精神療法の現場から』，松籟社〈24〉
杉田 菜穂　2015 「日本における社会開発論の形成と展開——人口と社会保障の交差」，『人口問題研究』71-3:241-259　※〈437〉
杉田 俊介　2017 「優生は誰を殺すのか」，立岩・杉田［2017a: ●］〈204〉
スモンの会全国連絡協議会 編　1981a『薬害スモン全史 第一巻——被害実態編』，労働旬報社〈55〉
————　1981b『薬害スモン全史 第二巻——裁判編』，労働旬報社〈55〉
————　1981c『薬害スモン全史 第三巻——運動編』，労働旬報社〈55〉
鈴木 一誌　2012 「ひとには、そのひと特有のリズムがある——柳沢寿男作品を語る」（講演），柳沢寿男 福祉ドキュメンタリー作品特集，於：アテネ・フランセ文化センター　※〈288, 397〉

鈴木 雅子　2003 「高度経済成長期における脳性マヒ者運動の展開」,『歴史学研究』2003-8〈436〉
――――　2012 「1960年代の重度身体障害者運動――国立身体障害センター・医療問題闘争を事例に」,『歴史学研究』899(2012-2):18-34,41〈436〉
鈴木 進二　2004 『筋肉の崩壊と常に闘う男！――進行性筋ジストロフィーなんて怖くない』, 東京図書出版会〈458〉
鈴木 照代　1998 『闘病日記 難病と共に生きて――サルコイドーシスに学ぶ』, 丸善プラネット〈466〉
鈴木 康之　2004 『奇蹟を信じた一、一七〇日の介護――筋萎縮性側索硬化症と闘った妻の記録』, 文芸社〈470〉
鈴木 陽子　2016 「『献身的』な囲い込みに抗う入所者の闘争」,『地域研究』17:1-19(沖縄大学)〈180〉
――――　2017 「米軍統治下の沖縄離島集落におけるハンセン病をめぐる状況――離島に駐在する公衆衛生看護婦の役割を中心に」,『Core Ethics』13:113-124　※〈180〉
――――　2018 「沖縄愛楽園の戸籍再製――入所者が手に入れた「道具」としての戸籍」,『Core Ethics』14:97-109　※〈180〉
太陽と緑の会　2000-『太陽と緑の会(のＨＰ)』　※〈55〉
高橋 秀臣　1976 『謎のスモン病――スモン・キノホルム説への懐疑』, 行政通信社〈55〉
――――　1979 『スモン訴訟の真相』, 行政通信社〈55〉
高橋 謙治　2010 『難病ＡＬＳ(筋萎縮性側索硬化症)――在宅介護７年間の彼方』, 創栄出版〈471〉
高橋 晄正・水間 典昭　1981 『裁かれる現代医療――スモン・隠れた加害者たち』, 筑摩書房〈55〉
高木 俊介　2016 「精神医療と司法・警察の「入り口」と「出口」という問題系――相模原市障害者施設殺傷事件をめぐって」,『現代思想』44-19(2016-10):169-173〈195〉
高木 善胤　1976 「統合と言う名のドラマ」, 国立療養所史研究会編[1976a:4-7]〈104-105〉
高見 優　1983 「被害者の救済か、切り捨てか――迷えるキリスト者＝椿氏を批判する」, 新潟水俣病未認定患者を守る会[1983]→弦巻編[2014-]　※〈229, 274〉
高野 恵美子　2012 『サリドマイド児たちの若栗スノーキャンプ』, 近代文藝社〈54〉
高野 岳志　197610 「進行性筋ジストロフイーと私」,『ありのまま』2→1983 「生と死と人生と」, 山田[1983:167-174], 2002 「進行性筋ジストロフイーと私」, 山田・白江[2002:229-236]〈283, 301〉
――――　197704 「孤独の幻想」, ありのまま舎編[1977:88-89]〈363〉
――――　198310 「障害者の自立の場宮崎障害者生活センター」,『リハビリテーション』267(83-10):32-37〈50, 282〉

――――　198311　「生と死と人生と」，山田［1983:167-174］〈282-284, 295-297〉
――――　198404　「進行性筋ジストロフィー（PMD）者らによる自立生活センターの運営」，『理学療法と作業療法』18-4:266　※〈282, 316〉
――――　198409　「（『そよ風』二十号に）」，『そよ風のように街に出よう』20:39-40〈282, 314-315〉
――――　198412　「街のなかに生きるために」，仲村・板山編［1984:286-296］〈50〉
高野 哲夫　1979　『日本の薬害』，大月書店〈55, 282, 302, 303〉
――――　1979　『スモン被害――薬害根絶のために』，三一書房〈55〉
――――　1987　『翼折れ爪はがれても――ある車いす薬学者の半生』，青木書店〈55〉
たかお まゆみ　2013　『わたしは目で話します――文字盤で伝える難病ＡＬＳのことそして言葉の力』，偕成社〈472〉
――――　2003　『精神障害者の事件と犯罪』，中央法規出版〈271〉
髙阪 悌雄　2016　「生活保護に代わる所得保障制度を実現しようとした試みとその意義についての一考察――障害基礎年金の成立過程で障害者団体と研究者は何を主張したのか」，『Core Ethics』12:171-82　※〈408〉
――――　2017　「障害基礎年金制度成立の背景についての一考察――障害者団体や官僚は新制度誕生にどう関わったのか」，『社会福祉学』57-4:28-42〈408〉
――――　2018　「障害基礎年金制度の成立プロセスの明確化および現状の障害者所得保障の改善方法に関する研究」，立命館大学大学院先端総合学術研究科2018年度博士学位論文〈408〉
高島 重孝　1975　「まえがき」，国立療養所史研究会編［1975:8-11］〈110〉
高谷 清　1976　『子どもの発達と障害』，医療図書出版社〈270〉
――――　1983a『重症児のいのちと心――びわこ学園療育リポート』，青木書店，障害者問題双書〈270〉
――――　1983b『重症心身障害児――びわこ学園からの報告』，青木書店，障害者問題双書〈270〉
――――　1988　『嘔吐』，近代文芸社〈270〉
――――　1996　『支子――障害児と家族の生』，労働旬報社〈270〉
――――　1997　『はだかのいのち――障害児のこころ、人間のこころ』，大月書店〈270〉
――――　1999　『透明な鎖――障害者虐待はなぜ起こったか』，大月書店〈270〉
――――　2002　『埋め立て地からの叫び――ある住民運動の記録』，技術と人間，改訂新版，初版：2001〈○〉
――――　2003a『蜂が戦い椰子も働く――南ベトナム解放 ベンチェの戦線』，文理閣〈270〉
――――　2003b『こころを生きる――人間の心・発達・障害』，三学出版〈270〉
――――　2005　『異質の光――糸賀一雄の魂と思想』，大月書店〈269, 270〉
――――　2008　『こどもの心・おとなの眼――人間・障害・思想』，クリエイツかもがわ〈270〉
――――　2011　『重い障害を生きるということ』，岩波新書〈270〉

高谷 清・加藤 直樹　1975 『障害者医療の思想』，医療図書出版社〈270〉
高谷 清・武内 一・植田 章 編　1997 『障害者の健康と医療保障』，法律文化社〈270〉
高谷 清・田中 杉恵　1973 『日本の子どもたち――康・発達への要求』，鳩の森書房〈270〉
髙谷 修　2001 『病気の隣にやさしさがある――重症筋無力症を治療しながら生きて三十年』，文芸社〈460〉
高内 鎮夫　1996 『まなざし――筋ジストロフィー病棟の仲間たち 高内鎮夫写真集』，静山社〈456〉
武田 恵津子　1987 「青春の区切り」（インタビュー），福嶋[1987:173-186]〈285, 334, 399, 412〉
武井 ちえ子　1975 『厚ちゃんの靴音――筋ジストロフィー症の子を育てて』，大和美術印刷出版部〈454〉
武岡 洋治　2010 『打たれた傷によって――環境失明超克の地平』，キリスト新聞社〈468〉
武内 忠男　1992 「水俣病におけるガリレオ裁判――水俣病研究史の報告」，『公害研究』21-3:59-67〈229〉
瀧内 美佳　2006 『母の音色――ＡＬＳ（筋萎縮性側索硬化症）との二年六カ月』，文芸社〈471〉
滝沢 武久　1989 「精神障害者家族会の組織と活動」，『リハビリテーション研究』58・59:79-82　※〈271-272〉
田丸 務　2003 『生かされて――ギラン・バレー症候群からの生還』，健友館〈467〉
田中 大介　2000 『航海途中――神経難病ＳＣＤと向き合って』，文芸社〈468〉
田中 啓一　2018 インタビュー　2018/03/31　聞き手：立岩真也，於：金沢市〈9, 383, 411〉
田中 昌人　1974 『夜明け前の子どもたちとともに』（講座発達保障への道・２），全国障害者問題研究会出版部，全障研新書，215p.［133］〈119〉
――――　2006 『夜明け前の子どもたちとともに　復刻版』（講座発達保障への道・２），全国障害者問題研究会出版部〈119〉
田中 耕一郎　2005 『障害者運動と価値形成――日英の比較から』，現代書館〈36〉
田中 徳吉　1973 「今年も学校ダメやった！なんでや？」，『季刊福祉解体』準備号:5〈279〉
――――　2010 「ほんとは一番家をひっぱっていかなあかんのに、歩けないために家族の人にまかせきりやった、いう気もちが強いです。」，磯編[2010]〈279〉
谷 淳吉　1993 「私と筋ジストロフィーとの出会いとかかわりの中での回顧」，あゆみ編集委員会編[1993:33-35]〈157-158〉
谷岡 聖史　2016 「となりの障害者　上・中・下」，『東京新聞』2016-8-19 ～ 21（埼玉版）〈378, 406-407〉
谷田 明　2001 『有りの侭に――難病患者が綴った自分史』，創栄出版〈466〉
田坂 真理　2013 『全然大丈夫じゃない！』，泰文堂〈469〉
田代 順　2003 『小児がん病棟の子どもたち――医療人類学の視点から』，青弓

社〈326〉
立石 郁雄　1994　『雷はいやだ』，かもがわ出版〈465〉
立岩 真也　199010　「はやく・ゆっくり――自立生活運動の生成と展開」，安積他［1990:165-226 → 1995:165-226 → 2012:258-353］〈51, 194, 345, 368, 422-423〉
――――　199010b「接続の技法――介助する人をどこに置くか」，安積他［1990:227-284］〈38, 345, 368, 408〉
――――　199312　「障害者総合情報ネットワーク・他――自立生活運動の現在・7」，『季刊福祉労働』61:153-158　20枚〈451〉
――――　199403　「夫は妻の家事労働にいくら払うか――家族／市場／国家の境界を考察するための準備」，『人文研究』23:63-121（千葉大学文学部紀要）→立岩・村上［2011］〈438, 439〉
――――　199505　「私が決め、社会が支える、のを当事者が支える――介助システム論」，安積他［1995 → 2013:354-413］〈38, 338, 408〉
――――　199505b「自立生活センターの挑戦」，安積他［1995:267-321 → 2012:414-498］〈51〉
――――　199709　『私的所有論』，勁草書房〈→ 201305〉
――――　199905　「他人介護加算」，『福祉社会事典』，弘文堂〈407〉
――――　199905b「自立生活運動」，『福祉社会事典』，弘文堂〈334〉
――――　199908　「子どもと自己決定・自律――パターナリズムも自己決定と同郷でありうる、けれども」，後藤編［1999:21-44］→立岩編［2016b］〈433〉
――――　200010　『弱くある自由へ――自己決定・介護・生死の技術』，青土社
――――　200105　「高橋修――引けないな。引いたら、自分は何のために、一九八一年から」，全国自立生活センター協議会編［2001:249-262］〈33, 306〉
――――　200108　「『助産婦の戦後』とその後――大林道子の本」（医療と社会ブックガイド・８），『看護教育』42-8(2001-8・9)(医学書院)〈21〉
――――　200203　「パターナリズムについて――覚え書き」，『法社会学』56(日本法社会学会)→立岩編［2016b］〈433〉
――――　200208　「自立生活運動」，市野川［2002:158-165］〈334〉
――――　200305　「『こんな夜更けにバナナかよ』　１・２」（医療と社会ブックガイド 27・28)，『看護教育』44-5(2003-5), 44-6(2003-6)〈453〉
――――　200311　「現代史へ――勧誘のための試論」，『現代思想』31-13(2003-11):44-75〈38〉
――――　200311b「家族・性・資本――素描」，『思想』955(2003-11):196-215 立岩・村上［2011:17-53］〈439〉
――――　200312　「医療・技術の現代史のために」，今田編［2003:258-287］〈38〉
――――　200401　『自由の平等――簡単で別な姿の世界』，岩波書店〈443〉
――――　200411　『ＡＬＳ――不動の身体と息する機械』，医学書院〈36, 38, 45, 66, 201, 227, 250, 257, 258, 278, 282, 389, 463〉
――――　200506　「死／生の本・６」（医療と社会ブックガイド・50)，『看護教育』46-06:(医学書院)→立岩［201708］〈239〉
――――　200510-連載，『現代思想』33-11(2005-10):8-19 ～〈3, 31, 439〉

――――　200711-201709　「もらったものについて　1～17」,『そよ風のように街に出よう』75～91〈25, 273〉
――――　200801　「パターナリズム」，加藤尚武他編［2008:658-659］→立岩編［2016b］〈433〉
――――　200809　『良い死』，筑摩書房〈34, 429, 433〉
――――　200903　『唯の生』，筑摩書房〈31, 239, 433〉
――――　200810　「争いと争いの研究について」，山本・北村編［2008］〈25, 273〉
――――　200908　「人工呼吸器の決定？」，川口・小長谷編［2009:153-166］〈413〉
――――　201001　「ただ進めるべきこと／ためらいながら進むべきこと」，Special Education and Multi-Knowledge Convergence　於：韓国・大邱大学〈273〉
――――　201003　「良い死？／唯の生！」，日本宗教連盟シンポジウム実行委員会編［2010:21-43］〈239〉
――――　201206　「無償／有償」，立岩・堀田［2012］〈368, 392〉
――――　201210　「飽和と不足の共存について」（大会長講演），日本生命倫理学会第24回年次大会　於：立命館大学衣笠キャンパス〈34〉
――――　201212　「多様で複雑でもあるが基本は単純であること」，安積他［2012:499-548］〈440〉
――――　201212b「共助・対・障害者――前世紀末からの約十五年」（第11章），安積他［2012:549-603］〈52〉
――――　201301　「素朴唯物論を支持する――連載85」，『現代思想』41-1(2013-1):14-26〈429〉
――――　201305　『私的所有論　第2版』，生活書院〈34, 437〉
――――　201312　『造反有理――精神医療現代史へ』，青土社〈24, 25, 35〉
――――　201312b「『造反有理』はでたが、病院化の謎は残る――連載96」，『現代思想』41-(2013-12)〈178〉
――――　201408　『自閉症連続体の時代』，みすず書房〈37, 43, 242, 270, 463〉
――――　201410　「そもそも難病って？だが、それでも難病者は（ほぼ）障害者だ」，難病の障害を考える研究集会〈52〉
――――　201506　「再刊にあたって　解説」，横田［2015］→立岩編［2016］〈437〉
――――　201510　「『精神病院体制の終わり――認知症の時代に』　連載116」，『現代思想』43-(2015-10)〈178, 187〉
――――　201511　『精神病院体制の終わり――認知症の時代に』，青土社〈53, 64, 84, 85, 266, 394, 435, 444, 474〉
――――　201511b「今般の認知症業界政治と先日までの社会防衛　連載117」，『現代思想』43-(2015-11)〈266〉
――――　201511c「田舎はなくなるまで田舎は生き延びる」，天田・渡辺編［2015:188-211］〈410〉
――――　201511d「横塚晃一――障害者は主張する」，吉見編［2015:257-283］〈197-198〉
――――　201512　「病者障害者運動研究――生の現代のために・7　連載118」，

『現代思想』43-18(2015-12):16-29〈183, 205〉
――――　201603　「序章」，立命館大学生存学研究センター編［2016］〈56, 179〉
――――　201603b「アーカイヴィング」，立命館大学生存学研究センター編［2016］〈56, 448-452〉
――――　201603c「補章」，生存学研究センター編［2016］〈56, 179〉
――――　201606　「人工呼吸器の決定？」，川口・小長谷編［2016］〈56. 448-452〉
――――　201609　On Private Property, English Version, Kyoto Books〈56, 179〉
――――　201609b「七・二六殺傷事件後に」，『現代思想』44-17(2016-09):196-213→立岩・杉田［2017］（「精神医療の方に行かない」と改題）〈56, 448-452〉
――――　201609c「成年後見制度に代わるもの」，障害学国際セミナー 2016「法的能力（障害者権利条約第 12 条）と成年後見制度」，於：立命館大学→渡辺克典編［2017］〈402〉
――――　201610　「七・二六殺傷事件後に　2」，『現代思想』44-19(2016-10):133-157→立岩・杉田［2017:46-92］〈195, 239, 268, 416, 423, 474〉
――――　201611　「病者障害者運動史研究――生の現在までを辿り未来を構想する」，2017 年度科学研究費申請書類〈183, 205, 282〉
――――　201612　「生の現代のために（番外篇）――連載・128」，『現代思想』44-(2016-12)→立岩・杉田［2017］（「道筋を何度も作ること」と改題）〈208, 269, 474〉
――――　201612b「一つのための幾つか」，第 36 回びわこ学園実践研究発表会全体講演　於：立命館大学草津キャンパス〈278〉
――――　201701　「『相模原障害者殺傷事件』補遺」――連載・129」，『現代思想』45-1(2017-1):22-33〈205, 474〉
――――　201701b「障害者殺しと抵抗の系譜」，立岩・杉田［2017:46-92］〈130, 195, 206, 268, 304, 416, 423〉
――――　201701c「道筋を何度も作ること」，立岩・杉田［2017:］〈208, 269〉
――――　201702　「生の現代のために・18：資料について――連載・130」，『現代思想』45-3(2017-2):16-30〈299〉
――――　201708　『生死の語り行い・2――私の良い死を見つめる本 etc.』，Kyoto Books〈402〉
――――　201710　「成年後見制度後見に代わるもの」，明治安田こころの健康財団編『研究助成論文集・第 52 号』　※〈353, 433〉
――――　201712　「公開質問状」→兵庫県立こども病院名誉院長小川恭一　※〈36〉
――――　201803　「重訪、なにそれ？――重度の肢体不自由者に関する講義」，ＮＰＯ法人ゆに［2018］〈383, 414〉
――――　201811　『不如意の身体――病障害とある社会』，青土社〈37, 62, 176, 208, 218, 251, 429, 431, 444, 474〉
――――　201812　「（解題）」，葛城［2019］〈273〉
立岩 真也・有馬 斉　2012　『生死の語り行い・1――尊厳死法案・抵抗・生命倫理学』，生活書院〈241, 433〉

立岩 真也・堀田 義太郎　2012 『差異と平等――障害とケア／有償と無償』，青土社〈368, 392〉
立岩 真也・村上 潔　2011 『家族性分業論前哨』，生活書院〈439〉
立岩 真也・岡本 厚・尾藤 廣喜　2009 『生存権――いまを生きるあなたに』，同成社
立岩 真也・杉田 俊介　2017 『相模原障害者殺傷事件――優生思想とヘイトクライム』青土社〈130, 204, 268, 381, 474〉
――――　2017b「生の線引きを拒絶し、暴力に線を引く」（対談），立岩・杉田［2017:177-238］〈204-205〉
立岩 真也 編　2005 『生存の争い――のために・１』，Kyoto Books〈239〉
――――　2014 『身体の現代・記録(準)――試作版：被差別統一戦線～被差別共闘／楠敏雄』，Kyoto Books〈362, 443〉
――――　2015 『与えられる生死：1960年代――『しののめ』安楽死特集／あざらしっ子／重度心身障害児／「拝啓池田総理大学殿」他』，Kyoto Books〈43, 130〉
――――　2016 『青い芝・横塚晃一・横田弘：1970年へ／から』，Kyoto Books〈197, 437〉
――――　2016b『自己決定／パターナリズム』，Kyoto Books〈433〉
立岩 真也・小林 勇人 編　2005 『＜障害者自立支援法案＞関連資料』，Kyoto Books〈196, 442〉
立岩 真也・定藤 邦子 編　2005 『闘争と遡行・１――於：関西＋』，Kyoto Books
寺田 嘉子　1984 「自立への一つの道――東京都八王子自立ホーム」，仲村・板山編［1984:260-267］〈347〉
寺脇 隆夫　2015 『日患同盟機関紙と朝日訴訟関係(全81リール)　マイクロフィルム版(日本患者同盟関係資料集成)』，柏書房〈182〉
轟木 敏秀　1993 『光彩』，轟木敏秀　※〈70, 238, 456〉
――――　199507 『光彩――輝き続けるために(電子書籍版)』，轟木敏秀　※〈70, 238, 456〉
徳田 篤俊　1964 「“第二の小児マヒ”と闘う」，『文藝春秋』1964-7:224-238〈125〉
東京ソーシャルワーク　1996 『How to 生活保護――暮らしに困ったときの生活保護のすすめ』，現代書館〈414〉
――――　2000 『How to 生活保護　介護保険対応版――暮らしに困ったときの生活保護のすすめ』，現代書館〈414〉
――――　2005 『How to 生活保護　「自立支援」対応版――暮らしに困ったときの生活保護のすすめ』，現代書館〈414〉
東京都立大学管弦楽団第十九期一同 編　2006 『本当は生きたい！――山口衛の足跡』，非売品　※〈471〉
東京都立府中療育センター 編　1988 『療育20年のあゆみ』，東京都立府中療育センター〈252〉
登丸 寿一　2009 「当事者中心主義の視点から読み直すコロニー論――日本で最初にコロニーうつくった登丸福寿の理論と実践を通して」，『天理大学社会福祉学研究室紀要』11:25-36(紙上最終講義)　※〈436〉

鳥海 悦郎・堰合 儀男・今野 正広　1971 『車椅子の眼――筋ジストロフィー症の子どもの誌文と写真集』，平凡社〈288, 454〉
鳥海 悦郎・平山 一夫・長谷川 清・高橋 幸則　1976 『存在――筋ジストロフィー症の仲間たち』，集団フォーカス（国立療養所西多賀病院３階）〈290, 454〉
――――　1978 「存在――筋ジストロフィー症の仲間たち」，『写真リアリズム』44:34-44（日本リアリズム写真集団）（鳥海他［1976］の一部）〈290, 291〉
鳥海 悦郎・長谷川 清・平山 一夫・高橋 幸則・宮川 長二／聞き手：伊藤知巳　1978 『存在――筋ジストロフィー症の仲間たち」，『写真リアリズム』44:34-44（日本リアリズム写真集団）〈290〉
富田 三樹生　2011 『精神病院の改革に向けて――医療観察法批判と精神医療』，青弓社〈244〉
寛仁親王　1985 『雪は友だち――トモさんの身障者スキー教室』，光文社〈404〉
利光 惠子　2012 『受精卵診断と出生前診断――その導入をめぐる争いの現代史』 生活書院〈296, 466〉
椿 忠雄　1971a「判決を前にして」，『読売新聞』1971-9-28 →椿［1988(1):67-70］〈233〉
――――　1971b「新潟水俣病判決を迎えて」，『新潟日報』1971-9-28 →椿［1988(1):71-73］〈132-232〉
――――　1971c「水俣病と新潟水俣病」，『Creata』1971-12 →椿［1988(1):74-76］〈233-234〉
――――　1974 「水俣病の診断」，『熊大医学部新聞』31 →椿［1988(1):80-85］〈229〉
――――　1978 「環境汚染による患者の認定の問題」，『今日の治療指針』→椿［1988(1):91-93］
――――　1981 「「生命の尊厳」をめぐって」，『教会婦人』（全国教会婦人会連合会）→椿［1988(2):137-146］〈234, 274〉
――――　1982 「イエスの癒し――意志と信仰のはたらき」，『婦人の友』1982-7 →椿［1988(2):174-177］，新潟水俣病未認定患者を守る会［198305］→弦巻編［2014-］　※〈235, 275〉
――――　19835 「回答　前文」→新潟水俣病未認定患者を守る会・稲村 渉　→弦巻編［2014-］　※〈235〉
――――　1983-1986 「川口武久氏へ」→椿［1988(3):25-37］〈227-228〉
――――　1985 「ＡＬＳ患者に対し、われわれは何ができるか」，新大神経内科開講二〇周年記念講演→椿［1988(2):105-127］〈228, 231-232〉
――――　1987a「序文」，日本ＡＬＳ協会編［1987:1-4］→椿［1988(2):174-177］〈228〉
――――　1987b「新訂版『筋肉はどこへ行った』に寄せて」→椿［1988(2):179-181］〈228〉
――――　1988 『神経学とともにあゆんだ道　第一集～第三集』，私家版・非売品（編集協力：医学書院）〈227〉
椿 忠雄　他　1966 「阿賀野川下流沿岸地域に発生した有機水銀中毒症の疫学的

ならびに臨床的研究」(第63回日本内科学会大会報告),『日本内科学会雑誌』55-6〈273〉
椿 忠雄・住谷 馨(対談) 1982 「寿命と医学」,『明日の友』(婦人の友社)〈274〉
椿 忠雄・鈴木 希佐子・矢野 正子・高橋 昭三 編 1987 『神経難病・膠原病看護マニュアル』,学習研究社〈273〉
土屋 竜一 1999 『出会いはたからもの』,フーコー〈457〉
土屋 葉 2007 「福島県における障害者自立生活運動の生成と展開(1) ――「福島県青い芝の会」創設期〜発展期を中心に(1973-1978)」『文学論叢(愛知大学)』136:334-313〈409〉
津田 敏秀 2004 『医学者は公害事件で何をしてきたのか』,岩波書店〈224, 228〉
―――― 2014 『医学者は公害問題で何をしてきたのか』,岩波現代文庫〈224, 228〉
辻 友紀子 20131100 『また きょうも みつけた』,ポプラ社〈460〉
都村 敦子 1973 「医療の動向」,『季刊社会保障研究』9-1〈176-177〉
弦巻 英一 編 2014 『畑のたより、書庫』 ※
津山 直一 1983 「小池文英先生の追悼」,『総合リハビリテーション』11-9:766-767 ※〈197〉
内田 敬子 2003 『鳥が鳴いてる 私の代わりにもっと泣いて――難病「神経線維腫症II型」と闘った21歳の青春』,郁朋社〈467〉
上田 賢次 2000 『命の地平線――車椅子のシンガーソングライター』,毎日新聞社〈466〉
―――― 2001 『うさぎになった男』,鉱脈社〈466〉
植木 是 2018- 「小林提樹」 http://www.arsvi.com/w/kt40.htm ※〈191〉
―――― 2019 「(未発表)」〈191, 278〉
植園 八蔵 1975 「らい対策立法の展開と福祉」,国立療養所史研究会編[1975:88-93]〈111〉
宇井 純 1999 「医学は水俣病で何をしたか」,『ごんずい』53(水俣病センター相思社) ※〈231, 274〉
梅邑 貫 2005 『ラスト・バースデー』,中央アート出版社〈467〉
ＮＰＯ法人ゆに 2018 『「当事者とつくる重度訪問介護研修」事業報告書』〈414〉
宇尾野 公義 1991 「序」,宇尾野編[1991:1-2]〈273〉
宇尾野 公義 編 1991 『最新神経難病』,金原出版〈273〉
牛久保 結紀 2010 『支えられて―― ALS療養者になって』,文芸社〈471〉
臼井 正樹 2016 「横田弘の生涯」,横田・立岩・臼井[2016:29-71]〈267〉
ベンチレーター使用者ネットワーク 編 2005 『ベンチレーターは自立の翼――ベンチレーター国際シンポジウム報告集』,現代書館〈50, 267, 268, 464〉
若松栄一先生追悼録出版編集委員会編 1989 『若松榮一 その人と業績』,若松栄一先生追悼録出版編集委員会(遺稿篇・思い出篇) ※〈88〉
わらじの会 編 2010 『地域と障害――しがらみを編みなおす』,現代書館〈407〉
―――― 2012 『地域とからだ――まなざしを問う』,わらじの会〈407〉
渡辺 一史 2003 『こんな夜更けにバナナかよ――筋ジス・鹿野靖明とボラン

ティアたち』，北海道新聞社→ 2013　文春文庫〈70, 370, 375, 386, 453, 458〉
渡辺 克典 編　2017　『障害／社会をめぐる新たな展開と課題――連続セミナー「障害／社会」』（生存学研究センター報告 28），立命館大学生存学研究センター〈402〉
渡辺 正直　1988　「共にいきる場を求めて」，三ツ木編［1988:160-173］〈70〉
――――　1999-2000　「人工呼吸器と共に　１～３」，『季刊福祉労働』85 ～ 87〈70〉
渡辺 理恵子　1975　『愛と闘いの序章――スモンと共に歩んだキャンパスの青春』，立風書房〈54〉
渡部 沙織　2014「日本における難病史研究の課題（研究ノート）」，『社会学専攻紀要』37:31-37（明治学院大学大学院社会学研究科）〈52〉
――――　2015　「「難病」の誕生――「難病」対策と公費負担医療の形成」，明治学院大学大学院社会学研究科社会学専攻 2014 年度修士論文〈52〉
――――　2016　「日本における「難病」政策の形成」，『季刊家計経済研究』110:66-74〈52〉
わたなべ すがこ　20071210　『Ｉ’m“ＭＧ”――重症筋無力症とほほ日記』，三輪書店〈462, 467〉
渡邉 琢　2011　『介助者たちは、どう生きていくのか――障害者の地域自立生活と介助という営み』，生活書院〈445〉
ワット 隆子　2014　『ワットさんのＡＬＳ物語――ＡＬＳ（筋萎縮性側索硬化症）の夫と歩んだ２２００日』，ヴィゴラス・メド〈472〉
Wexler, Alice　1995　Mapping Fate: A Memoir of Family, Risk and Genetic Research, University of California Press ＝ 2003　武藤 香織・額賀 淑郎 訳，『ウェクスラー家の選択――遺伝子診断と向きあった家族』，新潮社〈465〉
矢吹 文敏　2014　『ねじれた輪ゴム――山形編』，生活福祉社〈228, 402, 470〉
矢吹 紀人　2005　『水俣病の真実――被害の実態を明らかにした藤野糺医師の記録』，大月書店〈228, 230-231, 241-242, 273-275〉
八幡 一郎・小林 提樹・田中 文雄・市川 浩之助　1983　『来し方の記　６』，信濃毎日新聞社
山田 秀人　1983　「劇映画『さよならの日日』の患者を演じて」，山田富也［1983:183-186］〈400〉
山田 憲吾　1983　「いとぐち――歴史と動向」，厚生省心身障害研究［1983］〈155-156〉
――――　1993　「厚生省心身障害研究「進行性筋ジストロフィー症の成因と治療に関する臨床的研究」の歴史と動向の概要」，あゆみ編集委員会編［1993:48-65］〈156, 162〉
山田 真・立岩 真也　2008　「告発の流儀――医療と患者の間」（山田真へのインタビュー），『現代思想』36-2(2008-2):120-142 → 2008　「告発の流儀」，稲場・山田・立岩［2008:］〈270〉
山田 富也　1975　『隣り合せの悲しみ――死を見つめながら生きる筋ジストロフィー症者の青春記』，エール出版社〈356, 358-361, 454〉

――――　1978 『さよならの日日――友情、恋、そして死…難病と闘った少年の青春』，エール出版社〈292-294, 356, 455〉
――――　1983 『筋ジストロフィー症への挑戦』，柏樹社〈283, 356, 402, 404, 455〉
――――　1985 『愛ふり返る時――難病患者・生命を賭けた１０年の記録』，エール出版社〈356, 455〉
――――　1987 「仙台ありのまま舎」，『はげみ』1987-10・11(196):52-53〈371〉
――――　1988 「身体障害者福祉ホームの構想と現実――仙台ありのまま舎」，三ツ木編［1988:76-93］〈371〉
――――　1989 『透明な明日に向かって』，燦葉出版〈456〉
――――　1990 『こころの勲章』，エフエー出版〈289, 298, 356, 456〉
――――　1999 『全身うごかず――筋ジスの施設長をめぐるふれあいの軌跡』，中央法規出版〈356, 360, 411, 457, 461〉
――――　2005 『筋ジス患者の証言「生きるたたかいを放棄しなかった人びと」――逝きし者の想影』，明石書店〈356, 458, 461〉
――――　2009 『聖芯源流――難病と共に生きる風景』，七つ森書館〈356, 365-367, 410, 459, 461〉
山田 富也・寛仁親王・沢地 久枝・斎藤 武　1995 『いのちの時間』，新潮社〈330-331, 356-358, 399-400, 456, 460〉
山田 富也・白江 浩　2002 『難病生活と仲間たち――生命の輝きと尊さを』，燦葉出版社〈283, 356, 403, 404, 458, 461〉
山本 明正　2015a『サリドマイド事件――世界最大の薬害　日本の場合はどうだったのか』〈54〉
――――　2015b『サリドマイド事件――世界最大の薬害　日本の場合はどうだったのか　第２版』，Akimasa Net〈54〉
山下 幸子　2008 『「健常」であることを見つめる――一九七〇年代障害当事者／健全者運動から』，生活書院〈396, 466〉
山手 茂　2001 『社会学・社会福祉学 50 年』，三冬社〈201〉
山手 茂・木下 安子　1976 『看護実践と看護社会学』，メヂカルフレンド社〈201, 276, 355〉
山崎 敬一　1993 「佐竹保宏――若き社会学研究者としての生」，『現代社会理論研究』3:1-5〈377〉
山崎 敬一・佐竹 保宏・保坂 幸正　1993 「相互行為場面におけるコミュニケーションと権力――〈車いす使用者〉の エスノメソドロジー的研究」，『社会学評論』44-1:30-45,98　※〈377〉
山崎 摩耶　2006 『マドンナの首飾り――橋本みさお、ＡＬＳという生き方』，中央法規〈471〉
柳原 和子　1983 「筋ジス青年の自立への闘い」，『潮』288:196-211〈405〉
――――　1987 「弔辞というエピローグ」，福嶋［1987:187-210］〈313, 315-316, 372-373, 405〉
――――　2000 『がん患者学――長期生存をとげた患者に学ぶ』，晶文社

→ 2004 『がん患者学Ⅰ ――長期生存患者たちに学ぶ』，中公文庫〈405, 406〉
――――　2002 『がん生還者たち――病から生まれ出づるもの』，中央公論新社 → 2004 『がん患者学Ⅲ がん生還者たち――病から生まれ出づるもの』，中公文庫〈405〉
――――　2005 『百万回の永訣――がん再発日記』，中央公論新社〈405〉
柳澤 桂子　2003 『患者の孤独――心の通う医師を求めて』，草思社〈467〉
柳澤 壽男（柳沢 寿男）　1993 「福祉映画づくり、いってこいの関係」（講演，採録・構成：木村裕子），『ネットワークつうしん』28（山形国際ドキュメンタリー映画祭ネットワーク） ※〈286, 397-398〉
横田 弘　1974 『炎群――障害者殺しの思想』，しののめ発行所，しののめ叢書13〈194, 420-421〉
――――　1979 『障害者殺しの思想』，ＪＣＡ出版〈194〉
――――　2004 『否定されるいのちからの問い――脳性マヒ者として生きて　横田弘対談集』，現代書館〈268〉
――――　2015 『増補新装版　障害者殺しの思想』，現代書館〈420-421, 437〉
横田弘・立岩真也　2002a 「対談１」→横田・立岩・臼井［2016:72-126］〈8, 268〉
――――　2002b 「対談２」 → 2004 「差別に対する障害者の自己主張をめぐって」，横田［2004:5-33］〈268〉
――――　2008 「対談３」→横田・立岩・臼井［2016:176-211］〈8, 268〉
横田弘・立岩真也・臼井正樹　2016 『われらは愛と正義を否定する――脳性マヒ者 横田弘と「青い芝」』，生活書院〈8, 183〉
横田 喜久江　2000 『筋ジスに負けるな、茂！』，メトロポリタン〈457〉
横山 晃久　2001 「不屈な障害者運動――新たな障害者運動を目指して」，全国自立生活センター協議会編［2001:263-270］〈279〉
横塚 晃一　1971 「我々の手で小さな施設を」，『あゆみ』12:4-5 →横塚［1975:103-106 → 2007:124-127 → 2010:124-127］〈422〉
――――　1975 『母よ！殺すな』，すずさわ書店〈370, 439〉
――――　1981 『母よ！殺すな　増補版』，すずさわ書店〈370〉
――――　2007 『母よ！殺すな　第３版』，生活書院〈370, 439〉
――――　2010 『母よ！殺すな　第４版』，生活書院〈370, 439〉
米本 浩二　2013 『みぞれふる空――脊髄小脳変性症と家族の２０００日』，文藝春秋〈469〉
吉川 みき　2002 『病床からの IN MY LIFE』，扶桑社〈466〉
吉見 俊哉 編　2015 『万博と沖縄返還――一九七〇前後』（ひとびとの精神史・５），岩波書店
吉村 夕里　2008 「精神障害をめぐる組織力学――全国精神障害者家族会連合会を事例として」，『現代思想』36-3(2008-3):138-155〈53〉
――――　2009 『臨床場面のポリティクス――精神障害をめぐるミクロとマクロのツール』，生活書院〈53〉
吉岡 斉 他 編　2011-2012 『新通史　日本の科学技術』，第１巻～第４巻＋別巻，原書房〈23〉

悠那　2013『このままでは死ねない 線維筋痛症――あなたはこの病名を聞いたことがありますか？』，文芸社〈469〉
優生手術に対する謝罪を求める会 編　2003『優生保護法が犯した罪――子どもをもつことを奪われた人々の証言』，現代書館〈269〉
――――　2018『優生保護法が犯した罪――子どもをもつことを奪われた人々の証言〔増補新装版〕』，現代書館〈269〉
全国ハンセン病患者協議会　1988-『炎路　全患協ニュース縮刷版（第1号～300号）』『全患協ニュース縮刷版第2集（第301号～500号）』『全患協ニュース縮刷版第3集（第501号～700号）』，全国ハンセン氏病患者協議会〈111〉
全家連30年史編集委員会編　199709『みんなで歩けば道になる――全家連30年のあゆみ』，全国精神障害者家族会連合会　※〈272-272〉
全国ハンセン氏病患者協議会　編　1977『全患協運動史――ハンセン氏病患者の闘いの記録』，一光社〈111, 185〉
――――　2002『全患協運動史――ハンセン氏病患者の闘いの記録〔復刻版〕』，一光社〈111, 185〉
全国自立生活センター協議会 編　2001『自立生活運動と障害文化――当事者からの福祉論』，発行：全国自立生活センター協議会，発売：現代書館
全国重症心身障害児（者）を守る会 編　1983『この子たちは生きている――重い障害の子と共に』，ぶどう社

■雑誌・機関紙

『一日も早く』，日本筋ジストロフィー協会〈385〉
『季刊福祉解体』，福祉解体編集委員会，準備号：1973〈279〉
『月刊障害者問題』〈268〉
『現代思想』 2003年11月号　特集：争点としての生命〈39〉
――――　2016年9月号 特集：精神医療の新時代――オープンダイアローグ・ACT・当事者研究…〈194〉
――――　2016年10月号　緊急特集：相模原障害者殺傷事件〈194〉
『コロニー解体』3　1976　関西障害者解放委員会〈440〉
『全厚生秩父学園組合ニュース』～275　～1995/05/29〈441〉
『にじ』，虹の会〈341-343, 372, 407〉